第2版

结直肠癌肝转移的
早期诊断和综合治疗

主　编　秦新裕　许剑民　Graeme Poston（英国）

副主编　刘天舒　任　黎　朱德祥

人民卫生出版社
·北京·

图书在版编目（CIP）数据

结直肠癌肝转移的早期诊断和综合治疗 / 秦新裕，许剑民，（英）格雷姆·波斯顿（Graeme Poston）主编. —2 版. —北京：人民卫生出版社，2023.5

ISBN 978-7-117-34738-9

Ⅰ.①结…　Ⅱ.①秦…②许…③格…　Ⅲ.①结肠癌—肿瘤转移—诊疗②直肠癌—肿瘤转移—诊疗　Ⅳ.①R735.3

中国国家版本馆 CIP 数据核字（2023）第 089480 号

人卫智网	www.ipmph.com	医学教育、学术、考试、健康，购书智慧智能综合服务平台
人卫官网	www.pmph.com	人卫官方资讯发布平台

结直肠癌肝转移的早期诊断和综合治疗
Jie-Zhi Chang Ai Ganzhuanyi de Zaoqi Zhenduan he Zonghe Zhiliao
第 2 版

主　　编：秦新裕　许剑民　Graeme Poston（英国）
出版发行：人民卫生出版社（中继线 010-59780011）
地　　址：北京市朝阳区潘家园南里 19 号
邮　　编：100021
E - mail：pmph @ pmph.com
购书热线：010-59787592　010-59787584　010-65264830
印　　刷：上海盛通时代印刷有限公司
经　　销：新华书店
开　　本：889×1194　1/16　印张：24
字　　数：642 千字
版　　次：2010 年 6 月第 1 版　2023 年 5 月第 2 版
印　　次：2023 年 6 月第 1 次印刷
标准书号：ISBN 978-7-117-34738-9
定　　价：198.00 元

打击盗版举报电话：010-59787491　E-mail：WQ @ pmph.com
质量问题联系电话：010-59787234　E-mail：zhiliang @ pmph.com
数字融合服务电话：4001118166　E-mail：zengzhi @ pmph.com

编　者（以姓氏汉语拼音为序）

Conor Delaney　美国克利夫兰医学中心

Graeme Poston　英国利物浦大学安特里大学医院

Keiichi Takahashi　日本东京都立驹込医院

René Adam　法国保罗 - 布鲁斯医院

安华章　中国人民解放军海军军医大学

蔡三军　复旦大学附属肿瘤医院

崔越宏　复旦大学附属中山医院

丁克峰　浙江大学医学院附属第二医院

樊　嘉　复旦大学附属中山医院

高　强　复旦大学附属中山医院

顾　晋　北京大学肿瘤医院

郭　玮　复旦大学附属中山医院

侯英勇　复旦大学附属中山医院

李建明　中山大学孙逸仙纪念医院

梁　萍　中国人民解放军总医院

刘天舒　复旦大学附属中山医院

刘银坤　复旦大学附属中山医院

聂勇战　中国人民解放军空军军医大学西京医院

秦新裕　复旦大学附属中山医院

任　黎　复旦大学附属中山医院

沈　琳　北京大学肿瘤医院

盛伟琪　复旦大学附属肿瘤医院

石洪成　复旦大学附属中山医院

万德森　中山大学附属肿瘤医院

汪建平　中山大学附属第六医院

王　屹　北京大学人民医院

王建华　复旦大学附属中山医院

王文平　复旦大学附属中山医院

王锡山　中国医学科学院肿瘤医院

王晓颖　复旦大学附属中山医院

韦　烨　复旦大学附属中山医院

熊　斌　武汉大学中南医院

许剑民　复旦大学附属中山医院

曾蒙苏　复旦大学附属中山医院

张苏展　浙江大学医学院附属第二医院

张忠涛　首都医科大学附属北京友谊医院

郑　树　浙江大学医学院附属第二医院

朱德祥　复旦大学附属中山医院

译　者　郑　鹏　吕　洋　刘天宇　刘　彧

主编简介

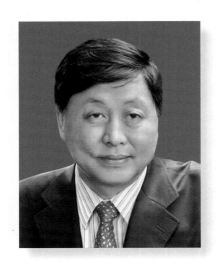

秦新裕，复旦大学附属中山医院外科学教授，博士研究生导师，英国伦敦大学博士。1975年上海第二医学院医疗系毕业，1981年上海医科大学外科学硕士研究生毕业，1988年英国伦敦大学博士研究生毕业。现任复旦大学普通外科研究所所长，上海市普通外科临床质量控制中心主任，美国外科学院会员（Fellow of American College of Surgeons，FACS），国际胃癌协会会员，欧洲消化外科学会会员，中华医学会外科学分会副主任委员、胃肠外科学组组长，上海市医学会外科专科分会和普外科专科分会名誉主任委员，上海市医师协会普外科医师分会名誉会长。担任《中华外科杂志》《中华普通外科杂志》《中华胃肠外科杂志》《中华消化外科杂志》《中国实用外科杂志》及 Annals of Surgery（中文版）等外科学期刊副主编，发表科技论文350余篇，主编 Atlas of Digestive Endoscopic Resection，《外科手术并发症的预防和处理》《结直肠癌肝转移的早期诊断和综合治疗》《现代胃肠道肿瘤诊疗学》等专著，担任国家卫生健康委员会"十三五"规划教材《外科学》副主编。曾获得国家科技进步奖二等奖1次，教育部科技进步奖一等奖1次，上海市科技进步奖一等奖1次和三等奖2次。

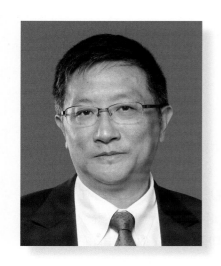

许剑民，复旦大学附属中山医院结直肠癌中心主任、结直肠外科主任，上海结直肠肿瘤微创工程技术研究中心主任，教授、主任医师、博士研究生导师，获上海市领军人才、上海市优秀学科带头人、上海工匠等称号。

致力于结直肠癌肝转移的综合治疗及微创手术治疗，其中结直肠癌机器人手术例数位居国内外第一。2005年国内最早建立结直肠癌肝转移多学科诊疗团队（multi disciplinary team，MDT），并进行推广，累计诊疗患者超5 000例，显著提高5年生存率（12%提高到32%），推广应用至全国100余家医院，诊疗超1万例患者。累计注册并牵头开展随机对照临床试验11项（包括国际多中心研究1项），参与国际多中心研究10项、国内多中心研究11项。其中，"西妥昔单抗联合化疗用于KRAS野生型不可切除结直肠癌肝转移转化治疗"随机对照临床试验结果于2013年发表于J Clin Oncol，被美国《NCCN结直肠癌诊疗指南》、欧洲《ESMO转移性结直肠癌诊疗指南》等收录作为重要循证医学证据，是当年引用率前50名之一。"术中门静脉化疗预防结肠癌术后肝转移"临床试验结果于2016年发表于Ann Surg，被中国《结直肠癌肝转移诊断和综合治疗指南》收录作为重要循证医学证据。"安维汀联合化疗对比单纯化疗用于RAS突变型、仅限肝转移、初始不可切除结直肠癌肝转移的一线治疗"研究结果于2020年发表于J Clin Oncol。2008年起，牵头制定国内外首部《结直肠癌肝转移诊断和综合治疗指南》并发布英文版，并多次更新；牵头制定国家卫生健康委员会《结直肠癌诊疗规范》肝转移部分；2019年牵头制定首部《国际结直肠癌肝转移诊断和综合治疗上海共识》。

发表论文190余篇，其中以第一作者/通信作者发表SCI 80余篇，累计影响因子>300。申请发明专利4项，授权发明专利1项，"结直肠癌肝转移外科和综合治疗"系列研究获2012年上海市科技进步奖一等奖和教育部科技进步奖一等奖，2011年获上海医学科技奖一等奖；"结直肠癌肝转移的多学科综合治疗"获2015年国家科技进步奖二等奖；"规范化的结直肠癌全程诊疗体系的建立与推广"获2019年上海医学科技奖一等奖。

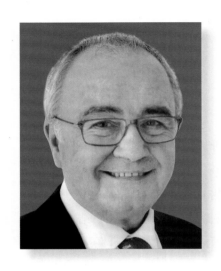

Graeme Poston,教授,理学博士,硕士,临床医学学士,英国皇家外科学院会员,爱丁堡皇家外科学院会员。

曾任英国利物浦大学安特里大学医院肝胆外科顾问,同时任利物浦大学转化研究学院外科教授,直到 2018 年底退休。在肝胆外科继续享有国际声誉。迄今为止,主刀 900 多例大型肝胆切除手术。他所在的安特里大学医院是英国最大的三级肝胆外科中心之一,在过去的 28 年中完成了 2 000 余例肝切除手术。

任《欧洲肿瘤外科杂志》编辑顾问委员会主席,默西医学法律学会主席,利物浦和西北外科学会、欧洲肿瘤外科学会、大不列颠及爱尔兰上消化道外科医师协会及英国肿瘤外科学会前任主席;大不列颠及爱尔兰外科医师协会、英国胃肠病学会、大不列颠及爱尔兰神经内分泌肿瘤学会前理事会成员;英国国民健康服务(National Health Service,NHS)肝胆胰专业委托临床参考小组、NHS 英格兰专业委托内科护理计划、英国国家卫生与临床优化研究所(National Institute for Health and Clinical Excellence,NICE)结直肠癌指南制定小组和质量标准委员会及英国皇家外科医学院癌症服务委员会前任主席。担任多项国内外肝胆外科临床试验的主要研究者,是众多国内和国际肝胆癌治疗指南、10 部外科手术类学术专著和 260 多篇科学文献的合著者。

所获荣誉包括勒克瑙乔治五世医学院荣誉理学博士学位、英国皇家马斯登外科学会欧内斯特·迈尔斯勋章、瑞典外科协会奥拉夫·阿克雷尔勋章、英国皇家外科学院斯坦福·凯德勋章、英国曼彻斯特克里斯蒂医院基尔罗伊勋章、印度肿瘤外科协会的 N K Misra 奖章;美国外科医师学会、中国医师协会外科医师分会、印度外科医师协会和斯里兰卡外科医师学会名誉研究员;英国皇家外科医师学会亨特教授及众多国际学术组织客座教授。

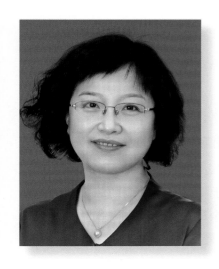

刘天舒，教授、博士研究生导师，现任复旦大学附属中山医院肿瘤内科主任、肿瘤教研室主任、肿瘤防治中心秘书长，上海市肿瘤化疗质量控制中心主任。主要致力于消化道恶性肿瘤的临床和基础研究。近年作为分中心主要研究者参加 70 余项国内外新药临床研究，其中 I 期 20 余项（8 项为 leading PI）。另外开展研究者发起的临床研究共 6 项。近 5 年以第一作者或通信作者发表论文 50 余篇，累计 SCI 影响因子>150。参编《内科临床病例分析——双语学习》等教材。现任上海市医学会临床流行病学与循证医学专科分会主任委员，中国临床肿瘤学会（Chinese Society of Clinical Oncology, CSCO）抗肿瘤药物安全管理专家委员会、转化医学专家委员会副主任委员及临床研究专家委员会、胃癌专家委员会常务委员，中国抗癌协会肿瘤大数据与真实世界研究专业委员会常务委员，中国生物医学工程学会肿瘤靶向治疗技术分会常务委员，中国老年学和老年医学学会肿瘤康复分会常务委员等学术职务。曾获第四届"国之名医·优秀风范"、第三届"仁心医者·上海市杰出专科医师奖"、第三届"上海最美女医师"等荣誉称号。

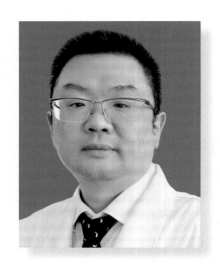

　　任　黎,副主任医师,现任复旦大学附属中山医院结直肠外科副主任、复旦大学附属中山医院结直肠癌中心办公室主任、上海结直肠肿瘤微创工程技术研究中心办公室主任。主要致力于胃肠恶性肿瘤的综合诊治和外科微创技术。在国内外期刊发表论文30余篇,总影响因子超过150。执笔整理《结直肠癌肝转移诊断和综合治疗指南》,参编《实用外科学(第4版)》《结直肠癌肝转移的早期诊断和综合治疗》,任《胃肠道恶性肿瘤多学科(MDT)诊疗模式》副主编。先后荣获上海医学科技奖一等奖(2次)、教育部科技进步奖一等奖、上海市科技进步奖一等奖、国家科技进步奖二等奖等。现任中华医学会肿瘤学分会肿瘤诊疗规范推广应用专家委员会委员兼外科组组长,中国医疗保健国际交流促进会结直肠癌肝转移分会常务秘书,中国临床肿瘤学会结直肠癌专家委员会委员,中国抗癌协会大肠癌专业委员会遗传学组委员,中国医师协会外科医师分会结直肠外科医师委员会青年委员、加速康复委员会委员,中国医师协会肛肠医师分会炎症性肠病专业委员会委员,中国医师协会结直肠肿瘤专业委员会外科学组、肝转移学组、亚微学组委员,中华结直肠外科学院成员,上海市抗癌协会大肠癌专业委员会肝转移学组副组长。

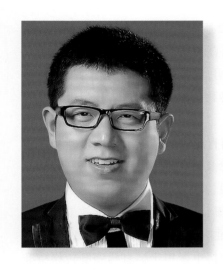

　　朱德祥，复旦大学附属中山医院结直肠外科副主任医师，美国斯坦福大学访问学者。目前主要从事结直肠癌外科治疗和结直肠癌肝转移的综合治疗，专注于结直肠癌的腹腔镜手术和机器人手术，以及不可切除结直肠癌肝转移的转化治疗，同时从事结直肠癌肝转移的基础研究，包括基因组学、蛋白组学和肿瘤微环境等。2013 年当选中华医学会肿瘤学分会"中华肿瘤明日之星"，2015 年入选上海青年医师培养资助计划，2017 年入选中山医院优秀青年计划。主持国家自然科学基金青年科学基金一项。任中国抗癌协会大肠癌专业委员会肝转移学组委员兼秘书。以第一作者或共一作者发表论文 30 余篇，其中 SCI 收录 20 篇，包括 *Ann Surg*、*Nat Commun*、*Ann Surg Oncol*、*Colorectal Dis* 和 *Int J Colorectal Dis* 等期刊。

序

很荣幸获得秦新裕教授、许剑民教授和 Graeme Poston 教授的邀请，为第 2 版《结直肠癌肝转移的早期诊断和综合治疗》作序。近年来，随着人们生活水平的提高和饮食习惯的改变，结直肠癌在我国的发病率呈逐年升高趋势，已然成为威胁居民健康的主要恶性肿瘤之一。现有临床研究证据表明，肝脏是结直肠癌最常见的转移部位。尽管近十年结直肠癌肝转移的诊疗和研究取得了较大进步，但肿瘤肝转移仍然是制约患者预后最重要的因素。因此，对其进行深入的研究具有现实的理论价值和临床诊疗意义。

通读本书，感触颇深。全书内容涉及结直肠癌肝转移的各个方面，围绕结直肠癌肝转移的早期诊断和综合治疗，从基础研究联系临床综合治疗，囊括了国内外前沿的学术观点、诊疗理念及研究进展。结直肠癌肝转移的诊疗过程涉及手术、化疗、放疗、影像学评估、病理学评估、内镜诊疗等多种手段，其中，外科手术仍然是当前最重要的治疗手段，但随着该领域专家对结直肠癌肝转移研究的不断深入，人们逐渐认识到，提高其治疗效果的关键在于精准化治疗；同时，随着多学科综合治疗协作组，即 MDT 模式的完善与推广，越来越多的结直肠癌肝转移患者获得了更为满意的预后和生存质量。本专著在推崇 MDT 诊疗理念的同时，也聚焦于结直肠癌肝转移精准治疗的最新进展，包括肝转移的肿瘤微环境、分子标志物、基因诊断、肠道微生态、表观遗传调控等基础研究的各个方面。目前，分子靶向治疗、免疫治疗、液体活检等新诊疗手段的问世，很大程度上得益于这些基础研究成果的临床转化。

我对本书的权威性、全面性、前沿性印象深刻。本书是结直肠癌肝转移领域具有引领性的重要专著。①权威性：本书汇集了国内外权威专家在结直肠癌肝转移领域基础和临床研究方面具有代表性的经验和成果，在业内广受认可。②全面性：本书不仅详细阐述了结直肠癌的综合治疗，包括机器人和腹腔镜等微创手术切除、靶向治疗、免疫治疗、局部治疗和介入治疗等治疗选择，还全方位展示了结直肠癌肝转移相关的分子生物学研究进展，从内在机制角度探寻其发生发展的根源。③前沿性：我印象最为深刻的是，这部专著的内容能精准把握结直肠癌肝转移的研究前沿和临床热点。基因检测在指导结直肠癌肝转移的靶向用药选择和疗效评估中可以发挥潜在作用，已在临床实践中得到充分证实；同时，新兴技术的兴起，如液体活检、肠道菌群等在临床应用中表现出的潜力也开始崭露头角。

足以相信，本书的问世将为广大临床工作者提供满满的知识干货和学术饕餮盛宴，有助于提高青年专科医师的理论水平和临床实践能力，并有望推动结直肠癌肝转移诊疗进一步向专业化和规范化发展。

中国科学院院士
复旦大学附属中山医院院长
2022 年 1 月

结直肠癌在全球范围内都是一个主要的健康问题,在各国均是癌症死亡的常见原因之一。结直肠癌是一种老年疾病,随着人们寿命的延长,同时由于亚洲、非洲和中东饮食结构的西方化,其发病率在全球范围内呈上升趋势。不幸的是,尽管推出了针对结直肠癌的筛查计划,并提高公众对该病症状的认识,仍有许多患者在确诊时已处于Ⅳ期,且常常无法治愈,还有相当一部分Ⅲ期或更早期患者后来发展为Ⅳ期而无法治愈。目前,确诊结直肠癌的患者中,有50%最终会因此病而死亡。

然而,Ⅳ期结直肠癌患者,尤其是那些仅限肝转移的患者,治疗方面已经取得重大进展。尽管距Cattell首次描述在Leahy诊所成功切除结直肠癌肝转移已有近80年的历史,但这种手术也只是在最近30年才被广泛接受。肝脏手术和麻醉技术的进步使更多老年患者可接受手术治疗,使手术病死率低至1%,5年生存率高于50%,10年生存率(反映治愈率)超过30%,这些进展之所以成为可能,是因为低中心静脉压麻醉发展导致失血最少、更好的肝脏切除技术、微创手术、更有效的肿瘤消融技术、术前门静脉栓塞联合二步肝切除术增加残余肝体积及对可切除的仅限肝脏复发病灶的重复肝切除术的认可。

放射影像学方面的进展,包括计算机断层扫描(computed tomography,CT)、术中超声扫描、磁共振成像(magnetic resonance imaging,MRI)扫描和正电子发射计算机体层显像仪(positron emission computed tomography,PET/CT)扫描,能更加准确地对肝转移进行早期检测,而此时行外科手术和介入干预更为有效,使肝转移灶长期缓解和治愈的比例更高。此外,介入放射学的发展使得更多初始无法切除的患者通过门静脉栓塞转变为可切除,并可能治愈,还使许多患者避免手术,只需在放射科接受有潜在治愈性的消融治疗。

30年前,对不可治愈的Ⅳ期结直肠癌患者延缓生存具有姑息作用的唯一全身性用药是氟尿嘧啶,其生存获益仅数周。20年前,奥沙利铂和伊立替康的引入取得了突破性进展,不仅使不可治愈的结直肠癌患者的生存期提高了数月,而且首次报道成功地将初始不可切除的仅限肝转移的患者转化为可切除。通过肝动脉局部区域治疗可进一步提高缓解率,并且在过去的20年中,免疫治疗和特异性靶向治疗在系统性生物治疗方面取得了重大进展,从而得到更高的应答率及转化切除率。

过去10年中最大的发展也许就是对结直肠癌分子生物学的了解,这在许多领域都很重要。我们现在知道,中肠来源的右半结肠癌与后肠来源的左半结直肠癌在生物学上是两种不同的疾病。这些观察结果对肝转移患者的随访和治疗策略的制订具有重要意义。此外,分子生物学的发展直接影响所有手术和非手术治疗患者的预后和反应。而我们对肿瘤生物学理解的进步可指导全身治疗策略,尤其是RAS突变和针对表皮生长因子受体单抗治疗的使用。

最后,结直肠癌肝转移患者管理方面的最大进步也许就是多学科团队的广泛应用。现在,对这些患者的有效治疗取决于同一时间聚在一起的所有适合学科的所有适合医师针对每例患者讨论制订诊疗计划。前文概述的治疗方法很复杂,通常需要几个月的时间才能完成,并且花费昂贵。因此,多学科团队制订治疗策略是绝对必要的,以便为患者提供最有效和最高效的治疗(无论是结果还是成本)。

2022年2月

Preface

Colorectal cancer is a major global health problem, among the commonest causes of cancer mortality in every country. It is a disease of older age and so increasing in incidence around the world as people live longer, but also driven by dietary 'Westernisation' in Asia, Africa and the Middle East. Unfortunately, despite the introduction of screening programs for colorectal cancer and greater public awareness of the symptoms of the disease, many patients still present in stage Ⅳ with often incurable disease and a significant proportion of those diagnosed in stage Ⅲ or better still subsequently progress to incurable stage Ⅳ disease. Presently, 50 percent of those patients diagnosed with colorectal cancer will die because of their disease.

However, there has been significant progress in the successful treatment of stage Ⅳ colorectal cancer and in particular for those patients with liver limited metastatic disease. Although it is nearly 80 years since Cattell first described the successful resection of a colorectal cancer liver metastasis at the Leahy Clinic, such surgery has only become more widely accepted over the last 30 years. Advances in liver surgery and anesthesia have led to more elderly patients being offered surgery, resulting in operative mortality rates of as little as 1 percent with 5-year survival rate well in excess of 50 percent and 10-year survival rate (reflecting cure rate) in excess of 30 percent. These advances have been possible because of developments in low-CVP anesthesia leading to minimal blood loss, better techniques of liver resection, minimal access surgery, more effective tumor ablation technology, multi-stage liver resections assisted by preoperative portal vein embolization to increase the future remnant liver volume and lastly an acceptance of repeated resections for operable liver limited recurrent disease.

Advances in radiology, including CT scanning, intra-operative ultrasound scanning, MRI scanning and PET/CT scans, have resulted in better and more accurate detection of early liver disease, at a time when surgical and radiological intervention is more effective resulting in higher rates of long-term remission and cure. Furthermore, developments in interventional radiology convert more patients with initially non-resectable disease to resectability and possible cure with portal vein embolization, also allow many patients to undergo potentially curative tumor ablation in the Radiology Department without the need for surgery.

Thirty years ago, the only systemic agent that had any, albeit palliative effect on prolonging survival in incurable stage Ⅳ colorectal cancer was 5-fluorouracil and the survival benefit was only weeks. Twenty years ago, a breakthrough with the introduction of oxaliplatin and irinotecan has been made. Not only was survival in incurable disease improved by months but the first reports emerged of successful conversion therapy of initially non-resectable liver limited disease to resectability with curative intent. Further developments in regional delivery of these therapies by the hepatic artery have improved response rates, and in the last 2 decades, there have seen major advances in systemic biological therapies in both immunotherapy and specific targeted therapies leading to even greater response rates and conversion of liver metastases to operability.

Perhaps the biggest development of the last 10 years has been in our understanding of the molecular biology of colorectal cancer. This has been important in a number of areas. We now know that right sided colon cancer arising in the midgut is a biologically different disease to left sided colorectal cancer arising in the hindgut. These observations have implications for follow up and treatment strategies to treat patients with liver metastases. Furthermore, these developments in molecular biology impact directly on prognosis and response of patients with all treatment strategies, surgical and non-surgical. And these advances in our understanding of tumor biology now direct systemic treatment strategies, in particular *RAS* mutation and the use of therapies targeted against the epidermal growth factor receptor (EGF-R).

Finally, perhaps the greatest advance in the successful management of patients with liver metastases from colorectal cancer has been the widespread adoption of multidisciplinary team management. Effective treatment for these patients now depends on getting all the right physicians from all the appropriate disciplines in the room at the same time to discuss each patient's proposed management plan. The treatments outlined above are complex, often take many months to complete and are increasingly financially costly. It is absolutely essential that such treatment strategy decisions are taken by MDTs in order to provide the most effective and efficient (in both outcome and cost) treatments for our patients.

February 2022

目　录

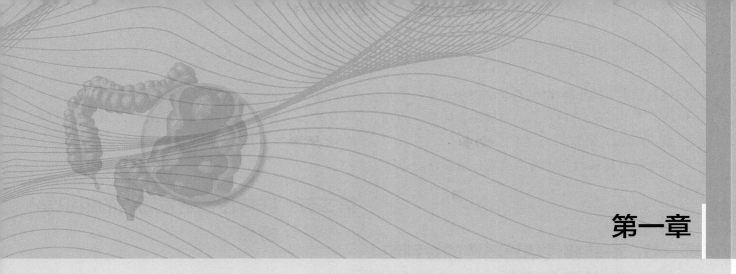

结直肠癌是当前世界上死亡率位居第二、发病率位居第三的恶性肿瘤。2018 年,全球约有 180 万人被诊断为结直肠癌,约 88 万人因结直肠癌而死亡[1]。结直肠癌的发病和死亡在全球不同地区存在较显著的差别。欧美国家、日本、韩国、新加坡、大洋洲国家等地结直肠癌的发病率是非洲、南亚地区的 6~8 倍。世界卫生组织认为,尽管尚无法确认某种具体食物与结直肠癌发病相关,但食用加工肉类、饮酒、肥胖和缺乏锻炼均可使人群结直肠癌发病率升高是不争的事实。近年来,随着经济的发展和新技术的应用,世界人口中结直肠癌流行趋势可分为三种情形,一是以美国为代表的结直肠癌发病率和死亡率均出现下降趋势;二是以加拿大、英国、丹麦为代表的结直肠癌发病率上升,但死亡率有所下降的趋势;三是以中国、俄罗斯等为代表的结直肠癌发病率和死亡率增长的趋势[1]。

在我国,结直肠癌发病率在香港和台湾地区居所有癌症的首位[2],在上海、广州结直肠癌发病率居第二位[3]。根据国家癌症中心肿瘤登记办公室对 2015 年全国癌症流行情况的统计[4],2015 年全国新发结直肠癌 37.6 万人,因结直肠癌死亡 19.1 万人,均位居第五;男性患者人数为女性的 1.34 倍,69.9% 患者居住在城市,农村仅占 30.1%。从地域上看,我国东部地区结直肠癌发病人数最多,占比 33.4%;中部地区其次,占比 15.5%;南部、西南、东北、北部和西北地区占

比分别为 13.5%、11.4%、11.0%、10.3% 和 4.9%。结直肠癌发病在 0~39 岁处于较低水平,40 岁后快速上升,80 岁到达峰值,85 岁后有所下降[5]。我国结直肠癌死亡人数约为发病人数的 50.7%。男性结直肠癌患者死亡率高于女性患者,为 1.38 倍。城市人口的结直肠癌死亡人数仍占发病人数的 66.2%。死亡率在 50 岁后快速上升,85 岁到达峰值。

结直肠癌患者的生存率与肿瘤分期密切相关。即使在医疗技术与服务均发达的美国,58% 的结直肠癌患者诊断时已为中晚期,而晚期结直肠癌的 5 年生存率目前仍仅为 13.3%[6]。结直肠癌远处转移是导致结直肠癌患者死亡的最主要原因。根据一项对 15 133 例结直肠癌Ⅳ期患者的分析[7],结直肠癌远处转移最常见的分别为肝转移、肺转移、骨转移和脑转移,其中 33.9% 的患者伴发多器官远处转移。肝转移在结直肠癌远处转移患者中最为常见。瑞典的一项研究[8]发现,结直肠癌患者在诊断的 5 年内,有高达 26.5% 的患者出现肝转移。而我国的调查发现有 11.6% 的结直肠癌患者在诊断原发癌时便发现了肝转移[9]。在上述 15 133 例Ⅳ期患者中,出现肝转移者占 87.9%。结直肠癌肝转移的发生与年龄相关性不大,但在我国男性稍多于女性[10],淋巴结转移较多者相对多见肝转移,但肝转移在淋巴结阴性个体中也并不少见。此外,结直肠癌肝转移虽然有 83% 出现在原发肿瘤侵及浆膜的大肿瘤中,但也有 13% 出现在原发肿

瘤仅侵及黏膜下的小肿瘤中,甚至高级别上皮内瘤变(0.9%)中[6]。可见,肝转移与结直肠癌之间是一种特殊关系,值得深入研究。

本章就肝转移性结直肠癌的流行病学特点进行概述。

第一节 肝转移性结直肠癌的性别和年龄分布特点

一、性别分布特点

国家癌症中心最新数据显示 2016 年全国新发结直肠癌 40.8 万人,已跃居第二位,因结直肠癌死亡 19.6 万人,也升至第四位。结直肠癌发病率无论在男性还是女性都表现为明显升高趋势。而在死亡率方面,结直肠癌男性患者的死亡率表现为逐年上升趋势,而结直肠癌女性患者的死亡率则相对趋于平稳[11]。以美国为代表的发达国家研究显示,结直肠癌的发病率在近十年中呈持续性下降,平均每年下降 2%~3%。对于转移性结直肠癌的性别分布,有研究显示我国男性稍多于女性,但缺少国内数据的大型研究支持。国外研究显示,结直肠癌患者的肝转移发生率男性高于女性[8,12,13]。

二、年龄分布特点

在年龄方面,结直肠癌患者主要集中在 60~74 岁,占总体发病人数的 41.23%,而 45 岁以上发病的患者占所有新发病例的 93.28%。死亡率方面,45 岁以上结直肠癌患者的死亡率为 95.18%,整体表现为随年龄增长死亡率逐渐升高的趋势。对于肝转移性结直肠癌,与较高年龄组相比,年轻患者中肝转移的比例较高[8,12]。

然而,有研究显示,同时性和异时性肝转移的年龄和性别分布稍有不同。Mantke 等[13]关于同时性转移的研究显示,年龄小于 40 岁的结肠癌患者肝转移发生率(11.9%)明显低于 40~70 岁的患者(16.9%)。Engstrand 等[8]的研究发现,在单纯诊断原发灶时,男性患者年龄明显低于女性,但在比较有或没有肝转移时,并没有观察到年龄差异。2006 年一项关于异时性肝转移的研究[12]显示,异时性肝转移累积发生率 1 年为 4.3%,3 年为 12.0%,5 年为 16.5%。异时性肝转移中,女性、75 岁及以上患者较少。

第二节 肝转移性结直肠癌的组织学特点

转移性结直肠疾病中,肝和肺是两个最常见的转移部位。Engstrand 等[8]研究了结直肠癌的不同转移模式特点,通过回顾性分析了瑞典国家癌症登记处的 49 096 例结直肠癌患者,发现与腺癌相比,黏液癌和印戒细胞癌更常见地转移到腹膜(结肠 OR=3.8,直肠 OR=3.2),却不常发生在肝脏(结肠 OR=0.5,直肠 OR=0.6)。有研究显示[14,15,16],具有 $KRAS$ 突变的患者更容易发生肺转移,而具有 $BRAF$ 突变的患者更可能发生腹膜转移。关于肝转移的分子生物特征还需要进一步研究和探索。

一、同时性肝转移性结直肠癌

同时性肝转移的研究发现[13],在肝转移结肠癌患者中,最常见同时有腹膜转移(约 17.9%),而直肠癌只有 9.1% 同时伴有腹膜转移。对于同时性肝转移直肠癌,同时伴有肺转移(14.0%)和骨转移(1.6%)较结肠癌常见。另外同时伴有远处淋巴结转移在结肠癌和直肠癌的发生率类似(结肠癌为 5.5%,直肠癌为 4.6%)。

随着结直肠癌 T/N 分期(较高的 T 期和淋巴结阳性)及组织学分期的增加,同时性肝转移的风险也随之上升,但是在结肠癌和直肠癌中稍有不同。有研究[13]发现,T_2 期肿瘤中,结肠癌比直肠癌有更多的肝转移;然而在 T_3 期,直肠癌比结肠癌有更多的肝转移。同时累及淋巴结的结肠癌比直肠癌具有更高的同时性肝转移率。对于不同的肿瘤分期,G_4 期直肠癌较结肠癌更容易发生转移。

二、异时性肝转移性结直肠癌

结肠癌异时性肝转移的发生率,一般也随着原发灶分期的进展而增加。有研究[12]显示,5年累积异时性肝转移率从 TNM 分期Ⅰ期的 3.7% 升高到Ⅲ期的 30.4%(OR=8.3)。肝转移率一般也与原发灶肿瘤的大小和特征有关,溃疡和溃疡浸润的原发灶类型较隆起蕈状病灶更容易发生肝转移,男性的异时性肝转移率高于女性,但是肿瘤大小和异时性肝转移没有明显关系。

三、肝转移性灶和原发灶部位的关系和特点

从整体上来说,结肠癌与直肠癌的同时性或异时性肝转移发生率无明显差异[8,12]。然而,进一步根据胚胎来源对肿瘤部位进行分析比较发现,与右侧结肠癌(盲肠、升结肠、横结肠)相比,左侧结肠癌(降结肠、乙状结肠、直肠)患者更容易发生肝转移,其中阑尾部肿瘤的肝转移率最低,不同的直肠癌部位对肝转移没有显著影响。

另外,一般右半结肠通过肠系膜上静脉汇入门静脉,转移主要位于右侧肝脏,左半结肠通过肠系膜下静脉汇入脾静脉,转移主要位于左半肝。有研究提出不同的原发肿瘤位置可以影响肝转移模式。Pathak 等[17]研究了不同原发灶部位与肝转移灶的关系,发现,肝转移灶的分布与原发病的部位(左结肠与右结肠)没有显著关系,但是当考虑转移瘤的具体节段位置时,右侧转移灶明显多于左侧转移灶的数量,这可能与门静脉的主要影响作用有关。

结直肠癌肝转移是一个重要的临床挑战,近几十年来,也是基础医学和临床医学致力研究的重点和热点,需要更多的临床和生物学研究来进一步揭开结直肠癌肝转移的特点,从而更好地开展筛查诊断和治疗。

（郑树　黄彦钦　吴伦波）

参考文献 ┈┈┈┈┈┈┈┈┈┈┈┈┈▶

[1] BRAY F, FERLAY J, SOERJOMATARAM I, et al. Global cancer statistics 2018: GLOBOCAN estimates of incidence and mortality worldwide for 36 cancers in 185 countries [J]. CA Cancer J Clin, 2018, 68 (6): 394-424.

[2] 万德森. 结直肠癌流行趋势及其对策 [J]. 癌症, 2009, 28 (9): 897-902.

[3] 郝捷, 陈万青. 中国肿瘤登记年报 [M]. 北京: 人民卫生出版社, 2017.

[4] CHEN W, ZHENG R, BAADE P D, et al. Cancer statistics in China, 2015 [J]. CA Cancer J Clin, 2016, 66 (2): 115-132.

[5] 王宁, 孙婷婷, 郑荣寿, 等. 中国 2009 年结直肠癌发病和死亡资料分析 [J]. 中国肿瘤, 2013, 22 (7): 515-520.

[6] SIEGEL R L, MILLER K D, FEDEWA S A, et al. Colorectal cancer statistics, 2017 [J]. CA Cancer J Clin, 2017, 67 (3): 177-193.

[7] LUO D, LIU Q, YU W, et al. Prognostic value of distant metastasis sites and surgery in stage Ⅳ colorectal cancer: a population-based study [J]. Int J Colorectal Dis, 2018, 33 (9): 1241-1249.

[8] ENGSTRAND J, NILSSON H, STR MBERG C, et al. Colorectal cancer liver metastases-a population-based study on incidence, management and survival [J]. BMC Cancer, 2018, 18 (1): 78.

[9] 甘嘉亮, 高枫, 曹云飞, 等. 广西地区 1278 例老年人结直肠癌临床流行病学分析 [J]. 肿瘤防治研究, 2013, 40 (1): 98-101.

[10] 伍世钢, 罗枫, 李进邦, 等. 结直肠癌 1085 例临床病理特征及预后分析 [J]. 广东医学, 2017, 38 (23): 3591-3594.

[11] SIEGEL R L, MILLER K D, JEMAL A. Cancer statistics, 2016 [J]. CA Cancer J Clin, 2016, 66 (1): 7-30.

[12] MANFREDI S, LEPAGE C, HATEM C, et al. Epidemiology and management of liver metastases from colorectal cancer [J]. Ann Surg, 2006, 244 (2): 254-259.

[13] MANTKE R, SCHMIDT U, WOLFF S, et al. Incidence of synchronous liver metastases in patients with colorectal cancer in relationship to clinico-pathologic characteristics. Results of a German prospective multicentre observational study [J]. Eur J Surg Oncol, 2012, 38 (3): 259-265.

[14] RIIHIMäKI M, HEMMINKI A, SUNDQUIST J, et al. Patterns of metastasis in colon and rectal cancer [J]. Sci Rep, 2016, 6: 29765.

[15] TIE J, LIPTON L, DESAI J, et al. KRAS mutation is associated with lung metastasis in patients with curatively resected colorectal cancer [J]. Clin Cancer Res, 2011, 17 (5): 1122-1130.

[16] TRAN B, KOPETZ S, TIE J, et al. Impact of BRAF mutation and microsatellite instability on the pattern of metastatic spread and prognosis in metastatic colorectal cancer [J]. Cancer, 2011, 117 (20): 4623-4632.

[17] PATHAK S, PALKHI E, DAVE R, et al. Relationship between primary colorectal tumour and location of colorectal liver metastases [J]. ANZ J Surg, 2016, 86 (5): 408-410.

第二章

结直肠癌诊治的现状和展望

第一节　结直肠癌的流行病学趋势

一、全球结直肠癌发病分布规律

结直肠癌（colorectal cancer，CRC）是最常见的恶性肿瘤之一，人一生中罹患结直肠癌的概率为6%。2018年，全球约有180万结直肠癌新发病例，约88.1万人死于结直肠癌。在世界范围内，结直肠癌患病率为所有恶性肿瘤的第四位、死亡率为第二位[1]。近年来，西方发达国家的结直肠癌患病率趋于稳定，死亡率有所下降，但发展中国家的结直肠癌发病率和死亡率仍然呈上升趋势[2]。

二、中国结直肠癌发病分布规律

在中国，结直肠癌的发病率在男性所有恶性肿瘤中占第四位、女性占第三位，死亡率均为第五位。2015年我国约有42.92万结直肠癌新发病例，近28.14万患者死于结直肠癌，并呈上升趋势[3]。在过去20年里，我国结直肠癌流行病学趋势正在发生变化并呈现新的特点：①结直肠癌由低发趋向高发，由于我国人口基数大，近年来发病和病死的绝对数已超过美国；②结肠癌发病率上升趋势较直肠癌更为明显，直肠癌所占比例仍然较高，早期结直肠癌所占比例低；③年轻人（<30岁）比例高，但直肠癌平均发病年龄趋同于发达国家水平[3,4]。

第二节　结直肠癌的诊断

一、早期诊断结直肠癌的意义

根治性切除术是局限在肠壁内的结直肠癌获得治愈的唯一机会，因此在确诊时尚局限在肠壁内的结直肠癌有近80%可获得治愈机会，且行根治性切除术后，5年生存率接近90%，但有淋巴结转移时，5年生存率下降至约60%[5]。总的来说，结直肠癌的分期越早，生存率越高，且结直肠癌的自然转归研究表明，早期发现是降低结直肠癌病死率的最重要的相关因素。

由于结直肠癌的发病隐匿，临床表现缺乏特异性，约60%的结直肠癌病例在诊断时已有淋巴结转移或远处转移[6]，因此目前结直肠癌的总体预后仍不容乐观。尽管结直肠癌的病因不明确，但"正常黏膜—腺瘤—腺癌"顺序发展过程中的发病相关危险因素已有众多报道，这为结直肠癌的筛查和早期诊断提供了可能。

郑树等采用粪便隐血试验联合序贯筛查结直肠癌方案开展筛查，8年随访结果显示，筛查组结直肠癌病死率比对照组降低14.7%，其中直肠癌降低31.2%，说明结直肠癌的发生可通过二级预防干预阻断[7]。美国国家息肉研究组资料显示，相对于一般人群，通过结肠镜切除息肉可以降低约 53% 的结直肠癌相关死亡率[8]。目前研究表明，遗传性结直肠癌约占结直肠癌的 20%。最常见的遗传性结直肠癌包括家族性腺瘤性息肉病（familial adenomatous polyposis，FAP）和遗传性非息肉病性结直肠癌（hereditary nonpolyposis colorectal cancer，HNPCC）。前者与 APC 基因突变相关，表现为结直肠内弥漫性腺瘤性息肉，达 100 余个，或者某些病例不够 100 个，但有明确家族史或先天性视网膜色素上皮增生，而后者与错配修复基因（hMLH1、hMSH2、hPMS1、hPMS2 等）突变相关，表现为家族聚集、肿瘤多位于右半结肠、好发肠外肿瘤。因此，通过上述相关基因的突变检测可为遗传性结直肠癌的早期发现提供参考[9]。

由于生活水平、卫生健康意识和技术等方面的原因，我国即使是在经济较发达的省市，也未能建立对肠癌进行包括内镜在内的大规模普查制度。因此，我国早期结直肠癌的诊断率低，总体 5 年生存率亦不甚满意。如何建立有效、方便的普查系统，在"正常黏膜—腺瘤—腺癌"顺序发展过程中给予干预阻断，或者肿瘤形成后实现早期诊断，将是每一位结直肠外科医师必须思考的课题。

二、直肠指检在结直肠癌诊断中的意义

直肠指检（digital rectal examination，DRE）是简单而重要的检查方法，对早期发现肛管癌、直肠癌意义重大。如前所述，在我国，低位直肠癌患病率高，约有 70% 的直肠癌可在直肠指检时触及，而在延误诊断的病例中，约有 85% 是由于未进行直肠指检。同时，直肠指检可帮助判断直肠肿瘤的位置、大小、与周围组织脏器如前列腺、阴道等之间的关系，可以判断结直肠癌是否有盆腔种植转移结节等，为临床决策提供参考。因此，直肠指检对直肠癌的诊断和治疗均有重要意义，凡遇患者有便血、排便习惯改变、粪便变形等症状时，均应常规行直肠指检。

三、内镜在结直肠癌诊断中的意义

内镜检查包括直肠镜、乙状结肠镜和结肠镜检查。目前，直肠指检与全结肠镜检查是结直肠癌最基本的检查手段，临床上电子结肠镜检查应用广泛。内镜检查不但可以了解全结肠，甚至可以检查回肠末段有无病变，而且可以同时取病理活检明确病变性质。应该强调的是，当结肠镜检查发现结直肠肿瘤巨大，致使肠腔狭窄无法通过镜身时，术前已无法对全结直肠黏膜进行内镜检查，建议行 PET/CT 检查，以免漏诊多源发结直肠癌，肿瘤巨大不能通过肠镜也表明肿瘤局部晚期，行 PET/CT 并无过度检查之嫌，手术时应该对术前肠镜未检查的肠管进行仔细探查，避免漏诊同时性多原发癌或其他腺瘤。

内镜检查在结直肠癌诊断中的灵敏度毋庸置疑，但是该检查仍然有一定局限性，如检查结果受检查者操作水平的影响。有研究显示，约 13% 的直径 5~9mm 的腺瘤和 27% 直径 <5mm 的腺瘤易被漏诊，即使是直径 >1cm 的肿物，仍然有近 6% 的漏诊率[10]。此外，该检查可能受内镜盲点的影响，并有穿孔、出血，甚至患者死亡的风险。尽管如此，目前尚没有任何检查能够替代内镜检查在结直肠癌诊断中的重要地位。

四、粪便基因检测在结直肠癌诊断中的意义

近年来，随着粪便 DNA 检测技术逐渐成熟，利用粪便中的肠道脱落细胞的特异性标志，与免疫化学法粪便隐血检测技术（fecal immunochemical test，FIT）相结合组成的多靶点粪便 DNA 检测，不仅可以提高粪便隐血试验对结直肠癌的筛检灵敏度，而且对进展期腺瘤的灵敏度也有显著提升[11]。多靶点粪便检测已被美国预防服务工作组[12]、美国癌症联合委员会[13]、美国癌症协会[14]等多个权威学术组织推荐，应用于无症状人群结直肠肿瘤早诊筛查，推荐筛查周期为 3 年 1 次或 1 年 1 次。2017 年，多靶点粪便检测被纳入中国结直肠癌早诊筛查推荐方案之一[15]。多靶点粪便检测可以提高结直肠癌和腺瘤的筛检灵敏度，降低实际筛查成本[16]。另外，由于检查无创，获取样本的方式方便（家庭寄送），可以提高部分人群的受检率，目前的主要缺点是价格较高。

五、其他辅助检查

(一)粪便隐血试验

自 1967 年 Greegor 以粪便隐血试验(fecal occult blood test,FOBT)作为筛查手段以来,至今仍是除直肠指检及内镜检查之外的主要筛查方法。美国明尼苏达州结肠癌控制研究通过对 4 万余人进行长达 30 年的随访发现,相对于对照组,使用 FOBT 可以降低 32% 的结直肠癌相关死亡率[17]。但由于结直肠癌在早期阶段往往无出血,因此 FOBT 检测结直肠癌的灵敏度仅为 27%~57%,检测腺瘤的灵敏度仅为 8%[18],含有过氧化物的食物则可以引起 FOBT 结果假阳性,所以 FOBT 阳性并不能确诊结直肠癌或腺瘤,只是提示其可能存在,需要进一步检查确认。基于抗体的 FIT 以抗体的高特异度和高灵敏度克服了化学法的不足,使其对结直肠癌的灵敏度有了显著提升,但对进展期腺瘤的灵敏度尚不足。因此粪便隐血试验只是作为初步的筛查,且推荐与粪便 DNA 检测一起使用组成粪便多靶点检测,以提高筛查的灵敏度[15]。

(二)双重对比剂钡灌肠造影

双重对比剂钡灌肠造影(double-contrast barium enema radiography,DCBER)是结肠癌的重要检查方法之一,对低位直肠癌的诊断意义不大。由于 DCBER 发现结直肠癌的灵敏度和特异度均不如内镜检查,且内镜检查可同时取病理活检或切除腺瘤,因此 DCBER 的临床应用越来越少。但 DCBER 对肿瘤的术前定位要优于内镜检查。

(三)结直肠 CT 和 MR 成像

结直肠 CT(CT colonography,CTC)发现结直肠癌的灵敏度和精确度几乎等同于传统的结肠镜检查,故又被称为仿真结肠镜(virtual colonoscopy)[19]。此外,CTC 还能一定程度上了解结直肠癌浸润情况及周围组织受累情况,尤其是直肠癌有无侵犯膀胱、子宫及盆壁,同时可以了解有无肠旁淋巴结、腹主动脉旁淋巴结转移等,对结直肠癌的术前分期及治疗方案的选择都有重要意义。

结直肠 MR 成像(magnetic resonance colonography,MRC)在判断直肠肛管癌浸润扩散范围、术前分期及术后复发的鉴别诊断等方面均较 CTC 优越。这两种检查均为无创检查,但其结果受检查机器、阅片水平等影响较大。

(四)内镜超声检查

直肠腔内超声(endorectal ultrasound,ERUS)检查可清晰显示肠壁的五个层次,即黏膜层、黏膜肌层、黏膜下层、固有肌层及浆膜层,并对各层的厚薄、回声均匀与否等有直观的判断,对直肠肿瘤大小、浸润深度、与周围组织关系等情况可有大致判断,借此能确立较可靠的术前分期,尤其是当直肠肿瘤小、浸润深度为 T_1/T_2 期时,ERUS 对低位直肠癌的治疗方案的选择有重要参考价值。

(五)正电子发射断层成像

正电子发射体层成像(positron emission tomography,PET)是依据肿瘤细胞有别于正常组织的高代谢现象,检测人体局部代谢情况后,对是否存在肿瘤作出判断的,尤其对判断结直肠癌术后是否存在局部复发或远处转移,以及人体对化疗药物的反应等方面有重要的参考意义,是目前灵敏度和特异度最高的无创检查手段,能够发现直径约 5mm 的病变。

第三节　结直肠癌的治疗

一、手术方式的选择

结直肠癌手术的基本原则是:①需注意"无瘤隔离技术(no touch isolation technique)";②合适的肠段切除;③规范的淋巴结清扫。对于同时性多原发癌,应分别严格按照结直肠癌手术原则进行手术切除。

(一)结肠癌的手术方式

结肠癌的手术方式视肿瘤所在的部位及肿瘤与周围脏器的关系而定,包括右半结肠切除术、横结肠切除术、左半结肠切除术、乙状结肠切除术及相应的扩大切除术。因肿瘤大、局部进展而侵犯邻近脏器,如结肠右曲(肝曲)癌侵犯胆囊、右肾,结肠左曲(脾曲)癌侵犯脾、左肾,横结肠癌侵犯胃壁等,可行联合脏器切除的扩大根治术。若能完整切除亦能取得良好效果。

梗阻性结肠癌的外科治疗目的为解除梗阻,切除肿瘤,恢复肠管通畅。对于右半结肠癌性梗阻,行一期结肠切除吻合已无争议;左半结肠癌性梗阻是否应行一期肿瘤切除或一期吻合,应根据患者的全身情况、肿瘤局部浸润情况及术者的技术水平进行选择。由于近年来术中肠道灌洗术的普及运用、营养支持治疗的进步,以及外科 ICU 的发展,越来越多的学者倾向于在适宜的条件下对梗阻性左半结肠癌患者行一期切除吻合术。

(二)直肠癌的手术方式

近年来,讨论直肠癌手术方式的焦点问题是如何在保证根治肿瘤的情况下,使患者获得最高的生活质量。根治肿瘤必须达到肿瘤切除完整、局部复发率低和生存时间长,而提高生活质量主要反映在保肛率和术后排便功能、性功能等方面。因此,大量临床研究集中在比较低位前切除术(low anterior resection,LAR)和经腹会阴直肠切除术(abdominoperineal resection,APR)的优缺点或探讨直肠癌局部切除术的安全性方面。

对低位直肠癌浸润转移的生物学行为研究表明,低位直肠癌的远切缘距离肿瘤 2cm 即可。这一理念使得 LAR 得到迅速推广,结合直肠全系膜切除术,已使多数既往认为需行 APR 的手术改为 LAR,使更多患者保留了肛门,并且这两种手术的手术并发症发生率、复发率、生存率无明显差别,但行 LAR 的患者具有明显较好的生活质量。

性功能障碍是直肠癌术后常见并发症。随着年轻直肠癌患者增多及生存期延长,对生活质量的要求也逐渐提高,性功能障碍在直肠癌患者中日益受到关注。保留盆腔自主神经(pelvic autonomic nerve preservation,PANP)是在保证肿瘤根治的前提下,辨别和保留盆腔自主神经的手术方式,PANP 在预防直肠癌术后性欲减退、勃起障碍、射精障碍、排尿障碍和阴道疼痛发生等方面有显著作用。中山大学附属第六医院比较了 105 例行 PANP 和 110 例未行 PANP 的男性患者的勃起功能、射精功能、局部复发率和 5 年生存率,发现行 PANP 的直肠癌根治术患者性功能障

碍的发生率约 30%,与乙状结肠切除术相当,而明显低于常规 Miles 的 43%~67%;PANP 对女性患者术后性功能也有明显保护作用,但后盆腔清扫术时效果不显著[20-23]。

PANP 手术的关键是要熟悉盆腔自主神经解剖特点及各段直肠癌淋巴转移规律,术中注意解剖层次,腹膜反折以下操作要充分显露术野。自主神经容易受损伤的 4 个位点:①离断肠系膜下血管时的腹主动脉丛左干;②直肠后分离时的上腹下丛和腹下神经;③直肠侧面分离时的下腹下丛和盆腔自主神经;④直肠前分离时的勃起神经[24]。PANP 手术要求术者具有丰富的手术经验和解剖知识,国内此类手术主要局限在大医院施行,有待进一步推广。

直肠癌局部切除术的相关研究报道越来越多。该手术的理论基础是,当病变局限于黏膜而未超过黏膜肌层时,几乎无淋巴结转移风险,但当病变侵及黏膜下层时,则有近 5% 的概率发生淋巴结转移,故当病变局限在黏膜或黏膜肌层时,可单纯切除病变部位,无须进行区域淋巴结清扫,即可达到根治目的。局部切除患者术后存在局部复发和转移的风险,因此应严格把握直肠癌局部切除的适应证,根据术前分期、病理类型及全身情况等全面考虑。有学者报道,当病变局限在 T_1 期时,选择局部切除以后,其复发率和 5 年生存率与传统的 APR 结果无明显差异[25-27]。尽管这些研究结果令人鼓舞,但是当病变为 T_2 期时,淋巴结的转移率超过 10%,局部切除后复发转移的风险高,目前尚不推荐行局部切除。随着对结直肠癌高危人群筛查工作的深入,必将有越来越多的早期结直肠癌被发现,局部切除术作为重要的手术方式之一,也将受到越来越多的关注和应用,其安全性、有效性亟须进行大规模、多中心的随机对照临床研究予以论证。

二、全直肠系膜切除术在直肠癌治疗中的意义

(一)全直肠系膜切除术的定义

全直肠系膜切除术(total mesorectal excision,TME)是在中下段直肠癌根治术中,直视下在骶前盆筋膜的脏层和壁层之间的间隙进行锐性分离,完整切除盆筋

膜脏层及其包裹的直肠背侧脂肪及结缔组织、血管和淋巴组织，使肿瘤远端系膜的切除不少于5cm，肠管切除距离肿瘤下缘不少于2cm。

（二）全直肠系膜切除术的意义

TME原则由Heald于1982年提出，是目前中低位直肠癌手术应遵循的基本原则之一。对降低直肠癌术后局部复发率和提高保肛率等方面具有重要意义。TME强调在盆筋膜的脏层和壁层之间进行锐性分离，保持盆筋膜脏层完整性，避免肿瘤在系膜残留，可降低术后局部复发率。1998年Kockerling等报道1581例结直肠癌中，未行TME的直肠癌局部复发率为39%，而TME的局部复发率仅为10%[28]。2011年Maurer等报道171例直肠癌患者经过长达7年的随访，非TME组局部复发率为20.8%，7年无病生存率为58.5%，而行TME的患者局部复发率为5.9%，7年无病生存率为65.3%[29]。既往认为肠管切除应距离肿瘤下缘5cm，而在TME的前提下，远端切缘距离肿瘤下缘2cm已经足够，这使约77%的患者既得到根治，又保留了肛门[30]。再者，TME强调在盆筋膜的两层之间直视下分离，实现PANP手术，对预防直肠癌术后排尿功能和性功能异常等具有重要作用[20]。

但报道显示，TME与既往手术相比，增加了手术时间、术中出血量、吻合口瘘发生率，并使住院时间延长[31-32]。而这些与术者本身的操作水平密切相关。有研究表明，经过规范化培训的结直肠癌专科医师施行的TME，不但可以缩短手术时间、减少出血量，降低手术并发症发生率，而且可以明显降低局部复发率，延长5年生存率[28,33-35]。

三、直肠癌侧方淋巴结清扫的争议

学者一直对直肠癌是否应常规行侧方淋巴结清扫（lateral pelvic lymphadenectomy，LPLD）存在争议。多数日本学者认为，侧方淋巴结转移率为14%~29%，进行侧方淋巴结清扫可降低近50%的术后局部复发，使5年生存率提高约10%，因此积极主张应常规清扫侧方淋巴结。因而，日本学者提出了直肠周围结缔组织的A、B、C三间隙清扫的直肠癌扩大根治术，其中A即是上述的TME所切除的组织，B为侧方淋巴结的髂内动脉内侧清扫，C为侧方淋巴结的髂内动脉外侧清扫，包括闭孔淋巴结清扫。日本结直肠癌研究学会（Japanese Society for Cancer of the Colon and Rectum，JSCCR）的数据显示，肿瘤下缘位于腹膜反折以下T_3期以上的直肠癌，侧方淋巴结转移率为20.1%，伴有直肠系膜淋巴结转移者，侧方淋巴结转移率可达27%[36]。而美国Grinnell报道侧方淋巴结阳性率仅为1.9%，且作者认为，侧方淋巴结转移应该属于远处转移，清扫与否已无临床意义，因此不主张进行侧方淋巴结清扫[37]。此外，根据美国癌症联合委员会（American Joint Committee on Cancer，AJCC）第8版分期手册TNM分期定义，髂内动脉引流部位的直肠癌侧方淋巴结应为区域转移，但髂外和髂总动脉周围淋巴结不属于区域转移[38]。为何研究结果会相差如此之大？Yano等研究对比了争议双方多年来的文献后认为，双方结果的不同很可能来自对直肠癌分段概念的差异，如果统一直肠癌肿瘤分段标准，低位直肠癌侧方淋巴结转移或许可有相似的阳性率[39]。

由于侧方淋巴结清扫范围大，术中损伤盆腔自主神经引起术后排尿及性功能障碍的发生率亦增加。为此，有学者提出了PANP的扩大根治术，称为"功能性扩大根治术"，施行此术后，62.3%和57.1%的患者分别保留正常的勃起功能和性功能，术后5年生存率为61.2%[40]。日本的一项多中心随机对照临床试验（JCOG0212）结果显示，相对于仅施行TME，施行保留自主神经功能的侧方淋巴结清扫术，手术时间和出血量显著增加，但术后排尿及性功能障碍的发生率并无显著性差异[41]。因此，通过术式的改进和专业的培训可以有效避免自主神经损伤。

JCOG0212的另一项结果显示，在TME的基础上施行侧方淋巴结清扫不能升高5年无复发生存率，但可显著降低局部复发率（7.4% vs. 12.6%）[42]。另一项荷兰的多中心研究发现，与单纯TME相比，术前短期放疗可以降低50%的局部复发率（5% vs. 11%），但同样无法提升总体生存率[43]。由于欧美的术前新辅助放化疗模式与日本的侧方淋巴结清扫模式缺乏组内研究，因此尚不能确定孰优孰劣。最近的一项大样本回顾性研究显示，术前新辅助放化疗加TME不足以预防侧方局部复发(5 年局部复发率 19.5%),而在此基础上进行侧方淋巴结清扫可以使局部复发率降至 5.7%,提示侧方淋巴结对于局部复发的控制具有重要作用,但这仍需要多中心随机对照临床试验进一步验证[44]。回顾欧洲及日本的数据显示,对于腹膜反折以下的直肠癌,术前辅助放化疗与侧方淋巴结清扫的局部复发率及 5 年生存率结果相当,亦表明二者可选其一。

综上所述,尽管直肠癌侧方淋巴结清扫可降低术后局部复发率,但清扫的意义仍存在较大争议。中低位直肠癌的淋巴引流途径及规律有待进一步阐明,侧方淋巴结转移的生物学行为是否属于全身转移的一部分需要进一步研究论证,是否应对腹膜反折以下的直肠癌常规进行侧方淋巴结清扫,更是需要多中心、大样本的随机对照临床试验进行验证。

四、腹腔镜下结直肠癌根治术

1991 年,Jacobs 首次报道了腹腔镜下结直肠癌根治术。经过 30 多年的发展,腹腔镜下结直肠癌根治术得到长足的发展。腹腔镜下结直肠癌根治术需遵守开腹手术的所有基本原则,因手术切除范围广、手术间隙小,而且视野常常受小肠干扰,施行该手术有一定难度。随着经验的积累和先进器械的发展,腹腔镜下结直肠癌切除术日趋成熟,其安全性、有效性也得到国内外众多学者的认可。

美国外科临床疗效评估小组(clinical outcomes of surgical therapy,COST)回顾性分析了 1994 年以前施行腹腔镜下结直肠癌切除术的 372 例临床资料,结果发现,中转开腹占 15.6%,手术病死率为 2%,种植发生率为 1.1%,癌症相关病死率与肿瘤分期早晚相关。这些数据与传统的开腹手术基本相当,为此他们认为有必要进行随机临床对照试验对两种手术方式进行比较[45]。为此,1994 年 COST 组织了 48 家医院的 66 位手术医师参与多中心随机对照临床试验,共有 872 例患者入组,中位随访时间 4.4 年,研究表明,腹腔镜手术和开腹手术的并发症发生率、术后 30 天病死率、再入院及再手术发生率、复发率、切口种植率、3 年生存率均无明显差别,与开腹手术相比,腹腔镜手术尽

管手术时间较长,但住院时间短、术后疼痛轻[46]。该临床试验排除入组条件包含直肠癌和横结肠癌、局部进展期或远处转移,但在随访期间共有 160 例发生肿瘤复发,两组复发率分别为 16% 和 18%,而研究者并未对如此之高的复发率进行解释。

欧洲结肠肿瘤腹腔镜或开腹手术研究小组(colon cancer laparoscopic or open research study group,COLOR)也在 1997 年开始了一项由 29 家医院参与的多中心随机对照临床试验,其纳入标准和排除标准基本与 COST 的研究相同,结果亦基本与 COST 接近。该研究共有 1 248 例患者入组,中转开腹占 17%,手术病死率<2%,中位随访时间 4.4 年,两组 3 年无病生存率和总体生存率均无明显差异。借此,研究者认为,腹腔镜手术与开腹手术相比,安全性、有效性都是毋庸置疑的,甚至应该进一步加大样本量及完善研究设计,探讨腹腔镜手术是否优于开腹手术[47-48]。

此后,许多医疗机构均进行了一些随机对照临床试验,探讨腹腔镜下结肠癌根治术的优劣,所取得的研究结果也基本与 COST 或 COLOR 报道的相似[49-50]。根据这些研究,Abraham 分析了 12 个在 2002 年以前完成的随机对照临床试验,共有 2 512 例患者,结果表明,腹腔镜下手术时间增加约 30%,但术后并发症及切口感染率较开腹组低、术后恢复快、疼痛轻,两组在手术切除根治性、手术病死率方面无明显差别[51]。Tjandra 等分析了 17 个 1991—2005 年完成的随机对照临床试验,共有 4 013 例患者,结果基本与 Abraham 报道的相似[52]。

综上研究结果,腹腔镜下结肠癌根治术与传统开腹手术相比,手术时间长,但出血少、术后恢复快、疼痛轻、切口感染率低、住院时间短,两者手术并发症发生率、病死率、复发率和长期生存时间无明显差别。但是,这些研究涉及的病例绝大多数为结肠癌,那么,腹腔镜下直肠癌根治术因为要在有限的空间和视野中完成 TME 标准操作,其安全性及有效性如何呢?

Leroy 等研究表明,腹腔镜下手术切除结肠癌的优势,在直肠癌切除时亦可体现。他们报道了 1991—2000 年腹腔镜下施行 TME 直肠癌根治术的 102 例病例,中转开腹率为 3%,手术病死率为 2%,根治性切除

率达91.8%,平均随访时间3年,无切口种植转移,局部复发率为6%,5年生存率为65%。这些数据都与开腹手术相似,甚至好于开腹手术,他们认为腹腔镜下直肠癌根治术是安全、有效、可行的[53]。国内郑民华、周总光等进行的临床研究结果显示,腹腔镜下低位,甚至超低位直肠癌根治术可以达到开腹手术的根治率,且在术中出血、肠功能恢复、下床活动时间、术后并发症发生率等方面有一定优势;在肠段切除长度、肿块距下切缘距离和淋巴结清扫范围、局部复发率、远处转移率和5年累积生存率方面与开腹手术相比,差异无统计学意义[54-55]。

中山大学附属第六医院分析了6个随机对照临床试验,总计1 033例直肠癌病例后发现,腹腔镜手术与开腹手术的淋巴结获取数、切缘阳性率、3年总生存率、无病生存率和局部复发率均无显著性差异[56]。COLOR对此进行了前瞻性的COLOR Ⅱ研究,对比了699例腹腔镜、345例开腹直肠癌根治术,随访3年,复发率和无病生存时间类似,这是迄今为止证据级别最高的研究,但长期的肿瘤学生存数据有待日后的报道[57]。

五、辅助放化疗及新辅助放化疗

(一)辅助放化疗的意义

外科手术是结直肠癌获得根治的唯一手段。但在过去的30多年时间里,结直肠癌的外科治疗效果并不令人满意,5年生存率徘徊在50%~60%。尝试改变外科手术模式,如扩大手术切除范围,生存率并未明显提高,相反带来更大的创伤和更严重的并发症。再者,如前所述,结直肠癌在诊断时有15%~25%已经发生肝转移,这些病例都是单纯依靠外科手术无法治愈的。为此,越来越多的学者在探索外科手术以外的辅助治疗,而研究最多的就是化疗和放疗。

从1943年发现氮芥有抗肿瘤作用开始,结直肠癌辅助化疗的研究经历了半个多世纪的探索和争论,直至近30年,才有较大进展。这些研究都是伴随新型化疗药物的出现逐步向前推进的。5-氟尿嘧啶(5-fluorouracil,5-FU)/甲酰四氢叶酸(leucovorin,LV)曾一度作为标准的辅助化疗方案,它们与胸腺嘧啶脱

氧核苷合成酶形成一个共价化合物,从而起到抗肿瘤的作用。为探讨化疗在结直肠癌辅助治疗中的作用,美国乳腺和大肠外科辅助治疗组(national surgical adjuvant breast and bowel project,NSABP)自1977年开始进行了一系列临床研究,从C-01开始,目前已开展至C-08,其中C-03和C-04这两个研究分别比较了5-FU/LV方案(LV 500mg/m^2,静脉滴注2小时,5-FU 500mg/m^2,在LV滴至一半时静脉注射;以上每周1次,共6次为1个疗程;每疗程结束后休息2周进入下一疗程,共8个疗程)与MOF方案、5-FU/LV/LEV方案的疗效,研究结果表明,与后述两种方案相比,5-FU/LV方案具有更好的无病生存率和总体生存率[58-59]。考虑到上述方案耗时长,且LV用量大,INT-0089试验提出了改良的5-FU/LV方案[m5-FU/LV,使用LV 20mg/(m^2·d),每周给药5天,4~5周为1个疗程,共6个疗程],将5-FU/LV推荐治疗时间从12个月缩短至6个月[60]。NCCTG 894651得出的结果与INT-0089基本一致[61]。而后GERCOR C96.1试验又发现5-FU/LV持续静脉输注双周方案(LV5-FU2)与上述m5-FU/LV方案相比,生存率无明显差别,而毒性降低,因此LV5-FU2成为推荐化疗方案[62]。随着化疗药物研究的发展,新型化疗药物或剂型不断出现,以5-FU/LV为基础用药的不同化疗方案之间,是否存在协同作用是药理学和临床医学共同关注的焦点问题。Scheithauer等开展的X-ACT试验显示,口服卡培他滨在Ⅲ期结直肠癌的5年总生存率和无病生存率方面并不劣效于5-FU/LV方案,而副作用相对较小,可以作为5-FU/LV的替代方案[63-64]。NSABP C-07研究发现,在5-FU/LV的基础上加入奥沙利铂组成的FLOX方案可以有效提高Ⅱ期和Ⅲ期结肠癌的5年无病生存率,推荐使用FLOX方案[65]。另一项著名的临床研究MOSAIC试验进一步验证,在5-FU/LV持续静脉输注双周的基础上增加奥沙利铂,可以显著增加Ⅱ期和Ⅲ期患者的5年总生存率和3年无复发生存率[66]。2015年该研究更新了最新的10年随访结果,研究显示FOLFOX方案对Ⅱ期患者效果不显著,但推荐Ⅲ期患者使用FOLFOX方案[67]。Schmoll等开展的NO16968试验发现卡培他滨加奥

沙利铂组成的 XELOX 方案与 5-FU/LV 方案相比,可以显著提高Ⅲ期患者的无病生存率和总生存率,推荐作为Ⅲ期结直肠癌患者的标准化疗方案[68-69]。目前,基于 FOLFOX 方案衍生出的各种改良 FOLFOX 方案(mFOLFOX),与 XELOX 方案同为结直肠癌推荐使用的联合辅助化疗方案。靶向化疗药物贝伐珠单抗(Bevacizumab,Avastin)和西妥昔单抗(Cetuximab,C-225)已经被美国、欧洲等批准用于转移性结直肠癌。现有研究表明,联合 Avastin 或 C-225 的化疗方案,可以使转移性结直肠癌的中位生存时间从 12 个月提高至 24 个月,其显示的临床疗效实在是令人鼓舞。相关研究进展将在后续章节详细阐述。

（二）新辅助放化疗的意义

由于结直肠癌本身的生物学特性及其临床表现的隐匿性,在确诊结直肠癌时,已有 15%~25% 的患者发生肝转移,而其中大部分患者是不能手术切除的,而且单纯切除肝转移病灶后,有近 60% 会复发。另外,由于直肠癌淋巴引流的特殊性及其与盆腔脏器的密切关系,有相当部分患者在诊断时已处于局部进展期(locally advanced),即使手术切除,多数结局是根治率低而局部复发率高。Adam 等在 2001 年报道了 701 例不能手术切除的结直肠癌肝转移患者,经过奥沙利铂联合 5-FU/LV 方案新辅助化疗后,95 例(13.5%)降级成可切除,且手术病死率为 0,术后 5 年生存率达 35%,几乎与可切除的结直肠癌肝转移生存率一致[70]。这个研究结果极大地鼓舞了临床医学家的研究热情,并给结直肠癌临床治疗决策带来革命性的思考:新辅助化疗可能是最佳的化疗选择。研究表明,术前放疗可减小肿瘤体积,提高手术根治率,降低局部复发率和提高生存率,对于局部进展期的直肠癌,尚可以降低肿瘤分级,增加保肛机会[71]。Braendengen 等研究发现对于不可切除的直肠癌,术前新辅助放化疗比单纯术前放疗效果更好,局部控制率、治疗失败时间和肿瘤特异性生存时间都显著提高[72]。德国进行的Ⅲ期随机对照临床试验 CAO/ARO/AIO-94,共有 823 例患者入组,以 5-FU/LV 为标准化疗方案,结果显示,与传统的术后放疗相比,术前新辅助放化疗具有更好的局部肿瘤控制效

果、更低的毒副作用和更高的生存率,保肛率也相应提高[73]。Rodel 等进行的一项多中心Ⅱ期随机对照临床试验亦表明,以 XELOX 为标准化疗方案,术前新辅助放化疗使至少一半的患者肿瘤消退至 50%,较严重的腹泻副作用发生率仅为 16%[74]。但 CAO/ARO/AIO-94 试验的 11 年长期随访结果发现,术前放化疗与术后放化疗相比虽仍具有较好的局部控制率,却没有生存获益,可能是由于新辅助放化疗无法控制远处转移,更有效的多学科系统化治疗或许可以提升总体生存率[75]。为此,该研究组又陆续在 2012 年和 2015 年报道了 CAO/ARO/AIO-04 试验的结果,研究发现无论是术前新辅助放化疗还是术后辅助放化疗,在以 5-FU/LV 为基础的化疗方案中加入奥沙利铂都可以显著提高无病生存率,优于 CAO/ARO/AIO-94 试验中使用的方案[76-77]。中山大学附属第六医院牵头的 FORWARC 研究亦证实,加入奥沙利铂的 mFOLFOX6 化疗方案联合放疗可以提高病理完全缓解率(pathologic complete response,pCR),该试验还发现单纯化疗虽然 pCR 比放化疗低,但可以有效降低分期,减少毒性和术后并发症,对于不愿或不能接受放疗的患者可能是一个可行的替代选择[78]。

（三）Ⅱ期结直肠癌的辅助化疗

Ⅱ期结直肠癌是否应化疗一直存在争议,现有学者认为,对于存在复发高危因素的结直肠癌,应该进行辅助化疗,无高危因素的则不化疗。这些高危因素包括:肿瘤分化差、侵犯静脉、梗阻或穿孔、淋巴结送检数目 <12 枚、T_4 期[79]。

NSABP 进行的 4 个临床试验(C-01、C-02、C-03、C-04)共有 3 820 例患者,其中Ⅱ期 1 565 例、Ⅲ期 2 255 例,尽管研究结果显示辅助治疗能提高患者的 5 年生存率和无瘤生存率,但对肿瘤分期分层后分析发现,辅助治疗使Ⅱ期结肠癌总体病死率下降 30%,而Ⅲ期结肠癌总体病死率只下降了 18%,且Ⅱ期病例中病死率的降低与患者是否存在上述"高危因素"无关,因此,NASBPA 专家推荐所有Ⅱ期结肠癌患者均应进行辅助化疗[80]。但是国际多中心结肠癌试验汇总分析(international multicentre pooled analysis of colon cancer trials,IMPACT)和 INT-0089 的结果却

与此相反。IMPACT 汇总了 5 项随机对照临床试验，共有 1 016 例 II 期、1 487 例 III 期结肠癌患者[81]，INT-0089 共有 3 759 例结肠癌，其中高危 II 期占 20%、III 期占 80%[60]。这两项研究的结果都表明，辅助化疗可以使 III 期结肠癌患者受益，而对 II 期患者并无好处。Schrag 等分析了全球 3 151 例无梗阻、无穿孔、T_3 期的结肠癌临床治疗效果，接受化疗的患者总体生存率为 78%，而未接受化疗的患者总体生存率为 75%，这与 IMPACT、INT-0089 的结果相似，同时发现，辅助化疗使 II 期结肠癌患者的总生存率提高 2%~5%，化疗病死率为 0.5%~1%[82]。O'Connor 等分析了 25 000 例 II 期结肠癌患者数据后得出，接受术后化疗的患者和未接受化疗的患者 5 年生存率没有差异[83]。

上述研究结果提示，II 期结肠癌患者辅助化疗带来的生存效益不高，但存在一定的化疗死亡风险，而且不可避免地带来化疗副作用。因此美国国家综合癌症网络（National Comprehensive Cancer Network，NCCN）和 ASCO 均不推荐对 II 期结肠癌患者进行常规化疗。通过对相关临床试验的分析发现，对于存在高危复发因素的 II 期结肠癌，有学者还是建议应该辅助化疗，但是这一观点尚未得到验证，亟须进行大规模、多中心的临床试验予以研究观察和分析。

六、靶向治疗药物的相关研究

随着基础研究的深入，一些与疾病发生、进展相关的关键分子被发现。而针对这些分子的高度特异性的靶点药物，也被应用于治疗结直肠癌。靶向化疗药物贝伐珠单抗（Bevacizumab，Avastin）和西妥昔单抗（Cetuximab，C-225）已经被美国、欧洲等批准用于转移性结直肠癌，也被中国批准使用于临床。前者能结合并中和血管内皮生长因子（vascular endothelial growth factor，VEGF），后者对表皮生长因子受体（epidermal growth factor receptor，EGFR）有高度亲和力。Hurwitz 等在 2004 年报道，813 例转移性结直肠癌，随机接受 IFL+Avastin（402 例）或 IFL+安慰剂（411 例）治疗，结果显示，两组中位生存时间分别为 20.3 个月和 15.6 个月，有效率分别为 44.8% 和 34.8%[84]。Cunningham 等于 2004 年报道了 BOND 试验结果，对 CPT-11 化疗无效的患者，随机接受 C225+CPT-11（218 例）或 C-225 单药治疗（111 例），两组有效性分别为 22.9% 和 10.8%，中位生存时间分别为 8.6 个月和 6.9 个月[85]。我国靶向药物的应用虽然慢于欧美国家，但随着 ARTIST 试验[86]、TAILOR 试验[87]、CONCUR 试验[88] 等一系列高质量临床试验在中国顺利完成，贝伐珠单抗、西妥昔单抗、瑞戈非尼等靶向药物也陆续被 NMPA 批准用于转移性结直肠癌。靶向药物联合化疗的方案优化已初见成效，且正在探索中[87,89]。与此同时，靶向药物的应用指征也在深入研究中，如已有证据表明，野生型 *KRAS* 基因的结直肠癌对 C-225 化疗才有反应，而突变型则无效[90]。不少研究在探索监测化疗反应的分子标记物，以更好地选择或调整化疗方案[91-92]。

第四节 展望

预防胜于治疗。结直肠癌发病隐匿，临床表现无特异性，对于有临床症状的患者，应高度警惕并进行系统排查。而对于有结直肠癌高危因素的人群，更应该密切随访。随着人们生活水平的提高，结直肠癌的患病率亦会进一步上升，其防治工作也将越来越严峻。

以手术治疗为主的多学科综合治疗是目前结直肠癌治疗的最佳模式。新辅助放化疗可明显改善患者的总体预后，而靶向药物的临床疗效更是令人鼓舞。规范、科学的系统治疗已经使结直肠癌的临床疗效有了显著提高。

但是，这种以外科手术为中心的多学科综合治疗的结直肠癌，5 年生存率仍然徘徊在 50%~60%，原因是早期患者比例低和治疗缺乏革命性成果。因此，如何建立完善的结直肠筛查机制、提高结直肠癌早期诊断率是今后的重要课题。另外，不甚理想的疗效使得结直肠癌相关基础研究受到越来越多的关注，试图从发病机制中寻找特异性的治疗靶点，从而改善结直肠癌的总体预后，是众多学者研究的方向。

辅助放化疗和新辅助放化疗使 III 期结直肠癌患

者获益良多。新辅助化疗能减小肿瘤体积,降低肿瘤分级,减少术后复发,受到越来越多的应用和推广。但Ⅱ期患者的辅助放化疗的安全性及有效性有待多中心、大样本的随机对照临床试验进一步论证。

以5-氟尿嘧啶(氟尿嘧啶)为基础的化疗方案逐渐成熟,伴随越来越多的新药,尤其是靶向治疗药物的出现,如何优化组合传统药物与新药,使药物之间产生协同作用,则需要更多的临床研究进行探讨。

总的来说,结直肠癌的总体治疗效果正在逐步上升,但仍然不甚满意。如何建立有效的普查、筛查机制将是一项艰巨的工作,而治疗策略及其所涉及的治疗模式的选择尚需要进一步优化,相关临床操作规范需要进一步的临床试验予以论证。

(骆衍新　汪建平)

参考文献

［1］ BRAY F, FERLAY J, SOERJOMATARAM I, et al. Global Cancer Statistics 2018: GLOBOCAN estimates of incidence and mortality worldwide for 36 cancers in 185 countries [J]. CA Cancer J Clin, 2018, 68 (6): 394-424.

［2］ ARNOLD M, SIERRA M S, LAVERSANNE M, et al. Global patterns and trends in colorectal cancer incidence and mortality [J]. Gut, 2017, 66 (4): 683-691.

［3］ CHEN W, ZHENG R, BAADE P D, et al. Cancer statistics in China, 2015 [J]. CA Cancer J Clin, 2016, 66 (2): 115-132.

［4］ 郭天安, 谢丽, 赵江, 等. 中国结直肠癌1988—2009年发病率和死亡率趋势分析 [J]. 中华胃肠外科杂志, 2018, 21 (1): 33-40.

［5］ PFISTER D G, BENSON A B 3RD, SOMERFIELD M R. Clinical practice. Surveillance strategies after curative treatment of colorectal cancer [J]. N Engl J Med, 2004, 350 (23): 2375-2382.

［6］ HAWK E T, LEVIN B. Colorectal cancer prevention [J]. J Clin Oncol, 2005, 23 (2): 378-391.

［7］ 郑树, 余海. 人群结直肠癌序贯筛检方案的优化 [J]. 中国肿瘤, 1994, 3 (3): 15-16.

［8］ ZAUBER A G, WINAWER S J, O'BRIEN M J, et al. Colonoscopic polypectomy and long-term prevention of colorectal-cancer deaths [J]. N Engl J Med, 2012, 366 (8): 687-696.

［9］ HEGDE M, FERBER M, MAO R, et al. ACMG technical standards and guidelines for genetic testing for inherited colorectal cancer (Lynch syndrome, familial adenomatous polyposis, and MYH-associated polyposis)[J]. Genet Med, 2014, 16 (1): 101-116.

［10］ REX D K, CUTLER C S, LEMMEL G T, et al. Colonoscopic miss rates of adenomas determined by back-to-back colonoscopies [J]. Gastroenterology, 1997, 112 (1): 24-28.

［11］ IMPERIALE T F, RANSOHOFF D F, ITZKOWITZ S H, et al. Multitarget stool DNA testing for colorectal-cancer screening [J]. N Engl J Med, 2014, 370 (14): 1287-1297.

［12］ LIN J S, PIPER M A, PERDUE L A, et al. Screening for colorectal cancer: updated evidence report and systematic review for the US preventive services task force [J]. JAMA, 2016, 315 (23): 2576-2594.

［13］ WOLF A M D, FONTHAM E T H, CHURCH T R, et al. Colorectal cancer screening for average-risk adults: 2018 guideline update from the American Cancer Society [J]. CA Cancer J Clin, 2018, 68 (4): 250-281.

［14］ PROVENZALE D, GUPTA S, AHNEN D J, et al. NCCN guidelines insights: colorectal cancer screening, version 1. 2018 [J]. J Natl Compr Canc Netw, 2018, 16 (8): 939-949.

［15］ 中国抗癌协会大肠癌专业委员会中国结直肠肿瘤早诊筛查策略制订专家组. 中国结直肠肿瘤早诊筛查策略专家共识 [J]. 中华胃肠外科杂志, 2018, 21 (10): 1081-1086.

［16］ LADABAUM U, MANNALITHARA A. Comparative effectiveness and cost effectiveness of a multitarget stool DNA test to screen for colorectal neoplasia [J]. Gastroenterology, 2016, 151 (3): 427-439.

［17］ SHAUKAT A, MONGIN S J, GEISSER M S, et al. Long-term mortality after screening for colorectal cancer [J]. N Engl J Med, 2013, 369 (12): 1106-1114.

［18］ MAK T, LALLOO F, EVANS D G, et al. Molecular stool screening for colorectal cancer [J]. Br J Surg, 2004, 91 (7): 790-800.

［19］ COTTON P B, DURKALSKI V L, PINEAU B C, et al. Computed tomographic colonography (virtual colonoscopy): a multicenter comparison with standard colonoscopy for detection of colorectal neoplasia [J]. JAMA, 2004, 291 (14): 1713-1719.

［20］ 汪建平, 杨祖立, 唐远志, 等. 直肠癌根治术中盆腔自主神经保留对男性性功能的影响 [J]. 中国实用外科杂志, 2003, 23 (1): 44-46.

［21］ 汪建平, 黄美近, 宋新明, 等. 全直肠系膜切除并自主神经保留术治疗直肠癌的疗效评价 [J]. 中华外科杂志, 2005, 43 (23): 1500-1502.

［22］ 汪建平, 周军, 宋新明, 等. 女性直肠癌根治术中保留盆腔自主神经120例分析 [J]. 中华普通外科杂志, 2005, 20 (10): 619-621.

［23］ 汪建平, 蔡观福, 黄美近, 等. 手术者因素对直肠癌病人术后性功能的影响 [J]. 中国实用外科杂志, 2005, 25 (11): 688-689.

［24］ 张策, 丁自海, 李国新, 等. 全直肠系膜切除相关盆自主神经的解剖学观察 [J]. 中国临床解剖学杂志, 2006, 24 (1): 60-64.

［25］ WILLETT C G, COMPTON C C, SHELLITO P C, et al. Selection factors for local excision or abdominoperineal resection of early stage rectal cancer [J]. Cancer, 1994, 73 (11): 2716-2720.

［26］ GREENBERG J A, SHIBATA D, HERNDON J E 2ND, et al. Local excision of distal rectal cancer: an update of cancer and leukemia group B 8984 [J]. Dis Colon Rectum, 2008, 51 (8): 1185-1191.

［27］ PATY P B, NASH G M, BARON P, et al. Long-term results of local excision for rectal cancer [J]. Ann Surg, 2002, 236 (4): 522-529.

［28］ KOCKERLING F, REYMOND M A, ALTENDORF-HOFMANN A, et al. Influence of surgery on metachronous distant metastases and survival in rectal cancer [J]. J Clin Oncol, 1998, 16 (1): 324-329.

［29］ MAURER C A, RENZULLI P, KULL C, et al. The impact of the introduction of total mesorectal excision on local recurrence rate and survival in rectal cancer: long-term results [J]. Ann Surg Oncol, 2011, 18 (7): 1899-1906.

［30］ HEALD R J, SMEDH R K, KALD A, et al. Abdomino-perineal excision of the rectum—an endangered operation. Norman Nigro Lectureship [J]. Dis Colon Rectum, 1997, 40 (7): 747-751.

［31］ CARLSEN E, SCHLICHTING E, GULDVOG I, et al. Effect of the introduction of total mesorectal excision for the treatment of rectal cancer [J]. Br J Surg, 1998, 85 (4): 526-529.

［32］ LAW W L, CHU K W. Anterior resection for rectal cancer with mesorectal excision: a prospective evaluation of 622 patients [J]. Ann Surg, 2004, 240 (2): 260-268.

［33］ MARTLING A L, HOLM T, RUTQVIST L E, et al. Effect of a surgical training programme on outcome of rectal cancer in the County of Stockholm. Stockholm Colorectal Cancer Study Group, Basingstoke Bowel Cancer Research Project [J]. Lancet, 2000, 356 (9224): 93-96.

［34］ MARTLING A, CEDERMARK B, JOHANSSON H, et al. The surgeon as a prognostic factor after the introduction of total mesorectal excision in the treatment of rectal cancer [J]. Br J Surg, 2002, 89 (8): 1008-1013.

［35］ MARTLING A, HOLM T, RUTQVIST L E, et al. Impact of a surgical training programme on rectal cancer outcomes in Stockholm [J]. Br J Surg, 2005, 92 (2): 225-229.

［36］ WATANABE T, MURO K, AJIOKA Y, et al. Japanese Society for Cancer of the Colon and Rectum (JSCCR) guidelines 2016 for the treatment of colorectal cancer [J]. Int J Clin Oncol, 2018, 23 (1): 1-34.

［37］ GRINNELL R S. Lymphatic block with atypical and retro-grade lymphatic metastasis and spread in carcinoma of the colon and rectum [J]. Ann Surg, 1966, 163 (2): 272-280.

［38］ AMIN M B, GREENE F L, EDGE S B, et al. The Eighth Edition AJCC Cancer Staging Manual: Continuing to build a bridge from a population-based to a more "personalized" approach to cancer staging [J]. CA Cancer J Clin, 2017, 67 (2): 93-99.

［39］ YANO H, MORAN B J. The incidence of lateral pelvic side-wall nodal involvement in low rectal cancer may be similar in Japan and the West [J]. Br J Surg, 2008, 95 (1): 33-49.

［40］ 董新舒, 徐海涛, 李志高, 等. 直肠癌保肛手术中侧方清扫保留盆腔自主神经 124 例的疗效评价 [J]. 中华外科杂志, 2007, 45 (17): 1164-1166.

［41］ FUJITA S, AKASU T, MIZUSAWA J, et al. Postoperative morbidity and mortality after mesorectal excision with and without lateral lymph node dissection for clinical stage II or stage III lower rectal cancer (JCOG0212): results from a multicentre, randomised controlled, non-inferiority trial [J]. Lancet Oncol, 2012, 13 (6): 616-621.

［42］ FUJITA S, MIZUSAWA J, KANEMITSU Y, et al. Meso-rectal Excision With or Without Lateral Lymph Node Dissection for Clinical Stage II/III Lower Rectal Cancer (JCOG0212): A Multicenter, Randomized Controlled, Noninferiority Trial [J]. Ann Surg, 2017, 266 (2): 201-207.

［43］ VAN GIJN W, MARIJNEN C A, NAGTEGAAL I D, et al. Preoperative radiotherapy combined with total mesorectal excision for resectable rectal cancer: 12-year follow-up of the multicentre, randomised controlled TME trial [J]. Lancet Oncol, 2011, 12 (6): 575-582.

［44］ OGURA A, KONISHI T, CUNNINGHAM C, et al. Neoad-juvant (Chemo) radiotherapy With Total Mesorectal Exci-sion Only Is Not Sufficient to Prevent Lateral Local Recur-rence in Enlarged Nodes: Results of the Multicenter Lateral Node Study of Patients With Low cT3/4 Rectal Cancer [J]. J Clin Oncol, 2019, 37 (1): 33-43.

［45］ FLESHMAN J W, NELSON H, PETERS W R, et al. Early results of laparoscopic surgery for colorectal cancer. Retrospective analysis of 372 patients treated by Clinical Outcomes of Surgical Therapy (COST) Study Group [J]. Dis Colon Rectum, 1996, 39 (10 Suppl): S53-58.

［46］ NELSON H, SARGENT D J, WIEAND H S, et al. A comparison of laparoscopically assisted and open colectomy for colon cancer [J]. N Engl J Med, 2004, 350 (20): 2050-2059.

[47] VELDKAMP R, KUHRY E, HOP W C, et al. Laparoscopic surgery versus open surgery for colon cancer: short-term outcomes of a randomised trial [J]. Lancet Oncol, 2005, 6 (7): 477-484.

[48] BUUNEN M, VELDKAMP R, HOP W C, et al. Survival after laparoscopic surgery versus open surgery for colon cancer: long-term outcome of a randomised clinical trial [J]. Lancet Oncol, 2009, 10 (1): 44-52.

[49] JAYNE D G, GUILLOU P J, THORPE H, et al. Randomized trial of laparoscopic-assisted resection of colorectal carcinoma: 3-year results of the UK MRC CLASICC Trial Group [J]. J Clin Oncol, 2007, 25 (21): 3061-3068.

[50] LEUNG K L, KWOK S P, LAM S C, et al. Laparoscopic resection of rectosigmoid carcinoma: prospective randomised trial [J]. Lancet, 2004, 363 (9416): 1187-1192.

[51] ABRAHAM N S, YOUNG J M, SOLOMON M J. Meta-analysis of short-term outcomes after laparoscopic resection for colorectal cancer [J]. Br J Surg, 2004, 91 (9): 1111-1124.

[52] TJANDRA J J, CHAN M K. Systematic review on the short-term outcome of laparoscopic resection for colon and rectosigmoid cancer [J]. Colorectal Dis, 2006, 8 (5): 375-388.

[53] LEROY J, JAMALI F, FORBES L, et al. Laparoscopic total mesorectal excision (TME) for rectal cancer surgery: long-term outcomes [J]. Surg Endosc, 2004, 18 (2): 281-289.

[54] 郑民华, 胡艳艳, 陆爱国, 等. 腹腔镜与开腹直肠全系膜切除术治疗低位直肠癌的临床对比研究 [J]. 中华胃肠外科杂志, 2004, 7 (3): 177-180.

[55] 胡牧, 周总光, 雷文章, 等. 腹腔镜与开腹全直肠系膜切除保肛术治疗低位直肠癌的对照研究及短期疗效分析 [J]. 中华胃肠外科杂志, 2003, 6 (6): 368-371.

[56] HUANG M J, LIANG J L, WANG H, et al. Laparoscopic-assisted versus open surgery for rectal cancer: a meta-analysis of randomized controlled trials on oncologic adequacy of resection and long-term oncologic outcomes [J]. Int J Colorectal Dis, 2011, 26 (4): 415-421.

[57] VENNIX S, PELZERS L, BOUVY N, et al. Laparoscopic versus open total mesorectal excision for rectal cancer [J]. Cochrane Database Syst Rev, 2014 (4): CD005200.

[58] WOLMARK N, ROCKETTE H, FISHER B, et al. The benefit of leucovorin-modulated fluorouracil as postoperative adjuvant therapy for primary colon cancer: results from National Surgical Adjuvant Breast and Bowel Project protocol C-03 [J]. J Clin Oncol, 1993, 11 (10): 1879-1887.

[59] WOLMARK N, ROCKETTE H, MAMOUNAS E, et al. Clinical trial to assess the relative efficacy of fluorouracil and leucovorin, fluorouracil and levamisole, and fluorouracil, leucovorin, and levamisole in patients with Dukes'B and C carcinoma of the colon: results from National Surgical Adjuvant Breast and Bowel Project C-04 [J]. J Clin Oncol, 1999, 17 (11): 3553-3559.

[60] HALLER D G, CATALANO P J, MACDONALD J S, et al. Phase Ⅲ study of fluorouracil, leucovorin, and levamisole in high-risk stage Ⅱ and Ⅲ colon cancer: final report of Intergroup 0089 [J]. J Clin Oncol, 2005, 23 (34): 8671-8678.

[61] O'CONNELL M J. North Central Cancer Treatment Group—Mayo Clinic trials in colon cancer [J]. Semin Oncol, 2001, 28 (1 Suppl 1): 4-8.

[62] ANDRE T, QUINAUX E, LOUVET C, et al. Phase Ⅲ study comparing a semimonthly with a monthly regimen of fluorouracil and leucovorin as adjuvant treatment for stage Ⅱ and Ⅲ colon cancer patients: final results of GERCOR C96. 1 [J]. J Clin Oncol, 2007, 25 (24): 3732-3738.

[63] SCHEITHAUER W, MCKENDRICK J, BEGBIE S, et al. Oral capecitabine as an alternative to i. v. 5-fluorouracil-based adjuvant therapy for colon cancer: safety results of a randomized, phase Ⅲ trial [J]. Ann Oncol, 2003, 14 (12): 1735-1743.

[64] TWELVES C, SCHEITHAUER W, MCKENDRICK J, et al. Capecitabine versus 5-fluorouracil/folinic acid as adjuvant therapy for stage Ⅲ colon cancer: final results from the X-ACT trial with analysis by age and preliminary evidence of a pharmacodynamic marker of efficacy [J]. Ann Oncol, 2012, 23 (5): 1190-1197.

[65] KUEBLER J P, WIEAND H S, O'CONNELL M J, et al. Oxaliplatin combined with weekly bolus fluorouracil and leucovorin as surgical adjuvant chemotherapy for stage Ⅱ and Ⅲ colon cancer: results from NSABP C-07 [J]. J Clin Oncol, 2007, 25 (16): 2198-2204.

[66] ANDRE T, BONI C, NAVARRO M, et al. Improved overall survival with oxaliplatin, fluorouracil, and leucovorin as adjuvant treatment in stage Ⅱ or Ⅲ colon cancer in the MOSAIC trial [J]. J Clin Oncol, 2009, 27 (19): 3109-3116.

[67] ANDRE T, DE GRAMONT A, VERNEREY D, et al. Adjuvant Fluorouracil, Leucovorin, and Oxaliplatin in Stage Ⅱ to Ⅲ Colon Cancer: Updated 10-Year Survival and Outcomes According to BRAF Mutation and Mismatch Repair Status of the MOSAIC Study [J]. J Clin Oncol, 2015, 33 (35): 4176-4187.

[68] HALLER D G, TABERNERO J, MAROUN J, et al.

Capecitabine plus oxaliplatin compared with fluorouracil and folinic acid as adjuvant therapy for stage Ⅲ colon cancer [J]. J Clin Oncol, 2011, 29 (11): 1465-1471.

［69］SCHMOLL H J, TABERNERO J, MAROUN J, et al. Capecitabine Plus Oxaliplatin Compared With Fluoro-uracil/Folinic Acid As Adjuvant Therapy for Stage Ⅲ Colon Cancer: Final Results of the NO16968 Randomized Controlled Phase Ⅲ Trial [J]. J Clin Oncol, 2015, 33 (32): 3733-3740.

［70］ADAM R, AVISAR E, ARICHE A, et al. Five-year survival following hepatic resection after neoadjuvant therapy for nonresectable colorectal [J]. Ann Surg Oncol, 2001, 8 (4): 347-353.

［71］CAMMA C, GIUNTA M, FIORICA F, et al. Preoperative radiotherapy for resectable rectal cancer: A meta-analysis [J]. JAMA, 2000, 284 (8): 1008-1015.

［72］BRAENDENGEN M, TVEIT K M, BERGLUND A, et al. Randomized phase Ⅲ study comparing preoperative radio-therapy with chemoradiotherapy in nonresectable rectal cancer [J]. J Clin Oncol, 2008, 26 (22): 3687-3694.

［73］SAUER R, BECKER H, HOHENBERGER W, et al. Preop-erative versus postoperative chemoradiotherapy for rectal cancer [J]. N Engl J Med, 2004, 351 (17): 1731-1740.

［74］RODEL C, LIERSCH T, HERMANN R M, et al. Multi-center phase Ⅱ trial of chemoradiation with oxaliplatin for rectal cancer [J]. J Clin Oncol, 2007, 25 (1): 110-117.

［75］SAUER R, LIERSCH T, MERKEL S, et al. Preopera-tive versus postoperative chemoradiotherapy for locally advanced rectal cancer: results of the German CAO/ARO/AIO-94 randomized phase Ⅲ trial after a median follow-up of 11 years [J]. J Clin Oncol, 2012, 30 (16): 1926-1933.

［76］RODEL C, LIERSCH T, BECKER H, et al. Preoperative chemoradiotherapy and postoperative chemotherapy with fluorouracil and oxaliplatin versus fluorouracil alone in locally advanced rectal cancer: initial results of the German CAO/ARO/AIO-04 randomised phase 3 trial [J]. Lancet Oncol, 2012, 13 (7): 679-687.

［77］RODEL C, GRAEVEN U, FIETKAU R, et al. Oxaliplatin added to fluorouracil-based preoperative chemoradiotherapy and postoperative chemotherapy of locally advanced rectal cancer (the German CAO/ARO/AIO-04 study): final results of the multicentre, open-label, randomised, phase 3 trial [J]. Lancet Oncol, 2015, 16 (8): 979-989.

［78］DENG Y, CHI P, LAN P, et al. Modified FOLFOX6 With or Without Radiation Versus Fluorouracil and Leucovorin With Radiation in Neoadjuvant Treatment of Locally Advanced Rectal Cancer: Initial Results of the Chinese FOWARC Multicenter, Open-Label, Randomized Three-Arm Phase Ⅲ Trial [J]. J Clin Oncol, 2016, 34 (27): 3300-3307.

［79］BENSON A B 3RD, SCHRAG D, SOMERFIELD M R, et al. American Society of Clinical Oncology recommenda-tions on adjuvant chemotherapy for stage Ⅱ colon cancer [J]. J Clin Oncol, 2004, 22 (16): 3408-3419.

［80］BADDI L, BENSON A 3RD. Adjuvant therapy in stage Ⅱ colon cancer: current approaches [J]. Oncologist, 2005, 10 (5): 325-331.

［81］Efficacy of adjuvant fluorouracil and folinic acid in colon cancer. International Multicentre Pooled Analysis of Colon Cancer Trials (IMPACT) investigators [J]. Lancet, 1995, 345 (8955): 939-944.

［82］SCHRAG D, RIFAS-SHIMAN S, SALTZ L, et al. Adju-vant chemotherapy use for Medicare beneficiaries with stage Ⅱ colon cancer [J]. J Clin Oncol, 2002, 20 (19): 3999-4005.

［83］O'CONNOR E S, GREENBLATT D Y, LOCONTE N K, et al. Adjuvant chemotherapy for stage Ⅱ colon cancer with poor prognostic features [J]. J Clin Oncol, 2011, 29 (25): 3381-3388.

［84］HURWITZ H, FEHRENBACHER L, NOVOTNY W, et al. Bevacizumab plus irinotecan, fluorouracil, and leucovorin for metastatic colorectal cancer [J]. N Engl J Med, 2004, 350 (23): 2335-2342.

［85］CUNNINGHAM D, HUMBLET Y, SIENA S, et al. Cetux-imab monotherapy and cetuximab plus irinotecan in irino-tecan-refractory metastatic colorectal cancer [J]. N Engl J Med, 2004, 351 (4): 337-345.

［86］GUAN Z Z, XU J M, LUO R C, et al. Efficacy and safety of bevacizumab plus chemotherapy in Chinese patients with metastatic colorectal cancer: a randomized phase Ⅲ ARTIST trial [J]. Chinese journal of cancer, 2011, 30 (10): 682-689.

［87］QIN S, LI J, WANG L, et al. Efficacy and tolerability of first-line cetuximab plus leucovorin, fluorouracil, and oxaliplatin (FOLFOX-4) versus FOLFOX-4 in patients with RAS wild-type metastatic colorectal cancer: the open-label, randomized, phase Ⅲ TAILOR trial [J]. J Clin Oncol, 2018, 36 (30): 3031-3039.

［88］LI J, QIN S, XU R, et al. Regorafenib plus best supportive care versus placebo plus best supportive care in Asian patients with previously treated metastatic colorectal cancer (CONCUR): a randomised, double-blind, placebo-controlled, phase 3 trial [J]. Lancet Oncol, 2015, 16 (6): 619-629.

［89］CREMOLINI C, LOUPAKIS F, ANTONIOTTI C, et al. FOLFOXIRI plus bevacizumab versus FOLFIRI plus bevacizumab as first-line treatment of patients with metastatic colorectal cancer: updated overall survival and molecular subgroup analyses of the open-label, phase 3 TRIBE study [J]. Lancet Oncol, 2015, 16 (13): 1306-1315.

［90］ LIEVRE A, BACHET J B, LE CORRE D, et al. KRAS mutation status is predictive of response to cetuximab therapy in colorectal cancer [J]. Cancer Res, 2006, 66 (8): 3992-3995.

［91］ OGINO S, MEYERHARDT J A, CANTOR M, et al. Molecular alterations in tumors and response to combination chemotherapy with gefitinib for advanced colorectal cancer [J]. Clin Cancer Res, 2005, 11 (18): 6650-6656.

［92］ TABERNERO J, LENZ H J, SIENA S, et al. Analysis of circulating DNA and protein biomarkers to predict the clinical activity of regorafenib and assess prognosis in patients with metastatic colorectal cancer: a retrospective, exploratory analysis of the CORRECT trial [J]. Lancet Oncol, 2015, 16 (8): 937-948.

第三章

结直肠癌肝转移诊治的现状和展望

超过半数的结直肠癌患者在确诊时或结直肠癌原发灶根治术后发生肝转移,而且肝转移也是结直肠癌患者最主要的死亡原因[1]。未经治疗的结直肠癌肝转移患者中位生存时间仅 6.9 个月。近年来结直肠癌肝转移患者长期生存得到明显改善,主要与肝切除手术的增加及药物治疗的进展有关。

第一节　多学科团队诊疗模式已成为结直肠癌肝转移诊疗的基石

临床指南推荐结直肠癌肝转移患者接受多学科团队(multidisciplinary team,MDT)诊疗模式[2]。MDT 根据患者的体力状况、年龄、器官功能、合并症等进行评估,针对不同的治疗目标,给予患者最合理的检查和最恰当的综合治疗方案。

近年来结直肠癌肝转移的治疗目标有所调整。既往指南着重于肝转移灶能否达到 R_0 切除,即完全切除且镜下无残留,强调手术切除是治愈结直肠癌肝转移的唯一手段。而新近指南提出无疾病证据(no evidence of disease,NED),即通过病理、影像、分子检测等检查技术未能发现肿瘤存在证据。NED 强调局部毁损性治疗的重要性。而在局部毁损性治疗中,手术切除仍然是最重要的局部治疗手段,而射频消融、微波消融、立体定向放疗等其他非手术局部治疗方法也得到推荐。

MDT 结合患者状态能否耐受强烈治疗进行评估,将结直肠癌肝转移患者分为两大类。一类患者全身状况差,不能耐受强烈治疗,建议低毒性化疗方案或最佳支持治疗,以提高生活质量,并尽量延长生存时间。若全身状况好转,可以再评估能否耐受强烈治疗。另一类患者,可耐受强烈治疗,应根据疾病能否达到 NED 分类,制订不同的治疗目标和个体化的治疗方案。

初始可 NED 患者,若手术难度不大、肿瘤生物学行为良好,其治疗目的是获得治愈,应该围绕手术治疗进行相应的新辅助和 / 或辅助治疗,以降低术后复发的风险;若手术难度较大,仍应争取达到 NED,可考虑全身系统化疗联合局部毁损性治疗。初始不可 NED 患者,但转移灶为潜在可切除者,经过一定的治疗有望转为 NED 状态,其全身情况能够接受包括转移灶切除手术在内的局部治疗手段和高强度治疗,则治疗目标主要是最大限度地缩小瘤体或增加残肝体积,应采用最积极的综合治疗。初始不可 NED 或肝转移灶可能始终无法切除的患者,治疗目标是控制疾病进展,应该采用较为积极的联合治疗。

第二节　初始可达到无疾病证据状态的结直肠癌肝转移

手术完全切除肝转移灶仍是目前治愈结直肠癌

肝转移的最佳方法[3]。随着外科技术的发展,结直肠癌肝转移的手术适应证已扩展到肝转移灶(甚至肝外转移灶)能获得 R_0 切除,且残余肝组织足够[4]。随着手术理念和手术设备的进步,微创手术技术在结直肠癌肝转移外科中逐渐应用,有不少研究证实腹腔镜肝切除术后恢复快,并发症发生率低,且长期生存率相当[5]。目前尚缺乏高质量的临床研究来证实机器人手术对比腹腔镜肝切除的优劣势[6]。

除手术切除肝转移灶外,射频消融或立体定向放疗等局部治疗手段也可以彻底毁损病灶[7]。有研究证实,对于直径<3cm的肝转移灶,射频消融可能与手术切除治疗效果相当。因此,对于部分肝转移灶难以手术处理的患者,肝切除术联合术中射频消融同样可以达到 NED 状态,从而进一步扩大手术切除人群。

结直肠癌肝转移患者完全切除肠道原发灶和肝转移灶后,应接受术后辅助化疗,特别是没有进行过术前化疗的患者,推荐手术前后的化疗时间总长不超过 6 个月。至于术前新辅助化疗,推荐在临床风险评分(clinical risk score,CRS)为高危(CRS 为 3~5 分)的患者中实施,可以减小术前肿瘤的体积及降低体内微小转移的发生,提高手术根治性切除率,还可以评价化疗方案的敏感性,指导术后化疗方案的选择。

第三节　初始无法达到无疾病证据状态的结直肠癌肝转移

2018 年中国结直肠癌肝转移诊断和综合治疗指南提出"临界可切除结直肠癌肝转移"概念,即所有初始无法达到 NED 状态的结直肠癌肝转移患者,除去一部分预期寿命小于 6 个月的,只要身体状况可耐受强烈治疗,都属于临界可切除范畴,建议 MDT 讨论给予强烈的个体化转化治疗,包括局部治疗和全身治疗。局部治疗涵盖二步肝切除术、射频消融、肝动脉灌注等,全身治疗主要包括系统化疗和分子靶向治疗。部分经转化治疗成功后转为可手术切除状态的患者,术后 5 年的生存率与初始可手术切除的患者相当[7,8]。该概念扩大了结直肠癌肝转移转化治疗适应

证的范围,使得更多的初始不可切除的患者有机会接受转化治疗,将不可切除转化为可切除,从而更大范围地改善患者的生存。

二步肝切除术可以使一部分因残余肝体积不足的患者转化为可切除。以往广泛应用门静脉选择性栓塞或结扎可以使肝转移灶切除术后预期残余肝脏代偿性增大,增加手术切除的可能,但残肝增生间期较长,肿瘤有进展风险。近年来,联合肝脏离断和门静脉结扎的二步肝切除术(associating liver partition and portal vein ligation for staged hepatectomy,ALPPS)可使残余肝体积在短时间内明显增大而获得更多 Ⅱ 期肝切除的机会。多中心随机对照 LIGRO 研究显示,ALPPS 较传统二步肝切除明显提高肝转移的手术切除率(92% vs. 57%,$P < 0.0001$),两组术后 Ⅲ 级以上并发症发生率(43% vs. 43%,$P=0.99$)和 90 天病死率(8.3% vs. 6.1%,$P=0.68$)均无显著差异。而 ALPPS 术后的长期生存数据较少,一项小样本的倾向性评分匹配研究显示,ALPPS 与传统二步肝切除相比,两组术后的中位总体生存时间(36 个月 vs. 41 个月,$P=0.92$)和中位无疾病生存时间(9 个月 vs. 16 个月,$P=0.93$)均无显著差异。

近年来,肝移植也被用于治疗不可切除结直肠癌肝转移。新近一项纳入 15 例肝移植治疗不能切除结直肠癌肝转移患者的研究,发现 5 年总体生存率达 83%,3 年无疾病生存率达 35%,进一步根据 Fong 临床风险评分分为两组,两组患者生存有显著差别,因此认为肝移植可提供不可切除结直肠癌肝转移患者最长的总体存活,且改进的选择标准提供了与其他肝移植适应证相当的 5 年总生存时间。新近还有个案报道,活体供体辅助部分原位肝移植联合二步肝切除术治疗案例。

近年来,化疗药物和分子靶向药物的发展和应用,也使相当一部分不可切除患者转化为可切除[9]。转化性治疗是为了获得最佳反应率,而不是最大反应率。术前转化性化疗应选择高效化疗方案,并尽量缩短疗程。双药化疗联合分子靶向药物具有较高的转化切除率,应该作为首选方案[10]。建议完善相关基因检测,在 MDT 指导下给予强烈的个体化转化治疗。

对于野生型 *RAS* 转移性左半结肠癌患者，国内外众多指南推荐首选两药化疗联合抗 EGFR 单抗[11]。而对于野生型 *RAS* 转移性右半结肠癌患者，尽管 NCCN 指南从 2017 版开始在一线治疗中抗 EGFR 单抗限于转移性左半结肠癌，但仍存较多争议，笔者团队认为除推荐两药化疗联合贝伐珠单抗外，两药化疗联合抗 EGFR 单抗也可考虑，尤其是在有可能转化成功的转移性右半结肠癌患者中更是首选，这是由于该方案有更高的客观反应率。至于突变型 *RAS* 患者，推荐两药化疗联合贝伐珠单抗或三药化疗方案。三药化疗具有较高的反应率，但不良反应也相对较大。而三药联合贝伐珠单抗或抗 EGFR 单抗能在三药基础上提高有效率和二次切除率，因此对于初始需要强烈治疗的患者，并且在身体条件能够耐受的情况下，三药联合抗贝伐珠单抗或抗 EGFR 单抗也是可选方案[12-14]。而 *BRAF V600E* 突变的转移性结直肠癌患者预后较差，三药化疗联合贝伐珠单抗仍是目前常用的治疗方案。近年来也有一系列临床研究探索 *BRAF* 抑制剂、*MEK* 抑制剂和抗 EGFR 单抗联合方案在该类患者中的作用[15,16]。

对于转化治疗 6 个月后肝转移灶仍未转化为可切除的患者，基本考虑属于不能转化成功，建议转为维持治疗，采用毒性较低的 5-FU/LV 或卡培他滨单药，可联合贝伐珠单抗，也可暂停化疗，以降低持续高强度联合化疗的毒性反应。维持治疗过程中一旦出现影像学或伴有症状的疾病进展征象，应给予原初始诱导治疗方案的再引入或更换为二线治疗。

关于跨线治疗，一线化疗联合贝伐珠单抗治疗进展后，二线可考虑更换化疗方案，继续联合贝伐珠单抗治疗。然而，目前尚无高质量的临床研究证据支持西妥昔单抗用于跨线治疗。对于既往接受过二线以上的氟尿嘧啶类、奥沙利铂和伊立替康化疗的患者，进展后三线化疗方案可以选择口服多靶向酪氨酸激酶抑制剂瑞戈非尼、呋喹替尼或口服氟尿嘧啶类药物曲氟尿苷替匹嘧啶片（TAS-102）[17,18]。

针对人类表皮生长因子受体 2（human epidermal growth factor receptor 2，HER2）扩增的转移性结直肠癌患者，MyPathway 研究纳入 57 例 HER2 扩增的既往接受过多线治疗的患者，接受帕妥珠单抗联合曲妥珠单抗的双 HER2 靶向治疗，结果显示 18 例患者达到客观缓解，耐受性良好，可能为既往接受过多线治疗的 HER2 扩增的转移性结直肠癌患者提供新的机会[19]。

近年来免疫治疗在肿瘤领域蓬勃发展。然而，临床研究表明结直肠癌肝转移患者中，只有微卫星高度不稳定（microsatellite instability-high，MSI-H）/ 错配修复基因缺陷（deficiency of mismatch repair gene，dMMR）的患者对抗 PD-1 单抗有效，然而这部分患者仅占约 5%。目前指南多推荐抗 PD-1 单抗用于后线治疗，然而最近也有临床研究探讨抗 PD-1 单抗单药或抗 PD-1 单抗联合抗 CTLA-4 单抗作为一线治疗的有效性[20]。近两年基于 KEYNOTE-177 临床研究评估帕博利珠单抗单药对比标准治疗一线治疗 MSI-H 转移性结直肠癌患者得到阳性结果，国内外共识指南均已推荐 PD-1 单抗单药用于 MSI-H 转移性结直肠癌患者的一线治疗。而对于剩余 95% 微卫星稳定（microsatellite stable，MSS）人群，抗 PD-1 单抗单药无效，因此目前不少临床研究探讨免疫治疗双靶标联合、免疫治疗联合抗血管生成类药物、免疫治疗联合西妥昔单抗等联合治疗的可能性[21]。

第四节 小结

结直肠癌肝转移的诊疗进展迅速，精准医学治疗理念已深入临床实践。MDT 指导下患者分类治疗，实施个体化方案，可提高诊疗水平。今后治疗目标是进一步提高肝转移的可切除率，降低复发率，从而延长患者生存时间，改善生活质量。

（秦新裕 任黎 朱德祥）

参考文献

［1］ BRAY F, FERLAY J, SOERJOMATARAM I, et al. Global cancer statistics 2018: GLOBOCAN estimates of incidence and mortality worldwide for 36 cancers in 185 countries [J]. CA Cancer J Clin, 2018, 68 (6): 394-424.

[2] REN L, ZHU D, BENSON A B 3RD, et al. Shanghai international consensus on diagnosis and comprehensive treatment of colorectal liver metastases (version 2019)[J]. Eur J Surg Oncol, 2020, 46 (6): 955-966.

[3] NORDLINGER B, VAUTHEY J N, POSTON G, et al. The timing of chemotherapy and surgery for the treatment of colorectal liver metastases [J]. Clin Colorectal Cancer, 2010, 9 (4): 212-218.

[4] FONG Y, FORTNER J, SUN R L, et al. Clinical score for predicting recurrence after hepatic resection for metastatic colorectal cancer: analysis of 1001 consecutive cases [J]. Ann Surg, 1999, 230 (3): 309-318.

[5] FRETLAND Å A, DAGENBORG V J, BJ RNELV G M W, et al. Laparoscopic Versus Open Resection for Colorectal Liver Metastases: The OSLO-COMET Randomized Controlled Trial [J]. Ann Surg, 2018, 267 (2): 199-207.

[6] TSUNG A, GELLER D A, SUKATO D C, et al. Robotic versus laparoscopic hepatectomy: a matched comparison [J]. Ann Surg, 2014, 259 (3): 549-555.

[7] VAN CUTSEM E, CERVANTES A, ADAM R, et al. ESMO consensus guidelines for the management of patients with metastatic colorectal cancer [J]. Ann Oncol, 2016, 27 (8): 1386-1422.

[8] SUZUKI C, BLOMQVIST L, SUNDIN A, et al. The initial change in tumor size predicts response and survival in patients with metastatic colorectal cancer treated with combination chemotherapy [J]. Ann Oncol, 2012, 23 (4): 948-954.

[9] PIESSEVAUX H, BUYSE M, SCHLICHTING M, et al. Use of early tumor shrinkage to predict long-term outcome in metastatic colorectal cancer treated with cetuximab [J]. J Clin Oncol, 2013, 31 (30): 3764-3775.

[10] VAN CUTSEM E, LENZ H J, KÖHNE C H, et al. Fluorouracil, leucovorin, and irinotecan plus cetuximab treatment and RAS mutations in colorectal cancer [J]. J Clin Oncol, 2015, 33 (7): 692-700.

[11] HOLCH J W, RICARD I, STINTZING S, et al. The relevance of primary tumour location in patients with metastatic colorectal cancer: a meta-analysis of first-line clinical trials [J]. Eur J Cancer, 2017, 70: 87-98.

[12] GEISSLER M, KLINGLER T, RIERA KNORRENSCHILD J, et al. 453PD-1st-line mFOLFOXIRI + panitumumab vs FOLFOXIRI treatment of RAS wt mCRC: A randomized phase II VOLFI trial of the AIO (KRK-0109) [J]. Ann Oncol, 2018, 29 (suppl_8): VIII 150.

[13] GEISSLER M, RIERA-KNORRENSCHIELD J, MARTENS U, et al. Final results and OS of the randomized phase II VOLFI trial (AIO-KRK0109): mFOLFOXIRI + panitumumab versus FOLFOXIRI as first-line treatment in patients with RAS wild-type metastatic colorectal cancer (mCRC)[J]. J Clin Oncol, 2019, 37: 3511.

[14] CREMOLINI C, LOUPAKIS F, ANTONIOTTI C, et al. FOLFOXIRI plus bevacizumab versus FOLFIRI plus bevacizumab as first-line treatment of patients with metastatic colorectal cancer: updated overall survival and molecular subgroup analyses of the open-label, phase 3 TRIBE study [J]. Lancet Oncol, 2015, 16 (13): 1306-1315.

[15] KOPETZ S, MCDONOUGH S L, MORRIS V K, et al. Randomized trial of irinotecan and cetuximab with or without vemurafenib in BRAF-mutant metastatic colorectal cancer (SWOG 1406)[J]. J Clin Oncol, 2017, 35 (4_suppl): 520.

[16] VAN CUTSEM E, HUIJBERTS S, GROTHEY A, et al. Binimetinib, encorafenib, and cetuximab triplet therapy for patients with BRAF V600E-mutant metastatic colorectal cancer: safety lead-in results from the phase III BEACON colorectal cancer study [J]. J Clin Oncol, 2019, 37 (17): 1460-1469.

[17] LI J, QIN S, XU R, et al. Regorafenib plus best supportive care versus placebo plus best supportive care in Asian patients with previously treated metastatic colorectal cancer (CONCUR): a randomised, double-blind, placebo-controlled, phase 3 trial [J]. Lancet Oncol, 2015, 16 (6): 619-629.

[18] LI J, QIN S, XU R H, et al. Effect of Fruquintinib vs placebo on overall survival in patients with previously treated metastatic colorectal cancer: the FRESCO randomized clinical trial [J]. JAMA, 2018, 319 (24): 2486-2496.

[19] MERIC-BERNSTAM F, HURWITZ H, RAGHAV K P S, et al. Pertuzumab plus trastuzumab for HER2-amplified metastatic colorectal cancer (MyPathway): an updated report from a multicentre, open-label, phase 2a, multiple basket study [J]. Lancet Oncol, 2019, 20 (4): 518-530.

[20] OVERMAN M J, LONARDI S, WONG K Y M, et al. Durable clinical benefit with nivolumab plus ipilimumab in DNA mismatch repair-deficient/microsatellite instability-high metastatic colorectal cancer [J]. J Clin Oncol, 2018, 36 (8): 773-779.

[21] PARIKH A R, CLARK J W, WO Y L, et al. A phase II study of ipilimumab and nivolumab with radiation in microsatellite stable (MSS) metastatic colorectal adenocarcinoma (mCRC)[J]. J Clin Oncol, 2019, 37 (15_suppl): 3514.

第四章

结直肠癌肝转移的分子机制

第一节　结直肠癌肝转移概况

　　肿瘤的转移器官亲嗜性是肿瘤研究中最经典的问题之一,最初通过血流动力假说和种子土壤假说可解释部分机制,后续的研究逐渐发现转移前微环境的构建、肿瘤自身适应靶器官环境的能力、各类细胞分泌物与外周其他细胞的趋化行为等,均在特异性器官转移中起到重要作用。

　　在结直肠癌远处转移事件中,肝脏是最主要的转移部位[1],25%的发现原位灶的患者会发生同时性肝转移[2]。结直肠癌肝转移早期鲜有临床表现,仅20%的患者适合手术治疗,而结直肠癌肝转移患者不进行治疗的5年生存率接近于零[3],同样为消化道肿瘤的胃癌肝转移率仅为3.7%~5.4%(图4-1)。肝转移是结直肠癌患者死亡的主要原因之一,探索结直肠癌肝转移的机制,并从中寻找早期诊断的分子标志和治疗靶点,是一个亟待解决的问题。

　　转移的结直肠癌细胞在肝脏中存活和增殖的能力取决于肿瘤细胞与肝脏内部不同细胞之间相互作用后的结果。肿瘤细胞和正常细胞均可在转移过程中发挥作用,这些不同作用的平衡决定了肿瘤细胞的命运是成功定植或增殖,还是被机体杀死,抑或是进入休眠状态。此外,原发性肿瘤产生的外泌体、细胞因子等可预先调节靶器官微环境以构建适合肿瘤生长、活化的肿瘤转移前龛(pre-metastatic niche),这种微妙的平衡改变可以促进肿瘤转移。

　　目前一般认为原发灶肿瘤细胞通过释放外泌体传递母细胞信息至靶器官,同时招募外周其他细胞(如骨髓间充质来源细胞)来改造肝脏微环境。原发肿瘤自身表型转换:原发灶肿瘤进一步恶化,肿瘤细胞间的黏附力降低;肿瘤细胞分泌的各种酶消化细胞外基质,肿瘤细胞穿过血管内皮及基膜,进入血液循环,内部转移出现。在肝脏的内皮细胞通过特定的黏附

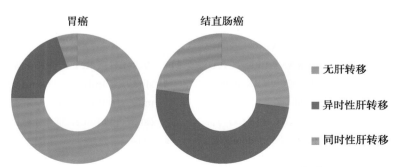

图4-1　胃癌与结直肠癌发生肝转移的统计[4-5]

胃癌　　　　结直肠癌

■ 无肝转移

■ 异时性肝转移

■ 同时性肝转移

作用捕获循环肿瘤细胞后，黏附的肿瘤细胞侵袭穿过内皮细胞层和基膜到达肝脏实质细胞。微小转移灶形成后，灶内肿瘤干细胞进一步增殖形成带有肠癌特性的肝转移灶。本章按目前认为的转移发生的顺序，将结直肠癌肝转移发生的相关分子机制归纳于下。

第二节 结直肠癌原发灶靶向肝脏及转移前龛的形成

"前龛"在干细胞生物学中的描述是干细胞赖以生存和维持的特定微环境，它可以调控干细胞繁殖和休眠之间的平衡[6]。肿瘤转移前龛一般被定义为原发灶肿瘤细胞尚未进入转移器官前，已经被构建好适合肿瘤细胞生长的微环境[7]。

一、肿瘤来源外泌体

外泌体是细胞分泌的一种微小膜泡，具有脂质双层膜结构，直径为30~150nm，来源于细胞内体，经细胞内部的复杂分选后向外排出。1987年，Johnstone在研究网络红细胞成熟的过程中发现并报道该囊泡[8]，被命名为exosomes，后将其重新命名为细胞外小泡（small extracellular vesicles，sEVs）[9]。外泌体的形成认为是在晚期内体的参与下完成的。外泌体被释放到细胞外的基质中[10]。由于肿瘤细胞来源的外泌体携带有肿瘤母细胞的基本特征，外泌体与肿瘤相关性研究备受关注。外泌体包含了来源细胞的mRNA[11]、miRNA[12]、双链DNA[13]，甚至环状RNA[14]，这些非编码RNA均能转导到接受细胞（functionally transferred to recipient cell）[15]，而接受细胞的生物学行为会被改变，例如，Melo等发现来自乳腺癌细胞的外泌体可促使正常乳腺细胞癌变[16]；Zhou W等发现包含miR-105的外泌体可破坏血管壁结构进而促进肿瘤细胞游出造成转移[17]。

二、外泌体的分布

外泌体可出现在体液，如血液、尿液、胸腔积液或腹水等，随血流或体液在体内移动或转移，其停留部位似乎与肿瘤转移部位有不可分割的联系，因此成为转移趋向性的基础[18]。D Lyden等在恶性黑色素瘤转移趋向性的研究中第一次证明了外泌体在转移前微环境构建中所起的决定性作用[19]。"土壤"的改建是由外泌体刺激骨髓来源细胞通过上调MET相关蛋白的产生[20]，使靶器官细胞向生成血管与促转移表型转变，从而"教育"靶器官来完成的，这与以往骨髓来源细胞在癌症转移中起到作用的研究结果相似[7]，但明确了外泌体在其中起到的作用。对于外泌体如何定植于特定靶器官的问题，后续研究表明，外泌体膜上整合素指引外泌体到特定器官，比如，靶向转移到肺部的乳腺癌细胞系来源的外泌体富含两种特定亚型的整合素：integrin α6β4和integrin α6β1。注射这种外泌体到小鼠，原本容易转移到骨的乳腺癌细胞系会转移到肺部，而integrin αvβ5在肝转移中起关键作用[21]。外泌体驯化转移灶的方式也与固有免疫细胞相关，肺泡上皮Toll样受体3亚型（Toll-like receptor 3，TLR3）缺失将降低肺部中性粒细胞的浸润，根据以往研究，这将阻止肿瘤转移前微环境的构建，可减少肺部转移的发生[22]。另外，肿瘤细胞本身的信息也可通过外泌体向转移灶传递，应国光等发现胃癌外泌体可携带EGFR定向前往肝脏，并被肝脏基质细胞摄取，通过抑制miR-26a/b有效激活肝细胞生长因子（hepatocyte growth factor，HGF），使其结合转移性癌细胞表面的c-MET受体，改变肝脏微环境，为转移的癌细胞创造良好的生存条件，有益于转移性癌细胞在肝脏的定植和增殖[23]。

三、外泌体与肿瘤转移炎性前灶形成

肿瘤与炎症的关系正在逐渐明晰——人体的免疫系统并不是单纯地保护机体免受肿瘤攻击，它们时常或主动或被动地帮助肿瘤构建适合的生存环境，其中尤其受到关注的是慢性炎症与肿瘤发生发展的关系。外泌体作为肿瘤母细胞信息的携带者，可向转移灶环境传递炎症信号，肿瘤来源外泌体促进转移灶的环境向炎性改变的途径，目前已知有以下三种：①直接携带炎症因子至转移灶，如携带白细胞介素-6（interleukin-6，IL-6）、肿瘤坏死因子和转化生长

因子 -β，削弱单核细胞分化为树突细胞的比例，提高其向骨髓免疫抑制细胞分化的可能，从而减弱了转移灶中免疫系统对肿瘤细胞的攻击；又如缺氧环境下的前列腺癌来源的外泌体，被证实能通过携带的白细胞介素 -6、肿瘤坏死因子等激活基质金属蛋白酶（matrix metalloproteinase，MMP），改变肿瘤微环境中的细胞外基质来增加肿瘤的转移[24]；②携带特定遗传信息"驯化"转移灶肿瘤相关细胞，刺激其分泌炎性因子[25]；③携带特定信号物质调节细胞活动，如胰腺癌来源外泌体携带"巨噬细胞移动抑制因子（macrophage migration inhibitory factor，MIF）"招募循环免疫细胞迁移至转移灶来构建炎性环境。以上三种路径均需

要肿瘤来源外泌体与受体细胞进行特异性识别与相互作用。Shao Y 等研究结果表明[26]，结直肠癌分泌的外泌体中富集了母细胞中的 microRNA-21-5p，且肝脏库普弗细胞（Kupffer cell，KC）可特异捕获此外泌体。KC 是位于肝血窦内的巨噬细胞，寄居于肝血窦内皮细胞之间或之上，是体内固定型巨噬细胞中最大的群体，约占巨噬细胞总数的 80%。KC 在活化与成熟的过程中，可分泌高水平的炎症介质，如 IL-6 和前列腺素 E_2，结直肠癌来源外泌体可特异性定植于肝脏 KC，成熟与活化后的 KC 可分泌大量炎症介质，在肿瘤细胞未发生转移前构建炎性的转移前微环境，微环境的改变促进了结直肠癌的转移（图 4-2）。

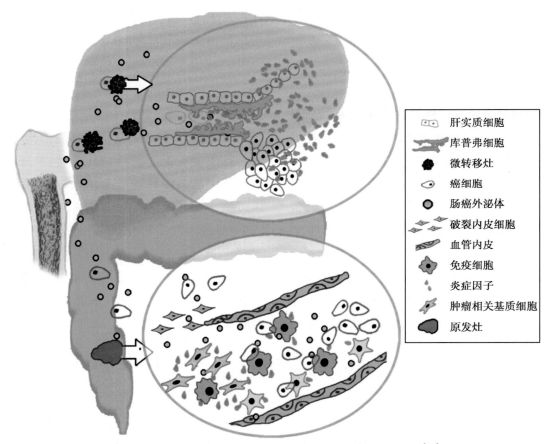

肝实质细胞
库普弗细胞
微转移灶
癌细胞
肠癌外泌体
破裂内皮细胞
血管内皮
免疫细胞
炎症因子
肿瘤相关基质细胞
原发灶

图 4-2　结直肠癌外泌体在肝转移中的作用机制假说示意图[26]

第三节　结直肠癌原发灶表型转换中的分子机制

结直肠癌的浸润和转移依存特殊表型改变，这些

改变包括多个分子事件。转移级联的早期步骤，包括癌细胞侵入和迁移到组织、循环系统[27-28]，以及癌细胞内的细胞骨架重排[29]；细胞间的黏附相互作用及细胞外基质降解 MMP；结合组织蛋白酶的分泌，驱动它们通过基质（一种支持性结缔组织细胞网络）进行侵袭

和迁移[30-31]。癌细胞可以单个突破细胞外基质进行迁移[32],沿胶原纤维移动[33],或者作为肿瘤侵袭形成的细胞群共同迁移[34]。转化生长因子 -β(transforming growth factor-β,TGF-β)和基质细胞释放的其他细胞信号蛋白可使肿瘤细胞发生上皮 - 间充质转换(epithelial-mesenchymal transition,EMT),导致细胞失去细胞间黏附和上皮极化,获得动力和侵入性[35]。EMT 可促肿瘤细胞进入脉管系统,称为血管内渗漏,并支持诱导干细胞表型,而外渗后这种状态的逆转可促进定植[36]。本节就相关的重要分子事件作一简述。

一、细胞黏附

细胞黏附事件在肿瘤转移过程中有极其重要的作用。一方面肿瘤细胞某些黏附分子表达的改变可以使细胞间的附着减弱,肿瘤细胞脱离与周围细胞的附着;另一方面,肿瘤细胞表达的某些黏附分子使已入血的肿瘤细胞得以黏附血管内皮细胞或转移靶器官的特定细胞,造成血行转移并促进转移灶的形成[37]。肿瘤细胞转移过程首先是黏附和去黏附交替过程,在此过程中,有许多黏附分子起作用。

(一)钙黏着蛋白 - 联蛋白系统

钙黏着蛋白(cadherin)是一种负责钙依赖性细胞间黏附作用的跨膜糖蛋白,参与亚族特异性细胞 - 细胞相互作用,后者在不同发育组织期的选择性细胞黏附作用中起作用。钙黏着蛋白胞质功能域与联蛋白(catenin)相连接。钙黏着蛋白的失活导致细胞 - 细胞黏附作用的破坏,它的过表达则引起更紧密的细胞 - 细胞接触。持续表达有功能活性的上皮型钙黏着蛋白(E-cadherin)可维持细胞整合在上皮中的作用。在结肠癌中,E- 钙黏着蛋白和 α- 联蛋白的表达下调。约 80% 的原发性结肠癌 α- 联蛋白和 β- 联蛋白表达下降,α- 联蛋白表达的明显下降与分化差、高转移潜能和恶劣预后相关[38-41]。

(二)癌胚抗原(carcinoembryonic antigen,CEA)

CEA 是结直肠癌去分化过程中表达的一个重要标志,是最有价值的肿瘤标志物(tumor marker,TM)之一,在结直肠癌肝转移的早期检测中应用最广泛。肝脏库普弗细胞上有 CEA 受体,诱导库普弗细胞分泌细胞因子(IL-1α、IL-1β、IL-6、TNF-α),可诱导肝窦内皮细胞表达黏附分子,增加了肿瘤黏附并滞留于肝脏。应用反转录聚合酶链反应(reverse transcription polymerase chain reaction,RT-PCR)检测外周血中及骨髓中 CEA mRNA 的表达以判断结直肠癌患者外周血中有无肿瘤细胞[42]。

(三)CD44

CD44 是一种跨膜透明质酸受体,介导与内皮细胞的黏附。当表达 CD44 基因时,其前信使 RNA(messenger RNA,mRNA)可以剪接编码几种 CD44 同种型的成熟 mRNA,其中 CD44v6、CD44v8-10 的高表达被认为与结直肠癌肝转移的关系十分密切。阻断这一黏附分子与其相应配体的结合,有可能阻断结直肠癌肝转移的发生。CD44 剪接变异体可影响肿瘤细胞骨架蛋白的聚集和分布,从而影响肿瘤细胞的迁移和运动能力,几方面共同作用肿瘤转移的形成[43]。肿瘤细胞表达 CD44 变异体可以在转移过程中逃避宿主免疫系统的识别而免于被清除。

CD44v6 有助于结直肠癌干细胞的定植、侵袭和转移。CD44v6 的过度表达预示结直肠癌患者预后不良,因为肿瘤中具有大量 CD44v6 阳性细胞的患者通常在晚期才被诊断。因此,应关注 CD44v6 在结直肠癌中的临床意义[44]。

(四)整合素

整合素是使细胞内骨架与细胞外基质得以整合而形成整体。整合素同时也参与细胞与细胞间的黏附。Akamura H 等[20]用免疫组织化学实验结果显示 58%(11/19)存在肝转移的结直肠癌组织整合素 αVLA3 染色阳性,较非转移组织(染色阴性)明显增高。整合素 α3β1 在结直肠癌肝转移组织中较原发组织中表达也明显增高,在结直肠癌肝转移中,整合素在侵袭中极为重要,在于它与 MMP-2 及尿激酶型纤溶酶原激活物受体(urokinase-type plasminogen activator receptor,u-PAR)的结合。

二、运动与侵袭

(一)肝细胞生长因子(HGF)及其受体 c-MET

在结肠癌细胞的运动侵袭中,HGF 是一个主要影响因子,由肝脏产生,过度表达 HGF 的受体 c-MET 在结直肠癌的进展中起着重要的作用,可诱导肿瘤细胞移行,有许多证据表明 HGF 与结直肠癌肝转移的形成有关[45]。肝转移灶中的 c-MET 水平较高,仅有 50% 的原位肿瘤过度表达 c-MET,而约 70% 肝转移灶的 c-MET 水平较同一患者的原发肿瘤高[46]。这些都提示过度表达 c-MET 对于筛选具有移行及形成远处转移的肿瘤细胞有重要作用。

(二)肝再生磷酸酶 -3(phosphatase of generating liver 3,PRL-3)

2001 年,Vogelstein[37] 发现 PRL-3 在肠癌原发灶、正常黏膜中表达极少或不表达,而在转移灶中高表达,提示 PRL-3 与结直肠癌肝转移的密切相关,而 PRL-3 可能成为肝转移治疗的新靶点。多项研究表明 PRL-3 在原发灶中的表达与肝转移具有明显相关性,但与淋巴结转移关系不大。在肿瘤血管中 PRL-3 表达升高[41],而且 PRL-3 的表达主要集中在肿瘤血管中[42],有静脉浸润与远处转移的结直肠癌肿瘤转移灶中 PRL-3 明显升高[38]。PRL-3 可介导 EMT 从而促进肿瘤的转移[46]。

三、细胞外基质的降解

肿瘤细胞在侵袭转移过程中必须要破坏细胞间基质和基膜(basement membrane,BM)、细胞外基质(extracellular matrix,ECM),ECM 与 BM 包括胶原、层粘连蛋白、蛋白多糖及其他分子,由上皮细胞、基质细胞乃至肿瘤细胞产生。可能参与这一过程的蛋白主要包括基质金属蛋白酶(MMP)、丝氨酸蛋白酶、弹力蛋白酶、天门冬氨酸酶和半胱氨酸蛋白酶等。基质金属蛋白酶肿瘤及结缔组织细胞均能分泌 MMP,分为四个亚类:胶原酶类、明胶酶类、基质溶素类及金属弹性蛋白酶类[47]。MMP 家族中的 MMP-1 和 MMP-13 可促进癌周间质的破坏和癌的增殖、浸润。MMP-2、MMP-3、MMP-7、MMP-9 可破坏构造基膜的 Ⅳ 型胶原酶,促进癌细胞进入血管内[48]。同时还存在三种 MMP 特异的抑制物,被称为组织金属蛋白酶抑制物(tissue inhibitor of metalloproteinase,TIMP)。MMP 与 TIMP 之间的平衡影响着肿瘤的侵袭表型[49]。条件

性重编程细胞(conditional reprogramming cell,CRC)中 SMAD4 的缺失导致 CCL15 表达的上调,CCL15 可募集 CCR1+ 的骨髓细胞,后者分泌 MMP-9 促进肿瘤侵袭和转移,临床标本也提示肝转移瘤含有较高数量的 CCR1+ 细胞[50]。

纤溶酶原激活物(plasminogen activator,PA)及其抑制剂 PAI 系统是另一重要的与肿瘤转移相关的蛋白酶系统,最初是在血液循环中发现的。PA 可分为尿激酶型纤溶酶原激活物(urokinase-type plasminogen activator,u-PA)和组织型纤溶酶原激活物(tissue-type plasminogen activator,t-PA),属于丝氨酸蛋白酶家族,可使纤溶酶原转化为纤溶酶,在肿瘤中,u-PA 的产生和级联反应扩大了这种作用,细胞外基质的降解与生成平衡被破坏,基质的大量降解使肿瘤细胞能够轻易地迁移与侵袭[51]。U-PA 的受体 u-PAR 也在这一过程中起了重要作用,它们在细胞膜表面的结合可大大提高纤溶酶原转化为纤溶酶的效率,并可通过 u-PAR 的二聚体进一步加强该功能[52]。

第四节 结直肠癌肝转移灶形成的相关分子机制

一、循环肿瘤细胞与播散肿瘤细胞

在外周循环的肿瘤被称为循环肿瘤细胞(circulating tumor cell,CTC)。恶性肿瘤在被诊断之前已有肿瘤细胞进入循环系统,这些细胞中的大多数将会灭亡,但是一小部分细胞会浸润到远处器官中并作为播种的种子存活下来,最终可致复发。小鼠模型的数据提示定植转移是一个非常低效的过程,尾静脉注射的癌细胞到达肺部后 2 天内大量死亡[53],门静脉注射的绝大多数黑色素瘤细胞不能在肝脏中形成转移灶[54]。

癌细胞可以以单个细胞或成簇(cluster)的形式离开肿瘤,不同的癌细胞克隆显示出协同行为,这提高了它们存活和转移的能力[55-56]。Nicola Aceto 等发现 OCT4、NANOG、SOX2 及 SIN3A 等与增殖有关的转

录因子的结合位点的甲基化水平在成簇 CTC 细胞中低表达,对此筛查出了可以有效打散这些循环肿瘤细胞的药物,如洋地黄毒苷(digitoxin)[57]。CTC 在外周血中游走时需要逃避机体免疫系统对它们的清除,目前认为膜表面 CD47 与其配体信号调节蛋白 α 结合,可逃避被吞噬的命运[58]。因此,*CD47* 的上调,类似一种抗吞噬作用的"不吃我"信号,可以使 CTC 具有非免疫原性特征,逃避免疫系统的杀伤作用。Steinert 等比较了结直肠癌原发肿瘤和 CTC 的基因表达谱后发现,*CD47* 是 CTC 中唯一上调的基因,它赋予外周血 CTC 存活的优势[59]。

NK 细胞可能拦截 CTC,从而阻断转移的建立[60]。而 KC 以不依赖于抗体的方式拦截 CTC[61],这些免疫细胞与 CTC 的接触通常会促进肿瘤细胞死亡,但有时会促进它们的存活和生长[62]。结直肠癌 CTC 可能通过诱导全身炎症和中性粒细胞募集到转移前器官来促进播散性癌细胞的转移性定植[63]。有报道中性粒细胞在转移级联反应中发挥积极的因果作用,提示中性粒细胞在肝转移的早期黏附步骤中具有新的作用[64]。中性粒细胞还可以通过中性粒细胞胞外陷阱(neutrophil extracellular traps,NETs)的产生来主动捕获 CTC[65]。中性粒细胞可促进 CTC 在外周血液中的增殖能力在乳腺癌模型中也得到了验证[66]。

浸润远处器官后存活的癌细胞,称为播散性肿瘤细胞(disseminated tumour cells,DTC),有些器官比其他器官更容易接受潜在 DTC 的积累,例如,结直肠癌或胃癌患者可能在骨髓中含有 DTC,但这些患者的骨转移发生率较低[67]。骨髓中 DTC 的发生率不仅是骨转移的预测因子,也是肝、肺和脑部转移的预测因子[68]。肿瘤组织中存在的一小群有干细胞特征的细胞,称为肿瘤干细胞;其单个细胞即可发展为肿瘤,具有干细胞的自我更新和多向分化能力,而其他绝大部分肿瘤细胞只具有相对的增殖能力;肿瘤干细胞是肿瘤形成的起始细胞,维持着肿瘤的生长,并可能是肿瘤转移、复发的根源[69]。肿瘤干细胞与DTC 细胞可能存在一定的重叠。CD133 阳性的播散性结直肠癌细胞富集在肝微血管系统上,肝血管内皮

细胞(endothelial cell,EC)通过分泌可溶性 Jagged-1 激活 Notch 信号通路,从而促进周围肠癌细胞分化增殖[70]。

二、肝脏组织与肿瘤细胞的竞争与平衡

癌细胞在共同进化的微环境中发展,抑制免疫监视。由于癌细胞浸润远处器官后不能立即获得支持,因此大多数细胞将死亡。因此肝脏的细胞对肿瘤细胞的作用不可忽视。肝脏星状细胞(hepatic stellate cell,HSC)协调肝脏对损伤的特征性纤维化反应,通常存在于 Disse 空间内[71],它们在肝脏损伤和炎症刺激时被激活(activated hepatic stellate cell,aHSC),并产生富含 I 型和 IV 型胶原蛋白的细胞外基质[72]。HSC 被激活可以触发类似于肝脏修复中的早期事件[73]。巨噬细胞、肝实质细胞和肝脏内皮细胞通过释放 TGF-β 和 / 或 TNF-α 促成这一过程[74]。Eveno 等使用免疫荧光显示结直肠癌 LS174 细胞注射到 SCID 小鼠后 9 天,肝脏微转移由增殖的癌细胞组成,其中富含 HSC 和层粘连蛋白,但没有血管网络。随着肝转移的增加,出现了有组织的血管网络,层粘连蛋白与 CD31[+] 内皮细胞共定位,注射过量 aHSC 可增强肝转移。结直肠癌细胞与肝细胞来源的 ECM 黏附后肿瘤细胞存活、运动和增殖的基因表达均上调,特别是涉及肝转移的 EGF 家族成员[75],以及干细胞标志物,如 CD133、LGR5[76],这表明结直肠癌细胞与肝 ECM 的黏附诱导其自分泌生长促进肿瘤扩张机制。转移性癌细胞和肝细胞之间的直接黏附是否影响结直肠癌肝转移的最终生长模式尚不清楚,但已有研究证明阻断这种相互作用可能有抗转移作用[77]。肿瘤细胞与肝细胞的黏附被确定为肝转移形成中最早发生的事件之一,并且与转移潜能相关[78]。结合肝细胞的桥粒[79],整合素的多种亚型包括 αv、α6 和 β1,CD44 和骨桥蛋白等都涉及其中[80-82]。

三、结直肠癌转移肿瘤增殖相关基因

(一)骨桥蛋白(osteopontin,OPN)

浙江大学肿瘤研究所基于 Affymatrix 基因芯

片的结果(图 4-3),应用奇异值分解(singular value decomposition,SVD)的数学分析方法,整合分析染色体区带和基因表达谱数据,进而对其中差异最显著的染色体区带 4q22 进一步分析,得出高表达的主要贡献基因 OPN 和低表达的主要贡献基因 SPARCL1。表达 OPN 的结直肠癌细胞与细胞之间的同质黏附能力降低,使肿瘤细胞容易从原发灶脱离,实现转移的第一步;癌细胞之间 GJIC 功能被抑制,细胞通信

减弱;OPN 还可以增强结直肠癌细胞和血管内皮细胞之间的异质黏附,转移相关基因 CD44 表达增强,E-cadherin 表达受抑制,促使肿瘤细胞和细胞外基质的黏附,在经门静脉回流过程中,OPN 为结直肠癌细胞侵袭周围血管、易于在肝脏滞留提供了可能。结合 OPN 与其趋化性受体 CD44 以及与另一受体整合素之间的配体 - 受体作用,使结直肠癌易于在肝脏形成转移灶。

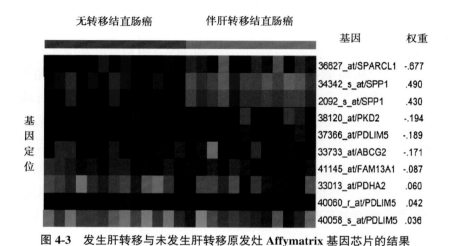

图 4-3　发生肝转移与未发生肝转移原发灶 Affymatrix 基因芯片的结果

(二) SPARC 样蛋白 1(secreted protein acidic and rich in cysteine like 1,SPARCL1)

SPARCL1 和骨桥蛋白同属于介导细胞基质相互作用的黏附分子。SPARCL1 最早于 1994 年由 Schraml 等在非小细胞肺癌的研究中发现,命名为 MAST9[83]。SPARCL1 属于 SPARC 家族,与 SPARC 序列有 62% 的同源性,两者都拥有富含半胱氨酸的卵泡抑素样(cysteine rich follistatin-like,FS)结构域和细胞外钙结合(extracellular calcium binding,EC)结构域,但 SPARCL1 的 N 端较 SPARC 长,它也因与 SPARC 在结构上的高度同源性而得名 SPARC-like 1。近年来,有研究发现 SPARCL1 在 CD133+/CD34+ 细胞中表达下调,提示其可能与恶性肿瘤等疾病的调控相关[84]。

概括目前对 SPARCL1 的研究:① SPARCL1 在非转移性结直肠癌组织中的表达水平高,而在肝转移灶中表达低。提示 SPARCL1 可能是结直肠癌肝转移过程中的早期事件,可作为早期预测结直肠癌肝转移

的标志物。②在体外实验中,观察到 SPARCL1 重组蛋白主要有抑制结直肠癌细胞迁移的能力,SPARCL1 可能成为干预阻断肝转移的一个候选位点。

(三)乳腺丝氨酸蛋白酶抑制剂(mammary serine proteinase inhibitor,MASPIN)

通过对结直肠癌 MASPIN 表达和转移的相关研究,发现 MASPIN 可能作用在结直肠癌转移的早期阶段,MASPIN 表达增高,通过下调一些黏附分子,如 CD44、钙黏着蛋白的表达,降低结直肠癌细胞的黏附功能,有利于癌细胞从原发性瘤脱落,从而启动转移。而 P- 选择素的上调又使癌细胞在转运阶段易形成癌栓,从而提高癌细胞的生存能力。而在结直肠癌转移的晚期阶段,即继发瘤形成阶段,MASPIN 表达下调,使结直肠癌细胞黏附能力增加,从而使癌细胞成瘤性增加,有利于在靶器官形成继发肿瘤。癌细胞的生长加快导致结直肠癌生长,而癌细胞的细胞通信有一定恢复,有利于癌细胞很快获得某一肿瘤特性,这可能是继发肿瘤的表型较原发瘤有所改变的原因之一。

也有研究报道 miR-221 和 miR-224 水平降低可增加 MBD2 水平，从而降低转移抑制因子 MASPIN 的表达[85]。

（四）转化生长因子 -β1（*TGF-β1*）

TGF-β1 是包括结肠细胞在内的正常上皮细胞的有效生长抑制剂，以往 TGF-β1 也被认为是结肠癌转移的增强剂。在临床免疫组织化学研究中发现，TGF-β1 蛋白水平升高的结肠癌在远端转移后复发的可能性是原发肿瘤切除后表达低 TGF-β1 水平的结肠癌的 18 倍[86]。结肠癌 TGF-β1 高表达在约 75% 的病例中对远处转移起到作用，其可能的机制是通过旁分泌抑制局部免疫应答来增加血管生成[87]。但后续测序的研究提示大部分 CRC 显示 TGF-β 途径的突变失活，Calon A 等发现原发肠癌肿瘤细胞分泌的 TGF-β 刺激肿瘤相关成纤维细胞（cancer-associated fibroblast，CAF）分泌白介素 -11（interleukin-11，IL-11）引发肿瘤细胞中的 GP130/STAT3 信号通路激活，原发灶中 TGF-β 表达下降迫使肿瘤细胞寻找适合生存的部位，而肝转移灶中的内皮细胞和成纤维细胞大量分泌 TGF-β，原发灶肿瘤细胞得以在此生活，从而促进了肝、肺转移[88]。后续的研究进一步发现，在患有进行性肝转移性疾病的小鼠中，TGF-β 信号转导的阻断使得肿瘤对抗 PD-1、PD-L1 疗法敏感，即肿瘤微环境中增加的 TGF-β 代表免疫逃逸[89]。同期报道也提示表明 TGF-β 通过限制 T 细胞浸润来塑造肿瘤微环境以抑制抗肿瘤免疫[90]。

四、肿瘤血管形成

自从 Folkman 发现肿瘤生长依赖血管形成这一现象以来，陆续发现了许多正向及负向调节血管形成的因子，如 VEGF、碱性成纤维细胞生长因子（basic fibroblast growth factor，bFGF）、TGF、IL-8、MMP、血小板激活因子等。肿瘤的生存与转移依赖于正向与负向调节因子的综合结果，最终结果倾向于肿瘤血管形成。

VEGF 是内皮细胞专一的促有丝分裂因子，它主要通过内皮细胞上 Flk1、Flt1、Flt4 等三个受体起作用。VEGF 可以由肿瘤细胞分泌，其高表达除受缺氧等刺激信号外，还可以经 IL-1、IL-6、IL-8、TGF、血小板源性生长因子（platelet-derived growth factor，PDGF）和 bFGF 等细胞因子调节后表达水平提高。以抗 VEGF 受体的抗体或阻断 VEGF 受体作用的特异酪氨酸激酶抑制剂，阻断 VEGF 的活性，可减少小鼠结肠癌模型的肝转移灶数量、大小及转移灶的血管密度[27]。

唾液酸化的路易斯寡糖 -X（sialyl Lewis-X，sLex）抗原作为肝血管内皮细胞表面 E-selectin 受体的配体，在结直肠癌肝转移中起重要作用。高表达 sLex 抗原的肿瘤细胞由原发灶脱落，进入血管，黏附于肝血管内皮上生长，并形成肝转移瘤。高表达 sLex 抗原的细胞更易浸润基膜，黏附于激活的人血管内皮细胞，形成肝转移。这是由于肿瘤细胞表面 sLex 抗原作为毛细血管内皮细胞表面 E-selectin 的配体，介导肿瘤细胞与靶器官血管内皮细胞的黏附促进肿瘤细胞的定向性趋化运动，从而导致转移。许多研究也已证实结直肠癌转移灶中 sLex 抗原表达强于原发灶中 sLex 抗原的表达[91-92]。

第五节　展望

越来越多的与转移相关的基因及蛋白被发现和研究，与转移相关的通路与网络不断被描绘出来，新的转移相关的概念和理论也层出不穷。随着高通量技术的进一步升级，如单细胞基因测序和质谱检测等的发展，我们正在以前所未有的细节允许对异质细胞群进行功能和表型分析。将这些技术应用于残留疾病和明显转移将能够深度定义肿瘤异质性，细胞群结构和进化，以及基质细胞的变化和治疗前后各种分子变化的模式。

液体标志物分析癌症患者血液中循环肿瘤细胞，循环 DNA 及外泌体的应用与研究，将有助于动态预测与监测治疗反应，更多的结直肠癌的肝转移相关的分子事件将被发现，而肝转移相关的整张分子网络也终将被描绘。

尽管对于转移的分子机制在不断被认识，但在结直肠癌肝转移的早期诊断方面，仍没有好的办法，在肝转移的治疗上进步也不大。新基因的发现、干细胞理论的发展等都为我们进一步研究结直肠癌肝转移提供了新的切入点和新的方向，也为结直肠癌肝转移的诊治带来了希望。在基础研究不断快速发展的时候，一个重要的问题摆在我们面前，如何将众多学者关于结直肠癌肝转移的知识转化成为更好的临床预防和治疗措施，如何完善测试新型抗转移治疗疗效的临床试验设计。在征服肿瘤的道路上，肿瘤研究者任重道远。

（郑树　邵营宽）

参考文献

［1］ SIEGEL R L, MILLER K D, JEMAL A. Cancer statistics, 2019 [J]. CA Cancer J Clin, 2019, 69 (1): 7-34.

［2］ BENGMARK S, HAFSTROM L. The natural history of primary and secondary malignant tumors of the liver I. The prognosis for patients with hepatic metastases from colonic and rectal carcinoma by laparotomy [J]. Cancer, 1969, 23 (1): 198-202.

［3］ STEELE G JR, RAVIKUMAR T S. Resection of hepatic metastases from colorectal cancer. Biologic perspective [J]. Ann Surg, 1989, 210 (2): 127-138.

［4］ 蔡成机. 对胃、结直肠癌肝转移几个临床问题的思考 [J]. 中国普通外科杂志, 2005, 14 (10): 1-722.

［5］ REES M, TEKKIS P P, WELSH F K, et al. Evaluation of long-term survival after hepatic resection for metastatic colorectal cancer: a multifactorial model of 929 patients [J]. Ann Surg, 2008, 247 (1): 125-135.

［6］ SCHOFIELD R. The relationship between the spleen colony-forming cell and the haemopoietic stem cell [J]. Blood Cells, 1978, 4 (1/2): 7-25.

［7］ KAPLAN R N, RIBA R D, ZACHAROULIS S, et al. VEGFR1-positive haematopoietic bone marrow progenitors initiate the pre-metastatic niche [J]. Nature, 2005, 438 (7069): 820-827.

［8］ JOHNSTONE R M, ADAM M, HAMMOND J R, et al. Vesicle formation during reticulocyte maturation. Association of plasma membrane activities with released vesicles (exosomes)[J]. J Biol Chem, 1987, 262 (19): 9412-9420.

［9］ TKACH M, THERY C. Communication by Extracellular Vesicles: Where We Are and Where We Need to Go [J]. Cell, 2016, 164 (6): 1226-1232.

［10］ YÁÑEZ-MÓ M, SILJANDER P R, ANDREU Z, et al. Biological properties of extracellular vesicles and their physiological functions [J]. J Extracell Vesicles, 2015, 4: 27066.

［11］ HUANG X, YUAN T, LIANG M, et al. Exosomal miR-1290 and miR-375 as prognostic markers in castration-resistant prostate cancer [J]. Eur Urol, 2015, 67 (1): 33-41.

［12］ VALADI H, EKSTROM K, BOSSIOS A, et al. Exosome-mediated transfer of mRNAs and microRNAs is a novel mechanism of genetic exchange between cells [J]. Nat Cell Biol, 2007, 9 (6): 654-659.

［13］ THAKUR B K, ZHANG H, BECKER A, et al. Double-stranded DNA in exosomes: a novel biomarker in cancer detection [J]. Cell Res, 2014, 24 (6): 766-769.

［14］ LI Y, ZHENG Q, BAO C, et al. Circular RNA is enriched and stable in exosomes: a promising biomarker for cancer diagnosis [J]. Cell Res, 2015, 3 (10): 82.

［15］ THERY C, REGNAULT A, GARIN J, et al. Molecular characterization of dendritic cell-derived exosomes. Selective accumulation of the heat shock protein hsc73 [J]. J Cell Biol, 1999, 147 (3): 599-610.

［16］ MELO S A, SUGIMOTO H, O'CONNELL J T, et al. Cancer exosomes perform cell-independent microRNA biogenesis and promote tumorigenesis [J]. Cancer Cell, 2014, 26 (5): 707-721.

［17］ ZHOU W, FONG M Y, MIN Y, et al. Cancer-secreted miR-105 destroys vascular endothelial barriers to promote metastasis [J]. Cancer Cell, 2014, 25 (4): 501-515.

［18］ PEINADO H, LAVOTSHKIN S, LYDEN D. The secreted factors responsible for pre-metastatic niche formation: old sayings and new thoughts [J]. Semin Cancer Biol, 2011, 21 (2): 139-146.

［19］ PEINADO H, ALECKOVIC M, LAVOTSHKIN S, et al. Melanoma exosomes educate bone marrow progenitor cells toward a pro-metastatic phenotype through MET [J]. Nat Med, 2012, 18 (6): 883-891.

［20］ HOOD J L, SAN R S, WICKLINE S A. Exosomes released by melanoma cells prepare sentinel lymph nodes for tumor metastasis [J]. Cancer Res, 2011, 71 (11): 3792-3801.

［21］ HOSHINO A, COSTA-SILVA B, SHEN T L, et al. Tumour exosome integrins determine organotropic metastasis [J]. Nature, 2015, 527 (7578): 329-335.

［22］ BALD T, QUAST T, LANDSBERG J, et al. Ultraviolet-radiation-induced inflammation promotes angiotropism and metastasis in melanoma [J]. Nature, 2014, 507 (7490): 109-113.

［23］ ZHANG H, DENG T, LIU R, et al. Exosome-delivered

EGFR regulates liver microenvironment to promote gastric cancer liver metastasis [J]. Nat Commun, 2017, 8: 15016.

［24］ RAMTEKE A, TING H, AGARWAL C, et al. Exosomes secreted under hypoxia enhance invasiveness and stemness of prostate cancer cells by targeting adherens junction molecules [J]. Mol Carcinog, 2015, 54 (7): 554-565.

［25］ FABBRI M, PAONE A, CALORE F, et al. MicroRNAs bind to Toll-like receptors to induce prometastatic inflammatory response [J]. Proc Natl Acad Sci U S A, 2012, 109 (31): E2110-2116.

［26］ SHAO Y, CHEN T, ZHENG X, et al. Colorectal cancer-derived small extracellular vesicles establish an inflammatory premetastatic niche in liver metastasis [J]. Carcinogenesis, 2018, 39 (11): 1368-1379.

［27］ NGUYEN D X, BOS P D, MASSAGUE J. Metastasis: from dissemination to organ-specific colonization [J]. Nat Rev Cancer, 2009, 9 (4): 274-284.

［28］ CHAFFER C L, WEINBERG R A. A Perspective on Cancer Cell Metastasis [J]. Science, 2011, 331 (6024): 1559-1564.

［29］ HALL A. The cytoskeleton and cancer [J]. Cancer Metastasis Rev, 2009, 28 (1/2): 5-14.

［30］ KESSENBROCK K, PLAKS V, WERB Z. Matrix metalloproteinases: regulators of the tumor microenvironment [J]. Cell, 2010, 141 (1): 52-67.

［31］ QUAIL D F, JOYCE J A. Microenvironmental regulation of tumor progression and metastasis [J]. Nat Med, 2013, 19 (11): 1423-1437.

［32］ GIAMPIERI S, MANNING C, HOOPER S, et al. Localized and reversible TGFbeta signalling switches breast cancer cells from cohesive to single cell motility [J]. Nat Cell Biol, 2009, 11 (11): 1287-1296.

［33］ ROH-JOHNSON M, BRAVO-CORDERO J J, PATSIALOU A, et al. Macrophage contact induces RhoA GTPase signaling to trigger tumor cell intravasation [J]. Oncogene, 2014, 33 (33): 4203-4212.

［34］ FRIEDL P, GILMOUR D. Collective cell migration in morphogenesis, regeneration and cancer [J]. Nat Rev Mol Cell Biol, 2009, 10 (7): 445-457.

［35］ THIERY J P, ACLOQUE H, HUANG R Y, et al. Epithelial-mesenchymal transitions in development and disease [J]. Cell, 2009, 139 (5): 871-890.

［36］ TAM W L, WEINBERG R A. The epigenetics of epithelial-mesenchymal plasticity in cancer [J]. Nat Med, 2013, 19 (11): 1438-1449.

［37］ LIOTTA L A. Cancer cell invasion and metastasis [J]. Sci Am, 1992, 266 (2): 54-59.

［38］ HAIER J, NASRALLA M, NICOLSON G L. Cell surface molecules and their prognostic values in assessing colorectal carcinomas [J]. Ann Surg, 2000, 231 (1): 11-24.

［39］ MOHRI Y. Prognostic significance of E-cadherin expression in human colorectal cancer tissue [J]. Surg Today, 1997, 27 (7): 606-612.

［40］ ILYAS M, NOVELLI M, WILKINSON K, et al. Tumour recurrence is associated with Jass grouping but not with differences in E-cadherin expression in moderately differentiated Dukes'B colorectal cancers [J]. J Clin Pathol, 1997, 50 (3): 218-222.

［41］ SKOUDY A, GOMEZ S, FABRE M, et al. p120-catenin expression in human colorectal cancer [J]. Int J Cancer, 1996, 68 (1): 14-20.

［42］ CASTELLS A, BOIX L, BESSA X, et al. Detection of colonic cells in peripheral blood of colorectal cancer patients by means of reverse transcriptase and polymerase chain reaction [J]. Br J Cancer, 1998, 78 (10): 1368-1372.

［43］ GOTLEY D C, FAWCETT J, WALSH M D, et al. Alternatively spliced variants of the cell adhesion molecule CD44 and tumour progression in colorectal cancer [J]. Br J Cancer, 1996, 74 (3): 342-351.

［44］ MA L, DONG L, CHANG P. CD44v6 engages in colorectal cancer progression [J]. Cell Death Dis, 2019, 10 (1): 30.

［45］ FUJITA S, SUGANO K. Expression of c-met proto-oncogene in primary colorectal cancer and liver metastases [J]. Jpn J Clin Oncol, 1997, 27 (6): 378-383.

［46］ BRADLEY C A, SALTO-TELLEZ M, LAURENT-PUIG P, et al. Targeting c-MET in gastrointestinal tumours: rationale, opportunities and challenges [J]. Nat Rev Clin Oncol, 2017, 14 (9): 562-576.

［47］ KAWANO N, OSAWA H, ITO T, et al. Expression of gelatinase A, tissue inhibitor of metalloproteinases-2, matrilysin, and trypsin (ogen) in lung neoplasms: an immunohistochemical study [J]. Hum Pathol, 1997, 28 (5): 613-622.

［48］ YASUMITSU H, SHOFUDA K, NISHIHASHI A, et al. Assignment of human membrane-type matrix metalloproteinase-2 (MT2-MMP) gene to 16q12 by FISH and PCR-based human/rodent cell hybrid mapping panel analysis [J]. DNA Res, 1997, 4 (1): 77-79.

［49］ ICHIKAWA Y, ISHIKAWA T, TANAKA K, et al. Extracellular matrix degradation enzymes: important factors in liver metastasis of colorectal cancer and good targets for anti-cancer metastatic therapy [J]. Nihon Geka Gakkai zasshi, 2001, 102 (5): 376-380.

［50］ ITATANI Y, KAWADA K, FUJISHITA T, et al. Loss of SMAD4 from colorectal cancer cells promotes CCL15 expression to recruit CCR1+ myeloid cells and facilitate liver metastasis [J]. Gastroenterology, 2013, 145 (5): 1064-1075.

［51］ ANDREASEN P A, KJOLLER L, CHRISTENSEN L, et al. The urokinase-type plasminogen activator system in cancer metastasis: a review [J]. Int J Cancer, 1997, 72 (1): 1-22.

［52］ BLASI F, CARMELIET P. uPAR: a versatile signalling orchestrator [J]. Nat Rev Mol Cell Biol, 2002, 3 (12): 932-943.

［53］ WONG C W, LEE A, SHIENTAG L, et al. Apoptosis: an early event in metastatic inefficiency [J]. Cancer Res, 2001, 61 (1): 333-338.

［54］ MINN A J, KANG Y, SERGANOVA I, et al. Distinct organ-specific metastatic potential of individual breast cancer cells and primary tumors [J]. J Clin Invest, 2005, 115 (1): 44-55.

［55］ MARUSYK A, TABASSUM D P, ALTROCK P M, et al. Non-cell-autonomous driving of tumour growth supports sub-clonal heterogeneity [J]. Nature, 2014, 514 (7520): 54-58.

［56］ CLEARY A S, LEONARD T L, GESTL S A, et al. Tumour cell heterogeneity maintained by cooperating subclones in Wnt-driven mammary cancers [J]. Nature, 2014, 508 (7494): 113-117.

［57］ GKOUNTELA S, CASTRO-GINER F, SZCZERBA B M, et al. Circulating Tumor Cell Clustering Shapes DNA Methylation to Enable Metastasis Seeding [J]. Cell, 2019, 176 (1/2): 98-112.

［58］ JAISWAL S, JAMIESON C H, PANG W W, et al. CD47 is upregulated on circulating hematopoietic stem cells and leukemia cells to avoid phagocytosis [J]. Cell, 2009, 138 (2): 271-285.

［59］ STEINERT G, SCHOLCH S, NIEMIETZ T, et al. Immune escape and survival mechanisms in circulating tumor cells of colorectal cancer [J]. Cancer Res, 2014, 74 (6): 1694-1704.

［60］ HANNA N. Role of natural killer cells in control of cancer metastasis [J]. Cancer Metastasis Rev, 1982, 1 (1): 45-64.

［61］ BAYON L G, IZQUIERDO M A, SIROVICH I, et al. Role of Kupffer cells in arresting circulating tumor cells and controlling metastatic growth in the liver [J]. Hepatology, 1996, 23 (5): 1224-1231.

［62］ VAN DEN EYNDEN G G, MAJEED A W, ILLEMANN M, et al. The multifaceted role of the microenvironment in liver metastasis: biology and clinical implications [J]. Cancer Res, 2013, 73 (7): 2031-2043.

［63］ LI Y C, ZOU J M, LUO C, et al. Circulating tumor cells promote the metastatic colonization of disseminated carcinoma cells by inducing systemic inflammation [J]. Oncotarget, 2017, 8 (17): 28418-28430.

［64］ SPICER J D, MCDONALD B, COOLS-LARTIGUE J J, et al. Neutrophils promote liver metastasis via Mac-1-mediated interactions with circulating tumor cells [J]. Cancer Res, 2012, 72 (16): 3919-3927.

［65］ MOHME M, RIETHDORF S, PANTEL K. Circulating and disseminated tumour cells-mechanisms of immune surveillance and escape [J]. Nat Rev Clin Oncol, 2017, 14 (3): 155-167.

［66］ SZCZERBA B M, CASTRO-GINER F, VETTER M, et al. Neutrophils escort circulating tumour cells to enable cell cycle progression [J]. Nature, 2019, 566 (7745): 553-557.

［67］ PANTEL K, BRAKENHOFF R H. Dissecting the metastatic cascade [J]. Nat Rev Cancer, 2004, 4 (6): 448-456.

［68］ BRAUN S, VOGL F D, NAUME B, et al. A pooled analysis of bone marrow micrometastasis in breast cancer [J]. N Engl J Med, 2005, 353 (8): 793-802.

［69］ REYA T, MORRISON S J, CLARKE M F, et al. Stem cells, cancer, and cancer stem cells [J]. Nature, 2001, 414 (6859): 105-111.

［70］ LU J, YE X, FAN F, et al. Endothelial cells promote the colorectal cancer stem cell phenotype through a soluble form of Jagged-1 [J]. Cancer Cell, 2013, 23 (2): 171-185.

［71］ FRIEDMAN S L. Hepatic stellate cells: protean, multifunctional, and enigmatic cells of the liver [J]. Physiol Rev, 2008, 88 (1): 125-172.

［72］ GRESSNER A M, BACHEM M G. Molecular mechanisms of liver fibrogenesis—a homage to the role of activated fat-storing cells [J]. Digestion, 1995, 56 (5): 335-346.

［73］ BURNIER J V, WANG N, MICHEL R P, et al. Type IV collagen-initiated signals provide survival and growth cues required for liver metastasis [J]. Oncogene, 2011, 30 (35): 3766-3783.

［74］ DEY A, ALLEN J, HANKEY-GIBLIN P A. Ontogeny and polarization of macrophages in inflammation: blood monocytes versus tissue macrophages [J]. Front Immunol, 2014, 5: 683.

［75］ RADINSKY R, RISIN S, FAN D, et al. Level and function of epidermal growth factor receptor predict the metastatic potential of human colon carcinoma cells [J]. Clin Cancer Res, 1995, 1 (1): 19-31.

［76］ ZVIBEL I, WAGNER A, PASMANIK-CHOR M, et al. Transcriptional profiling identifies genes induced by hepatocyte-derived extracellular matrix in metastatic human colorectal cancer cell lines [J]. Clin Exp Metastasis, 2013, 30 (2): 189-200.

［77］ TABARIES S, ANNIS M G, HSU B E, et al. Lyn modulates Claudin-2 expression and is a therapeutic target for breast cancer liver metastasis [J]. Oncotarget, 2015, 6 (11):

9476-9487.

［78］ WANG J, FALLAVOLLITA L, BRODT P. Inhibition of experimental hepatic metastasis by a monoclonal antibody that blocks tumor-hepatocyte interaction [J]. J Immunother Emphasis Tumor Immunol, 1994, 16 (4): 294-302.

［79］ SHIMIZU S, YAMADA N, SAWADA T, et al. Ultrastructure of early phase hepatic metastasis of human colon carcinoma cells with special reference to desmosomal junctions with hepatocytes [J]. Pathol Int, 2000, 50 (12): 953-959.

［80］ HUANG J, PAN C, HU H, et al. Osteopontin-enhanced hepatic metastasis of colorectal cancer cells [J]. PLoS ONE, 2012, 7 (10): e47901.

［81］ TABARIES S, DUPUY F, DONG Z, et al. Claudin-2 promotes breast cancer liver metastasis by facilitating tumor cell interactions with hepatocytes [J]. Mol Cell Biol, 2012, 32 (15): 2979-2991.

［82］ GEORGES R, BERGMANN F, HAMDI H, et al. Sequential biphasic changes in claudin1 and claudin4 expression are correlated to colorectal cancer progression and liver metastasis [J]. J Cell Mol Med, 2012, 16 (2): 260-272.

［83］ SCHRAML P, SHIPMAN R, STULZ P, et al. cDNA subtraction library construction using a magnet-assisted subtraction technique (MAST)[J]. Trends Genet, 1993, 9 (3): 70-71.

［84］ OKAMOTO O K, CARVALHO A C, MARTI L C, et al. Common molecular pathways involved in human CD133+/ CD34+ progenitor cell expansion and cancer [J]. Cancer Cell Int, 2007, 7: 11.

［85］ YUAN K, XIE K, FOX J, et al. Decreased levels of miR-224 and the passenger strand of miR-221 increase MBD2, suppressing maspin and promoting colorectal tumor growth and metastasis in mice [J]. Gastroenterology, 2013, 145 (4): 853-864.

［86］ FRIEDMAN E, GOLD L I, KLIMSTRA D, et al. High levels of transforming growth factor beta 1 correlate with disease progression in human colon cancer [J]. Cancer Epidemiol Biomarkers Prev, 1995, 4 (5): 549-554.

［87］ HSU S, HUANG F, HAFEZ M, et al. Colon carcinoma cells switch their response to transforming growth factor beta 1 with tumor progression [J]. Cell Growth Differ, 1994, 5 (3): 267-275.

［88］ CALON A, ESPINET E, PALOMO-PONCE S, et al. Dependency of colorectal cancer on a TGF-beta-driven program in stromal cells for metastasis initiation [J]. Cancer Cell, 2012, 22 (5): 571-584.

［89］ TAURIELLO D V F, PALOMO-PONCE S, STORK D, et al. TGFbeta drives immune evasion in genetically reconstituted colon cancer metastasis [J]. Nature, 2018, 554 (7693): 538-543.

［90］ MARIATHASAN S, TURLEY S J, NICKLES D, et al. TGFbeta attenuates tumour response to PD-L1 blockade by contributing to exclusion of T cells [J]. Nature, 2018, 554 (7693): 544-548.

［91］ NAKAMORI S, KAMEYAMA M, IMAOKA S, et al. Increased expression of sialyl Lewisx antigen correlates with poor survival in patients with colorectal carcinoma: clinicopathological and immunohistochemical study [J]. Cancer Res, 1993, 53 (15): 3632-3637.

［92］ YAMADA N, CHUNG Y S, MAEDA K, et al. Increased expression of sialyl Lewis A and sialyl Lewis X in liver metastases of human colorectal carcinoma [J]. Invasion Metastasis, 1995, 15 (3/4): 95-102.

第五章

转移性肝癌和微环境

向邻近部位侵袭和远处转移是恶性肿瘤区别于良性肿瘤最重要的生物学特征之一。1976年，Bross和Blumenson提出了著名的"转移瀑布学说"（metaststic cascade）[1]，即侵袭转移这一复杂、动态、连续的生物学过程，大体可分为以下几个相对独立的步骤：①原发癌灶中癌细胞增殖与血管新生；②肿瘤细胞的脱落、定向运动及降解基质；③突破入脉管循环、移行；④癌细胞运行至靶器官，黏附于靶器官血管内皮细胞，附着于基膜；⑤游离出血管外，到达继发部位，与继发部位组织黏附，形成克隆；⑥癌细胞增殖与血管新生，形成转移灶。

然而，这些步骤不是以随机模式发生的，而是具有一定靶向性。早在1889年Paget就提出"种子和土壤学说"（seed and soil），认为肿瘤转移的形成，是处于旺盛生长状态的肿瘤细胞作为"种子"，当遇到合适的器官、组织的基质环境，即"土壤"时，就会发生肿瘤的转移。Ewing在40年后挑战这一学说，提出转移的发生是由解剖学血管结构相关的纯机械因素造成的（Ewing，1928）。在总结了临床经验的基础上，Sugarbaker得出结论认为常见的局部转移应归于解剖或机械因素，如静脉回流或淋巴回流入局部淋巴结，但远处转移应归于器官特异性[2]。后来这一观念被广泛接受，并有了越来越多的临床与实验支持。结直肠癌肝转移过程就是典型的例子，肝脏是结直肠癌远处转移最常见的器官，转移过程是解剖与生物学因素共同作用的结果。

另外，虽然肿瘤发生于遗传改变的积累和克隆性选择，但肿瘤是由既独立又相互依赖、以促进肿瘤侵袭转移为共同目标的、肿瘤细胞和宿主基质细胞（血管内皮细胞、周围血管细胞、成纤维细胞、肌成纤维细胞、巨噬细胞、淋巴细胞、树突细胞和肥大细胞等）及细胞外成分所组成的功能性器官；这些细胞嵌入细胞外基质，并与脉管系统及其周围的组织液共同构成肿瘤的微环境，这就通常所说的狭义的肿瘤微环境。但广义来说，肿瘤细胞所处的外部环境，或肿瘤组织所处的外部环境也可理解为肿瘤微环境。肿瘤就像一个社会，肿瘤细胞与周围"正常"的细胞保持着相互斗争、相互利用、相互改造的关系。肿瘤细胞与微环境之间动态的相互作用是肿瘤发生发展过程中必不可少的：微环境调控肿瘤细胞生长，决定其转移潜能和转移靶器官，并影响疗效[3]。甚至有观点认为，慢性致癌因素首先导致肿瘤间质成分的突变，突变的间质进而促进邻近上皮组织的突变、遗传不稳定和最终的癌变[4]。

肝转移是结直肠癌主要的死亡原因之一。在整个病程中，同时性肝转移为15%~25%，异时性肝转移为20%。也就是说，约有50%的结直肠癌最终发生肝转移。随着对肿瘤生物学行为及肿瘤分子生物学研究的深入，人们对转移性结直肠癌的认识也愈加深刻，然而诸多关键性问题尚未阐明，从微环境的角度研究有助于加深理解恶性肿瘤的生物学本质。结直肠癌肝转移的发生不仅需要癌细胞所在部位微环境的协调和促进,而且肝脏自身的微环境更是起着必不可少的重要作用。鉴于此,本章分两部分介绍肿瘤微环境和肝脏微环境在结直肠癌肝转移中的重要作用。

第一节　肿瘤微环境与肠癌肝转移

一、肿瘤微环境细胞成分

肿瘤微环境中的非肿瘤细胞主要包括成纤维细胞、脂肪细胞、内皮细胞、管周细胞及一些血液中的细胞,如淋巴细胞、单核巨噬细胞、粒细胞,自然杀伤细胞等(图5-1)。虽然在本质上不是恶性的,但是,它们所处的特殊局部环境、它们内部之间及它们与肿瘤细胞之间的相互影响,赋予了它们不同于正常组织中相应类型细胞的异常表型和独特功能。鉴于微环境中的非肿瘤细胞在不同类型肿瘤之间具有一致性,本节将在其他类型肿瘤相关微环境中的重要发现及特征一并作简要介绍。

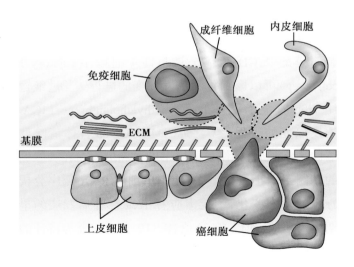

图 5-1　肿瘤微环境示意图(肿瘤 - 宿主界面)
肿瘤侵袭需要癌细胞和宿主来源的成纤维细胞、免疫 / 炎症细胞、内皮细胞及细胞外成分的相互作用。图示为一癌细胞穿破宿主的基膜。ECM:细胞外基质。

(一)成纤维细胞

与正常组织中的成纤维细胞相比,肿瘤微环境中的成纤维细胞(tumor-associated fibroblasts,TAF)处于持续的活化状态,既恢复不到非活化的正常状态,又不会凋亡和被清除。关于 TAF 的来源,一般认为有:①局部成纤维细胞的活化;②通过癌细胞或微环境上皮细胞的上皮 - 间充质转换(epithelial-mesenchymal transition,EMT);③骨髓来源前体细胞的分化、激活[5]。TAF 多分布于肿瘤侵袭前沿、肿瘤 - 间充质界面或肿瘤间质中靠近肿瘤血管内皮细胞并包绕着癌巢。鼠肿瘤模型研究发现,过表达 HGF 或 TGF-β 的活化的成纤维细胞可以在胃、肠等多个组织器官诱发癌变。人乳腺癌组织的研究也发现,基质细胞有染色体重排而恶性上皮细胞却没有,提示基质异常可能先于肿瘤上皮并刺激肿瘤的发生。TAF 通过各种类型的生长因子、趋化因子、促血管生成因子和基质降解酶类,在肿瘤侵袭转移中发挥着重要作用[6]。体外共培养实验结果亦表明 TAF 有刺激肿瘤细胞生长和侵袭转移的效应,而正常组织来源的成纤维细胞则无此效应,提示 TAF 的独特表型和功能。TAF 不仅与肿瘤细胞、内皮细胞存在相互作用,而且还与微环境免疫细胞存在复杂的调控网络,如,TAF 能合成细胞黏合素 -C,细胞黏合素 -C 通过阻挡免疫细胞与肿瘤细胞的接触屏障免疫细胞迁入肿瘤区域等,进而对肿瘤组织的局部免疫起抑制作用[7]。

(二)内皮细胞

在肿瘤的发展过程中,肿瘤血管起到极为重要的作用,不仅为肿瘤提供营养,而且为肿瘤的转移提供了途径。由于肿瘤血管内皮细胞长期处于肿瘤微环境中,其表型及功能特性都发生了明显的变化,其中包括某些免疫学特性的改变,如内皮细胞黏附分子表达水平降低、白细胞黏附作用和跨内皮细胞迁移减弱;MHC 分子表达下调、抗原呈递功能不良;抗自由基损伤能力增强;合成大量的细胞外基质并结合多种生长因子,增加肿瘤细胞的生长和抗损伤能力等。利用高通量基因芯片手段,对比正常组织和相应的肿瘤中的血管内皮细胞基因表达差异发现了大量涉及运动、侵袭转移、血管生成等的分子及其信号通路,其中某些基因及其产物可以作为肿瘤侵袭转移能力和预后的指标[8]。研究表明,肿瘤血管化前与血管化后对药物和过继免疫治疗（如 LAK 细胞）的敏感性迥异：一些血管化前对药物和免疫过继治疗敏感的肿瘤，在血管化后往往不敏感或表现为耐受，表明了肿瘤血管内皮细胞在肿瘤演进和治疗中的重要作用。肿瘤血管内皮细胞是免疫细胞和治疗药物进入肿瘤组织的第一道屏障，肿瘤血管内皮细胞特定的功能特性可能与肿瘤细胞逃避免疫监视和清除、抵抗杀伤有关。肿瘤细胞和内皮细胞之间还存在直接的相互作用：一方面，肿瘤细胞通过活化的 MAPK 信号途径表达相应的 Notch 配体，进而激活内皮细胞 Notch 信号通路促进肿瘤血管生成[9]；另一方面，体外细胞共培养和体内成瘤实验均表明，内皮细胞亦可通过分泌 CXCR7 调控乳腺癌的转移[10]。

（三）免疫 / 炎症细胞

免疫 / 炎症细胞在趋化运动因素的影响下从骨髓或外周淋巴组织迁入肿瘤微环境。越来越多的证据表明，单核巨噬细胞、中性粒细胞、肥大细胞及 B 细胞等固有免疫细胞在促进肿瘤发生发展中起着重要作用。肿瘤微环境中的巨噬细胞（tumor-associated macrophage，TAM）为 M2 型，与一般炎症条件下的 M1 型巨噬细胞相比，M2 型 TAM 的抗原呈递作用及杀肿瘤细胞的活性完全丧失，反而起着促进肿瘤生长和侵袭转移的作用[11]。TAM 不仅通过分泌各种活性因子（VEGF、HGF、IL-8、IL-10、TGF-β、CCL22 等）和酶类（MMP 等）促进肿瘤细胞增殖、血管生成、基质降解，趋化免疫抑制细胞，抑制抗肿瘤免疫反应，而且通过与肿瘤细胞本身之间直接的相互作用促进其侵袭转移潜能的提高[12]，如二甲双胍可通过抑制肿瘤内浸润的巨噬细胞，进一步抑制前列腺癌的增殖进展[13]；在肝癌中，由肝癌细胞分泌的外泌体 miR-146a-5p 可通过极化 M2 型巨噬细胞，促进肝癌的进展[14]。骨髓来源的抑制细胞（myeloid-derived suppressor cells，MDSCs）在肿瘤细胞分泌的多种因子作用下，本身 S1PR1-STAT3、TGF-β 等信号通路激活并被招募至转移前微环境，分泌多种促增殖、促炎及免疫抑制因子并使得局部血管高渗透以构筑转移前微环境，促进肿瘤细胞的招募、种植及扩增，为转移灶的形成提供条件[15]。这些现象提示了，肿瘤微环境免疫细胞除了通过传统的免疫学方式介导癌细胞的免疫耐受、免疫逃逸，还能通过细胞间接触、受体配体结合、信号转导通路等非免疫学途径直接提高肿瘤细胞侵袭转移潜能。素以抗原呈递作用著称的树突状细胞，除了在肿瘤微环境以不成熟状态或耐受性表型为主要存在方式，也被证实经 NF-κB 和 B 细胞活化因子（B cell-activating factor）信号途径直接促进肿瘤细胞的生长增殖、恶性转化和侵袭转移[16]。有研究表明，B 细胞及抗体介导的体液免疫在淋巴结转移前微环境形成及肿瘤淋巴结转移中发挥重要功能。研究人员利用小鼠乳腺癌 4T1 乳腺原位种植模型，发现在肿瘤转移前，引流淋巴结（draining lymph node，DLN）中 B 细胞比例与数量即显著增加。表型分析显示，肿瘤驯化的 B 细胞分泌抗体（尤其是 IgG）的能力显著增强，检测荷瘤小鼠血清中 IgG 亦显著升高，并且该病理性抗体能够特异性靶向肿瘤膜抗原。体内功能实验证实，B 细胞缺失以后，荷瘤小鼠淋巴结转移明显减少，生存期延长，而回输了病理性抗体的小鼠淋巴结转移又显著增多。进一步证实，B 细胞能够通过分泌靶向肿瘤抗原的病理性抗体直接促进肿瘤转移，表明了 B 细胞在肿瘤转移中的功能角色[17]。

T 细胞作为特异性免疫主要成员，除了杀伤肿瘤效应性 T 细胞外，还包括其他功能各异的亚群。鼠肿瘤模型中，CD4+CD25+ 调节性 T 细胞（regulatory T cell，Treg）可以影响化学诱发癌变的进程[18]：过继输注 Treg 加快了甲基胆蒽（methylcholanthrene，MCA）诱发癌变的进程；给予抗 CD4 或 CD25 抗体清除调节性 T 细胞后，则恢复了原来的诱癌进程。在肺腺癌的基因工程小鼠模型中，使用单细胞 RNA 测序分析 Treg 的动态变化，干扰素应答 Treg 在肿瘤发展的早期更为普遍，而以 IL-33 受体 ST2 表达增强为特征的特效效应表型在晚期疾病中占主导地位，ST2 缺失改变了效应 Treg 多样性的进化，增加了 CD8+T 细胞向肿瘤的浸润，并减轻了肿瘤负担，表明 Treg 在癌症免疫调控中起关键作用[19]；肝癌中的研究也发现，微环境中的 Treg 与肿瘤血管侵犯、包膜不完整的高侵袭性表型显著相关[20]。最近，肿瘤微环境中 CD8+T 细胞亚群也被证明促进肿瘤的演进[21]：肺癌的单细胞转录组测序发现，在肺癌的浸润 Treg 类群中存在一群处于激活状态的 Treg，且该群 Treg 表达更高的抑制功能相关基因，暗示其为肿瘤中真正发挥抑制功能的 Treg 细胞。同时，激活态 Treg 的比例与肺腺癌患者的预后相关，也可作为可靠的临床标志物[22]。单细胞测序发现，在结直肠癌肿瘤中，Tregs 具有高程度扩增，88% 有独特的克隆型，提示它们具有识别肿瘤相关抗原和局部扩增的能力[23]。

最近，两项基于基因芯片、PCR 芯片和组织芯片等高通量方法的研究发现：对结直肠癌而言，肿瘤局部包括免疫细胞种类、密度、分布和功能状态四方面在内的综合免疫学因素甚至是一个优于 TNM 分期、迄今为止最准确的独立预后指标，作者推论肿瘤微环境中的 T 细胞可以通过直接影响癌细胞或间接影响肿瘤间质来改变癌细胞的侵袭转移能力[24-25]；对于肝癌而言，癌旁肝组织中特定的免疫 / 炎症基因表达谱可以预测肿瘤的血管侵犯和预后，虽然作者也认为免疫因素可以影响肿瘤的侵袭转移潜能，但更倾向于癌细胞本身的侵袭转移潜能和个体特异的遗传因素影响了癌旁肝组织的免疫 / 炎症因素的表达取向，使其易于发生转移[16,26]，进一步论证了免疫微环境对肿瘤演进的关键性，甚至是决定性的影响。

值得一提的是，除了直接影响肿瘤细胞外，微环境非肿瘤细胞之间也存在相互利用、相互合作，一种非肿瘤细胞也通过另一种非肿瘤细胞来间接影响肿瘤细胞，如聚集在肿瘤中的巨噬细胞和树突状细胞分泌 CXCL9，而肿瘤微环境中的 CXCL9 可募集循环 T 细胞，促进 T 细胞在肿瘤中的浸润[26]，从而显示了微环境非肿瘤细胞的功能多样性和肿瘤微环境的联系复杂性。

二、细胞外成分

（一）细胞外基质和基质降解酶类

细胞外基质（extracellular matrix，ECM）主要由胶原蛋白、弹性蛋白、糖蛋白和蛋白多糖四种成分组成。正常的 ECM 结构对保持细胞的极性、细胞间连接，防止恶性转化至关重要。ECM 重建是上皮性肿瘤间质改变的典型特征，它包括 ECM 成分表达的性质和量的变化及 ECM 蛋白水解酶水平异常[27]。许多 ECM 成分具有双向作用，纤维连接蛋白、Ⅳ型胶原、血小板应答蛋白 -1（thrombospondin-1，TSP-1）等既能促进又可抑制肿瘤血管生成，主要取决于它们的组装方式和结构完整性。ⅩⅧ型胶原的酶解产物内皮抑制蛋白（endostatin）和 Ⅳ型胶原的降解产物抑瘤蛋白（tumstatin）通过诱导内皮细胞凋亡、抑制其对 VEGF 的增殖和迁移效应来发挥它们作为内源性血管生成抑制剂的功效。某些整合素在细胞黏附介导的肿瘤耐药中起着关键作用[28]。

肿瘤生长的早期，细胞外基质、基膜对早期肿瘤细胞浸润起屏障作用，是肿瘤转移中必须克服的生理屏障。对于结直肠癌来说，生长与转移首先需要侵入局部组织，只有侵入黏膜肌层及黏膜下层才能获得进入血液或淋巴管道的机会。甚至在最初的侵袭后，停留在肝脏的肿瘤细胞还必须侵袭进入肝脏组织，才能最终形成转移。肿瘤细胞形成转移，必须穿过基膜（basement membrane，BM）和细胞外基质（extracellular matrix，ECM）。在此过程中，肿瘤细胞和间质细胞会分泌一些酶，以破坏这些屏障，其中研究最多、最重要的当属基质金属蛋白酶（matrix metalloproteinase，MMP）。MMP 在肿瘤侵袭转移中的作用主要体现为[29]：降解细胞外基质；促进新生血管形成；调节细胞黏附，整合素在细胞侵袭中有重要作用，调节细胞在 ECM 中的移行，同时也能调节 MMP 的表达；激活具有潜在活性的蛋白质，MMP 能激发 ECM 结构蛋白的潜在活性，在趋化炎症细胞及自发刺激肿瘤迁移中有重要作用。肿瘤微环境中其他酶类、酶抑制剂、细胞因子和生长因子及其受体、黏附分子等也均是 MMP 的底物，MMP 通过激活及降解上述底物调控局部微环境，如通过对 IL-1β 不同部位的剪切，决定其走向活化还是失活；启动 EMT，诱导肿瘤细胞遗传不稳定。而 MMP 的降解产物之一血管抑素（angiostatin），却是强有力的内源性血管生成抑制剂。

与 MMP 相对应的是组织金属蛋白酶抑制物（tissue inhibitor of metalloproteinase，TIMP），是 MMP 的天然抑制物。TIMP 与 MMP 的失衡已证实与多种病理状态，尤其是与肿瘤的侵袭转移密切相关。针对肿瘤微环境间质细胞,TIMP 还能通过 PI3K 和 JNK 信号途径直接发挥抗凋亡作用。此外,微环境中其他酶及其抑制物的对比失衡,如 u-PA 和 PAI,在降解基质、促炎症细胞聚集、血管生成和肿瘤侵袭转移的过程中同样起着不容忽视的作用。u-PA 水平及细胞表面 u-PA 受体的表达与结肠癌的侵袭与转移有关。

(二)细胞因子和生长因子

由肿瘤细胞及微环境间质细胞释放的、公认的具有直接影响肿瘤细胞生物学行为的细胞因子和生长因子主要有 TGF-β、SDF-1/CXCL12(stromal cell derived factor 1)、VEGF、HIF-1α 和富含半胱氨酸的酸性分泌蛋白(secreted protein acidic rich in cysteine,SPARC)[30]。

正常情况下,TGF-β 以其抑制生长、促进凋亡和免疫抑制功能著称,在维持组织自稳态中发挥着重要的作用。肿瘤细胞不仅丧失了对 TGF-β 的生长抑制效应,表现为强烈的增殖反应,而且还能自分泌异常高量的 TGF-β。TGF-β 是介导肿瘤免疫逃逸最有效的抑制分子;能直接提高或赋予肿瘤细胞侵袭转移能力,如刺激非侵袭性癌细胞表达整合素 α3β1,从而使其转化为侵袭性癌细胞,诱导癌细胞的 EMT,促进其侵袭转移[31];影响微环境间质细胞,如刺激 TAF 分泌 ECM 和细胞因子,促进内皮祖细胞的迁移和血管新生等,间接加速肿瘤进展。

间充质细胞和骨髓来源的间质细胞表达 SDF-1,即 CXCL12,是趋化因子家族之一,而其配体 CXCR4 则高表达于大量的肿瘤细胞,同时肿瘤细胞也可自分泌 SDF-1。与其他趋化因子及其配体一样,SDF-1/CXCR4 轴在刺激肿瘤细胞生长增殖、侵袭转移和血管生成能力,以及靶器官定向转移过程中发挥了至关重要的作用[32]。

HIF-1α 作为转录调节因子,激活后可调节下游多种基因的表达,而这些基因的蛋白产物多涉及血管生成、能量代谢、细胞自噬和存活及血管舒缩反应等[33]。研究发现,HIF-1α 的表达与肿瘤良恶性和侵袭转移特性显著相关。微环境 HIF-1α 在肿瘤发生发展中的作用主要有:促进新生血管形成,为癌细胞的生长和侵袭转移创造条件;促使多种糖酵解酶类产生,糖酵解的升高可使肿瘤细胞适应周围缺血缺氧不利环境。

(三)趋化因子

肿瘤微环境中趋化因子及其受体在以下几个方面影响着肿瘤的生长与转移。调控炎症/免疫细胞向肿瘤组织的迁移:CCL2、CCL5 对 CD8[+]CTL 浸润到肿瘤微环境起着关键作用,在用表达 CCL2、CCL3 肿瘤细胞株制备的肿瘤模型中,发现移植瘤中淋巴细胞浸润增多,肿瘤生长减缓,转移灶减少,提示这种改造后的肿瘤细胞可以促进宿主的抗肿瘤免疫[34]。然而,用转染 Ras 的肿瘤细胞制备的鼠肿瘤模型中,肿瘤细胞表现出 Ras 依赖的 CXCL8 高表达,CXCL8 趋化大量炎症细胞导致局部严重的慢性炎症反应和肿瘤血管生成[35];影响机体对肿瘤细胞的清除能力;调节肿瘤组织的血管新生,包含 ELR 基序(谷氨酸-亮氨酸-精氨酸)的 CXC 族趋化因子,如 IL-8,可以促进肿瘤的血管新生,而不含有 ELR 的 CXC 族趋化因子,可以对抗肿瘤的血管新生。此外,部分 CC 类趋化因子也有促进血管新生的作用。因此,微环境趋化因子的平衡是调控肿瘤血管生成的重要机制之一。刺激肿瘤以自分泌或旁分泌形式产生多种生长因子:趋化因子多以自分泌形式刺激肿瘤细胞及间质细胞使肿瘤细胞存活和生长。黑色素瘤细胞既能表达 CXCR2 又能分泌大量的相应配体 CXCL1,这种自分泌可以引起肿瘤细胞增生加快。趋化因子也可以旁分泌的形式刺激肿瘤细胞生长,即肿瘤细胞表达 CXCL12 时可以刺激肿瘤间质细胞产生 TNF-α,进而促进肿瘤细胞增生。影响肿瘤细胞的侵袭转移潜能:趋化因子受体与配体的结合可以诱导肿瘤细胞的运动,使其向靶器官转移,靶器官中大量存在的相应配体不仅导致肿瘤靶器官特异性转移,而且还可增强其运动、侵袭、基质降解能力,如 CXCR7 在胃癌组织中表达高于正常胃黏膜,并且 CXCR7/CXCL12 表达与胃癌的分期、淋巴转移和肝转移密切相关。淋巴转移灶和肝转移灶中 CXCL12 表达高于原发胃癌组织,且与 CXCR5 表达呈正相关。在胃癌细胞系中证实,过表达 CXCR7 促进胃癌系的增殖和侵袭转移,证实了 CXCR7 在胃癌转移中的功能角色及潜在的预后价值[36]。

(四)外泌体

外泌体是供体细胞分泌出来的胞外囊泡,被受体细胞吸收后起调控受体细胞功能。在肿瘤微环境中，几乎所有细胞都会分泌大小30~150nm的外泌体，这些外泌体中携带大量RNA、蛋白质等活性物质[37]，并且，这些外泌体可以定向地释放细胞特异性内容物。肿瘤来源的外泌体对细胞外基质（ECM）有调节作用，在转移前微环境建立过程中，细胞外基质被原有分子的重组或新的细胞外基质沉积所改变[38]。为了促进转移，外泌体通过抑制抗肿瘤免疫和刺激前致瘤性过程来参与免疫调节[39]。在乳腺癌脑转移患者中，细胞迁移诱导的透明质酸结合蛋白，富含在脑转移性乳腺癌和肺肿瘤衍生的外泌体中，通过产生促转移环境作用促进乳腺癌脑转移[40]。

三、微环境脉管结构

为了维持必要的营养代谢需求，肿瘤必须依赖于一定的血管结构，同时新生血管也是肿瘤细胞侵袭转移的必需条件。肿瘤细胞本身及微环境中的成纤维细胞、炎症细胞、骨髓源性前体细胞分泌大量的促血管生成因子，启动血管生成开关（angiogenic switch），其中在迄今发现的20多种多肽类血管生长因子中最为重要的、起着核心调控作用的就是VEGF。在已有血管结构基础上出芽生长、趋化血管内皮祖细胞形成新的血管及血管模拟（以肿瘤细胞为内衬的通道结构）等是肿瘤血管生成的主要方式。其中"血管模拟"（vasculogenic mimicry, VM）仅见于高侵袭性肿瘤，低侵袭性肿瘤或良性肿瘤中罕见。VM的存在不仅大大丰富了肿瘤组织血供，而且由于肿瘤细胞直接构成管壁，无内皮细胞衬附，肿瘤细胞释放蛋白水解酶降解管道内的基膜，并与血液循环直接接触，使得VM更有利于肿瘤生长和侵袭转移。这在临床肿瘤研究中得到了进一步证实，有VM的原发性肝癌分化差、侵袭转移潜能高及预后差[41]。与正常组织器官血管结构相比，肿瘤微环境中的血管分布不均且平均密度相对较低、弥散距离远；形态异常、扭曲，管腔、管壁结构失常，分支紊乱并常常以盲端终止；无正常的小动脉-毛细血管-小静脉结构，取而代之以大量的动静脉瘘和不含红细胞的所谓"血浆通道"（plasma channels）；通透性极高，并导致局部微环境的高间质压力、加重

缺氧和进一步促进VEGF等的生成。血管新生是多数恶性肿瘤进展的标志，血管形成参数在临床实践中已作为判断肿瘤预后的独立指标。

肿瘤内部功能性淋巴管完全缺失是微环境重要特征之一。但越来越多的研究表明淋巴转移是肿瘤诱导淋巴管生成的主动行为。由于淋巴管独特的解剖（缺乏紧密连接的单层淋巴内皮细胞、基膜不完整、管壁薄）及流体力学（流速缓慢、剪切力）特点，与血行播散相比，淋巴道播散是一种更为有效的肿瘤转移途径。鉴于肿瘤内部的淋巴管无功能性，有学者认为无须瘤内的新生淋巴管仅肿瘤边缘的淋巴管就足够发生淋巴转移。组织学也研究发现，癌周淋巴管不仅数目更多、管腔更大，而且与肿瘤区域淋巴结转移显著相关[42]。VEGF-C/D是肿瘤淋巴管生成的最重要的两个因素，同时也直接促进了肿瘤细胞对淋巴管的趋化性、侵袭性，拮抗VEGF-C/D治疗可抑制肿瘤的淋巴转移。在人类乳腺癌、胃癌、结直肠癌和肺癌等肿瘤组织中VEGF-C/D的表达或淋巴管浸润（lymph vascular invasion, LVI）、淋巴微管密度（lymphatic microvessel density, LMVD）已被用来作为肿瘤淋巴管生成的分子标记和肿瘤淋巴转移的预测指标，并成为独立提示无瘤生存率和总生存率的预后标志[43]。

四、微环境异常代谢状态

肿瘤微环境在肿瘤细胞与异常的脉管结构共同作用下，形成了三个标志性特征：低氧分压/缺氧、高组织间隙液压（interstitial fluid pressure, IFP）和酸性的细胞外液。它们是导致肿瘤细胞遗传不稳定的最主要外在因素。这些特征在同一肿瘤的不同部位或同一部位的不同时间，相同病理级别和发展阶段的不同肿瘤个体，不尽相同，故而也是肿瘤异质性的重要原因。

（一）乏氧状态

由于肿瘤微环境的血管特殊的结构特点，如管腔不规则扩大易于塌陷，导致肿瘤内部的慢性灌注不足和暂时的急性缺氧，诱导肿瘤细胞凋亡或坏死[44]。然而，仍有部分肿瘤细胞能耐受缺氧，逃避凋亡和坏死的选择性压力而存活下来，并表现出更恶性生物学特

征:侵袭转移能力提高、对放化疗敏感性下降和血管生成能力更强。缺氧造成 DNA 错配修复酶减少及活性降低,肿瘤易发生点突变;缺氧诱导的基因扩增加重了肿瘤细胞的遗传不稳定性;以及缺氧诱导大量活性分子的释放(HIF-1α、VEGF、IL-8、HGF 等)和炎症反应,这也是缺氧起作用的主要机制[45]。可见,缺氧这一贯穿于肿瘤生长过程的微环境标志性特征,不仅赋予肿瘤细胞不断生长、恶性演进和侵袭转移的潜能,而且其诱导的新生血管既维持了肿瘤生长,又为肿瘤转移奠定了必要的基础。乏氧微环境还可能通过影响 MMP-9/TIMP-1 的表达平衡,从而导致 DC 的迁移活性发生改变,进而导致功能异常,产生局部的免疫抑制现象,使肿瘤细胞尤其是乏氧区域的肿瘤细胞发生免疫逃逸,形成局部浸润和远处转移。最终,缺氧造成的进化选择使肿瘤细胞更具有侵袭性和转移性。

(二)pH 异常

恶性肿瘤细胞内 pH 高于细胞外,但较相应正常细胞内 pH 低,恶性肿瘤细胞外 pH 为 6.5~7.0,相应正常细胞外 pH 为 7.1~7.6。这种细胞内外的 pH 梯度及偏酸性的细胞外环境,对抗肿瘤药物有着不同的影响:弱酸性药物易于浸润细胞内而发挥作用;偏碱性药物则难以渗透入细胞内,导致疗效受限。肿瘤细胞与正常哺乳动物细胞相比,恶性细胞特征性地显示变异的代谢模型,其对糖无氧代谢为乳酸依赖增强,即使在氧充足的情况下,无氧代谢通路的效率低下可由糖的流通增加得到补偿,后者表明在人类肿瘤糖分解表型是一近乎普遍的现象。已有学者用肿瘤 - 宿主的数学模型研究了糖分解表型在促进肿瘤浸润方面的作用[46]。糖分解表型成功地适应了环境选择参数,它使肿瘤细胞获得浸润的能力,糖分解表型允许细胞从癌前病灶微环境移向相邻的正常组织。这些细胞与周围正常细胞竞争,而正常细胞与肿瘤内的细胞群相比并不适于具有丰富的相关底物的微环境。结果,肿瘤无限制增殖导致糖分解表型的形成,同时癌前病变转化为浸润性癌肿。

(三)组织间隙压力升高

实体瘤脉管系统的通透性普遍高于正常组织。脉管系统通透性过高造成血液渗漏而进入组织间隙。加上肿瘤微环境 ECM 重建、TAF 介导的收缩诱导和缺乏功能性淋巴管等,导致了异常高的组织间隙压力。血管外周渗透压升高造成驱动药物分子由肿瘤血管进入肿瘤组织的渗透压下降,同时,体液在组织间隙积聚会使肿瘤迅速肿胀。对结肠癌患者的临床研究表明,脉管系统通透性的异常,带来的组织间高液体压力及同时存在的免疫耐受是转移的主要原因。此外,从肿瘤渗出体液携带的肿瘤细胞及各种促血管与淋巴管生成的蛋白分子是造成肿瘤细胞扩散的一种途径。更多地了解分子对调控肿瘤通透性的机制,可为更好地从分子医学领域治疗肿瘤的策略提供帮助。

五、微环境对肿瘤细胞的表观遗传调控

在微环境免疫细胞与肿瘤细胞的交叉对话中,双方的表型和功能变化的关键调控者都是信号转导及转录激活因子 -3(signal transduction and activator of transcription 3,STAT3)相关信号通路[47]。多数肿瘤细胞中 STAT3 处于持续活化状态,在肿瘤微环境中大量存在的细胞因子、生长因子,如 IL-10、VEGF、TGF-β 等作用下,进一步激活肿瘤细胞中的 STAT3 信号通路,促进了大量的凋亡抑制基因和血管生成基因的表达。更重要的是,在 STAT3 信号通路调控下表达的产物及微环境已经存在的因子的作用下,微环境免疫细胞中 STAT3 信号通路被激活,导致:调节性 T 细胞诱导、活化、扩增及功能发挥;抑制树突状细胞和髓系细胞的分化、成熟及活化;降低 NK、巨噬细胞等的杀肿瘤活性。与此同时,微环境内皮细胞中 STAT3 信号通路也被激活,加之各种血管生成物质大量释放,大大提高了肿瘤血管生成能力[48]。

MAPK 和 Notch 信号通路则在肿瘤细胞促进内皮细胞形成新生血管过程中发挥着重要作用[49]。癌细胞在活化的 MAPK 信号通路诱导下大量表达 Jagged1,Jagged1 为 Notch 的配体,进而激活邻近的内皮细胞中的 Notch 信号通路,导致内皮细胞增殖和血管新生;有研究进一步发现,作为 Notch 配体的 Jagged1 更与肿瘤微血管密度和肿瘤演进密切

相关。

TGF-β 超级家族中的 Nodal 信号是诱导早期胚胎产生中胚层及胚胎干细胞多向分化潜能维持的关键信号。而乳癌、睾丸癌、黑色素瘤等众多类型肿瘤的高侵袭性亚型也表达 Nodal 信号通路，不同的是相应的抑制物 lefty 缺失，并与其侵袭转移能力维持密切相关[50]。将人转移性黑色素瘤细胞暴露于人胚胎干细胞、斑马鱼胚胎和鸡胚的胚胎微环境，可使其侵袭力减弱、成瘤能力下降。其中胚胎微环境释放的 Nodal 信号抑制物 lefty 被认为是其作用的机制之一[50]。Lefty 抑制了 Nodal 介导的 SMAD 磷酸化及其下游的转录因子叉头盒蛋白 H1（forkhead box H1，FOXH1）调控的相关基因表达，最终导致癌细胞的良性回归。

六、肿瘤细胞对微环境的影响

肿瘤细胞与其所处的局部微环境存在着双向互动的主动对话，最终形成了促进肿瘤演进的恶性循环。有学者认为，肿瘤细胞是其演进过程中的"主角"，微环境各种非转化细胞和相应的细胞外成分是"配角"，从癌变的早期开始就不断受到"主角"的选择和修饰。微环境中各种可溶性小分子在两者的交叉对话、相互修饰过程中发挥了极其重要的作用：虽然前列腺癌的反应性间质改变可以作为复发转移的预测指标，但这种改变来源于癌细胞释放的 TGF-β 和雄激素对间质细胞的塑形作用[51]。此外，肿瘤细胞与间质细胞的直接接触、肿瘤细胞的外分泌囊泡是肿瘤细胞改变微环境的另两项重要机制。尽管肿瘤发生的始动因素是上皮细胞的自身异常而导致癌变，还是由组织微环境的异常而导致上皮细胞癌变的产生，尚未定论，但有研究表明，特异地抑制癌细胞中细胞老化相关信号途径的核心抑癌基因 *pRb* 所产生的选择性压力（即无 *p53* 突变的成纤维细胞生长受限），可以诱导微环境中 *p53* 突变的成纤维细胞大量扩增，进而产生了有利于癌细胞生长侵袭的反应性间质环境[52]。这就部分解释了前文所述的 TAF 能促进肿瘤的侵袭转移，而正常组织来源的成纤维细胞则不然；也说明肿瘤细胞主动地改造微环境，以及这种改造对于肿瘤

演进的必要性。

在肿瘤局部微环境免疫抑制网络的形成，及其向局部淋巴结、脾乃至全身扩散的过程中，肿瘤细胞所产生的致耐受性物质发挥着关键性的作用[53]。肿瘤细胞所产生的 VEGF、SDF-1 等趋化循环中不成熟的髓系细胞，并诱导这些细胞在局部分化成 TAM 和致耐受性 DC；肿瘤细胞分泌可溶性的 Fas、FasL、HLA-I 等抑制局部浸润的 NK 和 CTL 杀伤能力，并促使其凋亡；肿瘤来源的外分泌囊泡，因为含有大量 FasL、TRAIL 及可溶性抑制分子 TGF-β 等，同样可以诱导 T 细胞的凋亡和 TAM、不成熟 DC 的分化。

第二节　肝脏微环境与肠癌肝转移

肝脏是仅次于淋巴结的第二位最常见的肿瘤转移的靶器官。根据肿瘤的原发部位不同，30%~70% 的肿瘤患者可见肝转移。在成人最常见的原发器官为黑色素瘤、胃肠道肿瘤、乳腺癌、肺癌、神经内分泌肿瘤及肉瘤；而在儿童，最常见的为神经母细胞瘤、肾母细胞瘤和白血病。大部分的肝转移为多发性，77% 累及肝脏左右叶，仅 10% 为单发的肝转移。虽然转移癌细胞的遗传和表型特征、患者自身的遗传及生物学特征的异质性等对肝转移发生发展的影响尚未完全明确，但是，学者们一致认为肝脏微环境自身的结构和功能特性，如微循环结构、肝实质及间质细胞的功能多样性等对肝转移形成和发展起着至关重要的作用。

总的来说，肝脏过滤内脏器官的门静脉血流，血液循环占心输出量的 30%；肝脏微循环血流缓慢而淤滞，并且受到血窦内库普弗细胞和窦周星状细胞的调节；突出于窦内的库普弗细胞和内皮细胞提供了丰富的细胞表面黏附介质、受体和高效内吞；大量的固有免疫细胞，如巨噬细胞、肥大细胞、树突状细胞、NK 细胞等营造了一个特异性的耐受微环境；肝脏实质和间质细胞为转移瘤的间质形成、炎症状态、血管新生等提供了必要的基础。本节将这一连续过程通过四个独立的步骤来详细介绍。

一、入肝癌细胞的微血管期

癌细胞入肝后到达并停滞于门静脉的终末支,亦有少数的单个癌细胞跨过窦前毛细血管括约肌而进入近端的肝窦内,仍可能有极少数癌细胞进一步沿着肝窦进入小叶中央静脉,最终到达肺循环。大部分入肝癌细胞将被以下力量清除:NK 细胞的直接杀伤、库普弗细胞所释放的活性氧产物、抗癌被动免疫反应的激活、癌细胞阻塞引起缺血再灌注损伤所诱发的自由基大量释放。小部分癌细胞通过各种各样的主动机制逃避杀伤而存活下来,如癌细胞表达的 CEA 能诱导 IL-10 的产生,进一步抑制肝细胞等释放 NO 等杀伤性介质;肠癌细胞表达 MHC-Ⅰ分子以逃避 NK 细胞的细胞毒性作用;癌细胞合成大量的谷胱甘肽以中和抵消氧化应激(图 5-2)。

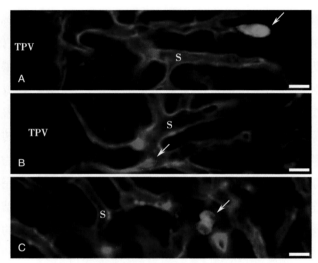

图 5-2　共聚焦显微镜观察肠癌细胞进入肝脏微循环
结肠癌细胞和小鼠肝脏微血管壁分别标记绿色和红色荧光后,经小鼠门静脉系统注入癌细胞。A. 癌细胞停留于肝窦内;B. 癌细胞黏附于肝窦内皮细胞(位于门管区肝窦);C. 入肝后 48 小时,癌细胞增殖分裂(一分为二)。TPV. 终末门静脉;S. 肝窦;绿色指示为癌细胞(箭头);红色荧光为肝血管结构。标尺:20μm。

随后存活下来的癌细胞在炎症介质和细胞因子(TNF-α、IL-1、IL-18)的作用下,通过内皮细胞上的 VCAM-1 与肝窦内皮紧密粘连。在实验动物中,如使用 VCAM 中和抗体可使肝转移减少 75%,可见 VCAM 在这一过程中的核心作用[54]。此外,内皮细胞表达的 ICAM-1、P- 选择素和 E- 选择素也在这一步骤中发挥一定的作用。

二、肝小叶内微转移形成期

癌细胞进一步穿过肝窦内皮,定植于 Disse 间隙或肝细胞周围,趋化吸引窦旁星状细胞、门管区成纤维细胞及部分肝细胞,逐渐形成一个亚临床、无新生血管的微转移灶。当转移灶形成于肝窦周围时,窦旁星状细胞是其间质的主要来源,并表达活化的标志物 α-SMA;当转移灶定植于肝小叶周围时,门管区成纤维细胞为间质来源;此外,肝细胞本身也可通过上皮基质转化而成为转移灶的间质。这些间质细胞将通过旁分泌作用(VEGF、PDGF、HGF、TGF-β、IL-8)促进微转移灶的生长及血管新生。

深入探讨肝小叶或肝腺泡不同区域内肝细胞和肝间质细胞的功能、表型的异质性对于理解肝内微转移灶的选择性形成至关重要。肝腺泡内不同部位的肝细胞结构、代谢、酶活性都存在差异,称为结构和功能梯度差异。Rappaport 根据肝脏微血管走行特点与肝细胞再生能力的关系,提出肝腺泡是肝最小微循环结构单位,即 Rappaport 肝腺泡的概念[55]。肝腺泡是指以门管区的小叶间动脉和小叶间静脉各分出一终末管道(门静脉终支和肝动脉分支)为中轴,两端以中央静脉为界形成的肝细胞区。一个经典肝小叶含 6 个肝腺泡。肝腺泡内的血流是从中轴单向地流向中央静脉。根据血流方向将肝腺泡分为 3 个功能带:近中轴血管部分为Ⅰ带,此带肝细胞优先获得富含氧与营养成分的血供,细胞代谢活跃,细胞内线粒体体积大,细胞吞噬活动与抗病毒和再生能力较强。肝细胞内琥珀酸脱氢酶,细胞色素氧化酶、转氨酶等含量也较高,为主要的蛋白和糖原合成部位。近中央静脉部分为Ⅲ带,此带肝细胞营养较差,对有害物质的抵抗力低,再生能力不强;位于Ⅰ带和Ⅲ带间的部分为Ⅱ带,此带肝细胞的营养、代谢及再生能力均介于前两者之间。肝内微转移灶大多发生于氧供及营养物质丰富的近门管区,即Ⅰ带,与此区丰富的黏附分子、吞噬活动和大量功能活跃的星状细胞、肝细胞的存在密切相关(图 5-3)。此外,结直肠癌细胞高表达 CCR6,

而肝脏是除淋巴结外 CCL20 的主要源地（CCL20 是 CCR6 唯一的配体），尤其是门管区的单核细胞、巨噬细胞和树突状细胞高表达 CCL20，CCR6/CCL20 在肠癌肝门管区的定向转移中发挥了极其重要的作用[56]。

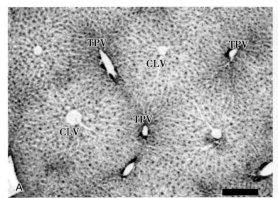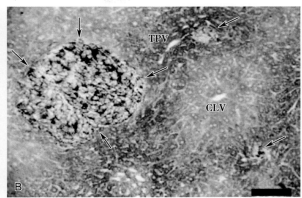

图 5-3　肝转移的异质性

A. 免疫组织化学显示神经生长因子在肝小叶不同部位的表达强度不同，反映了肝实质细胞表型和功能的异质性；B. 门管区附近形成的微转移灶（箭头），说明肝转移倾向于发生在门管区。TPV. 终末门静脉；CLV. 小叶中央静脉。标尺：100μm。

与大体癌肿的主要生物学行为特点的区别，微转移是无血供的。因此，微转移细胞依靠渗透获取氧和营养，这就限制它生长至 2~3mm 癌巢。这些癌细胞长期维持休眠状态，其细胞动力和凋亡率相当，故无纯生长。这一平衡维持直至癌细胞被免疫监视系统所识别和清除或获得血供而生长。

三、微转移的血管新生期

微转移灶进一步发展成有临床意义的大体转移灶需要新血管形成，是一个主动过程，包括细胞外基质的降解，内皮细胞增殖、移走和新小管形成，其中缺氧和炎症介质是血管生成最重要的刺激剂。自 Folkman 发现肿瘤生长依赖血管形成这一现象以来，陆续发现了许多正向及负向调节血管形成的因子。肿瘤的生存及转移依赖正向与负向调节因子的综合结果，最终结果倾向于肿瘤血管形成。对结肠癌而言，在众多的血管形成相关因子中，血管内皮生长因子（VEGF）是目前为止最重要的血管形成因子，对细胞外基质的初步降解起主要作用。疾病不同阶段结肠癌患者肿瘤的 VEGF 表达、血管密度与是否转移形成之间有紧密的联系，而且 VEGF 的受体 KDR 在肿瘤血管内皮上的表达也与血管密度及 VEGF 有关。在淋巴结阴性的结肠癌患者中，血管密度较高及 VEGF 表达较多的患者预后不良。采用多种方法，如抗 -VEGF 受体的抗体或阻断 VEGF 受体作用的特异酪氨酸激酶抑制剂，来阻断 VEGF 的活性，可以减少小鼠结肠癌模型的肝转移灶数量、大小及转移灶的血管密度。而且，持续的抗 VEGF 治疗会导致肿瘤血管乃至肿瘤细胞的死亡。成纤维细胞生长因子（fibroblast growth factor，FGF）家族，是一组强大的血管生长细胞因子，促进内皮细胞移走和小管形成，VEGF 与 bFGF 存在协同关系。另外一个在结肠癌转移中较为重要的血管形成因子是血小板来源的内皮细胞生长因子（platelet derived endothelial cell growth factor，PD-ECGF）。

肠癌肝转移灶的血管新生与 3 种类型肿瘤生长方式密切相关[57]：包裹性生长（desmoplastic growth pattern）、膨胀性生长（pushing growth pattern）和替代性生长（replacement growth pattern）。包裹性生长和膨胀性生长破坏了肝实质结构，血管新生明显；而替代性生长使肿瘤 - 宿主界面的肝网状纤维结构得以保存，引导着间质细胞沿残留的肝网状纤维结构生长，界面中的这些血管既不表达 CD34 也无 α-SMA+ 间质细胞覆盖，显示较少的血管新生。但是，替代性生长的转移灶中增殖癌细胞的比例、增殖内皮细胞的比例（但数量却是三者最少的）却是其他生长方式的

3~4 倍。而在膨胀性生长中癌细胞的凋亡比例最高，微血管密度（micro vessel density，MVD）最低。抗血管生成治疗对替代性生长的转移灶的疗效远远低于其他方式生长的转移灶（图 5-4）。

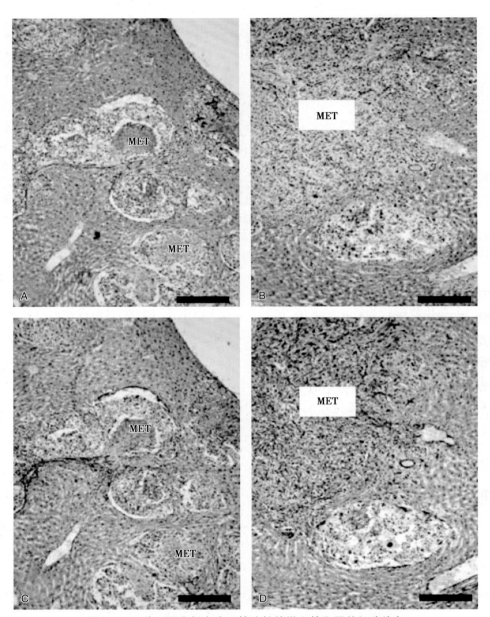

图 5-4　两种不同生长方式下转移灶的微血管和星状细胞染色

A 和 C 分别为膨胀性生长和替代性生长的肝转移灶的微血管免疫组织化学染色（CD31 标记），阳性染色呈棕色；B 和 D 分别为膨胀性生长和替代性生长的肝转移灶的活化星状细胞的免疫组织化学染色（α-SMA 标记），阳性染色呈棕色。MET. 转移灶。标尺：100μm。

四、肝转移灶的最终形成期

当转移的癌细胞完成了上述三个步骤，一个有临床意义的肠癌肝转移灶就最终形成了。

这些转移灶无论是在不同个体之间还是在同一肿瘤内部，都存在着巨大的异质性：肿瘤间质和微血管密度及结构差异；门静脉和肝动脉系统的供血的血流动力学差异；肿瘤浸润淋巴细胞的功能及表型异质性；癌细胞本身的生长、增殖、基因表达等的差异。

以肝脏微环境为基础，有学者将肠癌细胞在肝内转移的全过程分为 3 个时期（表 5-1）[58]。

表 5-1　基于肝脏微环境的肝转移分期

	Ⅰ期	Ⅱ期	Ⅲ期
大小	<300μm；无法检测到	0.3~0.5mm；少数可检测到	>5mm；可检测到
临床意义	亚临床转移	对肝脏局部产生一定的影响	产生全身性影响，并可能发生肝外播散
部位与状态	局限于肝小叶内，无血管新生或仅有少量微血管生成	占据整个肝小叶向外并生长，血管新生明显	已形成临床可见的转移灶
与肝细胞关系*	尚未招募血管和间质成分	招募肝细胞形成转移瘤的间质和血管	受癌旁正常肝及癌内浸润的肝细胞两方面影响
对肝脏的影响	仅影响定植部位的肝细胞	与招募进入癌灶内的肝细胞共同发展	影响正常肝脏组织结构、血供和实质细胞代谢
可利用的靶点	促炎症细胞因子，免疫抑制因子，成纤维细胞刺激因子，氧化应激诱导因子	血管生成因子，促间质形成印象	促肿瘤生长因子，免疫抑制因子

注：* 此处"肝细胞"包括肝实质细胞和间质细胞。

对比转移灶周围肝组织和远离转移灶的正常肝组织发现：癌周肝组织的"细胞外基质""细胞间通信""星状细胞活化""细胞生长"等相关基因表达显著上调，说明癌周肝脏微环境的促癌作用[59]。来源于癌周肝组织或转移灶内间质细胞的特异性基因表达谱，可以预测转移灶切除术后的复发转移率和患者生存率。

第三节　问题及展望

一、微环境在肿瘤防治中的价值

肿瘤微环境在肿瘤演进中的起着重要作用，肿瘤间质作为抗肿瘤靶点优势明显，如间质细胞是非转化细胞，与肿瘤细胞相比，其基因组较稳定，出现抗原丢失和治疗耐受机会小；间质细胞在不同肿瘤间的差异小，针对肿瘤间质的治疗可能广谱地用于多种实体肿瘤。

预防的价值远大于治疗。肿瘤微环境的各种细胞（巨噬细胞、内皮细胞、成纤维细胞等）均可为预防的有效靶点。首先，各种抗感染治疗对 TAM、TAN 的影响不言而喻，因为它们是炎症介质的主要来源。其次，就微环境 T 淋巴细胞而言，鼠模型证实，选择性

敲除微环境 T 淋巴细胞中 TGF-β 信号途径的关键分子 SMAD，可以导致全消化道弥漫性癌变；而仅仅选择性敲除上皮细胞中的 SMAD 则无此效应[60]；在人消化道肿瘤发生的早期阶段也可以检测到 TGF-β 信号途径的缺失；能恢复或增强 SMAD 介导的 TGF-β 信号途径的药物可以促进下游产物（如纤溶酶原激活物抑制剂 -1、TGF-β R2）的表达、抑制癌变过程，显示微环境 T 淋巴细胞的预防应用价值[61]。此外，微环境中的各种小分子物质、相应的信号通路基因及肿瘤血管生成等皆可作为预防的靶点。其中代表性的有拮抗免疫耐受相关因素、重建免疫微环境的药物，如针对微环境吲哚胺 2，3- 二氧化酶（indoleamine 2，3-dioxygenase，IDO）、精氨酸酶 Ⅰ（arginase Ⅰ）、诱生型一氧化氮合酶（inducible nitric oxide synthase，iNOS）、JAK-STAT 信号通路等致免疫耐受的小分子物质。这些药物可以激活患者体内的 DC、髓系抑制细胞和CTL，并大量招募至局部微环境，同时阻断 TAM 和 T 调节细胞功能[62]。

治疗癌细胞同时改善微环境已成为密不可分的同等重要的两个方面。微环境促 / 抗血管生成因素的平衡，使异常的血管生成状态及血管结构趋向正常化，进而纠正了微环境异常的代谢状态（pH、间隙压力、缺氧等），恢复了放化疗等的敏感性。研究结果表明，抗血管生成治疗的同时，结合免疫检查点治疗

（PD-1/PD-L1）改善肿瘤微环境,患者耐受性良好,且对晚期肿瘤具有很好的治疗应答率和疾病控制率[63-64]。肿瘤间质的阻碍作用被认为是抗肿瘤免疫疗效不佳的原因之一,利用放化疗等手段促使间质抗原释放,进而诱导针对间质抗原的 CTL 反应;或杀伤交叉呈递肿瘤抗原的间质细胞,激发同时抗肿瘤细胞和抗间质的双重免疫反应,将更有利于肿瘤的清除及复发的预防[65]。

二、引以注意的几个方面

肿瘤微环境虽然有利于肿瘤演进,但微环境中肿瘤抑制因素和促进因素之间也存在一定的平衡关系。基质降解酶类在肿瘤血管生成和侵袭转移过程中发挥着积极的作用,但是作为 MMP 降解产物的内皮抑制蛋白(endostatin)、血管抑素(angiostatin)和抑瘤蛋白(tumstatin)等却是主要的内源性血管生成物,故而实验和临床中广谱 MMP 抑制剂的疗效有限。因此,特异性抑制剂的研发、特定患者的选择和适当的治疗目标(抑制细胞功能还是杀死细胞)是针对肿瘤微环境治疗必须考虑的。

恰当选择治疗目标,促使异常肿瘤微环境趋向正常化,往往更为有效。过度抑制肿瘤血管生成,不仅无法纠正异常的血管生成,还可能诱导肿瘤对抗血管生成的抵抗和加重局部血管结构的异常,进而加重微环境低氧、营养物质分布不均等代谢异常及肿瘤细胞对放化疗的耐受,以及增强侵袭转移能力。如果致力于恢复肿瘤微环境血管结构,进而带来充足的、均匀分布的氧供和营养物质,不仅促使耐受缺氧等恶劣条件能力较弱的、恶性生物学特性较低的肿瘤细胞处于生长优势,从而竞争性抑制恶性程度相对高的癌细胞,而且更加有利于后续或同时进行的针对肿瘤侵袭转移能力的治疗发挥作用[66]。

联合治疗虽优于单一治疗,但如果联合应用的设计不当,反而适得其反。致力于拮抗微环境致免疫耐受因素、重建有利于抗肿瘤免疫的微环境的调节手段,如果合理联合传统的抗肿瘤治疗,如放化疗,可以起到协同甚至相加作用。就放疗而言,虽然放疗可以促进微环境抗原呈递细胞的功能、诱导 T 细胞浸润,而目前临床为了降低毒性等原因更常用的是分割放疗,但是这会对首次局部照射诱导的免疫反应产生怎样的影响,是否应该延长放疗间隔或一次性大量局部照射,这是在联合重建局部免疫微环境治疗必须考虑的。

此外,肿瘤微环境研究必须要有好的模型。利用斑马鱼胚胎和鸡胚的胚胎微环境模型发现了正常胚胎微环境对癌细胞恶性生物学特性的逆转作用、胚胎干细胞与高度恶性的肿瘤细胞共有调控机制及其潜在的应用价值。开发经济有效的、适用于不同研究目的的、能最大限度地模拟在体微环境的模型,必将大大促进肿瘤微环境研究的发展。

三、肝脏微环境与肠癌肝转移的防治

肝脏微环境在肠癌肝脏定向转移中发挥了重要作用,肠道经门静脉途径的入肝血流这一正常的解剖特征无法改变,同时性发现的肠癌和肝转移也无法逆转。但是,对于未发生肝转移者,可以改变肝脏微环境以防止肠癌肝转移的发生,或阻止已在肝脏中定植并处于休眠状态的肠癌细胞的复燃,或防治肝转移灶切除术后的复发。肝脏微环境的肝窦内皮细胞、星状细胞、免疫炎症细胞和肝实质细胞等都是可以尝试的靶点。特异性的趋化因子及其受体,如 CCR6 和 CCL20 轴,以及新近发现的 CCR7[67],也是很好的靶点。

目前,一种新的假说"转移前环境学说(pre-metastatic niche)"认为,在肿瘤细胞到达靶器官之前,会释放出若干因子,激活骨髓来源的造血祖细胞(hematopoietic progenitor cell,HPC),这些细胞会先于肿瘤细胞到达靶器官,在那里营造一个适宜于转移瘤细胞生存及增殖的微环境以迎接肿瘤细胞的到来。这一新的假说对于肠癌肝转移的意义可能在于 HPC 与肝脏微环境的协同促进肝转移的发生,也为以肝脏微环境为靶点的防治手段提供了新的挑战和契机。

（樊嘉　高强　杨帅玺）

参考文献

[1] BROSS I D J, BLUMENSON L E. Metastatic sites that produce generalized cancer: identification and kinetics of generalizing sites [J]. Fundamental Aspects of Metastasis, 1976: 359-375.

[2] SUGARBAKER E V. Patterns of metastasis in human malignancies [J]. Cancer Biol Rev, 1981, 2: 235-278.

[3] REN B, CUI M, YANG G, et al. Tumor microenvironment participates in metastasis of pancreatic cancer [J]. Mol Cancer, 2018, 17 (1): 108.

[4] KWON A, CHAE I H, YOU E, et al. Extra domain A-containing fibronectin expression in Spin90-deficient fibroblasts mediates cancer-stroma interaction and promotes breast cancer progression [J]. J Cell Physiol, 2020, 235 (5): 4494-4507.

[5] TSE J C, KALLURI R. Mechanisms of metastasis: Epithelial-to-mesenchymal transition and contribution of tumor microenvironment [J]. J Cell Biochem, 2007, 101 (4): 816-829.

[6] YIN Z, DONG C, JIANG K, et al. Heterogeneity of cancer-associated fibroblasts and roles in the progression, prognosis, and therapy of hepatocellular carcinoma [J]. J Hematol Oncol, 2019, 12 (1): 101.

[7] FUJITA M, ITO-FUJITA Y, IYODA T, et al. Peptide TNIIIA2 derived from tenascin-C contributes to malignant progression in colitis-associated colorectal cancer via beta1-integrin activation in fibroblasts [J]. Int J Mol Sci, 2019, 20 (11): 2752.

[8] WEI Y, SHI D, LIANG Z, et al. IL-17A secreted from lymphatic endothelial cells promotes tumorigenesis by upregulation of PD-L1 in hepatoma stem cells [J]. J Hepatol, 2019, 71 (6): 1206-1215.

[9] MACK J J, IRUELA-ARISPE M L. NOTCH regulation of the endothelial cell phenotype [J]. Curr Opin Hematol, 2018, 25 (3): 212-218.

[10] STACER A C, FENNER J, CAVNAR S P, et al. Endothelial CXCR7 regulates breast cancer metastasis [J]. Oncogene, 2016, 35 (13): 1716-1724.

[11] XU J, YU Y, HE X, et al. Tumor-associated macrophages induce invasion and poor prognosis in human gastric cancer in a cyclooxygenase-2/MMP9-dependent manner [J]. Am J Transl Res, 2019, 11 (9): 6040-6054.

[12] WEI C, YANG C, WANG S, et al. Crosstalk between cancer cells and tumor associated macrophages is required for mesenchymal circulating tumor cell-mediated colorectal cancer metastasis [J]. Mol Cancer, 2019, 18 (1): 64.

[13] LIU Q, TONG D, LIU G, et al. Metformin inhibits prostate cancer progression by targeting tumor-associated inflammatory infiltration [J]. Clin Cancer Res, 2018, 24 (22): 5622-5634.

[14] YIN C, HAN Q, XU D, et al. SALL4-mediated upregulation of exosomal miR-146a-5p drives T-cell exhaustion by M2 tumor-associated macrophages in HCC [J]. Oncoimmunology, 2019, 8 (7): 1601479.

[15] LIN Q, REN L, JIAN M, et al. The mechanism of the premetastatic niche facilitating colorectal cancer liver metastasis generated from myeloid-derived suppressor cells induced by the S1PR1-STAT3 signaling pathway [J]. Cell Death Dis, 2019, 10 (10): 693.

[16] BLOMBERG O S, SPAGNUOLO L, DE VISSER K E. Immune regulation of metastasis: mechanistic insights and therapeutic opportunities [J]. Dis Model Mech, 2018, 11 (10): dmm036236.

[17] GU Y, LIU Y, FU L, et al. Tumor-educated B cells selectively promote breast cancer lymph node metastasis by HSPA4-targeting IgG [J]. Nat Med, 2019, 25 (2): 312-322.

[18] NISHIKAWA H, KATO T, TAWARA I, et al. Accelerated chemically induced tumor development mediated by CD4+CD25+ regulatory T cells in wild-type hosts [J]. PNAS, 2005, 102 (26): 9253-9257.

[19] LI A, HERBST R H, CANNER D, et al. IL-33 Signaling Alters Regulatory T Cell Diversity in Support of Tumor Development [J]. Cell reports, 2019, 29 (10): 2998-3008.

[20] LIU C, GAO S, QU Z, et al. Tumor microenvironment: hypoxia and buffer capacity for immunotherapy [J]. Med Hypotheses, 2007, 69 (3): 590-595.

[21] ZANDER R, SCHAUDER D, XIN G, et al. CD4 (+) T cell help is required for the formation of a cytolytic CD8 (+) T cell subset that protects against chronic infection and cancer [J]. Immunity, 2019, 51 (6): 1028-1042.

[22] GUO X, ZHANG Y, ZHENG L, et al. Global characterization of T cells in non-small-cell lung cancer by single-cell sequencing [J]. Nat Med, 2018, 24 (7): 978-985.

[23] ZHANG L, YU X, ZHENG L, et al. Lineage tracking reveals dynamic relationships of T cells in colorectal cancer [J]. Nature, 2018, 564 (7735): 268-272.

[24] GALON J, COSTES A, SANCHEZ-CABO F, et al. Type, density, and location of immune cells within human colorectal tumors predict clinical outcome [J]. Science, 2006, 313 (5795): 1960-1964.

[25] GALON J, FRIDMAN W H, PAGES F. The adaptive immunologic microenvironment in colorectal cancer: a novel perspective [J]. Cancer Res, 2007, 67 (5): 1883-1886.

[26] CASWELL D R, SWANTON C. The role of tumour heteroge-

neity and clonal cooperativity in metastasis, immune evasion and clinical outcome [J]. BMC Med, 2017, 15 (1): 133.

[27] ERDOGAN B, WEBB D J. Cancer-associated fibroblasts modulate growth factor signaling and extracellular matrix remodeling to regulate tumor metastasis [J]. Biochem Soc Trans, 2017, 45 (1): 229-236.

[28] RODRIGO-MUÑOZ J M, CAÑAS J A, SASTRE B, et al. Asthma diagnosis using integrated analysis of eosinophil microRNAs [J]. Allergy, 2019, 74 (3): 507-517.

[29] LI Z, TAKINO T, ENDO Y, et al. Activation of MMP-9 by membrane type-1 MMP/MMP-2 axis stimulates tumor metastasis [J]. Cancer Sci, 2017, 108 (3): 347-353.

[30] BATLLE E, MASSAGUE J. Transforming growth factor-beta signaling in immunity and cancer [J]. Immunity, 2019, 50 (4): 924-940.

[31] LI L, LIU J, XUE H, et al. A TGF-β-MTA1-SOX4-EZH2 signaling axis drives epithelial-mesenchymal transition in tumor metastasis [J]. Oncogene, 2020, 39 (10): 2125-2139.

[32] ZHOU Y, CAO H B, LI W J, et al. The CXCL12 (SDF-1)/CXCR4 chemokine axis: Oncogenic properties, molecular targeting, and synthetic and natural product CXCR4 inhibitors for cancer therapy [J]. Chin J Nat Med, 2018, 16 (11): 801.

[33] ZHOU L, WANG Y, ZHOU M, et al. HOXA9 inhibits HIF-1alpha-mediated glycolysis through interacting with CRIP2 to repress cutaneous squamous cell carcinoma development [J]. Nat Commun, 2018, 9 (1): 1480.

[34] VAN DEVENTER H W, SERODY J S, MCKINNON K P, et al. Transfection of macrophage inflammatory protein 1 alpha into B16 F10 melanoma cells inhibits growth of pulmonary metastases but not subcutaneous tumors [J]. J Immunol, 2002, 169 (3): 1634-1639.

[35] SPARMANN A, BAR-SAGI D. Ras-induced interleukin-8 expression plays a critical role in tumor growth and angiogenesis [J]. Cancer Cell, 2004, 6 (5): 447-458.

[36] XIN Q, ZHANG N, YU H B, et al. CXCR7/CXCL12 axis is involved in lymph node and liver metastasis of gastric carcinoma [J]. World J Gastroenterol, 2017, 23 (17): 3053-3065.

[37] MARBAN E. The Secret Life of Exosomes: What Bees Can Teach Us About Next-Generation Therapeutics [J]. J Am Coll Cardiol, 2018, 71 (2): 193-200.

[38] GUO Y, JI X, LIU J, et al. Effects of exosomes on pre-metastatic niche formation in tumors [J]. Mol Cancer, 2019, 18 (1): 39.

[39] QADIR F, AZIZ M A, SARI C P, et al. Transcriptome reprogramming by cancer exosomes: identification of novel molecular targets in matrix and immune modulation [J]. Mol Cancer, 2018, 17 (1): 97.

[40] RODRIGUES G, HOSHINO A, KENIFIC C M, et al. Tumour exosomal CEMIP protein promotes cancer cell colonization in brain metastasis [J]. Nat Cell Biol, 2019, 21 (11): 1403-1412.

[41] WILLIAMSON S C, METCALF R L, TRAPANI F, et al. Vasculogenic mimicry in small cell lung cancer [J]. Nat Commun, 2016, 7: 13322.

[42] AMERICO M G, MARQUES Y M, EL ABRAS ANKHA M D, et al. Correlation of intratumoral lymphatic microvessel density, vascular endothelial growth factor C and cell proliferation in salivary gland tumors [J]. Med Mol Morphol, 2017, 50 (1): 17-24.

[43] VIALLARD C, LARRIVEE B. Tumor angiogenesis and vascular normalization: alternative therapeutic targets [J]. Angiogenesis, 2017, 20 (4): 409-426.

[44] MACKLIN P S, MCAULIFFE J, PUGH C W, et al. Hypoxia and HIF pathway in cancer and the placenta [J]. Placenta, 2017, 56: 8-13.

[45] WANG H F, WANG S S, ZHENG M, et al. Hypoxia promotes vasculogenic mimicry formation by vascular endothelial growth factor A mediating epithelial-mesenchymal transition in salivary adenoid cystic carcinoma [J]. Cell Prolif, 2019, 52 (3): e12600.

[46] GATENBY R A, GAWLINSKI E T. The glycolytic phenotype in carcinogenesis and tumor invasion: insights through mathematical models [J]. Cancer Res, 2003, 63 (14): 3847-3854.

[47] ZHANG C, YUE C, HERRMANN A, et al. STAT3 Activation-Induced Fatty Acid Oxidation in CD8 (+) T Effector Cells Is Critical for Obesity-Promoted Breast Tumor Growth [J]. Cell Metab, 2020, 31 (1): 148-161.

[48] ZHU M, LIU X, WANG Y, et al. YAP via interacting with STAT3 regulates VEGF-induced angiogenesis in human retinal microvascular endothelial cells [J]. Exp Cell Res, 2018, 373 (1/2): 155-163.

[49] FENG P C, KE X F, KUANG H L, et al. BMP2 secretion from hepatocellular carcinoma cell HepG2 enhances angiogenesis and tumor growth in endothelial cells via activation of the MAPK/p38 signaling pathway [J]. Stem Cell Res Ther, 2019, 10 (1): 237.

[50] TOPCZEWSKA J M, POSTOVIT L M, MARGARYAN N V, et al. Embryonic and tumorigenic pathways converge via Nodal signaling: role in melanoma aggressiveness [J]. Nat Med, 2006, 12 (8): 925-932.

[51] TAN H X, GONG W Z, ZHOU K, et al. CXCR4/TGF-beta1 mediated hepatic stellate cells differentiation into carcinoma-associated fibroblasts and promoted liver metastasis of colon cancer [J]. Cancer Biol Ther, 2020, 21 (3): 258-268.

［52］ ZHU L, LU Z, ZHAO H. Antitumor mechanisms when pRb and p53 are genetically inactivated [J]. Oncogene, 2015, 34 (35): 4547-4557.

［53］ ZHANG P F, PEI X, LI K S, et al. Circular RNA circFGFR1 promotes progression and anti-PD-1 resistance by sponging miR-381-3p in non-small cell lung cancer cells [J]. Mol Cancer, 2019, 18 (1): 179.

［54］ SCHLESINGER M, BENDAS G. Vascular cell adhesion molecule-1 (VCAM-1)—an increasing insight into its role in tumorigenicity and metastasis [J]. Int J Cancer, 2015, 136 (11): 2504-2514.

［55］ RAPPAPORT A M. The microcirculatory hepatic unit [J]. Microvasc Res, 1973, 6 (2): 212.

［56］ KAPUR N, MIR H, CLARK III C E, et al. CCR6 expression in colon cancer is associated with advanced disease and supports epithelial-to-mesenchymal transition [J]. Br J Cancer, 2016, 114 (12): 1343-1351.

［57］ VERMEULEN P B, COLPAERT C, SALGADO R, et al. Liver metastases from colorectal adenocarcinomas grow in three patterns with different angiogenesis and desmoplasia [J]. J Pathol, 2001, 195 (3): 336-342.

［58］ VIDAL-VANACLOCHA F. The Prometastatic Microenvironment of the Liver [J]. Cancer Microenviron, 2008, 1 (1): 113-129.

［59］ OBUL REDDY B, MARTINA G, DENNIS K, et al. Global analysis of host tissue gene expression in the invasive front of colorectal liver metastases [J]. Int J Cancer, 2006, 118 (1): 74-89.

［60］ KIM B G, LI C, QIAO W, et al. Smad4 signalling in T cells is required for suppression of gastrointestinal cancer [J]. Nature, 2006, 441 (7096): 1015-1019.

［61］ ZHANG X, ZHANG P, SHAO M, et al. SALL4 activates TGF-beta/SMAD signaling pathway to induce EMT and promote gastric cancer metastasis [J]. Cancer management and research, 2018, 10: 4459-4470.

［62］ KIELBIK M, SZULC-KIELBIK I, KLINK M. The potential role of iNOS in ovarian cancer progression and chemoresistance [J]. Int J Mol Sci, 2019, 20 (7): 1751.

［63］ XU J, ZHANG Y, JIA R, et al. Anti-PD-1 antibody SHR-1210 combined with apatinib for advanced hepatocellular carcinoma, gastric, or esophagogastric junction cancer: an open-label, dose escalation and expansion study [J]. Clin Cancer Res, 2019, 25 (2): 515-523.

［64］ LIU J F, HEROLD C, GRAY K P, et al. Assessment of combined nivolumab and bevacizumab in relapsed ovarian cancer: a phase 2 clinical trial [J]. JAMA oncology, 2019, 5 (12): 1731-1738.

［65］ HANOTEAU A, NEWTON J M, KRUPAR R, et al. Tumor microenvironment modulation enhances immunologic benefit of chemoradiotherapy [J]. J Immunother Cancer, 2019, 7 (1): 10.

［66］ VAUPEL P, MULTHOFF G. Hypoxia-/HIF-1alpha-driven factors of the tumor microenvironment impeding antitumor immune responses and promoting malignant progression [J]. Adv Exp Med Biol, 2018, 1072: 171-175.

［67］ JAEGER K, BRUENLE S, WEINERT T, et al. Structural basis for allosteric ligand recognition in the human CC chemokine receptor 7 [J]. Cell, 2019, 178 (5): 1222-1230.

第六章

转移性肝癌分子标志物的筛选和鉴定

转移性肝癌（metastatic liver cancer），又称继发性肝癌（secondary liver cancer），是指由身体其他部位扩散，经门静脉、肝动脉或淋巴途径转移至肝脏的肿瘤。转移性肝癌最常见来自肺、乳腺、结肠、胰腺和胃，以及白血病和其他血细胞癌，一般认为胃癌和胰腺癌、结直肠癌可能经门静脉转移至肝，而乳腺癌和肺癌常经肝动脉转移至肝。转移性肝癌常无 HBV 感染史，不伴发肝炎、肝硬化，甲胎蛋白（alpha fetoprotein，AFP）正常而 CEA 升高。CT 检查常表现为肝内大小不等的多发结节性病灶，可以发生坏死、囊变、出血或钙化。转移性肝癌一般不合并门静脉癌栓；早期多无明显症状，一旦出现症状，病变多已经较大或较多。早期主要为原发灶症状，肝脏本身的症状并不明显，大多在原发癌术前检查、术后随访或剖腹探查时发现。随着病情发展，肿瘤增大，肝脏的症状才逐渐表现出来。也有少数患者（主要是来源于胃肠、胰腺等）肝转移癌症状明显，转移性肝癌先于原发癌被发现，而原发病灶隐匿不显。

本章主要论述了转移性肿瘤分子标志物的分类、确认和相应的多分子诊断和预测系统的建立和优化，同时对结直肠癌及其肝转移的分子标志物研究做系统回顾。

第一节　转移性肿瘤标志物

一、肿瘤标志物的定义

肿瘤标志物（tumor marker，TM）是由肿瘤组织表达或机体对肿瘤的反应而产生的物质，如肿瘤相关的炎性或免疫微环境中表达的分子，通过测定其存在或含量可辅助诊断肿瘤、分析病程、指导治疗、监测复发或转移、判断预后。肿瘤的研究和临床实践中，早期发现、早期诊断、早期干预和治疗是关键，实际上原发性肿瘤和继发性或转移性肿瘤的基本生物学特性相似，由原发部位的肿瘤转移到靶组织的转移灶，在病理和临床指标上有很大的类同。在肿瘤标志物的概念上并没有更多的区别。

（一）生物化学肿瘤标志物

生物化学肿瘤标志物主要是肿瘤细胞产生并分泌的物质，可用无损伤性分析方法进行定量测定，常用血清作为样品，也可用尿、组织液、胸腹水等体液作为样品。肿瘤标志物大致可以分为五类：①蛋白质类肿瘤标志物，如 AFP、CEA、本周蛋白、M 蛋白；②糖类抗原肿瘤标志物，凡带 CA 的抗原均属此类，如 CA50、CA12-5、CA15-3、CA19-9、CA242 等,此外,还有前列腺特异性抗原(prostate specific antigen,PSA)、鳞癌相关抗原(squamous cancinoma-associated antigen,SCC);③神经节苷脂类肿瘤标志物,如唾液酸(sialic acid,SA);④酶类肿瘤标志物,如神经元特异性烯醇化酶(neuron specific enolase,NSE)、碱性磷酸酶(alkaline phosphatase,ALP)、乳酸脱氢酶(lactate dehydrogenase,LDH)、酸性磷酸酶(acid phosphatase,ACP)、谷胱甘肽转移酶等;⑤激素类肿瘤标志物,如人绒毛膜促性腺激素(human chorionic gonadotropin,hCG)。

(二)根据肿瘤标志物的来源、分布及与肿瘤的关系分类

1. 原位肿瘤相关物质,如癌变时迅速增加的酶类。

2. 异位性肿瘤相关物质,如异位性激素,神经元特异性烯醇化酶。

3. 胎盘和胎儿性肿瘤相关物质,包括 AFP、CEA 等。

4. 病毒性肿瘤相关物质,如 HTL-1 病毒与 T 细胞性白血病、EB 病毒与伯基特淋巴瘤(Burkitt lymphoma,BL)、乙肝病毒与肝癌。

5. 癌基因、抑癌基因及其产物。

(三)按应用目的分类

1. **肿瘤分子标志物**　能够独立反映疾病的存在,即诊断指标。广义的概念即不仅能判断肿瘤,而且具有肿瘤的分子分型的功能。

2. **肿瘤易感性分子标志物**　可确定个体潜在的患有肿瘤的可能性,即在高危人群中发现肿瘤患者,即患病风险。

3. **肿瘤预测分子标志物**　与疾病的临床进程和结局相关联,能够预示肿瘤发生、临床转归、肿瘤发展进程(预后)及肿瘤复发、转移等发展的特殊事件。

临床上对癌症的诊断,一般依赖影像学资料及若干诊断标志物。这些标志物包括各类癌细胞抗原及各类糖链抗原。然而,其灵敏度和特异度不甚理想。例如,AFP 在肝细胞癌诊断中,灵敏度仅为 39%~64%,特异度仅为 76%~91%;CEA 在结肠癌诊断中,灵敏度不足 70%;糖链抗原 19-9(CA19-9)在胃肠癌诊断中,灵敏度不足 60%。更为重要的是,对某些标志物临界值的定义仍存在分歧,如在对 PSA 的检测中,若选取较低的临界值(4μg/L),则诊断准确率往往过低;若选取较高的临界值(10μg/L),则确诊的往往是晚期患者,失去了早期治疗的时机。

由于基于单个分子标志物的癌症诊断分类模型,尚未表现出令人信服的灵敏度和特异度,新的癌症相关的组织或血清分子标志物的筛选和鉴定、评估其诊断价值已经成为肿瘤研究的重要领域之一[1-2]。

理想的肿瘤标志物应具有下述特点:特异度强,灵敏度高,检测浓度水平与肿瘤大小及分期有关,能用于疗效监测和预后判断。虽然目前所检测的肿瘤标志物均未达到具有 100% 灵敏度和 100% 特异度等理想程度,但由于检测和评价方法的不断改进,使肿瘤标志物的临床应用价值显得越来越重要。

癌症作为一种多因素、多通路参与的疾病,需要对疾病信号分子更加全面地、丰富地了解,辅以生物信息学分析;肿瘤的多分子诊断模型的建立、验证和临床应用已经成为肿瘤标志物研究的重点和热点。

二、肿瘤标志物筛选方法

肿瘤标志物的筛选和鉴定是一个较为复杂的研究,可以分为肿瘤细胞株和荷瘤实验动物的研究;人类肿瘤组织与广义上的癌周组织和正常组织的比较研究;肿瘤患者与正常人群体液(包括血液、尿液、渗出液、腹水等)的比较研究,伴有转移与不伴有转移患者的肿瘤组织及体液的比较研究等。可以使用有意义的肿瘤相关分子,亦可以应用高通量、实时的"组学"(基因组、转录组、表观遗传组、蛋白质组或代谢组),筛选出差异表达的分子,并进一步验证它们作为肿瘤标志物的可能性。

(一)基因组学和转录组学

1. **染色体数目和不平衡性**　许多肿瘤存在基因组不稳定性或遗传学不稳定性,其中染色体不稳定性(chromosomal instability,CIN)与微卫星不稳定性(microsatellite instability,MIN)备受瞩目[3-5]。

比较基因组杂交(comparative genomic hybridization,CGH)是自 1992 年后发展起来的一种分子细胞遗传学技术,用于检测两个(或多个)基因组间相对 DNA 拷贝数变化,并将这些异常定位在特定染色体上,可用于对各种肿瘤发生发展、诊断分类和预后的研究[6]。基本原理是用不同的荧光染料通过缺口平移法分别标记肿瘤组织和正常细胞或组织的DNA，制成探针；并与正常人的间期染色体进行共杂交，以在染色体上显示的肿瘤与正常对照的荧光强度的不同来反映整个肿瘤基因组DNA表达状况的变化，再借助图像分析技术对染色体拷贝数量的变化进行定量研究。其优点是无须预知受影响的部位，避免制备中期细胞。适用于外周血、培养细胞和组织样本，还可进行PCR扩增样本的研究。但会漏检低水平的DNA扩增和小片段的丢失及不能检测出染色体的易位[7]。

微阵列-比较基因组杂交（array-CGH）技术是将DNA克隆或互补DNA做成微阵列，代替中期染色体作为杂交靶，不仅使分辨率提高，甚至可以确定肿瘤相关基因并提供精确的定位。其原理与CGH相似，即将等量的不同荧光标记的待测和参照DNA经人Cot-1 DNA封闭非特异性重复序列后，杂交到由DNA克隆或互补DNA组成的微阵列上，微阵列每个靶点上的两种信号的荧光比率反映待测基因组DNA在相应的序列或基因上的拷贝数变化[8-10]。

array-CGH避开了复杂的染色体结构，所杂交的靶序列仅为包含了少数基因的一段短DNA片段，能找出传统CGH检测不出的DNA序列拷贝数的差异，同时将扩增或缺失的范围精确地定位在某个或某几个已知基因或表达序列标签（expressed sequence tag，EST）上，具有高灵敏度和精确性，同时可以实现自动化、程序化[11-12]，如美国雅培Vysis公司CGH基因组研究芯片系统Array300上涵盖有278种与肿瘤、产前和植入前相关的基因探针，可以检测肿瘤相关1/2/3个拷贝数的变化、微缺失、染色体的非整倍性、非平衡易位等，为寻找相关肿瘤标志物，阐明肿瘤发生、发展的机制，为基因诊断和个体化治疗开辟新的前景。

在实际研究中，二代测序（next-generation sequencing，NGS）、RNA测序（RNA sequencing）、焦磷酸测序（pyrosequencing）的应用也具有较高价值。

2. 多重荧光原位杂交（multicolor-fluorescence in situ hybridization，mFISH）　荧光原位杂交（fluorescence in situ hybridization，FISH）技术是Pinkel等[13]于1986年在放射性原位杂交的基础上创建的，通过荧光标记的核酸探针与细胞内互补的核酸序列杂交，从而检测后者存在的情况及数量、结构等的变化，较经典的放射性杂交探针和显带技术有更高的特异度和分辨率。

mFISH依赖组合标记探针技术和比例标记探针技术。利用组合标记技术，一个探针同时利用几种不同颜色的半抗原或荧光素进行标记，mFISH的容量大大增加。组合标记原则上可标记的探针数为2n-1（n为半抗原或荧光素的个数）[14]。若用不同比例的各种荧光素对每个探针进行标记，组合标记FISH的容量将更进一步增加，并能进行定量分析[15]。组合标记探针技术和比例标记探针技术的联合应用使mFISH的探针标记和检测效果进一步优化。

1996年，两个研究小组分别用不同的方法实现了一次杂交同时显示22对常染色体和2条性染色体的技术。Speicher等[16]使用的是CCD和一组滤光镜结合，通过DOP-PCR扩增后用不同比例混合的5种荧光染料分别标记显微切割得到的探针，选用系列滤光片，每一种只允许具有特定波长的某一类通过，更换不同滤光片得到了一系列反映各标记染色体位置的图像，经过计算机软件处理得到一幅多色荧光原位杂交（M-FISH）染色体核型图，使人类24种染色体都染上不同的荧光色彩，甚至对单条染色体的长臂、短臂进行区别染色。Schrock等[17]使用的则是被称为光谱核型分析（spectral karyotyping，SKY）的方法，将傅里叶光谱学、CCD成像技术和光学显微镜结合起来，利用特制光源激发每一条染色体产生的发射光谱，经过干涉仪通过傅里叶变换后，每一像素均同时被转化为三种红（650~750nm）、绿（550~650nm）、蓝（475~550nm）光谱区，然后再转换成数字信号，综合测量了每一条染色体后，又将这些数字信号转变成模拟彩色图像分配给每一染色体，从而区分出不同的染色体。mFISH及SKY，通过提供更多的核型信息及畸变染色体更全面的特征，进一步完善了恶性疾病的细胞遗传学评估[18-20]。但也有技术局限性，如不能检测同一染色体内部的易位、倒位、染色体内畸变；需要昂贵的实验材料（探针）、实验设备和分析软件。mFISH

与微阵列-比较基因组杂交(array-CGH)技术结合起来,如将 mFISH 在探测复杂核型中的易位和标记染色体方面的优势,与 CGH 在探测不平衡区域发现隐匿缺失和扩增方面的优势结合起来,可为研究提供更大便利。

3. 基因芯片技术　基因芯片技术是将大量分子识别探针(基因或基因片段)有序地固定在微小的固相支持物(如硅片、玻片、尼龙膜片、陶瓷片等)的表面,与标记的待测样本中的靶基因按碱基配对原理进行杂交,最后通过仪器(如激光共聚焦荧光扫描仪)对可视化信号强度进行快速、并行、高效的定性与定量检测,能够在同一时间内平行分析成千上万个基因的表达情况及其相互调节的关系[21]。

按探针成分的不同,基因芯片主要分为两种:

cDNA 芯片(又叫 cDNA 微阵列)和 DNA 芯片(又称寡核苷酸芯片或微阵列),前者主要用于基因表达谱分析,后者既可用于基因表达谱分析,又可用于基因突变和单核苷酸多态性(single nucleotide polymorphism,SNP)检测[22-24]。按用途不同,基因芯片又可分为表达谱芯片、测序芯片、修饰谱芯片、诊断芯片、指纹图谱芯片等。

(1)cDNA 芯片技术:cDNA 芯片技术于 20 世纪 90 年代由美国斯坦福大学 Schena 等[22]建立,是将特定的 cDNA 经 PCR 扩增后借助机械手直接点到基片上,将其与荧光标记的来自细胞、组织或其他生物样品的 mRNA 孵育,这些转录产物将与芯片上与之互补的 cDNA 杂交,通过对杂交信号强度的分析,筛选差异表达的基因(图 6-1)。

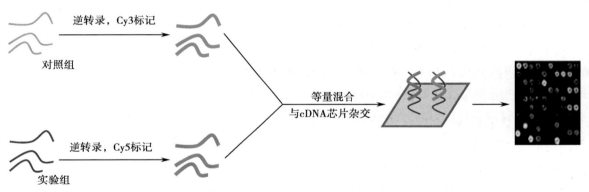

图 6-1　cDNA 技术的主要流程

cDNA 芯片技术可以高通量并且定量获得基因表达的有关信息,为揭示这些基因的功能打下基础;另外,mRNA 量基本可以反映出当时细胞状态下相关蛋白的水平,从而利于高效而系统地估计细胞内蛋白的含量及修饰等。

鉴于 cDNA 芯片的上述优势,它在细胞生命和代谢、疾病发生机制、药物筛选及作用机制这些研究中广为应用。在疾病诊断中,cDNA 芯片常用于对癌症分型的研究,如 Alizadeh 等用含有近 15 000 个基因的 cDNA 芯片对弥漫性巨型 B 细胞淋巴瘤进行了分类[25],再如,Okabe 等采用含有 23 040 个基因的 cDNA 芯片对原发性肝癌组织和正常组织进行分析,发现 165 个表达上调基因和 170 个表达下调基因,并且通过 19 个表达变化的基因可区分 HBV 感染所致

的肝细胞癌和 HCV 感染所致的肝细胞癌等[26]。

随着蛋白质组学突飞猛进的发展,将转录组学和蛋白质组学技术相互结合成为寻找分子标志物的新手段,如 Seliger 等[27]运用 cDNA 芯片和蛋白质组学技术寻找到肾细胞癌的候选分子标志物膜联蛋白 A4(annexin A4)、微管蛋白 α-1A(tubulin α-1A chain)和链和泛素羧基末端水解酶 L1(ubiquitin carboxyl-terminal hydrolase L1)。

(2)SNP 芯片技术:传统 SNP 技术必须通过凝胶电泳检测。SNP 芯片技术指采用寡核苷酸原位合成或显微打印将大量 DNA 片段有序地固定排列在固相支持物表面形成探针阵列,然后与标记的样品进行杂交,通过对杂交信号的检测实现快速、高效、并行的多态信息分析。芯片技术平台包括微球微点阵、纤维薄

膜微点、玻璃片基微点阵芯片等，其探针密度跨越几百至上百万不等[28-29]。

常见种类有：①TagMan探针芯片，是定量检测靶DNA的一种方法，将实时检测与芯片技术融合的TagMan芯片，既融合了常规定量检测、灵敏度高及实时检测功能，也兼备芯片的平行化高通量分析这一特点。但PCR扩增与TagMan探针酶切同步进行导致非特异性信号增多，该技术是否适用于中低密度的SNP芯片，有待于进一步研究。②单碱基延伸（single base extension，SBE）技术的低密度芯片，是目前低密度芯片研发及制备DNA的主要技术，主要对随机选取的SNP位点进行准确特异的多重水平筛选[28-29]。另外一种单碱基延伸技术，根据匹配程度完成延伸标记反应并检测等位基因具体类型，双SBE引物的设计对比于SNP流技术来说只需要一种荧光类型，不存在限制SNP突变类型检测的问题。③基于连接的滚环扩增（ligation-rolling circle amplification，L-RCA）技术的低通量芯片，T4连接酶或热稳定连接酶介导的挂锁探针环化方法可灵敏且特异地鉴别靶DNA序列的点突变。环状探针序列经滚环扩增后再做酶切处理即可做杂交判别。L-RCA的设计及基因序列的复杂程度等导致通量不高，不能满足高通量的芯片分型需要。④GoldenGate^{TM}技术高通量芯片，是目前定制SNP芯片技术中通量最高的，可达100万，但对基因组需要量只需要250ng。该技术的多重检测水平可极大地满足基因分型的检测需要，基因分型准确率可达96.64%。但是该技术只适用于二态变化的SNP检测，所能检测的SNP约只有60%[30-31]。对于全基因组扫描，该技术的芯片产品所检测的是标签SNP，遗传信息的含量比Affymetrix公司推出的GeneChip Human Mapping 100K Array芯片丰富。

随着近几年SNP芯片技术的高度并行性、高通量、微型化和自动化的检测手段的快速发展，应用该方法可以寻找新的SNP位点，并实现SNP位点在基因组中的精确定位。大规模SNP分型则需要准确可靠的检测方法作为技术支持，而SNP芯片技术的研究与发展日后可成为分子诊断、临床检验、临床治疗、新药开发等方面的重要研究手段[32]。SNP芯片的开发及基因多态性研究不但提高了个体化医疗检测技术的水平，也为日后个体化药物的使用提供诊断依据，促进小规模诊断市场的开发与完善[33]。

4. DNA甲基化检测方法

（1）DNA甲基化芯片：DNA甲基化是最常见的一种表观遗传学改变，在正常的细胞发育和维持组织稳定性方面有着重要作用，表现为启动子或第一外显子CpG岛中的甲基化改变而导致基因表达失活。

检测甲基化标志物的方法主要分为两类：化学修饰后检测和用甲基化敏感性限制性酶修饰后检测。前者由Frommer创立[34]，Gitan等[35]以此为基础研制了甲基化特异性寡核苷酸（methylation specific oligonucleotide，MSO）芯片。MSO需设计一对含GC（AC）的可分别识别甲基化和非甲基化的序列探针，然后固定于支持物上。目标片段用亚硫酸氢盐对处理，将非甲基化的胞嘧啶变为尿嘧啶，甲基化的不变，再行PCR扩增，产物的3'端用荧光素标记，然后与探针杂交，通过检测杂交后荧光强度判断待测序列中甲基化的水平。此法是目前最常用的DNA甲基化芯片之一。利用这种方法，已经对雌激素受体基因（*ER*）、*p16*、结肠腺瘤性息肉病基因（*APC*）等基因的启动子区域进行了较为细致的研究[36-38]。但MSO不能得到每个CpG位点的信息，且探针可能存在交叉杂交，结果假阳性率高，需设立对照。

甲基化敏感性限制性酶修饰后方法包括差异甲基化杂交（differential methylation hybridization，DMH）、甲基化敏感性随机引物PCR（methylation-sensitive arbitrarily primed PCR，MS-AP-PCR）、CpG岛甲基化扩增（methylated cpg island amplification，MCA）和限制性标志基因组扫描技术（restriction landmark genomic scanning，RLGS）。DMH可用于整个基因组范围内扫描的差异甲基化杂交，可以用来区分癌症组织和正常组织之间的差异甲基化谱系，类似于mRNA表达谱或cDNA微阵列，属于CpG岛微阵列范畴。Cross等[38]构建了含有甲基化CpG结合域的亲和基质，从人类基因组DNA中分离出CpG岛序列。Mse Ⅰ酶识别TTAA位点，可先将基因组DNA酶切成小于200bp的片段，而CpG岛富含区不会被酶切。随后酶切片段的两端连接接头后用甲基化敏感性的内切酶,如 BstU Ⅰ、Hpa Ⅱ 和 Hha Ⅰ 酶切 DNA 片段。甲基化的 DNA 片段受到甲基保护而不会被切割,进而可以行接头-PCR 扩增;而非甲基化的片段则不能被扩增。之后的荧光标记、杂交、图像和数据处理过程与表达谱芯片完全一样[39]。本法简单有效,可以用于鉴别肿瘤,目前 DMH 已经成功应用于检测卵巢癌的甲基化谱。但是酶切位点的有限性和仪器设备的特殊性限制了此项技术的普及。

不同的甲基化谱反映了肿瘤的不同阶段或不同类型。CpG 岛的高甲基化位点与肿瘤发生相关,因此可以作为特定肿瘤亚型独特的后天标记,目前广泛应用于多种肿瘤的检测,如非霍奇金淋巴瘤、肺癌、卵巢癌等。而甲基化状态的高通量筛选还能检测人类恶性肿瘤等疾病的异常基因表达模式,有助于确定肿瘤发展机制,为化疗性去甲基化药物反应的监测和预测提供有效手段。

(2)限制性标志基因组扫描(restriction landmark genome scanning,RLGS)技术:RLGS 技术是一项组合 MS-RE(methylation-sensitive restriction endonuclease)与二维凝胶电泳结合的高通量 DNA 甲基化分析技术[40]。技术原理为应用限制性内切酶识别甲基化和非甲基化 CpG 位点,检测敏感性差异,无须事先了解序列信息,所以适用于在全基因组内同时检测数以千

计的 CpG 岛,以探寻新的 CpG 岛甲基化基因。其特点是利用甲基化敏感性限制性内切酶可以了解整个基因的甲基化状态;利用限制性内切酶可以得到启动子附近的 CpG 岛上的多个标志物(landmark)。不足之处是由于依赖于限制性内切酶,所以检测位点受限于酶切位点,且不完全的酶切反应可以产生假阳性。另外,启动子 CpG 岛甲基化所致的抑癌基因失活和肿瘤发生密切相关,因而了解抑癌基因 CpG 岛甲基化情况具有重要意义[2]。

RLGS 技术的大致流程[41-45]:样本 DNA 以标志酶消化。标志酶是 RLGS 技术的关键酶,常用的为甲基敏感的 Not Ⅰ(GC↓GGCCGC)或 Asc Ⅰ(GG↓CGCGCC),切割频率低且识别序列至少包含 2 个 CGP 位点。切割后,以 ^{32}P-dCTP 和 ^{32}P-dGTP 标记末端。再以 Eco R V(甲基不敏感,切割频率较 Not Ⅰ 高)消化,产生较短的 Not Ⅰ-Eco R V 片段。产生的片段于 1D 电泳展开。用 Mbo Ⅰ 于凝胶内消化。产生更短的 Not Ⅰ-Mbo Ⅰ 片段,于 2D 电泳展开。显影成 RLGS 图谱,进行虚拟 RLGS 解析。如果是全基因组已被解读的生物,则可以单模拟 RLGS 图,与实际 RLGS 图进行比较(图 6-2),鉴定斑点[45]。与正常对照相比,样本中缺失或信号减弱的点表示高甲基化的 CpG 岛(需排除 DNA 缺失);相反,新出现或信号增强的点则表示低甲基化的 CpG 岛(需排除 DNA 扩增)。

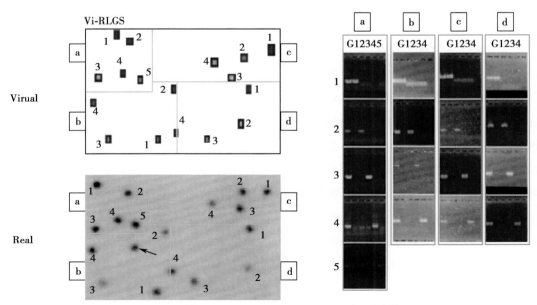

图 6-2　模拟 RLGS 图与实际 RLGS 图的比较[44]

应用前景包括：①多态性的筛选及基因定位研究；②印迹基因的研究；③癌组织和克隆小鼠的基因构造,甲基化研究；④农作物的品种鉴定。

5. 外周血DNA及相关微卫星DNA和肿瘤特异性DNA/RNA 外周血DNA,又称游离DNA、血浆DNA或血清DNA,由双链DNA、单链DNA或其混合物组成,以游离DNA和DNA-蛋白质复合物形式存在。健康人血浆中循环DNA水平非常低,为3.6~5.0ng/ml,可能来源于细胞凋亡,DNA的片段大多小于180bp[46]。细胞学研究显示,小于180bps的循环DNA片段多数是在经历凋亡诱导的细胞培养液中发现,,而大于10 000bp的片段多数是在经历坏死诱导的细胞培养液中发现。疾病状态下,尤其是肿瘤患者的外周血DNA含量大多上升,而且成分较为复杂,且与病理生理参数有一定关系,一般认为可能来自肿瘤细胞的凋亡,循环肿瘤细胞或微转移灶的细胞裂解后释出,或由肿瘤细胞自发释放DNA至外周循环,如表面蛋白质通过"脱落"(shedding)等[47-49]。

外周血DNA总量、肿瘤转移相关的微卫星DNA和肿瘤特异性DNA/RNA的种类和含量及其占DNA总量的百分比为常用的外周血DNA的测定指标。由于此种改变大多先于肿瘤标志物如AFP、CEA而出现,故在肿瘤的早期诊断、术后转移复发和疗效评估中起作用。Gabriella等[50]定量检测了43例健康人血浆DNA和84例非小细胞肺癌患者血浆DNA,发现对照组血浆DNA浓度为18ng/ml,而Ⅰa期和Ⅰb期肺癌患者血浆DNA水平高达320ng/ml和344ng/ml。对38例肺切除术的肺癌患者进行随访发现,35例无复发患者的血浆循环DNA平均浓度为34ng/ml,而随访术后血浆DNA增加2~20倍的3例患者中2例术后死于肝转移,1例2年后局部复发。Oliver等[51]通过实时荧光定量PCR技术定量检测46例健康人血浆和185例非小细胞肺癌患者化疗前后的血浆DNA,发现化疗后病情稳定或缓解的患者循环DNA浓度与治疗前相比有所下降,而病情恶化者血浆DNA水平则有所升高。Chao等[52]通过对化疗后的癌症患者血浆循环DNA水平进行动态监测,发现化疗开始的两周内血浆DNA水平有一个短暂的上升过程,之后就开始稳定下降。

(二)蛋白质组学

1. 复杂蛋白质组分的良好分离和低丰度蛋白质的检测

(1)二维电泳(two dimensional electrophoresis,2-DE)为基础的蛋白质表达谱技术:2-DE电泳中蛋白质的分离包括将蛋白质混合物在第一个方向上按照等电点的高低进行分离的等电聚焦电泳,以及在第二个方向上按照相对分子质量大小对蛋白质进行分离的SDS-PAGE电泳。2-DE电泳中,应用于凝胶染色的试剂是染料(如考马斯亮蓝)、金属试剂(如银染试剂)或专一性染总蛋白、糖蛋白或磷酸化蛋白的试剂。蛋白质还可经蛋白质印迹法(Western blot)转移到膜上进行免疫学检测或其他分析。目前运用的凝胶扫描设备为密度扫描仪、磷屏或荧光扫描仪,利用图像分析软件(如Gel-Image、PDQuest等)进行包括蛋白质斑点的寻找、量化、背景扣除、点的匹配在内的一系列分析,以发现差异表达的蛋白质。

差异凝胶电泳(differential gel electrophoresis,DIGE)[53]:在传统双向电泳技术的基础上,结合多重荧光分析的方法,在同一块胶上共同分离多个分别由不同荧光标记的样品。用于标记的荧光基团在化学结构上相似,分子量也基本相同,都带有正电荷,所以在与肽链的赖氨酸残基反应时,保证了所有样品可以移至相同的位置,极大地提高了结果的准确性、可靠性和重复性。该方法的灵敏度可与银染和SYPRO Ruby相媲美,可检测100~200pg的蛋白质。

(2)基于非二维电泳的蛋白质表达谱技术

1)二维液相色谱与质谱联用技术[54]。为了弥补二维电泳与质谱联用技术对于低丰度、疏水性、偏碱性、极大和极小蛋白不能很好显示的不足,可采用与质谱联用的多维色谱分离技术。该技术是先将混合蛋白酶解,经过适当的色谱分离手段之后,对肽段进行串联质谱分析并据此实现蛋白的鉴定(俗称鸟枪法,Shotgun)。目前最具代表性的是强阳离子交换(strong cation exchange,SCX)色谱-反相(reverse phase,RP)色谱,肽段首先根据静电作用在SCX柱上分组,然后利用阶梯梯度将从SCX柱上流出的组分直接上样到反相柱上,按照肽段与反相基团疏水作用力的大小被流动相从色谱柱上洗脱下来,最后用质谱检测。

2) 表面增强激光解析离子化-飞行时间质谱 (surface enhanced laser desorption ionization-time of flight-mass spectrum, SELDI-TOF-MS) [55-56]。由蛋白质芯片、飞行质谱和分析软件三部分组成。蛋白质芯片可分为化学表面芯片和生物表面芯片。化学表面芯片又可分为疏水、亲水表面芯片,弱阳离子、强阴离子交换表面芯片,金属离子螯合表面芯片,特异结合表面芯片等;生物表面芯片又可分为抗原-抗体、受体-配体、DNA-蛋白质、酶等芯片。化学表面芯片有所采用的样品用量少,可直接用于血清、体液和尿液等的分析,易于高通量自动化操作,对低丰度疏水性蛋白有较好鉴定作用等优点。目前出现的Clinprot液体芯片与功能较为强大的质谱结合技术,有可能直接得到肽序。

3) 基于标记技术的蛋白质表达谱:①同位素编码亲和标签 (isotope coded affinity tag, ICAT) 技术 [57]。ICAT技术的核心在于稳定同位素标记试剂的应用和独特分析仪器的使用。标记试剂的结构为生物素标签-接头-反应基团。其中生物素标签是为了分离肽段而设计的,接头可分为两种,重链试剂D8-ICAT中的接头为氘标记,轻链试剂D0-ICAT中的接头则为氢(未标记),反应基团则可与肽段中的半胱氨酸残基的SH基连接。将ICAT试剂(D8或D0)分别与等量被分析的蛋白质反应,得到ICAT-蛋白,将其等量混合后进行蛋白酶解,获得的肽段混合物经亲和素柱纯化后得到ICAT标记肽;通过质谱分析D8-ICAT和D0-ICAT肽的分子量和强度的比(D0/D8),从而比较出不同样品中相同肽段的差异程度。此外,也可用串联质谱对差异表达的肽进行测序分析。②氨基酸代谢标记 (amino acid-coded mass tagging, AACT) 技术 [58]。又称SILAC技术,基本原理同ICAT技术,主要区别在于AACT是在分析的细胞培养基中加入稳定同位素标记的氨基酸,即通过生物合成的方法使合成的蛋白质带上质量标签。然后与用正常的氨基酸

培养的细胞等量混合后酶解,最后用质谱分析不同样品中相同肽段的差异程度。该技术可提高基质辅助激光解吸/电离飞行时间质谱(matrix-assisted laser desorption/ionization time-of-flight mass spectrometry, MALDI-TOF/TOF MS)仪对于肽段序列分析的准确性。③同位素标记相对和绝对定量(isobaric tags for relative and absolute quantitation, iTRAQ) [59] 技术。基本原理同ICAT,但应用的标记接头是由报告基团(114~117)、平衡基团(31~28)和氨基酸反应基团组成,总的质量数相同,然后标记不同的蛋白质样本,混合样本经质谱分析后可获得特定蛋白质在各样本中的比值,根据分析原理及蛋白质的差异程度,即可获得差异表达的蛋白用于后续研究。

2. 蛋白质的鉴定和特征分析

(1) 免疫印迹检测(Western blot) [60]:为蛋白质的表达鉴定。为了避免差异表达的蛋白质的假阳性及增加实验数据的可信度,在SDS-PAGE电泳结束后,将蛋白质转移到作为固相支持物的膜[如硝酸纤维素膜或(聚偏二氟乙烯polyvinylidene fluoride, PVDF)膜]上后进行免疫检测、染色和其他固相分析。对于修饰性蛋白,如糖蛋白,可用显色法和凝集素结合法、糖蛋白荧光检测法等检测,检测水平依赖于蛋白的糖基化程度。如是磷酸化蛋白,可用相应的抗磷酸丝氨酸、磷酸苏氨酸和磷酸酪氨酸的抗体进行检测。

(2) 免疫沉淀法:基本原理是抗体-抗原的反应,分为免疫沉淀、免疫共沉淀及串联亲和纯化(tandem affinity purification, TAP)技术。免疫共沉淀基本步骤同免疫沉淀,只是在前处理上有所差别。TAP可用于纯化蛋白质复合体,其原理是将作为诱饵蛋白质的基因与二个标签基因连接成融合蛋白基因后转染酵母菌或哺乳动物细胞株,该融合蛋白表达后用耦联了与标签蛋白结合的蛋白胶柱进行二次层析纯化,用于在接近天然条件下的蛋白质复合物的分离纯化和后续的蛋白质-蛋白质相互作用的研究 [61]。

(3) 蛋白质功能鉴定:蛋白质功能鉴定的主要方法是基因操作,包括基因补偿和基因删除。基因补偿是通过蛋白质基因的表达载体的构建和转染来观测

蛋白质过表达情况下的基因表达调控、细胞代谢及细胞行为的改变；抑或基因的定点整合（knock in）制备转基因动物或模式生物，从整体水平了解转基因生物的各种变化。基因删除包括应用反义核酸、RNA干扰（RNA interference，RNAi）、核酶及能与基因启动子结合的寡核苷酸，在转录和转录后水平上"取消和减弱"基因的表达，或通过基因剔除（knock out）制作基因缺陷生物，研究"取消和减弱"后细胞、生物的基因调控、信号途径和代谢的变化。

3. 血清和组织细胞的肿瘤蛋白质分子标志物的研究

（1）肿瘤血清标志物可以分为两大类：一类是异常肿瘤抗原刺激机体免疫而产生的自发抗体；另一类是肿瘤衍生的与肿瘤发生发展密切相关的蛋白标记分子。针对这两大类性质迥然不同的肿瘤血清标记物，可分别采用蛋白质组学中的血清蛋白组分析（serum proteome analysis，SERPA）技术、双向电泳-质谱技术和SELDI-TOF-MS技术筛选血清中的肿瘤相关抗体及肿瘤蛋白。

1）SERPA：即蛋白质组学与免疫学结合产生的一种高通量筛选、鉴定肿瘤抗原及其抗体的新技术[62-63]。SERPA的基本原理是利用双向电泳分离肿瘤组织或细胞的总蛋白后将其转膜，再与肿瘤患者的血清免疫杂交而显色，通过质谱鉴定双向凝胶上对应的反应点而确定肿瘤抗原。此技术不必构建表达文库，可分析大量患者的血清样品，同时可统计肿瘤抗体的发生频率，更重要的是可以发现经过各种翻译后修饰的蛋白抗原。故此技术一经发明，立即被广泛应用于肾癌、肺癌及乳腺癌等多种肿瘤抗原的筛选及鉴定[64-65]。Le Naour等[66]采用该技术发现8种蛋白在超过10%的肝癌患者血清中存在肿瘤特异抗体。

2）双向电泳-质谱技术：血清的双向电泳-质谱技术存在诸多困难，首先血清中蛋白丰度的巨大差异，可达10^{12}数量级，如仅白蛋白和免疫球蛋白两种蛋白就占血清蛋白总量的60%~97%，而潜在可作为疾病相关标志物的蛋白所占比例不足1%[67]。有效去除血清中的高丰度蛋白成为对血清进行双向电泳-质谱分析的首要关键。血清双向电泳-质谱技术的另

一个困难是血清样品个体差异大，受干扰因素多。对此，采用预先混合同组血清的方法，可保证组间差异的可靠性，最后再采用免疫印迹对筛选出的蛋白标记做进一步的验证以保证结果的可靠性。

3）SELDI-TOF-MS技术：目前已广泛应用于肿瘤、新药开发、传染病、神经疾病、精神疾病等领域。关于肿瘤诊断的研究结果于2002年发表在 Lancet，由美国食品药品管理局（Food and Drug Administration，FDA）和美国国家癌症研究所（National Cancer Institute，NCI）合作研究的卵巢癌的早期诊断中[68]，与传统的CA12-5单项指标相比（阳性预测值仅35%），仅蛋白质指纹图谱的多项指标诊断模型的灵敏度在100%，阳性预测值高达94%，现该方法已用于小细胞肺癌[69]、前列腺癌[70]、肾癌[71]、乳腺癌[72]、头颈部肿瘤[73]。目前国内已开展此项技术，如用于膀胱癌[74]、神经胶质瘤、胰腺癌、血液病，以及慢性肝病，包括肝炎、肝硬化和肝癌及其转移复发[75]等的研究。但该测定对样本的要求高，系统的稳定性不够和后续的软件分析有一定局限性。

（2）细胞和组织蛋白质组学筛选肿瘤生物标志物：比较蛋白质组学在于比较肿瘤组织及正常组织、肿瘤组织和癌旁组织，或在疾病发生发展各阶段和进程中蛋白质表达的动态变化和差异，明确差异性分子的修饰状态、组织分布、组织特异性、检测灵敏度；同时需要对差异性蛋白质分子作为肿瘤标志物的可能性进行较大规模的回顾性和前瞻性研究，并与血清蛋白质组学研究相对比。以下以热激蛋白27（heat shock protein 27，HSP27）为例说明：应用双向凝胶电泳对有转移的肝细胞癌（hepatocellular carcinoma，HCC）组织和6例未发生转移的HCC组织蛋白进行分离并鉴定出差异显著的16个蛋白点，包括S100钙结合蛋白（S100 calcium binding protein，S100）、HSP27、角蛋白18（cytokeratin 18，CK18）等，证实HSP27的表达水平的高低与肝癌转移潜能密切相关[76]。血清蛋白质组学研究进一步验证了HSP27可以作为潜在的肝癌相关的生物标志物[77]。

蛋白质组学在医学方面的研究重点在于研究人类疾病的发病机制、早期诊断及治疗，主要是通过比

较分析正常组织与异常组织细胞,以及同一疾病在不同发展时期细胞内整体蛋白质的差异表达,对差异表达的蛋白进行鉴定、定量分析,寻找与疾病相关的新标志物,为人类疾病研究提供新的手段和依据并作为肿瘤治疗的靶点。

第二节　肿瘤标志物的多分子分类模型

一、差异性表达分子的规律性认识

从组学的比较研究中,往往得到的是在不同的病理生理状况下,基因、蛋白质或代谢物的表达差异,即差异性表达分子。差异性表达分子的规律性认识还需要进行下列工作。

(一)差异性表达分子的表达验证

差异性表达分子的表达验证即应用逆转录 PCR(reverse transcription-PCR,RT-PCR)或实时逆转录 PCR(real-time RT-PCR)的方法半定量或定量研究 mRNA 的表达水平,或用免疫印迹或免疫组织化学(包括组织芯片技术)和免疫荧光细胞化学的方法研究蛋白水平的表达,验证芯片表达的结果。

(二)差异性表达分子的生物信息学分析

常用的方法有聚类分析和 PPI 分析法,以数据库分析为特征的荟萃分析(meta-analysis)或基于 HTML 文献数据的综合分析可以用于早期诊断、预测预后的备选的、潜在的生物标志物。

二、肿瘤生物标志物的认定方法

基因组及转录组的芯片技术、表观遗传组技术、蛋白质组和代谢组学的质谱技术作为目前最常用的实时、高通量的检测方法,在疾病分子标志物的筛选中起核心作用,对所得到的海量数据利用生物信息学分析进行数据挖掘,将对疾病的分类诊断产生重要意义。构建疾病分类模型,通常需要进行以下几步工作:数据的归一化、特征选择及分类算法选择,以及数学模型的检验。

(一)数据的归一化

因为实验过程中存在多种“技术”和“生物学”的影响因素,在比较多个实验数据前,必须对原始数据进行归一化处理,以减少或消除各个实验间的差异。

在基因芯片实验中,“看家基因”常被作为对照,利用对照点信号和样品点信号的比值,来减小“技术”误差。“生物学”的误差则通常由重复实验来优化。在具体计算中,基因芯片数据的归一化经常借助局部加权回归(locally weighted scatterplot smoothing,LOWESS)来实现,随后一般会通过微阵列显著分析软件(significance analysis of microarray,SAM)筛选差异表达基因,并对其进行聚类分析。

在质谱实验中,数据的后期处理相对复杂。在得到基于多肽组的原始谱图后,一般要先进行谱图的校准(alignment of the spectra)。谱图的校准旨在保证同一样品中同一峰的强度在多次测量中保持一致,除了商品化质谱仪自带的配套软件,一些研究小组还开发了在文件格式上更具普适性的软件,以克服各类上下游分析软件的格式兼容问题[78]。在谱图被校准后,仍需对其进行消噪(denoising)和标准化(normalization)。消噪处理包括去除基质、电子干扰及离子无规则运动等造成的干扰及校正谱图的基线[79-80]。标准化旨在消除样本或仪器所造成的系统误差,通常使用所得峰的平均值或中位数作为参照[81]。随后,各谱峰所对应的质荷比与强度才能被有效地测定。后续承担差异峰筛选工作最常用的软件是生物标记模式软件(biomarker pattern software,BPS)。

(二)特征选择及分类算法选择

通过基因芯片技术及质谱技术,研究者得到大量关于基因和肽段表达量的数据。在不同类别的样本中,如果某个或多个表达量有明显差异,那么基于该基因或肽段的分类模型就可能对疾病的诊断或预测具有很强的鉴别力。被选择的标志物要对疾病的鉴别或分类具有病理学意义,具有属性间相互作用的信息,应当尽可能减少属性个数以做到合理高效。标志物的选择对于疾病分类模型的正确率起着至关重要的作用。

已有的特征选择算法大致可分为两类：①过滤（filter）法，根据单个属性的分类能力对属性进行排序，选择排名最高的若干个属性。②缠绕（wrapper）法，将分类算法嵌入特征选择过程，以分类结果为选择标准，选择出性能最好的特征子集。在多因素癌症分类模型的研究中，大多数使用了缠绕法进行特征选择。

所谓分类算法就是在特征空间中使用一些计算方法把待识别的对象归为某一类别。基本操作方法是用训练样本确定并优化分类算法，使该算法在训练样本集中获得最高的准确率，由此得到相应的分类模型；然后使用该分类模型对测试样本进行分类判别。目前的多因素癌症分类模型，尤其是基于SELDI-TOF-MS数据的分类模型，大多数采用决策树（decision tree）[82-93]分类算法，该算法所使用的分类节点个数较少，并且对应了具体的差异峰，对后续单个分子标志物的深入研究具有提示作用；决策树分类算法的另一个主要优势是其可处理不同类属性的混合样本，甚至数值型与非数值型的混合样本，因而在联合应用SELDI-TOF-MS数据和现存的临床指标的综合分析中，有很强的可操作性。其他常用分类算法主要有人工神经网络（artificial neural network）[94-95]和支持向量机（support vector machine）[96]，其中前者适用于大样本量，但往往存在"过学习"的问题，造成其在训练组和测试组中的分类准确率差距较大；后者拥有更严格的数学理论基础，具有全局最优性，但是更适用于小样本事件，而且只能给出二类分类的算法[97]。

在基于基因芯片的分类模型研究中，除使用上文提及的决策树分类算法[98]、人工神经网络和支持向量机[99-100]以外，还包括PAM法（prediction analysis of microarrays）[101-102]、最近均值法（nearest mean）[103]、最近质心法（classifier of nearest centroid）[101]、k近邻法（k-nearest neighbor）[104-105]、对数线形法（log-linear）[106]、多维秩分析法（multi-dimensional ranker）[100]、混合共变预测法（compound covariate predictor）[24]等。各种分类算法的优劣很难仅从其数学基础上进行判别，比较科学的方法是针对同一个样本集，对不同算法的分类效果进行比较，以此挑选对特定事件的最适分类模型[96,101]；或者通过不同算法之间的相互验证，构建对特定事件分类准确率最高的联用模型。

（三）数学模型的检验

对一个疾病分类模型的检验，通常会采用多元回归分析[107-108]、受试者操作特征（receiver operating characteristic，ROC）曲线分析[100,103,109]、前瞻性验证[24,96,106,110]、回顾性验证等方法。

1. 多元回归分析，是一种研究因变量（诊断结果）与多个自变量（分子标志物），以及多个自变量之间相互关系的分析方法。多元回归分析对肿瘤诊断研究的具体意义在于了解各分子标志物对分类模型功能的贡献，以及各分子标志物之间的相互关系，这将对后续工作中研究各分子标志物在肿瘤发生、发展、转移、复发中的功能，以及影响预后和生存率的作用机制提供指导意义。Logistic回归和Cox回归是在该领域最常用的回归算法，它们的参数估计一般都运用最大似然法。Logistic回归模型适用于因变量为分类资料的情形，可以定量地分析和研究各因素对因变量的影响；Cox回归模型主要应用于生存分析。多元回归分析可以通过多种常用计算机软件，如SPSS、Excel等予以实现。

2. ROC是一种基于敏感性和特异性，利用"ROC曲线下面积"（area under the curve，AUC）反映分类模型准确性的分析方法，也可以评价单一分子标签对分类诊断模型的贡献及多分子综合分析提高总体有效率的定量方法。其操作亦可利用SPSS、Excel等软件完成。

3. 在癌症分类模型的研究中，测试样本集的双盲回顾性验证被广泛应用，如寿命表中总体生存率（overall survival，OS）和无病生存率（disease-free survival，DFS）的比较，肿瘤转移的研究中侧重于肿瘤转移率的比较，对患者生存率的前瞻性验证等；然而因为实际操作的困难，通过对癌症高危人群的随访，测试分类模型对癌症发生预测功能的前瞻性验证工作仍未见报道。但是，对一个有望用于临床应用的预测、诊断、临床转归或预后的多分子模型而言，规模化的前瞻性研究是必需的。

第三节　结直肠癌及其肝转移分子标志物

一、结直肠癌的常用肿瘤标志物

我国结直肠癌患病率呈上升趋势,5 年生存率仅为 50%。CEA 和 CA19-9 是临床上常用的两个结肠癌标志物,主要用于评价治疗效果和监测晚期肿瘤复发,对于结肠癌早期筛选并无重要意义。目前对结直肠癌诊断尚无灵敏度和特异度均较高的血清学诊断指标,因此发现新的肿瘤标志物仍然十分必要。

Shiwa 等[111]采在结肠癌细胞株中发现了分子量为 12kD 的蛋白质,应用质谱技术将其鉴定为 α- 胸腺素原,结果显示 α- 胸腺素原有可能为结肠癌诊断的生物标志物。Lawrie 等[112]对结肠癌细胞系 LIM1215 进行了蛋白质组学分析,鉴定了 92 个膜蛋白,并提出鉴定低丰度蛋白的 “targetion” 技术。Simpson 等[113]同样分析了 LIM1215,并建立了膜蛋白数据库,有助于进一步研究结直肠癌的发生发展。

Ahmed 等[114]在对具有高转移性的结肠癌细胞系 HCT116 研究后发现,血浆尿激酶型纤溶酶原激活剂(u-PA)及其受体(u-PAR)可能是造成结肠癌恶化或转移的重要因素,不仅可以此为基础建立 u-PAR 介导的信号分子蛋白质组数据库,更有望成为结肠癌诊断和治疗的新手段。Stierum 等[115]分析了结直肠癌细胞系 Caco-2 蛋白质组,检测到 11 种与其增殖和分化有关的蛋白质。研究还发现 FABL、CH60、GTA1、TCTP 和 NDKA 蛋白与结直肠癌的发生密切相关,这将有助于进一步探明结直肠癌发生发展的分子机制。

Xu 等[116]用 SELDI 蛋白质芯片分析了各期结直肠癌患者的血清样本,建立了 7 个模型,每个模型由多个特征性蛋白峰组成,对术前患者的分期准确率最低达 78.72%,最高达 86.67%。Roboz 等[117]选择疏水性芯片(H4),发现 m/z 8942 的蛋白在结直肠癌患者中高表达,m/z 9300 的蛋白呈低表达。同样,Petricoin 等[118]对比研究结直肠癌和息肉,找到一个 m/z 为 13.8×10^3 的蛋白质,该蛋白在结直肠癌和息肉中均有表达,对结直肠癌早期筛查有潜在意义。

Friedman 等[119]对 12 例结直肠肿瘤组织和正常组织样本进行 DIGE 分析,得到 1 500 多个特征蛋白点,质谱鉴定发现 52 种表达异常的蛋白质,包括细胞角蛋白、膜联蛋白Ⅳ、肌酸激酶、脂肪酸结合蛋白等,大大丰富了结直肠肿瘤蛋白质数据库。

Chaurand 等[120]对正常结肠和结肠癌变黏膜进行分析,发现癌组织中钙结合蛋白家族中的 S100A8、S100A9 和 S100A11 表达上调,提示这 3 种蛋白质可能是结肠癌特异性标志物

Stulik 等[121-122]发现 EF-2、Mn-SOD 和 nm23 在结肠癌中特异性高表达,还发现有 9 种蛋白在癌组织和腺瘤组织中的变化相同,分别为 L- 银屑病相关蛋白、碳酸酐酶表达减少,S100A11、PPIASE 碱性变异体、附加素Ⅲ和Ⅵ、DDAH、CK18 和抑制素表达增加,说明这些蛋白的变化与结肠癌的发生发展相关。

Roblick 等[123]通过 2-DE、肽质量指纹图谱(peptide mass fingerprinting,PMF)和质谱分析了散在乙状结肠癌患者的正常组织、腺瘤组织、癌组织和转移瘤组织样本,并在患者内和患者之间进行了比较,发现 112 个蛋白点异常表达,其中有 72 个蛋白质被鉴定,46 个在癌发展中上调,2 个下调。

裴海平等[124]发现差异表达蛋白载脂蛋白 A_1、钙网蛋白前体、谷胱甘肽硫转移酶、肝型脂肪酸结合蛋白、热激蛋白 27 可能作为结直肠癌早期诊断的候选生物标志物。

安萍等[125]的结果提示钙调蛋白联合体、糖核酸酶 262 前体蛋白、α- 甘露糖苷酶Ⅰ表达缺失及前阿朴脂蛋白增强表达与结直肠癌发生和肝转移有关。

Tachibana 等[126]对于结肠癌的原发性肿瘤和转移性肿瘤进行蛋白质组分析,得到一类蛋白质载脂蛋白(apolipoprotein A_1,ApoA$_1$)。进一步利用 RT-PCR 和免疫组织化学研究发现,在原发瘤中 ApoA$_1$ 的表达水平远低于转移瘤,ApoA$_1$ 的表达与结肠腺癌的恶性程度相关。因此,可以将 ApoA$_1$ 作为肿瘤侵袭力加强的潜在标志物。

二、结直肠癌肝转移分子标志物

由于结直肠癌肝转移属于继发性和转移性肝癌，其分子标志物的研究包括基因水平和基因组学研究、非编码 RNA（non-coding RNA，ncRNA）和表观遗传组学研究、蛋白质表达水平和蛋白质组学的研究，也有免疫组织化学水平的研究，也包括基因、ncRNA、蛋白质、临床病理生理指标和生物统计学研究的综合研究。

（一）基因水平和基因组学研究

在多基因芯片的研究方面，Lin HM 等[127]用全基因组芯片、统计分析、芯片显著性分析（significance analysis of microarray，SAM）方法分析 48 例原发结直肠癌和 28 例肝转移，鉴定出 778 个原发肿瘤及其转移中差异表达基因。基因分析揭示：与原发肿瘤相比，组织重塑和免疫反应相关基因在转移中上调；增殖和氧化磷酸化相关的基因下调。实时定量 PCR 证实了这些差异表达的基因 OPN、Versican、ADAM17、CKS2、PRDX1、CXCR4、CXCL12 和 LCN2。组织重塑和免疫反应相关基因上调与转移侵袭和移植到新组织有关，因为这些基因可以促进肿瘤发展。但是增殖相关基因下调证明，与原发肿瘤相比，转移中的增殖减少了。

通过比较转移和非转移人结直肠癌发展的不同阶段基因表达谱的芯片分析发现，115 个差异性表达的基因标签[128]，其中 TGF-β 抑制分子 BAMAI 只在近一半的转移性原发癌和转移癌中高表达。BAMAI 抑制 TGF-β 信号通路并增加癌细胞的迁移，亦是 Wnt 通路中 β- 联蛋白共激活物 BCL9-2 的靶标。BAMAI 基因表达水平可以用于预测转移。已有报道多种癌症中 FGF-1、FGF-2、FGFR-1、FGFR-2 基因的表达和实体瘤患者的不良预后相关。Sato T 等[129]用实时定量 RT-PCR 比较了 202 例结直肠癌组织及其毗连的正常黏膜中上述分子的表达发现 FGFR-2 基因表达下调；一项临床病理特征和基因表达的关系分析表明，FGFR-1 基因在肝转移病例中表达升高，与肝转移相关。

应用非芯片的基因表达分析，对肿瘤转移可能相关的基因进行研究，如癌细胞分泌的基质金属蛋白酶 -7（matrix metalloproteinase-7，MMP-7）通过破坏基膜参与肿瘤细胞的侵袭转移，流行病学研究发现循环中胰岛素样生长因子 -1（insulin-like growth factor 1，IGF-1）水平高与结直肠癌风险有关系。Oshima T[130]用实时定量 RT-PCR 研究 205 例未治疗结直肠癌（特别是有转移的结直肠癌）的癌组织和毗邻正常黏膜的 MMP-7、IGF-1、IGF-2、IGF-1R 和 β- 肌动蛋白（β-actin）mRNA 水平发现：MMP-7 和 IGF-1R 基因表达上调，IGF-1 基因表达下调；IGF-1R 与静脉侵袭和肝转移相关，是结直肠癌肝转移的有用预测指标。

研究表明，转录因子 EphA4 和 EphB2 参与多种癌的发生和发展。Oshima T 等[131]用实时定量 RT-PCR 和临床病理分析 205 例未经治疗的结直肠癌的癌组织和毗邻正常黏膜组织样本发现，EphA4 基因高表达和 EphB2 基因低表达与肝转移相关，但是 EphA4 和 EphB2 基因之间的表达没有相关性。EphA4 过表达和 EphB2 基因低表达可以作为结直肠癌肝转移的预测指标。

Akashi A 等[132]用 RT-PCR 研究 80 例结直肠癌切除术前引流静脉血中的 CEA mRNA 发现：80%（28/35）CEA mRNA 结果阳性的没有发生肝转移，Cox 比例风险模型发现淋巴结转移是预测肝转移复发的唯一独立预测因素。研究没能证明引流静脉血中的 CEA mRNA 在肝转移发展中的高预测价值，但引流静脉血中癌细胞的存在确实是肝转移发展的要素和初始步骤。

已报道在众多实体肿瘤中骨桥蛋白（osteopontin，OPN）是一个与肿瘤发展相关的分泌磷酸化蛋白质，Rohde F 等[133]在结直肠癌转录研究中发现 OPN 基因转录的高表达。用实时定量 RT-PCR、多变量分析、免疫组织化学分析了 13 例正常的结肠癌组织、9 例腺瘤、120 例原发结直肠癌和 10 例肝转移发现：OPN 在原发结肠癌和肝转移中显著升高。

Rubie C 等[134]用定量 RT-PCR 和酶联免疫吸附试验（enzyme linked immunosorbent assay，ELISA）分析 6 例溃疡性结肠炎（ulcerative colitis，UC）、8 例结直肠腺瘤（colorectal adenoma，CRA）、48 例不同阶段的结直肠癌、16 例同时和异时结直肠癌肝转移

（colorectal cance liver metastasis，CRCLM）及其相应的原发结直肠癌，结果表明 *IL-8* 表达与结直肠癌的发生发展和肝转移相关。与 CRA、UC 组织相比，CRC 样本的 *IL-8* 显著过表达，其中与 CRA 组织相比有平均 30 倍的上调；*IL-8* 与肿瘤分级有密切关系；与原发结直肠癌组织相比，结直肠癌肝转移灶（colorectal liver metastasis，CRLM）中 *IL-8* 的表达水平最高，可比正常高 80 倍。

Miyagawa S 等[135]用末端脱氧核苷酸转移酶介导脱氧核苷酸缺口末端标记法分析 70 例结直肠癌肝转移手术切除后石蜡包埋组织发现，癌细胞凋亡的数目和肿瘤 *gp96* 的表达程度影响了 CD83 阳性细胞在癌症侵袭前沿的数目，其中后者是结直肠癌肝转移重要的预测因子。

（二）ncRNA 和表观遗传组学研究

近年来，结直肠癌（colorectal cancer，CRC）及其转移分子标志物研究的表观遗传学及相关组学的研究集中在 ncRNA，与肿瘤相关的 ncRNA 可分为长链非编码 RNA（long noncoding RNA，lncRNA）、微 RNA（microRNA，miRNA）和环状 RNA（circRNA）。随着 RNA 测序技术和生物信息学的发展，已经发现 ncRNA 可以通过染色体修饰、转录和转录后水平调节影响基因表达，ncRNA 的异常表达常与 CRC 侵袭、转移、化疗和放射抵抗相关，可调控生长相关基因的表达，激活上皮-间充质转换（epithelial-mesenchymal transition，EMT）相关基因，在 CRC 的信号转导、细胞形态、迁移、增殖和凋亡中发挥重要的作用。

1. lncRNA　肿瘤中 lncRNA 的核苷酸长度约为 200 个，具有 miRNA 的结合部位而参与转录后调控，作为 miRNA 的"海绵"，如 PTENP1 可以与 miR-17、miR-21、miR-214、miR-19 和 miR-26 家族相结合。沉默 *H19* 可以显著增加 miR-138 的表达并抑制高迁移率蛋白 HMGA1 的表达，提示 *H19* 促进 CRC 的运动和侵袭。而且，lncRNA 可作为 miRNA 的前体分子，如 lncRNA *MIR100HG* 可以作为 miR-100 和 miR-125b 的前体，后者可抑制 Wnt/β-联蛋白的 5 个负性调节因子的表达，导致对西妥昔单抗（cetuximab）耐药等。进一步，转录因子 *GATA6* 可以抑制 *MIR100HG* 的表达，可以形成反馈机制。lncRNA 和 miRNA 可能具有相应的网络联系[136]，lncRNA 亦可直接与蛋白质分子结合而发挥作用。

CRC 中 lncRNA 研究的小结见表 6-1。

表 6-1　CRC 中的 lncRNA[136]

lncRNA	表达	肿瘤中生物学功能	可能机制
H19	上调	癌基因	修正 EMT 信号，作为 miR-138 和 miR-200a 的竞争性内源 RNA，经由 Wnt/β-联蛋白信号途径介导的甲氨蝶呤抵抗
HOTAIR	上调	癌基因	浓集 miR-197，抑制 miR-218，激活 NF-κB/TS 信号，修正 EMT 信号
CCAT1	上调	癌基因	激活 cMYC 增强子
MALAT1	增加	癌基因	促进 SRPK1-催化 SRSF1 磷酸化，调节通过 PRKA 激酶锚定蛋白 9 的 AKAP-9 的表达
XIST	5-FU 耐药患者中上调	促进-5FU 抵抗	促进胸苷酸合成酶的表达
HEIH	上调	癌基因	抵制 miR-939 介导的 Bcl-xL 的转录抑制
lncRNA-422	下调	肿瘤抑制物	通过 PI3K/AKT/mTOR 信号途径
CPS1-IT1	下调	肿瘤抑制物	通过 HIF-1α 失活抑制低氧诱导的自噬而抑制转移和 EMT
NONHSAT062994	下调	肿瘤抑制物	使 Akt 信号失活
MIR100HG	西妥昔单抗耐药的患者中过表达	西妥昔单抗耐药	经由 Wnt/β-联蛋白信号途径介导西妥昔单抗耐药

2. microRNA[137]　70%~80% CRC 患者会发生复发和转移,约 50% 会转移到肝脏,并可导致患者死亡。miRNA 属于非编码小 RNA,由长度为 20~25 的核苷酸组成,miRNA 在转录后水平上调节基因表达,它可以与靶 mRNA 的 3'UTR 区域结合。一个 miRNA 可以靶向多个 mRNA,一个 mRNA 也可受到多个 miRNA 调节。研究表明,miRNA 在 CRCLM 中起极其重要的调节作用,参与血管形成、侵袭、EMT 和癌细胞的干细胞化。miRNA 大致可分为肿瘤相关 miRNA(oncogenic miRNA)和作为肿瘤抑制物(tumor suppressor)的 miRNA。近来,miRNA 已经在肿瘤和一些疾病的诊断、预测及转移预测中发挥作用[137]。

CRC 及其转移相关的 miRNA 和其靶点较为广泛,近来研究总结见表 6-2。

表 6-2　CRC 及其转移相关的 miRNAs

miRNA	靶点	功能通路
肿瘤相关 miRNA		
miR-19	*TG2*	转移
miR-885-5p	*Cpeb2*	上皮 - 间充质转换(EMT)
miR-20a-5p	*Smad4*	上皮 - 间充质转换(EMT)
miR-21	*PPCD4*	增殖,侵袭
miR-155	*TP53INP1*	淋巴结转移
miR-181a	*WIF-1*	EMT,转移
miR-429	*SOX2*	凋亡
肿瘤抑制相关 miRNA		
miR-200c	*Bmi1*,*ZEB1*,*ZEB2*	ERK1/2MAPK/GSK-2β/β- 联蛋白和 fas 信号
miR-26a/26b	*FUT4*	转移
miR-30e-5p	*ITGA6*,*ITGB1*	增殖,转移
miR-125	*HIF-12*,*VEGF*	血管生成
miR-127	*BCL6*	分化
miR-145	*c-Myc*,*N-RAS*	血管生成
miR-194	*BMP1*,*CDKN1B*	增殖
miR-199a-30	*HIF-1α*,*VEGF*	增殖,运动和侵袭
miR-15b	*MTSS1*,*Klotho*	侵袭,转移
miR-30a-5p	*TM4SF1*	上皮 - 间充质转换(EMT)

在潜在的临床应用方面,CRC/CRCLM 的血清样本可以早期检测的 miRNA 有 miR-29a、miR-126、miR-141h 和 miR-21。应用小鼠模型的组织比较研究发现 miR-29、miR-622、miR-21、miR-655-3p 和 miR-424-3p、503、1292 的组合可能作为治疗靶点;let-7i、miR-10b、miR-885-5p、miR-214、miR-625、miR-122、miR-196b-5p、miR-203 和 Exo-miR-19a 可能成为 CRC/CRCLM 的预测分子标志物。血清 Exo-miR-19a、19b、23a、92a、320a、4437、19a 可以预测 CRC 的肝转移。Exo-miR-7、181a-5p、192、194、37 与炎症、纤维化、运动有关。组织 Exo-miR-210、Exo-miR-193a 可能与肿瘤发生和细胞运动相关

3. circRNA[138]　circRNA 是一类特殊的内源性 ncRNA,转录本的长度可以有成百上千的核苷酸,可

以分为外显子来源的 circRNA（exonic circRNA）、内含子或外显子 - 内含子来源（circular RNAs from intron, exon-intron circRNA）和基因间的 circRNA（intergenic circRNA），结构特征是分子的 3' 和 5' 端以共价键相连接。人肿瘤中 circRNA 的表达不同，在肿瘤风险评估、诊断、预测、治疗评价及肿瘤治疗的靶点发挥重要作用。circRNA 是特定 miRNA 的高度稳定的"海绵"，如 ciRS-7 和 SRY 分别与 miR-7 和 miR-138 相互作用。circRNA 是潜在的生物标志物。已经鉴定了一些 CRC 相关的 circRNA，如 CRC 组织中 hsa_circ_BANP 和 hsa_circ_0000069 显著高表达并与患者的 TNM 分期负相关。一些 circRNA 则下调，如 hsa_circ_001988 其与周围神经侵犯和分化相关，hsa_circ_103809 与淋巴结转移和 TNM 分期负相关，而 hsa_circ_104700 的表达水平与远处转移高度有关。这些发现提示，调节异常的 circRNA 可能作为 CRC 的潜在生物标志物。异常 circRNA 可作为 miRNA 的"海绵"参与调节 CRC 发展或转移。在 CRC 组织中上调表达的 hsa_circ_0000069 可促进 CRC 细胞的增殖、侵袭和迁移。功能缺失分析（loss-of-function analysis）显示，沉默 hsa_circ_0000069 具有相反的效果。CRC 中 circRNA 的表达状态及生物学功能及可能机制见表 6-3。

表 6-3　CRC 中 circRNA 的表达和功能

circRNA	研究模型	功能	机制
circ-BANP	CRC 组织	调节细胞增殖	下调 circ_BANP 抑制细胞增殖，诱导 p-Akt 表达，提示 Akt 信号途径参与了该细胞增殖过程
circRNA-103809	CRC 组织	生物标志物	circRNA-103809 水平与淋巴结转移（$P=0.021$）、TNM 分级（$P=0.011$）负相关。ROC 曲线是 0.699（$P<0.000\ 1$）
circRNA-104700	CRC 组织	生物标志物	crcRNA-104700 水平与远处转移负相关（$P=0.036$）；ROC 曲线是 0.616（$P<0.000\ 1$）
hsa_circ_001988	CRC 组织	生物标志物	hsa_circ_001988 水平与增殖和神经浸润负相关（$P<0.05$）。ROC 曲线为 0.788，灵敏度和特异度分别为 0.68 和 0.73
hsa_circ_0000069	CRC 组织和细胞株	促进细胞增殖侵袭和运动	下调 hsa_circ_0000069 显著诱导 G_0/G_1 期阻滞
ciRS-7	CRC 组织和细胞株	过表达 ciRS-7 导致 CRC 细胞更多肿瘤表型	通过抑制 miR-7 活性激活 EGFR/RAF1/MAPK 信号通路
circRNA-ITCH	CRC 组织和细胞株	过表达可抑制细胞增殖	作为 miR-7 和 miR-20a 海绵而增加 ITCH 表达，然后抑制 Wnt/β- 联蛋白信号通路的活化
hsa_circ_001569	CRC 组织和细胞株	促进细胞增殖和侵袭	作为 miRNA 海绵直接抑制 miR-145，并上调 miR-145 靶蛋白 E2F5、BAG4 和 FMNL2

（三）蛋白质表达水平和蛋白质组学的研究

高通量、实时研究蛋白质组学技术是研究在不同病理生理状态下的动态变化规律，寻找差异性表达分子，进而筛选相关疾病状态的分子标志物。结直肠癌肝转移的分子标志物可以通过蛋白质组学技术加以筛选。

Shi 等[139] 应用 ^{35}S- 蛋氨酸掺入法和 2DE-MS 技术，比较研究了体外培养 16 小时的结直肠癌肝转移组织和正常结肠黏膜组织的合成蛋白质组的差异性，发现新合成的蛋白质的主要成分为低丰度的胞质蛋白和经典的分泌蛋白质，分泌组学研究显示了 32 个差异表达的蛋白质，其中桥粒胶蛋白 2（desmocollin-2）表达上调，而纤维蛋白原 γ 链（fibrinogen γ chain）表达下调，进一步的研究可能发现结直肠癌肝转移的血清标志物。

Katayama M 等[140] 用 maleimide Cy Dye 荧光蛋白标记的 2D-DIGE 和液相色谱 - 串联质谱（liquid chromatography-tandem mass spectrometry，LC-MS/MS）方法研究两株细胞系（同一个患者原发病灶的 SW480 细胞系和淋巴结转移的 SW620 细胞系）在

CRC 转移中蛋白类型的改变,转移的体内实验是把两株细胞系注射到裸鼠脾脏,揭示了与 SW480 相比,SW620 里有 9 个明显增加的蛋白;体内转移实验证明 α- 烯醇化酶和磷酸丙糖异构酶与两个细胞系的转移有关。

Pei H 等[141]结合电离飞行时间质谱的双向电泳、免疫印迹技术,研究非淋巴结转移(non-LNM)CRC 和淋巴结转移(LNM)CRC 的新鲜肿瘤及其相应的正常黏膜;并用蛋白组学、组织芯片技术与免疫组织化学染色从 40 个石蜡包埋的 CRC 样本的 non-LNM CRC 和 LNM CRC 鉴定出 4 个差异表达蛋白。正常黏膜和 CRC 组织中有 25 个差异表达的蛋白;与 non-LNM CRC 相比,LNM CRC 中热激蛋白 -27(heat shock protein-27,HSP-27)、谷胱甘肽硫转移酶(glutathione S-transferase,GST)和膜联蛋白 Ⅱ(Annexin Ⅱ)高表达,肝 - 脂肪酸结合蛋白(liver-fatty acid binding protein,L-FABP)低表达,提示 CRC 中 LNM 的风险。

Kang B 等[142]用差异蛋白质组、蛋白质印迹法(Western blot)、免疫组织化学从 14 例肝转移或非肝转移的 CRC 的原发肿瘤组织中鉴定出 34 个独特的差异蛋白,PI3K/AKT 通路中确认出 17 个蛋白;从 105 组 CRC 和正常样本的蛋白质组中得出 3 个蛋白标签,磷酸化 IκB-α、TNF-α 和 MFAP3L 与肝转移特异相关,可区分高肝转移风险的 CRC 患者;另外,结肠癌细胞株 RKO 和 HT29 的肝转移的裸鼠模型的蛋白质组研究显示,源自 PI3K/AKT 通路的蛋白质标签可能成为结直肠癌肝转移的生物标志物。

Pierobon M 等[143]应用反相蛋白质芯片技术和激光显微切割技术获得的 CRC 肿瘤组织,集中在功能蛋白质为基础的通路(信号网络)上,比较研究了伴 CRC 和无复发 CRC 患者的表达差异,结果发现,EGFR 和 COX-2 信号通路的成员的活化有明显不同,可能成为预后的临床工具并用于指导潜在的治疗干预手段。

已知环氧合酶 -2(cyclooxygenase-2,COX-2)通过诱导生血管因素调节血管生成,在很多人类肿瘤中上调。Nakamoto RH 等[144]用免疫组织化学、斯皮尔曼等级相关(Spearman rank corrlation test)分析了 44 对原发肿瘤组织样本和相应肝转移组织样本的 COX-2、VEGF-A、VEGF-C、TP 和 MVD,发现:原发肿瘤和相应的肝转移肿瘤有一致的 COX-2、VEGF-A、TP 和 MVD 的免疫反应性;COX-2 的免疫反应性在肝转移中更高,而 VEGF-A 在原发部位更高;原发和转移肿瘤中 COX-2 和 VEGF-A 的免疫反应性都出现了有意义的关联。原发和肝转移结直肠癌中 COX-2、VEGF-A、TP 和 MVD 的表达成正相关,有助于通过分析原发肿瘤来预测肝转移的血管生成,有助于个性化的癌症治疗选择。

Melle C 等[145]用表面增强激光解析电离(surface-enhanced laser desorption/ionization,SELDI)蛋白芯片分析 17 例结肠癌肝转移的结果谱,与 CRC、HCC 进行比较发现 49 个差别表达信号,通过免疫耗竭鉴别出能够通过免疫组织化学在细胞中精确定位的钙结合蛋白 S100A6 和 S100A11,可以用于鉴别不同的肿瘤实体。

(四) 免疫组织化学水平

应用免疫组织化学技术,包括组织芯片、经典的免疫组织化学结合蛋白质印迹法和相关的统计学分析,对结直肠癌肝转移的可能的生物标志物进行研究。

Fang YJ 等[146]应用肿瘤组织微阵列(tissue microarray,TMA)方法,检测了 620 例结直肠癌患者的 17 个生物学标志物 [β- 联蛋白、CD44v7、c-myc、周期蛋白 D₁、雌激素受体 -β、丝裂原活化蛋白激酶 / 细胞外调节蛋白激酶(mitogen-activated protein kinase/extracellular signal-regulated kinase,MAPK/ERK)、MASPIN、MMP-7、p53、Pin1、过氧化物酶体增殖物激活受体 -γ(peroxisome proliferators-activated receptor-gamma,PPARγ)、存活蛋白、T 细胞转录因子 4(T cell transcription factor 4,TCF-4)、转化生长因子 -β 受体 Ⅱ(TGF-βR Ⅱ)、TGF-β、人滋养层细胞表面抗原 2(trophoblast cell-surface antigen 2,TROP2)、Wnt],结合临床病理资料进行 COX 比例风险回归分析,结果表明,肿瘤中所有标志物均高表达,生存期分析(Kaplan-Meier analysis)证明 TROP2、MMP-7 和存活蛋白的高

表达降低生存率,存活蛋白和 TROP2 是低生存患者的有意义预测指标,同时 TROP2 和 MMP-7 与肿瘤复发和肝转移高度相关。

在黏附分子及其相关的信号通路分子的研究中,Ochiai H 等[147]对已报道数个肝转移的预测或预后分子[COX-2、黏附素(dysadherin)、上皮钙黏素、β-联蛋白、Ki-67、层粘连蛋白 5(laminin γ2)、基质裂解蛋白(matrilysin)和黏液蛋白 -1(MUC-1)]应用免疫组织化学、队列训练研究了 439 例 CRC 患者,发现 dysadherin、上皮钙黏素和 matrilysin 的组合可以预测肝转移,具有高灵敏度和临床应用潜能。同样,Choi HN 等[148]用免疫化学染色比较了 43 组原发结直肠癌和肝转移中血清应答因子(serum response factor,SRF)、上皮钙黏素和 β-联蛋白的表达,发现:SRF 的表达明显上调,上皮钙黏素的表达显著下调;结肠癌细胞株(SW480)中过表达的 SRF 使上皮钙黏素下调、非磷酸化的核 β-联蛋白上调,增强了细胞运动和侵袭,在结直肠癌转移中有重要作用。

应用免疫组织化学和蛋白质印迹法,Pancione 等[149]比较研究了 72 例散发结直肠癌和远处无癌变的黏膜中 β-联蛋白、PPARγ、COX-2 和 NF-κB 的表达,发现表达谱与患者 5 年生存率相关。18.1% 肿瘤中检测到核内 β-联蛋白的患者生存率低,胞质 / 核内表达 PPARγ 者预后良好,β-联蛋白和 PPARγ 表达下降和缺乏者与 TAM 浸润、肝转移和生存期短高度相关,同时与 NF-κB 的表达负相关,提示 β-联蛋白和 PPARγ 表达下降是 CRC 的预后指标,有利于早期检出病死率高的高危患者。

Delektorskaya 等[150]应用免疫组织化学分析结直肠癌肝转移和淋巴结转移中上皮钙黏素、β-联蛋白和 CD-44v6 蛋白的特定表达、分布和黏附分子之间的相互作用,评估结直肠癌细胞的转移潜能。结直肠癌转移中更多见上皮钙黏素表达的减少或消失;至少 80% 发生转移的结直肠腺癌中,β-联蛋白的转移胞质免疫反应和核移位增加。上皮钙黏素和 β-联蛋白表达的变化可以作为结直肠癌不良预测的指标。CD-44v6 蛋白表达和肿瘤细胞转移潜能之间没有检测到相关性。

黏着斑激酶(focal adhesion kinase,FAK)、Src 蛋白和桩蛋白的表达增加可能会增加结直肠癌细胞的转移潜能。De Heer 等[151]用免疫组织化学研究临床随访的 104 例结直肠癌,定量研究了 68 例结直肠癌及其肝转移的 FAK、Src 蛋白和桩蛋白表达,发现 FAK 和 Src 蛋白同时高表达的肿瘤复发时间更短。高水平的 FAK 和 Src 蛋白是结直肠癌复发的预测组合并与其远处转移有关。

已报道血管内皮黏附分子 P 选择素表达降低与黑色素瘤肿瘤进展有关。Peeters 等[152]用免疫染色一系列结直肠组织样本(包括正常的结直肠组织、未转移的原发肿瘤、原发癌肝转移),结果表明 P 选择素表达下调使结直肠癌病灶避免炎症,增加其恶性变风险。

Noike 等[153]用免疫组织化学、多变量分析等研究 84 例肝切除术后未见肉眼残余肿瘤的转移性结直肠癌患者组织中 Trx-1、VEGF、Ref-1 的表达,发现 Trx-1 是一个独立的预测因素,VEGF 和 Ref-1 的表达与 Trx-1 过表达相关,这些都是患者不良预后预测因素。

在细胞株或动物模型中,Wang 等[154]通过 ELISA、免疫组织化学(immunohistochemistry,IHC)和 FACS 应用三株不同转移潜能的结直肠癌细胞株 HT-29c、HT-29d 和 WiDr 细胞系建立的裸鼠转移模型,发现 u-PA、PAI-1 的水平与肿瘤细胞的转移潜能正相关,PI3K 与肿瘤的发展和转移有关。

Wang 等[155]构建大鼠 CRC 的原位移植模型和相应的高肝转移的 SW480 CRC 细胞亚克隆株 M5,比较了 M5 和 SW480 的基因表达差异,发现特异 AT 序列结合蛋白 2(special AT-rich sequence-binding protein 2,SATB2)在 M5 中表达下调,进一步用免疫组织化学分析了 146 例结直肠癌肿瘤样本后显示,SATB2 的下调与肿瘤侵袭、淋巴和远处转移、Dukes 分类和预后差相关。单因素和多因素生存分析表明,SATB2 是新的 CRC 的预后指标。

Oue 等[156]用免疫组织化学免疫染色 ELISA 检测 CRC 中再生基因 4(regenerating islet-derived family member 4,Reg Ⅳ)的表达和分布,以及在血清中的含量,结果表明,术前血清 Reg Ⅳ 浓度是不良生存的预测指标,血清 Reg Ⅳ 浓度可以预测 HMCRC。

肝再生磷酸酶 -3(phosphatase of regenerating liver, PRL-3) 是 CRC 肝转移的相关分子。Peng 等[157]用杂交瘤技术制备 PRL-3 抗体,然后用 ELISA 和免疫印迹确定其专一性;通过免疫组织化学、生存分析、Logistic 回归分析正常结直肠上皮和结直肠癌中的 PRL-3,发现转移灶中 PRL-3 表达率明显高于原发性结直肠癌和正常结直肠上皮,PRL-3 的表达与结直肠癌肝转移相关,可以缩短生存时间。第一次研究证明,PRL-3 是结直肠癌肝转移潜在的标志物,负面影响结直肠癌患者的预后。在结直肠癌转移样本中 PRL-3 mRNA 升高。Li 等[158]筛选了 1 400 个能产生针对每个 PRL 成员的特异 mAbs 的杂种细胞克隆,得到 2 株特异针对 PRL-3 的杂交克隆及另外两株特异针对 PRL-1 的细胞株,然后用多种方法验证了 PRL-3 和 PRL-1 单抗的反应特异性。10% 原发结直肠癌样本表达 PRL-3 表明 PRL-3 的表达可能发生于转移过程的最初阶段,这些 mAbs 将会作为评估肿瘤侵袭的临床诊断标志物。同样,Hatate 等[159]从临床病理、单变量预测分析和多元回归的免疫组织化学评估和免疫染色等方面研究了 107 个原发灶切除病例,发现 PRL-3 表达和预后负相关;病理 N 分期、CEA 和 CA19-9 可以和 PRL-3 作为独立预测因子。PRL-3 引起的肝转移可能通过淋巴结转移介导,可能是血清肿瘤标志物。

半乳凝素 -3 是一个 β 半乳糖苷结合蛋白,与细胞黏附、识别、增殖、分化和凋亡等很多生物过程有关。Tsuboi 等[160]用免疫组织化学、临床病理因素、统计的观点分析 108 例结直肠癌半乳凝素 -3、β- 联蛋白和 Ki-67 的表达,肿瘤表面和侵袭前沿半乳凝素 -3 的表达,结果发现,当半乳凝素 -3 在侵袭前沿的表达水平低于肿瘤表面时,有显著的肝转移;肿瘤表面的 β- 联蛋白与肝转移、肿瘤分期相关。半乳凝素 -3 表达的降低与结直肠癌侵袭和转移有关,所以半乳凝素 -3 的表达可能参与结直肠癌的侵袭、转移和增殖。

MASPIN 可以抑制恶性肿瘤的侵袭和转移。Zheng 等[161]用组织芯片、抗 CD34 抗体标记的免疫染色研究 119 例结直肠腺癌(CRA)、22 例交界性腺癌、118 例交界性非癌黏膜和 67 例伴转移患者的 MASPIN、微血管密度(MVD),将 MASPIN 和肿瘤的临床病理参数(包括 p53、Ki-67 和生腱蛋白、MVD 和生存数据)相比较;Kaplan-Meier 分析揭示,MASPIN 表达与癌症生存时间无相关性。在结直肠腺瘤的癌变中,MASPIN 表达上调;MASPIN 低表达可能通过细胞外基质降解加强癌细胞运动,与 CRA 肝转移密切相关。

结缔组织生长因子(connective tissue growth factor, CTGF)与肿瘤的发生和发展有关。Lin 等[162]用免疫组织化学染色检测 119 例 CRC 样本,同时用脂质体转染 CTGF 载体的方法,测试 BALB/c 小鼠的侵袭能力和实验性肝转移,报告基因分析 β- 联蛋白 /T 细胞因子信号通路中的 CTGF,结果提示 CTGF 是 CRC 侵袭和转移的关键调节因子,可很好地预测 Ⅱ 期和 Ⅲ 期 CRC。

Saito 等[163]用两步夹心酶免疫法、单 \ 多变量分析和 COX 比例风险回归模型分析 205 例结直肠癌(109 例肠癌、96 例结肠癌,52 例有肝转移,153 例无肝转移),发现肝转移的平均血清层粘连蛋白水平[(668.0 ± 274.7)ng/ml]显著高于没有肝转移的,术前血清层粘连蛋白水平是结直肠癌的预测标志物。

单核细胞趋化蛋白 1(monocyte chemoattractant protein-1,MCP-1)在肿瘤发展中发挥作用。Yoshidome 等[164]根据临床分期,应用免疫组织化学检测了 87 例 CRC 患者的 MCP-1、血管生成素 -2(angiopoietin-2,Ang-2)、CD68 和 CD34(测定 MVD),发现高表达 MCP-1 伴随高的 MVD 并与 Ang-2 相关,其表达随临床分期的进展而增加。细胞学实验表明,MCP-1 mRNA 表达增加与细胞的高转移潜能正相关。单因素分析显示转移时间、肿瘤大小、转移数和 MCP-1 均是有意义的预后因子。多因素分析证实 MCP-1 表达是无肝累及生存的预后因素。CRC 中 MCP-1 可能与血管形成有关,亦为 CRC 肝肿瘤切除后肝复发的预测指标。

Ang-2 和 VEGF 被认为是肿瘤血管生成决定性调节因子。Ochiumi T 等[165]用免疫组织化学、抗 CD34 的免疫组织化学染色分析 152 例手术切除进展期 CRC 肿瘤侵袭部位 Ang-2、VEGF 的表达和 MVD,回归多变量分析术后 5 年生存,表明淋巴结转移、VEGF 和 Ang-2 表达是不良预后的有意义指标,Ang-2 和 VEGF 共表达可能会导致肿瘤血管生成,是 CRC 发展的预测因素。

Yokomizo 等[166] 研究 67 例结直肠癌 Fas 配体(Fas ligand,Fas L)的表达,发现 48 例 Fas L 阳性,Fas L 阴性中只有一例肝转移,没有静脉侵袭的病例中没有 Fas L,提示 Fas L 可能是结直肠癌静脉侵袭肝转移的预测因子。

Fujimoto 等[167] 用单变量和多变量分析评估 505 例结直肠癌 T_2、T_3、T_4 期手术切除患者的临床病理和免疫组织化学因素(包括年龄、性别、肿瘤定位、大体类型、大小、组织类型、侵袭前沿的去分化、侵袭深度、淋巴侵袭、静脉侵袭、淋巴结转移、CD10、MUC2 和人胃黏液素的表达)与肝转移的关系,发现:大小、组织类型、侵袭前沿的去分化、侵袭深度、淋巴侵袭、静脉侵袭、淋巴结转移、CD10 与肝转移有关。结直肠癌中表达 CD10 是很好的肝转移的预测因子。

Hayashi 等[168] 研究了 43 例结直肠癌肝转移的肝肿瘤及其周围肝组织的凋亡指数(apoptotic index,AI)、增殖指数(proliferation index,PI)、TGF-β1,TGF-βR Ⅱ、Fas 和 Fas L 的免疫组织化学表达发现:除了 PI,其他所有参数都升高;TGF-β1 加强表达出现在转移肿瘤和肝实质周边的界面。加强表达 TGF-β1 和肝实质肿瘤周围的肝细胞凋亡可能表明 TGF-β1 在结直肠癌肝转移中有实质性的作用。

在炎症和肿瘤转移的关系中,Auguste 等[169] 证明转移性肿瘤细胞进入肝脏后激发包括库普弗细胞介导的 TNF-α 的释放和血管内皮细胞黏附受体的活化,如 E 选择素上调的炎症反应。继而该小组用免疫组织化学共聚焦显微镜和三维重建技术,用人的结直肠癌 CX-1 和鼠 H-59 癌细胞分析时空方面接着发生的肿瘤内皮细胞相互作用。结果表明,转移性肿瘤细胞可以改变肝微血管新内皮细胞受体的表达产生,有利于细胞的黏附和迁移出血管。

关于对抗癌药物相关代谢酶系的改变的研究较少,如 5-氟尿嘧啶(5-fluorouracil,5-FU)的活性由二氢嘧啶脱氢酶(dihydropyrimidine dehydrogenase,DPD)、orotate 磷酸核苷转移酶(orotate phosphoribosyl transferase,OPRT)、胸苷酸合成酶(thymidylate synthase,TS)、胸腺嘧啶核苷激酶(thymidine kinase,TK)、胸腺嘧啶核苷磷酸酶(thymidine phosphorylase,TP)和脱氧尿嘧啶核苷三磷酸酶(deoxyuridine triphosphatase,dUTPase)6 种酶决定。Kawahara A 等[170] 用免疫组织化学对比 20 例非转移和 35 例远处转移的结直肠癌中 5-FU 相关酶的表达发现:dUTPase、TK 上调,DPD 下调;35 例远处转移病例中 OPRT、TS 和 dUTPase 明显上调;dUTPase 是结直肠癌转移最可能的预测指标。

(五)综合研究

综合研究是应用多种方法,如基因和基因组、蛋白质和蛋白质组、单或多个分子免疫学联合检测,继以统计学和流行病学手段分析结直肠癌转移的一系列研究。

Zhou 等[171] 回顾性分析了随访的 197 例结直肠癌肝转移发现:肝转移切除术、血清 CEA(sCEA)浓度、肝转移的数目和大小是结直肠癌肝转移的重要预测因素,另外 PI 也可以被用于预测结直肠癌肝转移。Takagawa 等[172] 用多变量分析研究了 638 例术前 sCEA 水平,发现最佳临界值是 10ng/ml;92 例 TNM 分期中 Ⅱ 期和 Ⅲ 期的无复发生存率在血清临界值前后明显不同。Mehrkhani 等[173] 用 Cox 回归分析单转诊制度的癌症库中 1999—2002 年接受过结直肠癌切除术的 1 090 例病例(排除结直肠癌复发或有新辅助化疗史的病例),发现外科术前 CEA 水平可以预测结直肠癌患者的术后生存率。

胞外基质降解是癌症侵袭和发展的固有过程,其中 MMP-2 和 MMP-9 及其天然抑制因子参与了此过程。Waas 等[174] 用酶谱、ELISA、ROC 曲线和 Kaplan-Meier 生存分析随访 57 例肝转移切除术前后 proMMP-2、MMP-9 和 TIMP-1 的血浆表达水平,所得数据与 51 例健康对照、94 例原发 CRC 比较。术前血浆 proMMP-2、MMP-9 和 TIMP-1 水平对于结直肠癌肝转移没有诊断或预测标志物的价值,CEA 在诊断和预测测试里被证明是更好的标志物;在术后随访中,长期低水平的 proMMP-2 似乎与复发有关。

CEA 和 CA19-9 在结直肠癌患者中通常升高。Sasaki 等[175]用单变量和多变量分析回顾分析了 90 例肝切除或未切除的结直肠癌肝转移的血清 CEA 和 CA19-9 及其他临床数据，发现血清 CA19-9 升高是肝转移的危险信号，可能有助于预测结直肠癌肝转移患者的肝外转移。Iwasaki 等[176]用 Cox 比例风险回归模型回顾性分析 80 例结直肠癌肝或肺转移切除，发现血清 CEA 在肺转移时有明显差异但是肝转移时没有明显差异。

Katoh 等[177]用多元方差预测回顾性分析了 162 例Ⅳ期手术切除 CRC 的临床变量（包括术前 CA19-9、腹膜播散、侵袭深度、年龄、肝转移范围、病理淋巴结转移情况、性别等肿瘤因素，术后疗法、围手术期输血、淋巴结解剖范围等治疗因素）与生存率的关系，发现术后治疗、围手术期输血、CA19-9、肝转移范围和腹膜播散是独立的预后预测因素，因此推定全身免疫表型（CA19-9）、远处转移（肝转移程度）和局部进展（腹膜播散）是生存最差的三个明确的变量。Delektorskaya[178]研究了原发性结直肠腺癌标志物 β-联蛋白、MMP-9、胶原Ⅳ、层粘连蛋白在 CRC 中的作用，提示侵袭前沿 MMP-9 的高表达与 β-联蛋白在癌细胞核中、层粘连蛋白在胞质中高度聚集，以及基膜中胶原Ⅳ的缺乏明显相关。此种变化是结直肠腺癌高侵袭潜能的特征，因而这些指标可以用来预测结直肠腺癌的临床进程和 CRC 的患病风险。

近来研究表明，CRC 细胞运动中 CXCR3/趋化因子相互作用是恶性肿瘤的转移过程之一。Cambien[179] 应用表达 CXCR3 的人 CRC 细胞系 HT29 和鼠细胞系 C26 进行研究，发现 CXCR3 诱导的配体活化 CRC 细胞迁移和生长均可被 CXCR3 阻断剂 AMG487 阻断。在体实验表明，AMG487 的预防和治疗及同时测定肺淋巴结和肿瘤中 CXCR3 表达水平，可以显著抑制人和鼠 CRC 的肺转移而不影响肝转移。Rubie 等[180]用定量实时 PCR、IHC 和蛋白质印迹法对比 25 例 UC、8 例 CRA、48 例不同阶段的 CRC 和 16 例 CRLM 及其原发结直肠癌的切除样本评估趋化因子受体 CXCR1~4 的表达，发现 CXC 受体 1、2 和 4 在所有 CRC 中上调，CXCR3 只在 CRLM 中过表达；CXCR4 的表达主要出现在 CRC 的肿瘤细胞、CRLM 的肿瘤侵袭前沿的肝细胞中。

与 sLeX 合成相关的 N-乙酰葡萄糖胺转移酶 V（N-ace tylglucosaminyltransferase V，GnT-V）的表达和血源性转移、不良预后有关。Murata 等[181]建立了过表达 GnT-V 的人结肠癌细胞系 DLD-1 和 WiDr，由于 sLeX 是 E 选择素的一个配体，GnT-V 高表达诱导了 sLeX 在结肠癌细胞中的表达，加强其对远处器官（如肝、肺）血管内皮的黏附作用来引导结肠癌细胞转移；抑制 GnT-V 活性可能会通过降低 sLeX 表达来阻止结肠癌转移。癌细胞的转移与淋巴细胞进入炎性组织具有类似的特征。淋巴细胞膜上的特异性糖链 sLeX 抗原是炎症区域活化血管内皮细胞黏附分子——选择素（selectin）的配体。核心 2β1,6N-乙酰葡萄糖胺转移酶（2 beta-1,6-N-acetylglucosaminyltransferase，C2GnT1）的活性增加，可使含有核心 2-分支 O-连接糖链末端 sLeX（core 2-branched O-glycans，C2-O-sLeX）合成增加，从而极大增加淋巴细胞与血管内皮细胞的黏附和结合。St Hill 等[182]以 113 例人原发性结直肠腺癌、10 例结直肠腺瘤、46 例转移性肝癌、28 例正常结肠组织和 5 例正常肝组织为对象，检测了结直肠腺癌恶性变和转移进程中 C2-O-sLeX（用 CHO-131 单抗检测）的表达谱的变化，以及 20 例正常、15 例中等、2 例分化的结直肠腺癌和 5 例正常结肠组织中 C2GnT1 mRNA 的表达，结果显示，70% 结直肠癌和 87% 转移性肝癌均对 CHO-131 单抗呈高反应性，而结直肠腺瘤、正常结肠和肝组织无反应。同时发现结直肠癌中 C2GnT1 较正常结直肠组织高 15 倍，提示 C2-O-sLeX 高表达是一个潜在的结直肠癌的早期预测标志物。

Uner 等[183]用 ELISA 研究 64 例（32 例男性和 32 例女性）结直肠癌和 16 例健康对照，发现：结直肠癌肝转移患者中 E 选择素血清浓度显著升高，但与其他参数（如年龄、疾病分期、病理分化或者原发肿瘤的定位）没有明显关联，血清 E 选择素被证实与整体生存率相关。sE 选择素浓度可能不能作为结直肠癌转移的预测标志物，但是 sE 选择素的高表达有助于肝转移的诊断。

Uemura 等[184] 研究了唾液酸酶(neuraminidase 1,Neu1)的表达和转移潜能的关系。当过度表达 Neu1 的 HT-29 结肠细胞注射入小鼠后,在体研究发现肝转移显著降低,体外细胞运动、侵袭和黏附抑制,主要的分子改变是整联蛋白 β4 的唾液酸化的降低。去唾液酸化伴随整联蛋白磷酸化降低及聚焦黏附激酶和 Erk1/2 通路的弱化。Neu1 可致 MMP-7 表达下调,应用 o- 糖基化抑制剂 GalNAc-α-O-benzyl 处理细胞显示肽核酸(polyamide nucleic acid,PNA)阳性的整联蛋白 β4 增加伴磷酸化降低,提示 NEU1 是重要的整联蛋白 β4 介导的信号转导物,可导致转移的抑制。

血管黏附蛋白 -1(vascular adhesion protein-1,VAP-1)是调控淋巴细胞组织穿透力的内皮细胞分子。结直肠癌患者血清可溶性血管黏附蛋白 -1(soluble vascular adhesion protein,sVAP-1)的平均水平显著高于正常对照,并与静脉侵犯、淋巴结和含肝转移的远处转移及 TNM 分期相关。进一步研究表明,术前 sVAP-1 水平提示患者预后较差,sVAP-1 是一个淋巴结和肝转移的独立预测指标[185]。

与恶性表型相关的凝血系统相关物的研究也受到关注。Illemann 等[186] 研究凝血酶原及其调节物 u-PA 和 PAI-1 的表达类型,在所有的 14 例原发性肠癌中 u-PAR、u-PA mRNA 和 PAI-1 表达上调,定位在侵袭前沿。5 例肝转移病例中,u-PAR、u-PA mRNA 和 PAI-1 的表达与原发癌类似,另 9 例肝转移则与转移灶中的坏死有关,肝转移中两种不同的表达类型与临床不同的肿瘤生长密切相关,提示可能在结肠癌治疗中发挥作用。

在 TGF-β/Smad 信号途径的研究中,结直肠癌中 Smad4 突变或减少增加转移,与不良预后直接相关。曾报道结肠腺癌 Smad7 过表达通过封锁 TGF-β 抑制生长诱导肿瘤凋亡。Halder 等[187] 采用脾注射模型、基因组 DNA 聚合酶链反应、免疫组织化学发现,Smad7 迁移至肝诱导肝转移,使细胞呈低分化梭形形态高度增殖;肝转移中 TGF-β R Ⅱ上调与磷酸化及 Smad2 核聚集相关,密封蛋白 -1、密封蛋白 -4 和上皮钙黏素增加表达。结肠癌细胞中 TGF-β/Smad 通路的封锁诱导转移,Smad 信号途径在抑制结肠癌中有重要作用。

通过配体激活或表皮生长因子(human epidermal growth factor 2,HER2)异源二聚化导致的表皮细胞生长因子受体(EGFR/HER1)激活在结直肠癌发展中有重要的作用,EGFR 配体双调蛋白(amphiregulin,AR)可能与胃肠癌发生发展相关。Yamada 等[188] 用免疫组织化学、多元分析 106 例结直肠癌原发部位和 16 例转移至肝的肝样本 AR、EGFR 和 HER2 蛋白表达,发现 AR 是结直肠癌肝转移的独立预测因子。

Murad 等[189] 分析了 49 例没有并发其他器官转移的结直肠癌肝转移的 p53、Ki-67、p16 和分子标志物的免疫表达,结合患者的临床数据(如年龄、性别、肝转移的大小或最大的病灶、切除和折中的卫星状小结节的数目、缘切除的肿瘤空白),发现:p53 的免疫表达与最短的无病生存相关;增殖标志物 Ki-67 与无病生存期的降低、长期生存没有相关性;增殖标志物 p16 的免疫表达和肝转移相关;接受了术后 5-FU 系统化疗的增殖标志物的表达与无病生存期无关。可见分子标志物有助于评估结直肠腺癌肝转移。

已知肿瘤浸润的 T 淋巴细胞(tumor-infiltrating T lymphocytes,TIL)在原发结直肠癌中有重要作用。Wagner P 等[190] 用多色流式细胞、干扰素 γ 斑点分析 16 例结直肠癌肝转移及其对应的正常肝组织,发现:转移在 CD4+ 细胞中显著增强,其中肝转移在激活的 CD4+、CD25+ 效应细胞中显著增加;转移显示在更高比例的活化(CD69+、CD25+)和细胞毒性活性(CD107a+、CD8+)TIL。CD4+ 和 CD8+TIL 在肝转移中被选择性激活。Sasaki A[191] 回顾性研究了 97 例经历了肝切除术的结直肠癌肝转移患者术前外周血白细胞的绝对计数、临床病理因素和长期预测。单变量分析显示,外周单核细胞计数 >300/ml 的患者有更差的癌症相关 5 年生存率;多变量分析显示,术前外周血单核细胞计数 >300/ml、术前 CEA 水平(>10ng/ml)是肝切除术后癌症相关生存的独立预测因素。术前外周单核细胞计数与白细胞计数、嗜中性粒细胞计数、结直肠和肝手术间隔或术前 CEA 值相关,但是与肿瘤细胞数目无关。术前绝对外周血单核细胞计数 >300/ml 是经历肝切除术的结直肠癌肝转移患者癌症相关生存率的独立预测因素。

应用不同的研究平台技术得到的结直肠癌肝转移的相关分子总结见表 6-4。

表 6-4　结直肠癌肝转移的相关分子

研究体系	结直肠癌肝转移的相关分子
基因组学和基因[127-135]	CEA、BAMAI、FGFR-1、IGF-1R、OPN、多能蛋白聚糖、ADAM17、CKS2、PRDX1、CXCR4、CXCL12、LCN2、IL-8、EphA4、EphB2
ncRNA 和表观遗传组学研究[136-138]	lincRNA、miRNA、circRNA 分别见表 6-1、表 6-2 和表 6-3
蛋白和蛋白质组学[139-145]	桥粒胶蛋白 -2、α- 烯醇化酶、磷酸丙糖异构酶、HSP-27、GST、pIκB-α、TNF-α、MFAP3L、COX-2、VEGF-A、TP、S100A6、S100A11、Annexin Ⅱ、L-FABP、FNγ
免疫组织化学[146-170]	TROP2、MMP-7（dysadherin，E-cadherin，matrilysin）、上皮钙黏素、β- 联蛋白、NF-κB、PPARγ（FAK，Src）、Trx-1、VEGF Ref-1、PI3K、SATB2、Reg Ⅳ、PRL-3、半乳凝素 -3、MASPIN、P 选择素、CTGF、层粘连蛋白、MCP-1（Ang-2，VEGF）、Fas L、CD10、TGF-β1、E 选择素、dUTPase
其他[171-191]	CEA、CA19-9、β- 联蛋白、MMP-9、胶原 Ⅳ、LN、CXCR3、sLeX、C2-O-sLeX、GnT-Ⅴ、Neu1、sVAP-1、sE 选择素、u-PAR、u-PA、PAI-1、Smad7、AR、p16、proMMP-2

（刘银坤）

参考文献

［1］CHO J Y, SUNG H J. Proteomic approaches in lung cancer biomarker development [J]. Expert Rev Proteomics, 2009, 6 (1): 27-42.

［2］SUN S, LEE N P, POON R T, et al. Oncoproteomics of hepatocellular carcinoma: from cancer markers'discovery to functional pathways [J]. Liver Int, 2007, 27 (8): 1021-1038.

［3］GEBHART E, LIEHR T. Patterns of genomic imbalances in human solid tumors (Review)[J]. Int J Oncol, 2000, 16 (2): 383-399.

［4］KELLY L, CLARK J, GILLILAND D G. Comprehensive genotypic analysis of leukemia: clinical and therapeutic

implications [J]. Curr Opin Oncol, 2002, 14 (1): 10-18.

［5］WALTHER A, JOHNSTONE E, SWANTON C, et al. Genetic prognostic and predictive markers in colorectal cancer [J]. Nat Rev Cancer, 2009, 9 (7): 489-499.

［6］KALLIONIEMI A. CGH microarrays and cancer [J]. Curr Opin Biotechnol, 2008, 19 (1): 36-40.

［7］SHAH S P. Computational methods for identification of recurrent copy number alteration patterns by array CGH [J]. Cytogenet Genome Res, 2008, 123 (1-4): 343-351.

［8］LOCKWOOD W W, CHARI R, CHI B, et al. Recent advances in array comparative genomic hybridization technologies and their applications in human genetics [J]. Eur J Hum Genet, 2006, 14 (2): 139-148.

［9］BEJJANI B A, SHAFFER L G. Application of array-based comparative genomic hybridization to clinical diagnostics [J]. J Mol Diagn, 2006, 8 (5): 528-533.

［10］SHINAWI M, CHEUNG S W. The array CGH and its clinical applications [J]. Drug Discov Today, 2008, 13 (17/18): 760-770.

［11］COSTA J L, MEIJER G, YLSTRA B, et al. Array comparative genomic hybridization copy number profiling: a new tool for translational research in solid malignancies [J]. Semin Radiat Oncol, 2008, 18 (2): 98-104.

［12］HARADA T, CHELALA C, CRNOGORAC-JURCEVIC T, et al. Genome-wide analysis of pancreatic cancer using microarray-based techniques [J]. Pancreatology, 2009, 9 (1/2): 13-24.

［13］PINKEL D, STRAUME T, GRAY J W. Cytogenetic analysis using quantitative, high-sensitivity, fluorescence hybridization [J]. Proc Natl Acad Sci U S A, 1986, 83 (9): 2934-2938.

［14］RIED T, BALDINI A, RAND T C, et al. Simultaneous visualization of seven different DNA probes by in situ hybridization using combinatorial fluorescence and digital imaging microscopy [J]. Proc Natl Acad Sci U S A, 1992, 89 (4): 1388-1392.

［15］NEDERLOF P M, VAN DER FLIER S, VROLIJK J, et al. Fluorescence ratio measurements of double-labeled probes for multiple in situ hybridization by digital imaging microscopy [J]. Cytometry, 1992, 13 (8): 839-845.

［16］SPEICHER M R, GWYN BALLARD S, WARD D C. Karyotyping human chromosomes by combinatorial multifluor FISH [J]. Nat Genet, 1996, 12 (4): 368-375.

［17］SCHR CK E, DU MANOIR S, VELDMAN T, et al. Multicolor spectral karyotyping of human chromosomes [J]. Science, 1996, 273 (5274): 494-497.

［18］KEARNEY L. Multiplex-FISH (M-FISH): technique, developments and applications [J]. Cytogenet Genome Res,

2006, 114 (3/4): 189-198.

[19] EILS R, UHRIG S, SARACOGLU K, et al. An optimized, fully automated system for fast and accurate identification of chromosomal rearrangements by multiplex-FISH (M-FISH)[J]. Cytogenet Cell Genet, 1998, 82 (3/4): 160-171.

[20] UHRIG S, SCHUFFENHAUER S, FAUTH C, et al. Multiplex-FISH for pre-and postnatal diagnostic applications [J]. Am J Hum Genet, 1999, 65 (2): 448-462.

[21] MARSHALL A, HODGSON J. DNA chips: an array of possibilities [J]. Nat Biotechnol, 1998, 16 (1): 27-31.

[22] SCHENA M, SHALON D, DAVIS R W, et al. Quantitative monitoring of gene expression patterns with a complementary DNA microarray [J]. Science, 1995, 270 (5235): 467-470.

[23] LIPSHUTZ R J, FODOR S P, GINGERAS T R, et al. High density synthetic oligonucleotide arrays [J]. Nat Genet, 1999, 21 (1 Suppl): 20-24.

[24] YE Q H, QIN L X, FORGUES M, et al. Predicting hepatitis B virus-positive metastatic hepatocellular carcinomas using gene expression profiling and supervised machine learning [J]. Nat Med, 2003, 9 (4): 416-423.

[25] ALIZADEH A A, EISEN M B, DAVIS R E, et al. Distinct types of diffuse large B-cell lymphoma identified by gene expression profiling [J]. Nature, 2000, 403 (6769): 503-511.

[26] OKABE H, SATOH S, KATO T, et al. Genome-wide analysis of gene expression in human hepatocellular carcinomas using cDNA microarray: identification of genes involved in viral carcinogenesis and tumor progression [J]. Cancer Res, 2001, 61 (5): 2129-2137.

[27] SELIGER B, DRESSLER S P, WANG E, et al. Combined analysis of transcriptome and proteome data as a tool for the identification of candidate biomarkers in renal cell carcinoma [J]. Proteomics, 2009, 9 (6): 1567-1581.

[28] MĂNDOIU II, PRĂJESCU C. High-throughput SNP genotyping by SBE/SBH [J]. IEEE Trans Nanobioscience, 2007, 6 (1): 28-35.

[29] CUNHA B A, ESRICK M D, LARUSSO M. Staphylococcus hominis native mitral valve bacterial endocarditis (SBE) in a patient with hypertrophic obstructive cardiomyopathy [J]. Heart Lung, 2007, 36 (5): 380-382.

[30] SHEN R, FAN J B, CAMPBELL D, et al. High-throughput SNP genotyping on universal bead arrays [J]. Mutat Res, 2005, 573 (1/2): 70-82.

[31] VAN HEEK N T, CLAYTON S J, STURM P D, et al. Comparison of the novel quantitative ARMS assay and an enriched PCR-ASO assay for K-ras mutations with conven-tional cytology on endobiliary brush cytology from 312 consecutive extrahepatic biliary stenoses [J]. J Clin Pathol, 2005, 58 (12): 1315-1320.

[32] DALMA-WEISZHAUSZ D D, MURPHY G M JR. Single nucleotide polymorphisms and their characterization with oligonucleotide microarrays [J]. Psychiatr Genet, 2002, 12 (2): 97-107.

[33] 盛海辉, 肖华胜. 细胞色素 P450 基因多态性与药物代谢 [J]. 国际遗传学杂志, 2008 (3): 206-212.

[34] FROMMER M, MCDONALD L E, MILLAR D S, et al. A genomic sequencing protocol that yields a positive display of 5-methylcytosine residues in individual DNA strands [J]. Proc Natl Acad Sci U S A, 1992, 89 (5): 1827-1831.

[35] GITAN R S, SHI H, CHEN C M, et al. Methylation-specific oligonucleotide microarray: a new potential for high-throughput methylation analysis [J]. Genome Res, 2002, 12 (1): 158-164.

[36] GAO L, CHENG L, ZHOU J N, et al. DNA microarray: a high throughput approach for methylation detection [J]. Colloids Surf B Biointerfaces, 2005, 40 (3/4): 127-131.

[37] BIBIKOVA M, CHUDIN E, WU B, et al. Human embryonic stem cells have a unique epigenetic signature [J]. Genome Res, 2006, 16 (9): 1075-1083.

[38] CROSS S H, CHARLTON J A, NAN X, et al. Purification of CpG islands using a methylated DNA binding column [J]. Nat Genet, 1994, 6 (3): 236-244.

[39] VERSMOLD B, FELSBERG J, MIKESKA T, et al. Epigenetic silencing of the candidate tumor suppressor gene PROX1 in sporadic breast cancer [J]. Int J Cancer, 2007, 121 (3): 547-554.

[40] RUSH L J, PLASS C. Restriction landmark genomic scanning for DNA methylation in cancer: past, present, and future applications [J]. Anal Biochem, 2002, 307 (2): 191-201.

[41] 张松法, 叶枫, 陈怀增, 等. 基因组 CpG 岛甲基化检测技术研究进展 [J]. 国际遗传学杂志, 2006 (3): 201-203.

[42] HATADA I, HAYASHIZAKI Y, HIROTSUNE S, et al. A genomic scanning method for higher organisms using restriction sites as landmarks [J]. Proc Natl Acad Sci U S A, 1991, 88 (21): 9523-9527.

[43] HAYASHIZAKI Y, WATANABE S. Restriction landmark genomic scanning (RLGS)[M]. Tokyo: Springer Verlag, 1997.

[44] MATSUYAMA T, KIMURA M T, KOIKE K, et al. Global methylation screening in the Arabidopsis thaliana and Mus musculus genome: applications of virtual image restriction landmark genomic scanning (Vi-RLGS)[J]. Nucleic Acids Res, 2003, 31 (15): 4490-4496.

［45］村松正実, 山本雅. 新遺伝子工学ハンドブック [M]. Yōdosha, 2003.

［46］SUZUKI N, KAMATAKI A, YAMAKI J, et al. Characterization of circulating DNA in healthy human plasma [J]. Clin Chim Acta, 2008, 387 (1/2): 55-58.

［47］JAHR S, HENTZE H, ENGLISCH S, et al. DNA fragments in the blood plasma of cancer patients: quantitations and evidence for their origin from apoptotic and necrotic cells [J]. Cancer Res, 2001, 61 (4): 1659-1665.

［48］DELIGEZER U, YAMAN F, ERTEN N, et al. Frequent copresence of methylated DNA and fragmented nucleosomal DNA in plasma of lymphoma patients [J]. Clin Chim Acta, 2003, 335 (1/2): 89-94.

［49］REN N, QIN L X, TU H, et al. The prognostic value of circulating plasma DNA level and its allelic imbalance on chromosome 8p in patients with hepatocellular carcinoma [J]. J Cancer Res Clin Oncol, 2006, 132 (6): 399-407.

［50］SOZZI G, CONTE D, MARIANI L, et al. Analysis of circulating tumor DNA in plasma at diagnosis and during follow-up of lung cancer patients [J]. Cancer Res, 2001, 61 (12): 4675-4678.

［51］GAUTSCHI O, BIGOSCH C, HUEGLI B, et al. Circulating deoxyribonucleic Acid as prognostic marker in non-small-cell lung cancer patients undergoing chemotherapy [J]. J Clin Oncol, 2004, 22 (20): 4157-4164.

［52］CHENG C, OMURA-MINAMISAWA M, KANG Y, et al. Quantification of circulating cell-free DNA in the plasma of cancer patients during radiation therapy [J]. Cancer Sci, 2009, 100 (2): 303-309.

［53］MAYRHOFER C, KRIEGER S, ALLMAIER G, et al. DIGE compatible labelling of surface proteins on vital cells in vitro and in vivo [J]. Proteomics, 2006, 6 (2): 579-585.

［54］CHOI K S, SONG L, PARK Y M, et al. Analysis of human plasma proteome by 2DE-and 2D nanoLC-based mass spectrometry [J]. Prep Biochem Biotechnol, 2006, 36 (1): 3-17.

［55］HUTCHENS T W, YIP T T. New desorption strategies for the mass spectrometric analysis of macromolecules [J]. Rapid Commun Mass Spectrom, 1993, 7 (7): 576-580.

［56］SEIBERT V, WIESNER A, BUSCHMANN T, et al. Surface-enhanced laser desorption ionization time-of-flight mass spectrometry (SELDI TOF-MS) and ProteinChip technology in proteomics research [J]. Pathol Res Pract, 2004, 200 (2): 83-94.

［57］FAUQ A H, KACHE R, KHAN M A, et al. Synthesis of acid-cleavable light isotope-coded affinity tags (ICAT-L) for potential use in proteomic expression profiling analysis [J]. Bioconjug Chem, 2006, 17 (1): 248-254.

［58］SHUI W, LIU Y, FAN H, et al. Enhancing TOF/TOF-based de novo sequencing capability for high throughput protein identification with amino acid-coded mass tagging [J]. J Proteome Res, 2005, 4 (1): 83-90.

［59］ROSS P L, HUANG Y N, MARCHESE J N, et al. Multiplexed protein quantitation in Saccharomyces cerevisiae using amine-reactive isobaric tagging reagents [J]. Mol Cell Proteomics, 2004, 3 (12): 1154-1169.

［60］LEDUE T B, GARFIN D. Immunofixation an dimmunoblotting//ROSE N R, CONWAY DE M E, FOLDS J D, et al. Manual of clinic laboratory microbiology [M]. Washington D C: American Society for Microbiology, 1997: 54-64.

［61］PUIG O, CASPARY F, RIGAUT G, et al. The tandem affinity purification (TAP) method: a general procedure of protein complex purification [J]. Methods, 2001, 24 (3): 218-229.

［62］NAOUR F L, BRICHORY F, BERETTA L, et al. Identification of tumor-associated antigens using proteomics [J]. Technol Cancer Res Treat, 2002, 1 (4): 257-262.

［63］LICHTENFELS R, KELLNER R, BUKUR J, et al. Heat shock protein expression and anti-heat shock protein reactivity in renal cell carcinoma [J]. Proteomics, 2002, 2 (5): 561-570.

［64］BRICHORY F M, MISEK D E, YIM A M, et al. An immune response manifested by the common occurrence of annexins Ⅰ and Ⅱ autoantibodies and high circulating levels of IL-6 in lung cancer [J]. Proc Natl Acad Sci U S A, 2001, 98 (17): 9824-9829.

［65］LE NAOUR F, MISEK D E, KRAUSE M C, et al. Proteomics-based identification of RS/DJ-1 as a novel circulating tumor antigen in breast cancer [J]. Clin Cancer Res, 2001, 7 (11): 3328-3335.

［66］LE NAOUR F, BRICHORY F, MISEK D E, et al. A distinct repertoire of autoantibodies in hepatocellular carcinoma identified by proteomic analysis [J]. Mol Cell Proteomics, 2002, 1 (3): 197-203.

［67］冯钜涛, 刘银坤, 代智, 等. 血清蛋白质组分析技术筛选肝癌自发抗体 [J]. 中华肝脏病杂志, 2005, 13 (11): 46-49.

［68］PETRICOIN E F, ARDEKANI A M, HITT B A, et al. Use of proteomic patterns in serum to identify ovarian cancer [J]. Lancet, 2002, 359 (9306): 572-577.

［69］YANAGISAWA K, SHYR Y, XU B J, et al. Proteomic patterns of tumour subsets in non-small-cell lung cancer [J]. Lancet, 2003, 362 (9382): 433-439.

［70］ORNSTEIN D K, RAYFORD W, FUSARO V A, et al. Serum proteomic profiling can discriminate prostate cancer from benign prostates in men with total prostate specific antigen levels between 2. 5 and 15. 0ng/ml [J]. J Urol,

2004, 172 (4 Pt 1): 1302-1305.

[71] JUNKER K, GNEIST J, MELLE C, et al. Identification of protein pattern in kidney cancer using ProteinChip arrays and bioinformatics [J]. Int J Mol Med, 2005, 15 (2): 285-290.

[72] HUDELIST G, PACHER-ZAVISIN M, SINGER C F, et al. Use of high-throughput protein array for profiling of differentially expressed proteins in normal and malignant breast tissue [J]. Breast Cancer Res Treat, 2004, 86 (3): 281-291.

[73] SOLTYS S G, LE Q T, SHI G, et al. The use of plasma surface-enhanced laser desorption/ionization time-of-flight mass spectrometry proteomic patterns for detection of head and neck squamous cell cancers [J]. Clin Cancer Res, 2004, 10 (14): 4806-4812.

[74] CHEN Y D, ZHENG S, YU J K, et al. Artificial neural networks analysis of surface-enhanced laser desorption/ionization mass spectra of serum protein pattern distinguishes colorectal cancer from healthy population [J]. Clin Cancer Res, 2004, 10 (24): 8380-8385.

[75] 黄成, 樊嘉, 周俭, 等. 肝细胞癌门静脉癌栓形成相关的血清蛋白质分子标记物研究 [J]. 中华医学杂志, 2005 (11): 781-785.

[76] SONG H Y, LIU Y K, FENG J T, et al. Proteomic analysis on metastasis-associated proteins of human hepatocellular carcinoma tissues [J]. J Cancer Res Clin Oncol, 2006, 132 (2): 92-98.

[77] FENG J T, LIU Y K, SONG H Y, et al. Heat-shock protein 27: a potential biomarker for hepatocellular carcinoma identified by serum proteome analysis [J]. Proteomics, 2005, 5 (17): 4581-4588.

[78] WONG J W, CAGNEY G, CARTWRIGHT H M. SpecAlign—processing and alignment of mass spectra datasets [J]. Bioinformatics, 2005, 21 (9): 2088-2090.

[79] SHIN H, MUTLU M, KOOMEN J M, et al. Parametric power spectral density analysis of noise from instrumentation in MALDI TOF mass spectrometry [J]. Cancer Inform, 2007, 3: 219-230.

[80] SHIN H, MARKEY M K. A machine learning perspective on the development of clinical decision support systems utilizing mass spectra of blood samples [J]. J Biomed Inform, 2006, 39 (2): 227-248.

[81] CRUZ-MARCELO A, GUERRA R, VANNUCCI M, et al. Comparison of algorithms for pre-processing of SELDI-TOF mass spectrometry data [J]. Bioinformatics, 2008, 24 (19): 2129-2136.

[82] CUI J, KANG X, DAI Z, et al. Prediction of chronic hepatitis B, liver cirrhosis and hepatocellular carcinoma by SELDI-based serum decision tree classification [J]. J Cancer Res Clin Oncol, 2007, 133 (11): 825-834.

[83] SCHWEGLER E E, CAZARES L, STEEL L F, et al. SELDI-TOF MS profiling of serum for detection of the progression of chronic hepatitis C to hepatocellular carcinoma [J]. Hepatology, 2005, 41 (3): 634-642.

[84] SCARLETT C J, SAXBY A J, NIELSEN A, et al. Proteomic profiling of cholangiocarcinoma: diagnostic potential of SELDI-TOF MS in malignant bile duct stricture [J]. Hepatology, 2006, 44 (3): 658-666.

[85] LIM J Y, CHO J Y, PAIK Y H, et al. Diagnostic application of serum proteomic patterns in gastric cancer patients by ProteinChip surface-enhanced laser desorption/ionization time-of-flight mass spectrometry [J]. Int J Biol Markers, 2007, 22 (4): 281-286.

[86] LIU X P, SHEN J, LI Z F, et al. A serum proteomic pattern for the detection of colorectal adenocarcinoma using surface enhanced laser desorption and ionization mass spectrometry [J]. Cancer Invest, 2006, 24 (8): 747-753.

[87] YANG S Y, XIAO X Y, ZHANG W G, et al. Application of serum SELDI proteomic patterns in diagnosis of lung cancer [J]. BMC Cancer, 2005, 5: 83.

[88] XU G, XIANG C Q, LU Y, et al. SELDI-TOF-MS-based serum proteomic screening in combination with CT scan distinguishes renal cell carcinoma from benign renal tumors and healthy persons [J]. Technol Cancer Res Treat, 2009, 8 (3): 225-230.

[89] NAVAGLIA F, FOGAR P, BASSO D, et al. Pancreatic cancer biomarkers discovery by surface-enhanced laser desorption and ionization time-of-flight mass spectrometry [J]. Clin Chem Lab Med, 2009, 47 (6): 713-723.

[90] CHENG L, ZHOU L, TAO L, et al. SELDI-TOF MS profiling of serum for detection of laryngeal squamous cell carcinoma and the progression to lymph node metastasis [J]. J Cancer Res Clin Oncol, 2008, 134 (7): 769-776.

[91] WEI Y S, ZHENG Y H, LIANG W B, et al. Identification of serum biomarkers for nasopharyngeal carcinoma by proteomic analysis [J]. Cancer, 2008, 112 (3): 544-551.

[92] ZHOU L, CHENG L, TAO L, et al. Detection of hypopharyngeal squamous cell carcinoma using serum proteomics [J]. Acta Otolaryngol, 2006, 126 (8): 853-860.

[93] HO D W, YANG Z F, WONG B Y, et al. Surface-enhanced laser desorption/ionization time-of-flight mass spectrometry serum protein profiling to identify nasopharyngeal carcinoma [J]. Cancer, 2006, 107 (1): 99-107.

[94] WARD D G, CHENG Y, N'KONTCHOU G, et al. Changes in the serum proteome associated with the development of hepatocellular carcinoma in hepatitis C-related cirrhosis [J]. Br J Cancer, 2006, 94 (2): 287-292.

［95］CAO S M, GUO X, CHEN F J, et al. Serum diagnosis of head and neck squamous cell carcinoma using surface-enhanced desorption ionization mass spectrometry and artificial neural network analyses [J]. Ai Zheng, 2007, 26 (7): 767-770.

［96］AU J S, CHO W C, YIP T T, et al. Deep proteome profiling of sera from never-smoked lung cancer patients [J]. Biomed Pharmacother, 2007, 61 (9): 570-577.

［97］QI H N. Support vector machines and application research overview [J]. Computer Engineering, 2004 (10): 6-9.

［98］BOTTING S K, TRZECIAKOWSKI J P, BENOIT M F, et al. Sample entropy analysis of cervical neoplasia gene-expression signatures [J]. BMC Bioinformatics, 2009, 10: 66.

［99］MURAKAMI Y, YASUDA T, SAIGO K, et al. Comprehensive analysis of microRNA expression patterns in hepatocellular carcinoma and non-tumorous tissues [J]. Oncogene, 2006, 25 (17): 2537-2545.

［100］HEWETT R, KIJSANAYOTHIN P. Tumor classification ranking from microarray data [J]. BMC Genomics, 2008, 9 (Suppl 2): S21.

［101］SHEN Q, SHI W M, KONG W. New gene selection method for multiclass tumor classification by class centroid [J]. J Biomed Inform, 2009, 42 (1): 59-65.

［102］OBERTHUER A, BERTHOLD F, WARNAT P, et al. Customized oligonucleotide microarray gene expression-based classification of neuroblastoma patients outperforms current clinical risk stratification [J]. J Clin Oncol, 2006, 24 (31): 5070-5078.

［103］ROEPMAN P, SCHUURMAN A, DELAHAYE L J, et al. A gene expression profile for detection of sufficient tumour cells in breast tumour tissue: microarray diagnosis eligibility [J]. BMC Med Genomics, 2009, 2: 52.

［104］ROSENFELD N, AHARONOV R, MEIRI E, et al. MicroRNAs accurately identify cancer tissue origin [J]. Nat Biotechnol, 2008, 26 (4): 462-469.

［105］KAWAMURA T, MUTOH H, TOMITA Y, et al. Cancer DNA microarray analysis considering multi-subclass with graph-based clustering method [J]. J Biosci Bioeng, 2008, 106 (5): 442-448.

［106］TROLET J, HUP P, HUON I, et al. Genomic profiling and identification of high-risk uveal melanoma by array CGH analysis of primary tumors and liver metastases [J]. Invest Ophthalmol Vis Sci, 2009, 50 (6): 2572-2580.

［107］JIANG H, DENG Y, CHEN H S, et al. Joint analysis of two microarray gene-expression data sets to select lung adenocarcinoma marker genes [J]. BMC Bioinformatics, 2004, 5: 81.

［108］JIANG D F, GAO J, ZHAO N Q. Microarray Data Analysis for Breast Cancer [J]. Fudan University Journal of Medical Sciences, 2005, 32 (2): 169-172.

［109］PATWA T H, LI C, POISSON L M, et al. The identification of phosphoglycerate kinase-1 and histone H4 autoantibodies in pancreatic cancer patient serum using a natural protein microarray [J]. Electrophoresis, 2009, 30 (12): 2215-2226.

［110］MORIYA Y, IYODA A, KASAI Y, et al. Prediction of lymph node metastasis by gene expression profiling in patients with primary resected lung cancer [J]. Lung Cancer, 2009, 64 (1): 86-91.

［111］SHIWA M, NISHIMURA Y, WAKATABE R, et al. Rapid discovery and identification of a tissue-specific tumor biomarker from 39 human cancer cell lines using the SELDI ProteinChip platform [J]. Biochem Biophys Res Commun, 2003, 309 (1): 18-25.

［112］LAWRIE L C, CURRAN S, MCLEOD H L, et al. Application of laser capture microdissection and proteomics in colon cancer [J]. Mol Pathol, 2001, 54 (4): 253-258.

［113］SIMPSON R J, CONNOLLY L M, EDDES J S, et al. Proteomic analysis of the human colon carcinoma cell line (LIM 1215): development of a membrane protein database [J]. Electrophoresis, 2000, 21 (9): 1707-1732.

［114］AHMED N, OLIVA K, WANG Y, et al. Proteomic profiling of proteins associated with urokinase plasminogen activator receptor in a colon cancer cell line using an antisense approach [J]. Proteomics, 2003, 3 (3): 288-298.

［115］STIERUM R, GASPARI M, DOMMELS Y, et al. Proteome analysis reveals novel proteins associated with proliferation and differentiation of the colorectal cancer cell line Caco-2 [J]. Biochim Biophys Acta, 2003, 1650 (1/2): 73-91.

［116］XU W H, CHEN Y D, HU Y, et al. Preoperatively molecular staging with CM10 ProteinChip and SELDI-TOF-MS for colorectal cancer patients [J]. J Zhejiang Univ Sci B, 2006, 7 (3): 235-240.

［117］ROBOZ J, MA L, SUNG M. Protein profiles of serum in colon cancer by SELDI-TOF mass spectrometry [J]. Proteomics, Poster Session AACR, 2002, 190.

［118］PETRICOIN E F, LIOTTA L A. SELDI-TOF-based serum proteomic pattern diagnostics for early detection of cancer [J]. Curr Opin Biotechnol, 2004, 15 (1): 24-30.

［119］FRIEDMAN D B, HILL S, KELLER J W, et al. Proteome analysis of human colon cancer by two-dimensional difference gel electrophoresis and mass spectrometry [J]. Proteomics, 2004, 4 (3): 793-811.

［120］CHAURAND P, DAGUE B B, PEARSALL R S, et al. Profiling proteins from azoxymethane-induced colon tumors at the molecular level by matrix-assisted laser desorption/ionization mass spectrometry [J]. Proteomics, 2001, 1 (10): 1320-1326.

[121] STUL K J, KOUPILOVA K, OSTERREICHER J, et al. Protein abundance alterations in matched sets of macroscopically normal colon mucosa and colorectal carcinoma [J]. Electrophoresis, 1999, 20 (18): 3638-3646.

[122] STUL K J, HERNYCHOV L, PORKERTOV S, et al. Proteome study of colorectal carcinogenesis [J]. Electrophoresis, 2001, 22 (14): 3019-3025.

[123] ROBLICK U J, HIRSCHBERG D, HABERMANN J K, et al. Sequential proteome alterations during genesis and progression of colon cancer [J]. Cell Mol Life Sci, 2004, 61 (10): 1246-1255.

[124] 裴海平, 朱红, 曾亮, 等. 应用二维电泳和质谱技术筛选大肠癌与正常肠组织的差异表达蛋白 [J]. 中国普通外科杂志, 2005, 14 (10): 748-752.

[125] 安萍, 于波, 李世拥, 等. 大肠癌发生和肝转移的蛋白质组学研究 [J]. 中华外科杂志, 2004, 42 (11): 668-671.

[126] TACHIBANA M, OHKURA Y, KOBAYASHI Y, et al. Expression of apolipoprotein A1 in colonic adenocarcinoma [J]. Anticancer Res, 2003, 23 (5b): 4161-4167.

[127] LIN H M, CHATTERJEE A, LIN Y H, et al. Genome wide expression profiling identifies genes associated with colorectal liver metastasis [J]. Oncol Rep, 2007, 17 (6): 1541-1549.

[128] FRITZMANN J, MORKEL M, BESSER D, et al. A colorectal cancer expression profile that includes transforming growth factor beta inhibitor BAMBI predicts metastatic potential [J]. Gastroenterology, 2009, 137 (1): 165-175.

[129] SATO T, OSHIMA T, YOSHIHARA K, et al. Overexpression of the fibroblast growth factor receptor-1 gene correlates with liver metastasis in colorectal cancer [J]. Oncol Rep, 2009, 21 (1): 211-216.

[130] OSHIMA T, AKAIKE M, YOSHIHARA K, et al. Clinicopathological significance of the gene expression of matrix metalloproteinase-7, insulin-like growth factor-1, insulin-like growth factor-2 and insulin-like growth factor-1 receptor in patients with colorectal cancer: insulin-like growth factor-1 receptor gene expression is a useful predictor of liver metastasis from colorectal cancer [J]. Oncol Rep, 2008, 20 (2): 359-364.

[131] OSHIMA T, AKAIKE M, YOSHIHARA K, et al. Overexpression of EphA4 gene and reduced expression of EphB2 gene correlates with liver metastasis in colorectal cancer [J]. Int J Oncol, 2008, 33 (3): 573-577.

[132] AKASHI A, KOMUTA K, HARAGUCHI M, et al. Carci-

noembryonic antigen mRNA in the mesenteric vein is not a predictor of hepatic metastasis in patients with resectable colorectal cancer: a long-term study [J]. Dis Colon Rectum, 2003, 46 (12): 1653-1658.

[133] ROHDE F, RIMKUS C, FRIEDERICHS J, et al. Expression of osteopontin, a target gene of de-regulated Wnt signaling, predicts survival in colon cancer [J]. Int J Cancer, 2007, 121 (8): 1717-1723.

[134] RUBIE C, FRICK V O, PFEIL S, et al. Correlation of IL-8 with induction, progression and metastatic potential of colorectal cancer [J]. World J Gastroenterol, 2007, 13 (37): 4996-5002.

[135] MIYAGAWA S, SOEDA J, TAKAGI S, et al. Prognostic significance of mature dendritic cells and factors associated with their accumulation in metastatic liver tumors from colorectal cancer [J]. Hum Pathol, 2004, 35 (11): 1392-1396.

[136] YANG S, SUN Z, ZHOU Q, et al. MicroRNAs, long noncoding RNAs, and circular RNAs: potential tumor biomarkers and targets for colorectal cancer [J]. Cancer Manag Res, 2018, 10: 2249-2257.

[137] HUANG S, TAN X, HUANG Z, et al. MicroRNA biomarkers in colorectal cancer liver metastasis [J]. J Cancer, 2018, 9 (21): 3867-3873.

[138] LEI B, TIAN Z, FAN W, et al. Circular RNA: a novel biomarker and therapeutic target for human cancers [J]. Int J Med Sci, 2019, 16 (2): 292-301.

[139] SHI H J, STUBBS R, HOOD K. Characterization of de novo synthesized proteins released from human colorectal tumour explants [J]. Electrophoresis, 2009, 30 (14): 2442-2453.

[140] KATAYAMA M, NAKANO H, ISHIUCHI A, et al. Protein pattern difference in the colon cancer cell lines examined by two-dimensional differential in-gel electrophoresis and mass spectrometry [J]. Surg Today, 2006, 36 (12): 1085-1093.

[141] PEI H, ZHU H, ZENG S, et al. Proteome analysis and tissue microarray for profiling protein markers associated with lymph node metastasis in colorectal cancer [J]. J Proteome Res, 2007, 6 (7): 2495-2501.

[142] KANG B, HAO C, WANG H, et al. Evaluation of hepatic-metastasis risk of colorectal cancer upon the protein signature of PI3K/AKT pathway [J]. J Proteome Res, 2008, 7 (8): 3507-3515.

[143] PIEROBON M, CALVERT V, BELLUCO C, et al. Multiplexed cell signaling analysis of metastatic and nonmetastatic colorectal cancer reveals COX2-EGFR signaling activation as a potential prognostic pathway biomarker [J].

Clin Colorectal Cancer, 2009, 8 (2): 110-117.

[144] NAKAMOTO R H, UETAKE H, IIDA S, et al. Correlations between cyclooxygenase-2 expression and angiogenic factors in primary tumors and liver metastases in colorectal cancer [J]. Jpn J Clin Oncol, 2007, 37 (9): 679-685.

[145] MELLE C, ERNST G, SCHIMMEL B, et al. Colon-derived liver metastasis, colorectal carcinoma, and hepatocellular carcinoma can be discriminated by the Ca (2+)-binding proteins S100A6 and S100A11 [J]. PLoS ONE, 2008, 3 (12): e3767.

[146] FANG Y J, LU Z H, WANG G Q, et al. Elevated expressions of MMP7, TROP2, and survivin are associated with survival, disease recurrence, and liver metastasis of colon cancer [J]. Int J Colorectal Dis, 2009, 24 (8): 875-884.

[147] OCHIAI H, NAKANISHI Y, FUKASAWA Y, et al. A new formula for predicting liver metastasis in patients with colorectal cancer: immunohistochemical analysis of a large series of 439 surgically resected cases [J]. Oncology, 2008, 75 (1/2): 32-41.

[148] CHOI H N, KIM K R, LEE J H, et al. Serum response factor enhances liver metastasis of colorectal carcinoma via alteration of the E-cadherin/beta-catenin complex [J]. Oncol Rep, 2009, 21 (1): 57-63.

[149] PANCIONE M, FORTE N, SABATINO L, et al. Reduced beta-catenin and peroxisome proliferator-activated receptor-gamma expression levels are associated with colorectal cancer metastatic progression: correlation with tumor-associated macrophages, cyclooxygenase 2, and patient outcome [J]. Hum Pathol, 2009, 40 (5): 714-725.

[150] DELEKTORSKAYA V V, PEREVOSHCHIKOV A G, GOLOVKOV D A, et al. Expression of E-cadherin, beta-catenin, and CD-44v6 cell adhesion molecules in primary tumors and metastases of colorectal adenocarcinoma [J]. Bull Exp Biol Med, 2005, 139 (6): 706-710.

[151] DE HEER P, KOUDIJS M M, VAN DE VELDE C J, et al. Combined expression of the non-receptor protein tyrosine kinases FAK and Src in primary colorectal cancer is associated with tumor recurrence and metastasis formation [J]. Eur J Surg Oncol, 2008, 34 (11): 1253-1261.

[152] PEETERS C F, RUERS T J, WESTPHAL J R, et al. Progressive loss of endothelial P-selectin expression with increasing malignancy in colorectal cancer [J]. Lab Invest, 2005, 85 (2): 248-256.

[153] NOIKE T, MIWA S, SOEDA J, et al. Increased expression of thioredoxin-1, vascular endothelial growth factor, and redox factor-1 is associated with poor prognosis in patients with liver metastasis from colorectal cancer [J].

Hum Pathol, 2008, 39 (2): 201-208.

[154] WANG M, VOGEL I, KALTHOFF H. Correlation between metastatic potential and variants from colorectal tumor cell line HT-29 [J]. World J Gastroenterol, 2003, 9 (11): 2627-2631.

[155] WANG S, ZHOU J, WANG X Y, et al. Down-regulated expression of SATB2 is associated with metastasis and poor prognosis in colorectal cancer [J]. J Pathol, 2009, 219 (1): 114-122.

[156] OUE N, KUNIYASU H, NOGUCHI T, et al. Serum concentration of Reg IV in patients with colorectal cancer: overexpression and high serum levels of Reg IV are associated with liver metastasis [J]. Oncology, 2007, 72 (5/6): 371-380.

[157] PENG L, NING J, MENG L, et al. The association of the expression level of protein tyrosine phosphatase PRL-3 protein with liver metastasis and prognosis of patients with colorectal cancer [J]. J Cancer Res Clin Oncol, 2004, 130 (9): 521-526.

[158] LI J, GUO K, KOH V W, et al. Generation of PRL-3-and PRL-1-specific monoclonal antibodies as potential diagnostic markers for cancer metastases [J]. Clin Cancer Res, 2005, 11 (6): 2195-2204.

[159] HATATE K, YAMASHITA K, HIRAI K, et al. Liver metastasis of colorectal cancer by protein-tyrosine phosphatase type 4A, 3 (PRL-3) is mediated through lymph node metastasis and elevated serum tumor markers such as CEA and CA19-9 [J]. Oncol Rep, 2008, 20 (4): 737-743.

[160] TSUBOI K, SHIMURA T, MASUDA N, et al. Galectin-3 expression in colorectal cancer: relation to invasion and metastasis [J]. Anticancer Res, 2007, 27 (4b): 2289-2296.

[161] ZHENG H, TSUNEYAMA K, CHENG C, et al. Maspin expression was involved in colorectal adenoma-adenocarcinoma sequence and liver metastasis of tumors [J]. Anticancer Res, 2007, 27 (1a): 259-265.

[162] LIN B R, CHANG C C, CHE T F, et al. Connective tissue growth factor inhibits metastasis and acts as an independent prognostic marker in colorectal cancer [J]. Gastroenterology, 2005, 128 (1): 9-23.

[163] SAITO N, KAMEOKA S. Serum laminin is an independent prognostic factor in colorectal cancer [J]. Int J Colorectal Dis, 2005, 20 (3): 238-244.

[164] YOSHIDOME H, KOHNO H, SHIDA T, et al. Significance of monocyte chemoattractant protein-1 in angiogenesis and survival in colorectal liver metastases [J]. Int J Oncol, 2009, 34 (4): 923-930.

[165] OCHIUMI T, TANAKA S, OKA S, et al. Clinical signifi-

cance of angiopoietin-2 expression at the deepest invasive tumor site of advanced colorectal carcinoma [J]. Int J Oncol, 2004, 24 (3): 539-547.

[166] YOKOMIZO H, YOSHIMATSU K, ISHIBASHI K, et al. Fas ligand expression is a risk factor for liver metastasis in colorectal cancer with venous invasion [J]. Anticancer Res, 2003, 23 (6d): 5221-5224.

[167] FUJIMOTO Y, NAKANISHI Y, SEKINE S, et al. CD10 expression in colorectal carcinoma correlates with liver metastasis [J]. Dis Colon Rectum, 2005, 48 (10): 1883-1889.

[168] HAYASHI H, KOHNO H, ONO T, et al. Transforming growth factor-beta1 induced hepatocyte apoptosis--possible mechanism for growth of colorectal liver metastasis [J]. Acta Oncol, 2004, 43 (1): 91-97.

[169] AUGUSTE P, FALLAVOLLITA L, WANG N, et al. The host inflammatory response promotes liver metastasis by increasing tumor cell arrest and extravasation [J]. Am J Pathol, 2007, 170 (5): 1781-1792.

[170] KAWAHARA A, AKAGI Y, HATTORI S, et al. Higher expression of deoxyuridine triphosphatase (dUTPase) may predict the metastasis potential of colorectal cancer [J]. J Clin Pathol, 2009, 62 (4): 364-369.

[171] ZHOU Z W, REN J Q, WAN D S, et al. Multivariate regressive analysis of prognosis of liver metastases from colorectal cancer [J]. Ai Zheng, 2006, 25 (9): 1149-1152.

[172] TAKAGAWA R, FUJII S, OHTA M, et al. Preoperative serum carcinoembryonic antigen level as a predictive factor of recurrence after curative resection of colorectal cancer [J]. Ann Surg Oncol, 2008, 15 (12): 3433-3439.

[173] MEHRKHANI F, NASIRI S, DONBOLI K, et al. Prognostic factors in survival of colorectal cancer patients after surgery [J]. Colorectal Dis, 2009, 11 (2): 157-161.

[174] WAAS E T, WOBBES T, RUERS T, et al. Circulating gelatinases and tissue inhibitor of metalloproteinase-1 in colorectal cancer metastatic liver disease [J]. Eur J Surg Oncol, 2006, 32 (7): 756-763.

[175] SASAKI A, KAWANO K, INOMATA M, et al. Value of serum carbohydrate antigen 19-9 for predicting extra-hepatic metastasis in patients with liver metastasis from colorectal carcinoma [J]. Hepatogastroenterology, 2005, 52 (66): 1814-1819.

[176] IWASAKI A, SHIRAKUSA T, YAMASHITA Y, et al. Characteristic differences between patients who have undergone surgical treatment for lung metastasis or hepatic metastasis from colorectal cancer [J]. Thorac Cardiovasc Surg, 2005, 53 (6): 358-364.

[177] KATOH H, YAMASHITA K, KOKUBA Y, et al. Surgical

resection of stage IV colorectal cancer and prognosis [J]. World J Surg, 2008, 32 (6): 1130-1137.

[178] DELEKTORSKAYA V V, GOLOVKOV D A, KUSH-LINSKII N E. Clinical significance of levels of molecular biological markers in zones of invasive front-line of colorectal cancer [J]. Bull Exp Biol Med, 2008, 146 (5): 616-619.

[179] CAMBIEN B, KARIMDJEE B F, RICHARD-FIARDO P, et al. Organ-specific inhibition of metastatic colon carcinoma by CXCR3 antagonism [J]. Br J Cancer, 2009, 100 (11): 1755-1764.

[180] RUBIE C, KOLLMAR O, FRICK V O, et al. Differential CXC receptor expression in colorectal carcinomas [J]. Scand J Immunol, 2008, 68 (6): 635-644.

[181] MURATA K, MIYOSHI E, IHARA S, et al. Attachment of human colon cancer cells to vascular endothelium is enhanced by N-acetylglucosaminyltransferase V [J]. Oncology, 2004, 66 (6): 492-501.

[182] ST HILL C A, FAROOQUI M, MITCHELTREE G, et al. The high affinity selectin glycan ligand C2-O-sLex and mRNA transcripts of the core 2 beta-1, 6-N-acetylglucos-aminyltransferase (C2GnT1) gene are highly expressed in human colorectal adenocarcinomas [J]. BMC Cancer, 2009, 9: 79.

[183] UNER A, AKCALI Z, UNSAL D. Serum levels of soluble E-selectin in colorectal cancer [J]. Neoplasma, 2004, 51 (4): 269-274.

[184] UEMURA T, SHIOZAKI K, YAMAGUCHI K, et al. Contribution of sialidase NEU1 to suppression of metastasis of human colon cancer cells through desialylation of integrin beta4 [J]. Oncogene, 2009, 28 (9): 1218-1229.

[185] TOIYAMA Y, MIKI C, INOUE Y, et al. Circulating form of human vascular adhesion protein-1 (VAP-1): decreased serum levels in progression of colorectal cancer and predictive marker of lymphatic and hepatic metastasis [J]. J Surg Oncol, 2009, 99 (6): 368-372.

[186] ILLEMANN M, BIRD N, MAJEED A, et al. Two distinct expression patterns of urokinase, urokinase receptor and plasminogen activator inhibitor-1 in colon cancer liver metastases [J]. Int J Cancer, 2009, 124 (8): 1860-1870.

[187] HALDER S K, RACHAKONDA G, DEANE N G, et al. Smad7 induces hepatic metastasis in colorectal cancer [J]. Br J Cancer, 2008, 99 (6): 957-965.

[188] YAMADA M, ICHIKAWA Y, YAMAGISHI S, et al. Amphiregulin is a promising prognostic marker for liver metastases of colorectal cancer [J]. Clin Cancer Res, 2008, 14 (8): 2351-2356.

[189] MURAD J C, RIBEIRO U JR, SAFATLE-RIBEIRO A V,

et al. Evaluation of molecular markers in hepatic metas-
tasis of colorectal adenocarcinoma [J]. Hepatogastroen-
terology, 2007, 54 (76): 1029-1033.

[190] WAGNER P, KOCH M, NUMMER D, et al. Detection
and functional analysis of tumor infiltrating T-lympho-
cytes (TIL) in liver metastases from colorectal cancer [J].

Ann Surg Oncol, 2008, 15 (8): 2310-2317.

[191] SASAKI A, KAI S, ENDO Y, et al. Prognostic value of
preoperative peripheral blood monocyte count in patients
with colorectal liver metastasis after liver resection [J]. J
Gastrointest Surg, 2007, 11 (5): 596-602.

早期诊断一直是结直肠癌肝转移诊治的瓶颈之一。15%~25% 的患者在发现原发灶的同时确定有肝转移，另外 25% 的 CRC 患者将来会出现异时性肝转移[1]。目前结直肠癌同时性肝转移的诊断，主要依靠术前检查和 / 或术中探查，必要时行术中活检以确定肝转移癌；诊断异时性肝转移则主要依靠术后的定期随访复查，借助超声、CT、MRI、PET 等影像学检查及 CEA 检测。真正意义上的基因诊断目前基本都仅限于对肿瘤遗传、肿瘤预后判断和药物治疗的选择。

第一节　RAS(KRAS/NRAS) 突变检测

RAS 基因突变分析应包括 KRAS 和 NRAS 中 2 号外显子的 12、13 密码子，3 号外显子的 59、61 密码子及 4 号外显子的 117 和 146 密码子。检测样本采用原发瘤或转移瘤标本均可[2]。随机临床研究表明，抗 EGFR 单克隆抗体治疗不能使 KRAS 外显子 2、3、4 和 NRAS 外显子 2、3、4 突变患者获益[3]。

推荐经认证的有效方法如体外诊断对肿瘤组织样本进行 RAS 突变检测[4-5]。检测 RAS 突变的方法包括：① PCR 为基础的特异性检测技术，如等位基因特异性 PCR 和聚合酶链反应 - 反向序列特异性寡核苷酸探针（polymerase chain reaction-reverse sequence-specific oligonucleotide probe，PCR-rSSO）；②扩增靶基因再直接测序。

第二节　*BRAF V600E* 突变检测

BRAF V600E 突变是 CRC 患者预后不良的独立预测指标。最近有研究报道，三联化疗（FOLFOXIRI）即 5-FU+ 奥沙利铂 + 伊立替康联合贝伐珠单抗对不可切除晚期或复发性 BRAF V600E 突变的 CRC 患者更有效[6]。欧洲医学肿瘤学协会（European Society for Medical Oncology，ESMO）转移性结直肠癌共识也推荐三联化疗 + 贝伐珠单抗是 BRAF V600E 突变患者的最佳选择[7]。

检测样本采用原发瘤或转移瘤标本均可。对肿瘤组织样本直接进行测序（结合手工显微解剖）或使用 PCR 为基础的方法检测 BRAF V600E 突变[5]。在以往的研究中，直接测序的突变检出限为 10%~25%，其他方法的突变检出限为 1%~10%。考虑到这些不同的检测方法对该预后不良指标显示一致性结果，建议检测 BRAF V600E 突变的检出限为 1%~10%。

第三节　微卫星不稳定性检测和MMR 蛋白免疫组织化学检测

错配修复（mismatch repair，MMR）蛋白的检测：

免疫组织化学检测 4 个常见 MMR 蛋白（MLH1、MSH2、MSH6 和 PMS2）的表达，阳性表达定位于细胞核。任何 1 个蛋白表达缺失为错配修复基因缺陷（dMMR），所有 4 个蛋白表达均阳性为错配修复功能完整（proficient mismatch repair，pMMR）。

微卫星不稳定性（microsatellite instability，MSI）：建议采用 NCI 推荐的 5 个微卫星（MS）检测位点（BAT25、BAT26、D5S346、D2S123 和 D17S250）。判断标准为三级：所有 5 个位点均稳定为微卫星稳定（MSS），1 个位点不稳定为微卫星低度不稳定（microsatellite instability-low，MSI-L），2 个及 2 个以上位点不稳定为微卫星高度不稳定（microsatellite instability-high，MSI-H）。MSI 多由 MMR 基因突变及功能缺失导致，也可以通过检测 MMR 蛋白缺失来反映 MSI 状态。一般而言，dMMR 相当于 MSI-H，pMMR 相当于 MSI-L 或 MSS。

林奇综合征（Lynch syndrome）是由 MLH1、MSH2、MSH6 和 PMS2 的胚系突变引起的常染色体显性遗传性疾病。虽然这是一种罕见疾病，西方国家占所有结直肠癌的 2%~4%，日本患者占 0.7%，但林奇综合征在临床上具有重要意义，因为患者和他们的家庭成员患恶性肿瘤的风险增加。因此，强烈推荐疑似林奇综合征的 CRC 患者进行 MMR 缺陷检测[5]。

基于比较单纯手术与术后 5-FU 治疗的 Ⅲ 期结肠癌的 meta 分析，目前认为 dMMR 是 Ⅱ 期、Ⅲ 期结肠癌患者复发风险低的预测因素，尤其是 Ⅱ 期结直肠癌患者[8]。许多研究表明，术后 5-FU 单药治疗疗效低，或增加复发风险，或使生存期降低[9]。因此，推荐 MMR 缺陷检测来预测根治性切除术 Ⅱ 期结直肠癌患者的复发风险和预后。

抗 PD-1 抗体在 dMMR 不可切除晚期或复发性 CRC 患者中显示出较好的疗效，FDA 于 2017 年批准帕博利珠单抗和纳武单抗用于这些患者[4]。

第四节　HER-2 检测

转移性结直肠癌（metastatic colorectal cancer，mCRC）

患者中 HER-2 阳性率为 2%~4%，RAS 野生型患者中 HER-2 阳性率为 5%~6%；而且 HER-2 阳性与 KRAS 突变基本不会同时出现，此外，文献研究还发现，RAS 野生型 mCRC 患者 HER-2 阳性表达，抗 -EGFR 治疗效果不佳。

HER-2 检测方法有三种，免疫组织化学（immunohistochemistry，IHC）、荧光原位杂交（fluorescence in situ hybridization，FISH）和显色原位杂交（chromogenic in situ hybridization，CISH）。基本上所有患者都需要做 IHC 检测。由于 IHC 检测的是蛋白表达，CISH 和 FISH 检测的是基因，所以如果只有基因扩增而没有蛋白表达，那只能进行原位杂交。两类方式结合才是检测的金标准。如果 IHC 检测结果为 +++，表示阳性；如果 IHC 为 ++，则需要进行原位杂交检测；如果 IHC 为 +，基本上不会有基因扩增。

HER-2 扩增突变是转移性结直肠癌中与临床治疗和结局显著相关的一种基因突变。KRAS 外显子 2（12/13 编码区）野生型的 mCRC 患者中，HER-2 扩增突变的概率为 3%~5%。抗 HER-2 治疗效果与 HER-2 基因扩增水平有关。研究证实拉帕替尼联合曲妥珠单抗的抗 HER-2 治疗可以作为一种新的靶向治疗方法，治疗 HER-2 阳性的晚期结直肠肿瘤[10]。

（张苏展）

参考文献

[1] BALLANTYNE G H, QUIN J. Surgical treatment of liver metastases in patients with colorectal cancer [J]. Cancer, 1993, 71 (12 Suppl): 4252-4266.

[2] ETIENNE-GRIMALDI M C, FORMENTO J L, FRANCOUAL M, et al. K-Ras mutations and treatment outcome in colorectal cancer patients receiving exclusive fluoropyrimidine therapy [J]. Clin Cancer Res, 2008, 14 (15): 4830-4835.

[3] LIEVRE A, BACHET J B, BOIGE V, et al. KRAS mutations as an independent prognostic factor in patients with advanced colorectal cancer treated with cetuximab [J]. J Clin Oncol, 2008, 26 (3): 374-379.

[4] BENSON A B, VENOOK A P, AL-HAWARY M M, et al. NCCN guidelines insights: colon cancer, version 2. 2018 [J]. J Natl Compr Canc Netw, 2018, 16 (4): 359-369.

［5］ PARSONS M T, BUCHANAN D D, THOMPSON B, et al. Correlation of tumour BRAF mutations and MLH1 methylation with germline mismatch repair (MMR) gene mutation status: a literature review assessing utility of tumour features for MMR variant classification [J]. J Med Genet, 2012, 49 (3): 151-157.

［6］ PIETRANTONIO F, PETRELLI F, COINU A, et al. Predictive role of BRAF mutations in patients with advanced colorectal cancer receiving cetuximab and panitumumab: a meta-analysis [J]. Eur J Cancer, 2015, 51 (5): 587-594.

［7］ VAN CUTSEM E, CERVANTES A, ADAM R, et al. ESMO consensus guidelines for the management of patients with metastatic colorectal cancer [J]. Ann Oncol, 2016, 27 (8): 1386-1422.

［8］ TOURNIGAND C, ANDRE T, BONNETAIN F, et al. Adjuvant therapy with fluorouracil and oxaliplatin in stage Ⅱ and elderly patients (between ages 70 and 75 years) with colon cancer: subgroup analyses of the Multicenter International Study of Oxaliplatin, Fluorouracil, and Leucovorin in the Adjuvant Treatment of Colon Cancer trial [J]. J Clin Oncol, 2012, 30 (27): 3353-3360.

［9］ SARGENT D J, MARSONI S, MONGES G, et al. Defective mismatch repair as a predictive marker for lack of efficacy of fluorouracil-based adjuvant therapy in colon cancer [J]. J Clin Oncol, 2010, 28 (20): 3219-3226.

［10］ SARTORE-BIANCHI A, TRUSOLINO L, MARTINO C, et al. Dual-targeted therapy with trastuzumab and lapatinib in treatment-refractory, KRAS codon 12/13 wild-type, HER2-positive metastatic colorectal cancer (HERACLES): a proof-of-concept, multicentre, open-label, phase 2 trial [J]. Lancet Oncol, 2016, 17 (6): 738-746.

第八章

结直肠癌的表观遗传学调控

第一节　表观遗传学

"表观遗传学"一词最初由康拉德·瓦德丁顿提出，用以描述细胞中与 DNA 序列改变无关的可遗传变化[1-2]。人类所有细胞拥有同一套 DNA 序列，但这些细胞最终却分化为具有独特形态和功能的不同细胞，很大程度上是因为表观遗传学影响了不同细胞在不同时间和空间上的基因表达[3]。

长期以来，学者把焦点都放在 DNA 序列相关的研究中，但是随着人类全基因组测序的完成，人们发现了越来越多用单纯基因突变无法解释的现象，因而在进一步研究和关注基因组改变的基础上，如何挖掘其他更深层次的内容更值得思考，表观遗传学因此应运而生。

表观遗传学调控重要的基础之一是 DNA 和组蛋白的修饰。目前已知的 DNA 修饰至少有 4 种，组蛋白修饰更加丰富，至少有 16 种。这些修饰可以通过改变核小体内和核小体之间的非共价相互作用来改变染色质结构，随后影响基因的表达[2]。

此外，非编码 RNA 在表观遗传学调控中也发挥着越来越重要的作用。真核生物大部分基因组都可以被转录，但能被翻译成蛋白质的却只有很少一部分，对这些经典编码蛋白质以外的非编码 RNA 的了解在很长时间内都将是研究的重点。

随着更多新技术的应用，我们对表观遗传学的认识也在不断地深入和更新。例如，二代测序（next-generation sequencing，NGS）技术和染色质技术，如染色质免疫沉淀测序（chromatin immunoprecipitation sequencing，ChIP-seq），相互结合提供了更加详细的表观遗传学信息，如核小体定位、染色质构象、转录因子结合位点及组蛋白和 DNA 修饰位点[2]。

为更好地理解表观遗传学机制在基因调控中的作用及其机制，国际上开展了一系列重大科学计划。DNA 元件百科全书计划（Encyclopedia of DNA Elements，ENCODE，2003）、肿瘤基因组计划（The Cancer Genome Atlas，TCGA，2006）、国际癌症基因组联盟计划（International Cancer Genome Consortium，ICGC，2008）、美国国家卫生研究院路线图表观基因组学计划（National Institutes of Health Roadmap Epigenomics Mapping Consortium，2008）和欧盟的蓝图计划（BLUEPRINT，2011），国际人类表观遗传学合作组织（International Human Epigenome Consortium，IHEC，2010）更是直指表观遗传组。这些重大科学计划的实施将使我们对表观遗传学的研究更加系统全面，此外，健康和不同病理条件下表观基因组图谱也逐渐建立，这为理解包括肿瘤在内的人类复杂疾病，以及今后的表观基因组研究提供了重要的工具[3]。

第二节　肿瘤与表观遗传学调控

传统观点认为,肿瘤是一种基因病,是由长期多种基因异常积累而引起的疾病。但是近些年来,表观遗传学调控异常在肿瘤发生发展中的作用不断被证实。在正常机体发育过程中,胚胎细胞会逐渐向组织成熟细胞分化,在分化过程中各种内源性和外源性刺激都可能使细胞偏离其原来的路径,这个过程中可以不断出现 DNA 修饰的改变而出现染色质结构重组等表观遗传学调控异常,最终导致基因过度表达或基因抑制,从而使细胞获得全套"肿瘤特征"。研究表明,肿瘤的经典特征,如持续的增殖信号、细胞凋亡信号受损、生长抑制因子的失活、血管生成、永久的独立复制及侵袭和转移能力的获得等都可以通过"纯粹"表观基因学调控异常得以实现。例如,基因绝缘子(insulator)区域的丢失可导致细胞异常增殖的发生;抑癌基因沉默可能与 EZH2 的 DNA 高甲基化有关;永生化可以通过获得干细胞特性从而进行非基因性自我更新来维持;血管生成则可以通过 VHL 启动子甲基化调控;细胞凋亡信号受损可能与凋亡因子的表观遗传改变有关;侵袭和转移能力的获得可能是由细胞状态转变如上皮-间充质转换介导等[3]。

目前发现,与正常组织相比,癌组织除了原来已知的基因改变外,还会发生表观遗传学的改变。例如,在几种类型的淋巴瘤中发现 EZH2 功能获得性突变,其特征在于 H3K27me3 发生了异常组蛋白甲基化,抑制了 B 细胞发育的特定基因,使 B 细胞发育受阻[3];在滤泡性淋巴瘤中,约有 90% 的病例出现组蛋白甲基转移酶 MLL2 的突变;同样,在 12 种组织学上不同的癌症中检测到了组蛋白去甲基化酶 UTX 的突变[2]。

另外,在某些肿瘤,即使基因突变很少或基本没有,表观遗传学紊乱本身就可以驱动肿瘤的发生。例如,发生在儿童的视网膜母细胞瘤,除抑癌基因 RB1 的两个拷贝发生同时失活之外,在这种类型恶性肿瘤中很少发现有其他基因的遗传学改变;此时表观遗传学变化包括组蛋白的修饰和 DNA 的甲基化所引起的癌基因的表达增加在肿瘤发生中发挥着重要作用[4]。

另一种常见儿童恶性脑肿瘤髓母细胞瘤也以表观遗传改变为重要特点,表现为髓母细胞瘤存在与基因表达增加相关的大量 DNA 低甲基化区域[4]。在许多肿瘤形成中,异常 CpG 岛甲基化表型(CpG island methylation phenotype,CIMP)可以抑制肿瘤抑制基因(tumor suppressor gene,TSG),如 p16,以及 DNA 错配修复基因,包括 MLH1 和 MSH2。而 DNA 高甲基化则可以降低转录抑制因子 CTCF 的结合,导致胶质瘤中常见的异柠檬酸脱氢酶(isocitrate dehydrogenase,IDH)突变[3]。结直肠癌的癌前阶段——非恶性结肠息肉,就常常表现出 DNA 的异常甲基化[5]。

简而言之,肿瘤的表观遗传学调控方式包括相关基因 CpG 岛二核苷酸的 DNA 甲基化、组蛋白的共价修饰、非编码 RNA(ncRNA)和 microRNA 等。具体到每一种肿瘤,其所涉及的表观遗传学调控机制又有所不同[6]。

鉴于表观遗传学调控在肿瘤中的重要作用,有学者提出一种新的分类系统,将表观遗传学调控因子分为修饰因子和调节修饰因子的调节因子,以及表观遗传介质因子。表观遗传修饰因子和表观遗传调节因子通常在癌症中发生突变,或影响致癌信号通路传递信号,而间接改变局部或整体的染色质修饰以促进肿瘤发展[4]。

近年来,随着全基因组测序、编码和非编码 RNA 测序、DNA 甲基化和染色质检测等技术的飞速发展,我们对正常细胞和癌细胞表观遗传调控的了解迅速增加。近几年来,单细胞测序技术的建立也促进了单细胞转录组学和表观基因组学的发展,为进一步理解和应用表观遗传学建立了良好的基础[7]。

与基因改变不同,表观遗传学变化是可逆的[5,8]。由于这种固有的特性,解析表观遗传调控异常在肿瘤中发挥作用的机制,可望在此基础上建立以表观遗传学异常为靶标的新药和治疗方法[9]。

第三节　结直肠癌与表观遗传学调控

根据 2018 年国际癌症研究机构(International Agency for Research on Cancer,IARC)的统计结果,该

年有 180 万以上新发结直肠癌病例和 881 000 例死亡病例,其发病率和死亡率分别占癌症的第三位和第二位。而在我国,结直肠癌(CRC)一直是最常见的消化道恶性肿瘤之一,随着人们生活习惯、日常食谱的改变,其发病率呈明显上升趋势[10]。

1990 年,Fearon 和 Vogelstein 最先提出了 CRC 形成的传统模型[9],该模型描述了正常黏膜—腺瘤—癌症的逐步进展过程[6],该过程从异常息肉开始,首先演变为早期腺瘤(大小<1cm,组织学上为管状或管状绒毛状),然后发展为晚期腺瘤(大小>1cm,组织学上为绒毛状),该过程一般需要经过 10~15 年的演变,但在一定条件下也可以发展得更快[11]。此外,该模型认为管状腺瘤和管状绒毛状腺瘤是导致 CRC 的主要癌前病变,其机制是通过 APC 突变或缺失而引起染色体不稳定[12]。APC 突变是正常黏膜向肿瘤组织转化的第一步,该基因突变导致 Wnt 通路激活[11],接下来发生的后续突变,如 KRAS,TP53,SMAD4 和 II 型 TGF-β 受体,导致了腺瘤到癌症的进展。

目前大量的研究表明,除经典的从管状腺瘤和管状绒毛状腺瘤演变成 CRC 的途径之外,约有 30% 的 CRC 是由锯齿状途径发展而来。锯齿状途径的类型包括增生性息肉(hyperplastic polyp,HP)、广基锯齿状腺瘤(sessile serrated adenoma,SSA)、传统锯齿状腺瘤(traditional serrated adenoma,TSA)[12]。"锯齿状通路"是 CRC 形成的另一种途径,这一途径与微卫星不稳定性、异常的 DNA 高甲基化和 BRAF 基因突变有关[13]。

研究表明,相对于基因突变,CRC 的表观遗传改变发生得更早,并且比基因突变更加频繁。这些表观遗传改变包括多种基因,如 SLC5A8、ITGA4、SFRP2、PTCH1、CDKN2A、HLTF 和 MGMT 等的高甲基化,它们其中某一些基因在从腺瘤进展到 CRC 的过程中发挥着重要作用[6]。

根据其表观遗传学特征,存在与 CRC 形成有关的三种主要途径,其中最常见的是染色体不稳定性(chromosome instability,CIN),占结直肠肿瘤的 70%~80%;第二种是微卫星不稳定性(MSI),占结直肠肿瘤的 5%~20%;最后一种是 CpG 岛甲基化表型(CIMP),由 Toyota 及其同事在 1999 年提出,约占 CRC 的 15%[12]。

一、染色体不稳定性

大多数 CRC 患者(80%~85%)可发生染色体不稳定性(CIN),其特征是染色体数目(非整倍体)的广泛异常和杂合性丢失(loss of heterozygosity,LOH)。CIN 可以有几种表现形式,包括染色体数目异常、短序列修饰(如碱基缺失或插入)、染色体重排和基因扩增等[12]。

二、微卫星不稳定性

微卫星不稳定性(MSI)是由于 MLH1、MSH2、MSH6 和 PMS2 等 DNA 错配修复基因突变(MSI CRC 的 20%)或表观遗传沉默导致 DNA 错配修复酶(MMR)活性丧失(MSI CRC 的 80%)而引起的高突变表型。大多数 MSI CRC 患者 MLH1 基因表达缺失,主要是由于 MLH1 基因启动子区域的获得性高甲基化;而基因 MLH1、MSH2、MSH6 和 PMS2 突变引起的失活会导致重复微卫星序列中 DNA 复制错误的积累,如果其中一些序列位于肿瘤抑制基因的外显子中,可能会引起后续的肿瘤发展。而 MMR 缺陷的肿瘤多表现出 MSI,因为当 MMR 基因受损时,这些区域更容易受到 DNA 突变的影响。MSI CRC 的另外一种家族性表现形式是遗传性非息肉病性 CRC(hereditary nonpolyposis colorectal cancer,HNPCC 或林奇综合征),其由基因 MLH1、PMS2、MSH6 或 MSH2 的种系突变引起,占所有 CRC 病例的 3%~5%[6,12]。

三、CpG 岛甲基化表型

CpG 岛甲基化表型(CIMP)于 1999 年首次在结直肠肿瘤中被提出,其特征是具有异常高甲基化的 CpG 岛二核苷酸[6]。CIMP 阳性结直肠癌是一个独特的分子亚群,具有特定的流行病学、组织学、预后信息和分子特征,其分子特征是在特定的 DNA 区域存在全面高甲基化,该区域称为 CpG 岛,其序列长度大于 200 个碱基对,CpG 含量大于 50%[9]。

目前已知,60%~70% 基因的启动子区域都有 CpG 岛，一般这个区域内的 CpG 二核苷酸处于非甲基化状态。除此之外，在人类基因组中还有 60%~80% 散在的 CpG 二核苷酸，这些 CpG 二核苷酸处于甲基化状态。然而，当向癌症进展时，CpG 岛会发生异常甲基化，进而导致转录沉默，引起异常基因表达[6,12]。

由于 CIMP 独特的性质，CRC 可以分为 CIMP$^+$ 和 CIMP$^-$ 两种亚型。据发现，CIMP$^+$ 的 CRC 患者大多数为 MSI CRC 表型，多见于右侧结肠癌患者和女性患者，并与患者年龄相关，且大部分存在 BRAF V600E 突变及 MLH1 基因启动子区域高甲基化[6]。

根据以上所说的分子特征，CRC 又可再分为四个亚类：① 超突变 - 微卫星不稳定（hypermutation-microsatellite instability，Hyp-MSI）；② 超突变 - 微卫星稳定（hypermutation-microsatellite stability，Hyp-MSS）；③ 微卫星稳定（又名染色体不稳定）（MSS 或 CIN）；④ CpG 岛甲基化表型（CIMP）。特定基因的突变频率在 CRC 不同分子亚类之间可能有很大差异，这表明每个亚类都有自己的一组驱动分子，但这些亚类中的关键分子和表观遗传学改变还没有完全研究清楚[11]。

四、CRC 中的其他表观遗传学调控

（一）脱氧核糖核酸（deoxyribonucleic acid，DNA）甲基化

哺乳动物的 DNA 甲基化主要发生在 CpG 二核苷酸残基上，CpG 二核苷酸胞嘧啶残基上第 5 位碳原子的甲基化（5mC）是第一个被发现的 DNA 共价修饰，也是最广泛的表观遗传修饰。DNA 甲基化对基因组稳定性、胚胎发育、X 染色体失活、基因组印记和反转录转座子沉默都至关重要[2]。

甲基化过程涉及一种叫 DNA 甲基化酶（DNA methylase，DNMT）的酶家族，它们负责将甲基从 S-腺苷基甲硫氨酸（S-adenosylmethionine，SAM）转移到 DNA 胞嘧啶残基的第 5 位碳原子上。

如前所述，在正常的哺乳动物细胞中，大多数散在的 CpG 都是甲基化的，而未甲基化的 CpG 通常只存在于称为 CpG 岛的 DNA 区域内。DNA 甲基化介导的转录沉默可以通过多种机制获得，例如，顺式结合元件的直接抑制作用，如转录因子激活蛋白 2（transcription factor activator protein-2，AP-2）、转录因子（E2F transcription factor，E2F）、核因子 κB（nuclear factor kappa-B，NF-κB）等。另一个重要机制是通过与其他蛋白质的相互作用而引起染色质结构的改变，如锌指蛋白（zinc finger protein，ZBTB）、RING-finger 相关蛋白，甲基化 CpG 结合区（methyl-CpG binding domain，MBD）蛋白，包括 MBD1、MBD2、MBD3、MBD4 等。这些蛋白可招募其他蛋白质聚集，最终形成一个紧密的染色质环境，抑制基因表达[12]。

（二）DNA 去甲基化

CpG 岛的 DNA 高甲基化通过抑制抑癌基因的表达来促进 CRC。但随着研究的进展，全基因组 DNA 低甲基化也逐渐被证明是 CRC 的一个普遍特征，有充分的证据表明其在促进基因组不稳定性和原癌基因激活方面有重要作用。

一个典型的例子是关于 DNA 双加氧酶 TET1（ten-eleven-translocation 1）在结直肠癌中的作用。TET1 是一种参与 DNA 去甲基化的酶，其表达下调是细胞转化的早期事件，与结肠癌细胞的生长有关；在结肠癌早期可发现其表达下调，其表达的缺失可抑制 Wnt 信号通路，进而抑制肿瘤增殖[6,12]。

CRC 全基因组低甲基化通常发生在重复 DNA 序列或转座元件中，如 LINE-1 或 Alu 序列。LINE-1 低甲基化与 MSI 和 / 或 CIMP 成负相关。此外，许多研究表明，高水平的 LINE-1 低甲基化与患者的低生存率相关。现有的一种假设是，LINE/Alu 序列的低甲基化可能导致潜在原癌基因的无意激活，最终导致 CRC 的发生发展[14]。

（三）miRNA

miRNA 是长度为 20~25 个核苷酸的单链短 RNA 分子，通过与目标 mRNA 结合并导致其降解，或抑制其翻译为蛋白质来调控转录后沉默[6]。每个 mRNA 可以被多个 miRNA 靶向抑制，而每个 miRNA 也可以靶向抑制数百个不同的 mRNA。

已有数百种 miRNA 被证明与癌症的发生和进展有关，其调控异常可能导致重要的癌基因和肿瘤抑制基因的表达发生改变。在 CRC 发病机制中许多重要

的通路都是由 miRNA 调控的,这些通路包括 Wnt 通路,由 miR-145、miR-135b 调控;RAS/MAPK 通路,由 miR-143 调控;PI3K/AKT 通路,由 miR-1 和 miR-21 调控[6]。

miRNA 是一种表观遗传的调控机制,它本身在肿瘤中的表达也受到表观遗传调控,如 miRNA 可受高甲基化和低甲基化修饰调控。最近,有几项研究表明,在 CRC 中,miRNA 经常由于异常的 DNA 甲基化而表达下调,miR-124a 是在 CRC 中第一个发现由于 DNA 高甲基化而沉默的 miRNA。此后,许多其他研究表明,异常的 DNA 甲基化会引起多种 miRNA 抑制,最终导致参与 CRC 癌变的关键基因表达失调,例如,DNA 高甲基化使 miR-342 沉默,导致 DNMT1 表达显著降低,进而通过启动子去甲基化重新激活 ADAM23、Hint1、RASSF1A 和 RECK 基因。此外,miR-137 启动子的甲基化也是 CRC 癌变的早期事件,其调控的靶基因之一赖氨酸特异性去甲基化酶 1(lysine-specific demethylase 1,LSD1),本身就是一种组蛋白去甲基化酶。这一证据说明,表观遗传学调控系统的不同成分之间可以相互影响[12]。

(四)组蛋白修饰

1974 年 Kornberg 发现了染色质的分子结构,DNA 被包裹到核小体中,多个核小体再经过相互作用形成染色质。核小体由组蛋白八聚体和围绕其核心的约 147bp 的 DNA 组成,核小体之间再通过 20bp 的连接 DNA 相连。随后的研究表明,组蛋白的 C- 和 N- 末端超出核小体核心结构的部分氨基酸残基可以进行化学修饰[6,15]。

组蛋白作为染色体的基本结构蛋白,富含碱性氨基酸精氨酸(arginine,Arg)和赖氨酸(lysine,lys)而呈碱性,可与酸性的 DNA 紧密结合,而组蛋白的修饰通常就发生在这些碱性氨基酸上。人类组蛋白包含五个组分,分别称为 H1、H2A、H2B、H3、H4,H2A、H2B、H3 和 H4 各 2 个分子构成的八聚体是核小体的核心。

在细胞核中,基因组 DNA 被包裹在组蛋白周围,形成核小体亚单位,然后凝聚成染色质。高度浓缩的染色质被称为异染色质,含有大量的非活性基因。相比之下,常染色质具有更开放的结构,含有相对活跃

的基因[6,15]。染色质的结构受 DNA 甲基化、核小体定位和组蛋白修饰的动态调控,如低乙酰化组蛋白存在于转录不活跃的异染色质中,而组蛋白乙酰化则是常染色质的一个特征[9,12]。

除乙酰化外,CRC 原发肿瘤和细胞系中还可发现大量组蛋白尾端的甲基化,包括 H3K20 的三甲基化,以及 H3K4(H3K4me2/me3)、H3K9(H3K9me2/me3)和 H3K27(H3K27me2/me3)的二甲基化和三甲基化[12]。

组蛋白修饰除了以上提到的两种外,还包括泛素化、腺苷酸化或磷酸化等。而具体来说组蛋白修饰主要通过两种机制引起染色质重塑,从而影响基因表达。首先,如乙酰化或磷酸化修饰中和赖氨酸的正电荷,削弱核小体之间及 DNA 和组蛋白之间的相互作用以增加染色质可及性。其次,组蛋白发生修饰之后其新形式的组蛋白可以作为其他组蛋白修饰酶或调节染色质结构和 / 或基因表达特定染色质因子的锚定位点,让其他相关蛋白可以发挥其作用[15]。

第四节　结直肠癌肝转移与表观遗传学调控

CRC 的肝转移是一个多步骤的过程,先是癌细胞基因表达发生改变,然后是局部细胞外基质发生蛋白酶水解,细胞之间黏附性降低,接着肿瘤血管生成,肿瘤细胞沿血管传播,并能在一个新的环境中顺利存活,形成转移病灶[16]。

目前研究发现结直肠癌的肝转移涉及的表观遗传学调控机制主要有 miRNA、DNA 甲基化和 lncRNA[17-18]。

一、miRNA

miRNA 在结直肠癌肝转移的各方面都发挥着重要作用,包括血管生成、肿瘤侵袭性、上皮 - 间充质转换(EMT)、肿瘤干细胞特性等[19]。

miRNA 可以作为肝转移早期检测指标,也能为患者的预后和生存状况预测提供一定参考意见,研究表明,目前发现与结直肠癌肝转移相关的 miRNA 有 939 个,其中 miR-125、miR-127、miR-145、miR-194 和

miR-199a-30 等为肿瘤抑制因子,可作为结直肠癌肝转移早期诊断的生物标志物[20]。由于抑癌 miRNA 的下调可能导致结直肠癌肝转移的发生,早期检测这些 miRNA 并进行干预可能有助于控制结直肠癌肝转移的进展。

另外,很多 miRNA 参与了结直肠癌肝转移的过程,例如,miRNA-21 与结直肠癌肝转移成正相关,这最有可能是因为 miRNA-21 可通过抑制 PDCD4 的表达来促进肿瘤细胞浸润和转移;而 miR-885-5-p 则对 EMT 有重大影响,miR-885-5-p 的过表达可显著诱导细胞迁移[21]。miR-143-3p 是通过下调 ITGA6 和 ASAP3 的表达来抑制 CRC 的转移[22]。ITGA6 作为跨膜糖蛋白和黏附性受体,可以介导细胞和细胞外基质之间的相互作用。ASAP3 是 ArfGAP 家族新发现的一个成员,有多个结构域,并可能在细胞骨架组装、细胞生长和迁移等生物过程中发挥重要作用。与 miR-143-3p 相似,miR-30a-5p 是通过使 ITGB3 表达下调而抑制 CRC 转移[23]。

最近的研究发现,miRNA 不同亚型在结直肠癌的进展中发挥重要作用,在 MSI 型 CRC 中存在更多 miR-21-3p 亚型的种类和数量,体外和体内研究表明,MiR-21-3p 可以促进结肠癌细胞的上皮 - 间充质转换。重要的是,miR-21-3p 不同的基因型特别是 miR-21-3p 0 | 2 是 CRC 的有利预后标志,可能由于 miR-21-5p 和 / 或靶基因的互补作用增加所致[24]。

二、DNA 甲基化

DNA 甲基化是一种重要的表观遗传调控机制,在许多癌症中都有报道,它可以通过沉默肿瘤抑制基因影响多种细胞过程,包括增殖和凋亡。近年来也有不少研究发现 DNA 甲基化与 CRC 肝转移有关,如一个研究中发现Ⅳ期 CRC 和肝转移病例表现出高水平的 DNA 甲基化[25]。

前文提及,针对结直肠癌 CpG 岛甲基化的程度不同,提出了 CRC 的一个亚类,即 CIMP。在 CRC 病例中,CIMP 阳性肿瘤明显较早地发生肝转移,并且肝转移的发生率与 CIMP 甲基化程度显著相关。

除了 DNA 高甲基化可引起肿瘤转移外,DNA 低甲基化最近也被证明与肿瘤转移相关。

长散在核元件(long interspersed nuclear elements,LINEs)是许多真核生物基因组中发现的一种反转录转座元件,当处于激活状态时,可以在细胞内稳定地引起基因组重组。活跃的 LINEs 导致的重组是细胞内源性突变和多态性的一个来源,可导致个体基因组的变异。在正常体细胞中,这些元件被高度甲基化,因此大部分被抑制,从而阻止了它们引起基因组不稳定性的可能。当该元件失控时,可引起一系列病理过程的发生,包括肿瘤转移[14]。

LINE-1 是 LINEs 中研究得比较多的一个分子,有研究发现 LINE-1 低甲基化程度在 CRC 转移组织中增加,尤其是在肝转移中。

LINE-1 约占整个人类基因组总量的 18%,包括一个 5'-UTR、两个开放阅读框和一个 3'-UTR。LINE-1 在其 5'-UTR 区含有一个 CpG 岛,在正常体细胞中,该区域常被高度甲基化。但有研究发现,在 CRC 肝转移患者中,LINE-1 的甲基化程度降低。还有证明,LINE-1 的低甲基化可导致包括 MET、RAB3IP 和 CHRM3 在内的多种原癌基因在结直肠癌和肝转移组织中被意外激活,这表明 LINE-1 在结直肠肿瘤的转移中发挥了重要作用。

LINE-1 促进结直肠肿瘤转移的具体机制是,MET、RAB3IP 和 CHRM3 基因内部 LINE-1 元件的反义启动子发生低甲基化,导致 MET、RAB3IP 和 CHRM3 这三种基因转录激活,使 MET、RAB3IP 和 CHRM3 癌蛋白过度表达。事实证明,与原发性结直肠癌相比,肝转移组织中 MET、RAB3IP 等蛋白的表达水平的确明显升高[26]。

三、lncRNA

lncRNA 属于非编码 RNA(non-codig RNA,ncRNA)中的一种,是长度大于 200bp 的非编码序列,参与人体很多重要的生理病理过程,与许多疾病的发生发展都密切相关,尤其是肿瘤。随着多年来的研究,学者已经发现很多 lncRNA 在肿瘤中发挥着重要的调控作用。这些 lncRNA 可以作为其他生物分子的导向、支架、诱饵和连接媒介,参与细胞生长、细胞分化、细胞凋亡、细胞侵袭和干细胞多能性等多种生物学过程。

有研究对 CRC 肝转移患者 lncRNA 的表达谱进行了系统分析，发现在肝转移患者的 CRC 组织中，有 2 636 个 lncRNA 表达存在差异，其中上调的有 1 600 个，下调的有 1 036 个，是未发生肝转移 CRC 组织的 2 倍以上，所以异常表达的 lncRNA 可能在 CRC 肝转移中发挥重要作用[27]。

有研究发现 lncRNA UICLM 在肝转移组织中表达上调，并且体外实验证明 UICLM 可以抑制细胞增殖、体外集落形成及细胞迁移和侵袭，这表明 UICLM 可以影响肿瘤的生长和转移。进一步研究发现 UICLM 是通过调节 ZEB2 的表达来调控 EMT 和肿瘤干细胞特性，由于 EMT 在细胞侵袭和肿瘤转移中起着关键作用，所以 UICLM 可进一步影响肿瘤的侵袭和转移[28]。

四、环状 RNA

环状 RNA（circular RNA，circRNA）是一类新型的非编码 RNA。circRNA 是由 mRNA 前体（pre-mRNA）经反向剪接后形成的，它们与普通的线性 RNA 不同，是一类由 5' 帽子端和 3' 尾端以共价键结合的环状闭合结构 RNA。越来越多的研究都表明，circRNA 在肿瘤的发生中发挥重要的促进作用。

通过建立结直肠癌小鼠肝转移模型，学者对小鼠原位肿瘤和肝转移灶进行 RNA 测序发现 CRC 肝转移相关的 circRNA，鉴定了一种新的和保守的 circRNA——circ-NSD2，其在 CRC 转移中发挥重要作用。circ-NSD2 靶向肿瘤抑制因子 miR-199b-5p 可以抑制 DDR1 和 JAG1 的作用，而 DDR1 和 JAG1 协同促进基质细胞相互作用、CRC 细胞的迁移和转移[29]。对于 circRNA 与结直肠癌肝转移的研究还比较初步，还需要大量研究对其作用及其机制进行明确。

总之，表观遗传调控是机体功能调控的重要机制，也是肿瘤功能调控的重要方式。随着对表观遗传调控机制及其在肿瘤包括结直肠癌中的研究，无疑将加深我们对于结直肠癌肝转移的认识，有助于发现更有效的诊断和治疗策略。

（李建明　黄飘）

参考文献

[1] FLAVAHAN W A, GASKELL E, BERNSTEIN B E. Epigenetic plasticity and the hallmarks of cancer [J]. Science, 2017, 357 (6348): eaal2380.

[2] DAWSON M A, KOUZARIDES T. Cancer epigenetics: from mechanism to therapy [J]. Cell, 2012, 150 (1): 12-27.

[3] NEBBIOSO A, TAMBARO F P, DELL'AVERSANA C, et al. Cancer epigenetics: moving forward [J]. PLoS Genet, 2018, 14 (6): 1-25.

[4] FEINBERG A P, KOLDOBSKIY M A, GÖNDÖR A. Epigenetic modulators, modifiers and mediators in cancer aetiology and progression [J]. Nat Rev Genet, 2016, 17 (5): 284-299.

[5] AHUJA N, SHARMA A R, BAYLIN S B. Epigenetic therapeutics: a new weapon in the war against Cancer [J]. Annu Rev Med, 2016, 35: 1252-1260.

[6] OKUGAWA Y, GRADY W M, GOEL A. Epigenetic alterations in colorectal cancer: emerging biomarkers [J]. Gastroenterology, 2015, 149 (5): 1204-1225.

[7] SCHWARTZMAN O, TANAY A. Single-cell epigenomics: techniques and emerging applications [J]. Nat Rev Genet, 2015, 16 (12): 716-726.

[8] HERMAN J G, BAYLIN S B. Gene silencing in cancer in association with promoter hypermethylation [J]. N Engl J Med, 2003, 349 (21): 2042-2054.

[9] BISHNUPURI K S, MISHRA M K. Epigenetics of colorectal cancer [M]. New York: Springer, 2016: 97-121.

[10] BRAY F, FERLAY J, SOERJOMATARAM I, et al. Global cancer statistics 2018: GLOBOCAN estimates of incidence and mortality worldwide for 36 cancers in 185 countries [J]. CA Cancer J Clin, 2018, 68 (6): 394-424.

[11] DICKINSON B T, KISIEL J, AHLQUIST D A, et al. Molecular markers for colorectal cancer screening [J]. Gut, 2015, 64 (9): 1485-1494.

[12] PUCCINI A, BERGER M D, NASEEM M, et al. Colorectal cancer: epigenetic alterations and their clinical implications [J]. Biochim Biophys Acta Rev Cancer, 2017, 1868 (2): 439-448.

[13] IJSPEERT J E, VERMEULEN L, MEIJER G A, et al. Serrated neoplasia—role in colorectal carcinogenesis and clinical implications [J]. Nat Rev Gastroenterol Hepatol, 2015, 12 (7): 401-409.

[14] KERACHIAN M A, KERACHIAN M. Long interspersed nucleotide element-1 (LINE-1) methylation in colorectal cancer [J]. Clin Chim Acta, 2019, 488: 209-214.

[15] BENNETT R L, LICHT J D. Targeting epigenetics in

cancer [J]. Annu Rev Pharmacol Toxicol, 2017, 58: 187-207.

［16］ BIRD N C, MANGNALL D, MAJEED A W. Biology of colorectal liver metastases: a review [J]. J Surg Oncol, 2006, 94 (1): 68-80.

［17］ INBAR-FEIGENBERG M, CHOUFANI S, BUTCHER D T, et al. Basic concepts of epigenetics [J]. Fertil Steril, 2013, 99 (3): 607-615.

［18］ CHEN Q W, ZHU X Y, LI Y Y, et al. Epigenetic regulation and cancer (review)[J]. Oncol Rep, 2014, 31 (2): 523-532.

［19］ LI Z, GU X, FANG Y, et al. MicroRNA expression profiles in human colorectal cancers with brain metastases [J]. Oncol Lett, 2011, 3 (2): 346-350.

［20］ HUANG S, TAN X, HUANG Z, et al. MicroRNA biomarkers in colorectal cancer liver metastasis [J]. J Cancer, 2018, 9 (21): 3867-3873.

［21］ SHIBUYA H, IINUMA H, SHIMADA R, et al. Clinico-pathological and prognostic value of microRNA-21 and microRNA-155 in colorectal cancer [J]. Oncology, 2011, 79 (3/4): 313-320.

［22］ GUO L, FU J, SUN S, et al. MicroRNA-143-3p inhibits colorectal cancer metastases by targeting ITGA6 and ASAP3 [J]. Cancer Sci, 2019, 110 (2): 805-816.

［23］ WEI W, YANG Y, CAI J, et al. MiR-30a-5p suppresses tumor metastasis of human colorectal cancer by targeting ITGB3 [J]. Cell Physiol Biochem, 2016, 39 (3): 1165-1176.

［24］ JIAO W, LENG X, ZHOU Q, et al. Different miR-21-3p isoforms and their different features in colorectal cancer [J]. Int J Cancer, 2017, 141 (10): 2103-2111.

［25］ JONES P A, TAKAI D. The role of DNA methylation in mammalian epigenetics [J]. Science, 2001, 293 (5532): 1068-1070.

［26］ HUR K, CEJAS P, FELIU J, et al. Hypomethylation of long interspersed nuclear element-1 (LINE-1) leads to activation of proto-oncogenes in human colorectal cancer metastasis [J]. Gut, 2014, 63 (4): 635-646.

［27］ CHEN D, SUN Q, CHENG X, et al. Genome-wide analysis of long noncoding RNA (lncRNA) expression in colorectal cancer tissues from patients with liver metastasis [J]. Cancer Med, 2016, 5 (7): 1629-1639.

［28］ CHEN D L, LU Y X, ZHANG J X, et al. Long non-coding RNA UICLM promotes colorectal cancer liver metastasis by acting as a ceRNA for microRNA-215 to regulate ZEB2 expression [J]. Theranostics, 2017, 7 (19): 4836-4849.

［29］ CHEN L Y, ZHI Z, WANG L, et al. NSD2 circular RNA promotes metastasis of colorectal cancer by targeting miR-199b-5p-mediated DDR1 and JAG1 signalling [J]. J Pathol, 2019, 248 (1): 103-115.

第九章

结直肠癌肝转移和肿瘤血管新生

肝脏是人体最重要的实质性器官,也是人体最重要的发生转移性肿瘤的器官[1]。肝脏血供丰富,肝窦间隙富含液体成分,这为转移性肿瘤提供了良好的存活环境[2]。肝脏有肝动脉和门静脉双重血液供应,结直肠癌(CRC)所在部位的血液由门静脉引流,在结直肠癌肝转移中起着决定性作用。CRC的早期即可以出现肿瘤细胞侵入血管和淋巴管的现象,进入血管和淋巴管的肿瘤细胞,通常被机体的免疫细胞杀灭,不会形成肝转移或其他部位的转移灶。但随着原发部位肿瘤的生长,脉管侵犯的细胞量增多,未被杀灭的肿瘤细胞存活下来,在肝脏等部位最终形成单个或多个病灶。既往的数据显示,15%~25%的CRC患者在原发灶被发现的同时确定有肝转移,另外25%的CRC患者将在原发灶根治术后出现异时性肝转移[3]。近年,这一数据呈上升趋势,尤其是异时性肝转移上升近1倍,约50%的CRC患者术后最终发生肝转移[4]。CRC肝转移显著影响患者的长期生存率。

第一节　结直肠癌肝转移过程

与其他肿瘤的转移类似,CRC的肝转移是一个多步骤、连续或非连续的动态过程,涉及复杂的分子生物学机制,早年解释癌组织发生远处转移的经典理论是由Paget于1889年提出的"种子与土壤"假说及1928年Ewing提出的机械性因素(主要指血液循环方向)假说。随着近百年的研究,涉及CRC转移相关的有些机制已被广为接受,但仍有很多机制尚不清楚。CRC发生肝转移的分子机制很复杂,可人为地分成5个连续的步骤:①CRC细胞团形成并在原发部位发生松解、脱落;②侵入血管或淋巴管;③通过血液循环到达肝窦内;④与窦内皮黏附、穿透到达肝实质;⑤克隆性增生、诱导肿瘤性血管生成而逐步形成转移灶。

一、CRC 肝转移的步骤

(一) CRC 的发生、发展与早期浸润

CRC大部分源于腺瘤,腺瘤从发生到形成且转变为原位癌可能经历较长时间,此时瘤细胞尚未显示出浸润的形态学改变,此期病变局部手术切除可以治愈,长期随访观察未见复发和转移,其生物学行为达不到癌的标准,故称为高级别上皮内瘤变。将局限在结直肠黏膜固有层内的原位癌,甚至黏膜内浸润性癌归类为高级别上皮内瘤变,此概念意在防止临床过度治疗,并避免患者不必要的心理负担。只有当其浸润、破坏并穿透黏膜肌层到达黏膜下层时,病理学上才诊断为结直肠癌。

在一些物质或因子作用下,原位癌进一步生长失控,肿瘤细胞摆脱正常细胞或周围细胞,具备了阿米巴运动的能力,开始超出原来腺管的范围,在黏膜内

浸润,逐步侵蚀黏膜肌层,最终浸润至黏膜下层,为进入恶性演进阶段创造了条件。

(二) CRC 的血管浸润

黏膜下层含有丰富的淋巴管和血管,浸润性生长的癌细胞只有到达这个层次才有发生远处转移的能力。随着深部间质浸润的癌细胞进一步增多,呈出芽状或呈簇状、巢状生长,侵蚀细胞外基质,溶解血管壁各层结构,穿入血管壁,形成癌栓,癌栓往往与炎症细胞混合存在,炎症细胞甚至侵入 CRC 细胞胞质内,导致癌细胞肿胀、死亡、崩解。含存活癌细胞的癌栓将随着血流汇入全身血液循环。

(三) CRC 在血液中的运行

CRC 癌细胞穿过血管壁并进入静脉血流,回流入门静脉系统,随血流漂游、转运,进入肝内,经门静脉小分支,到达门静脉与肝动脉、中央静脉的吻合汇合处,即肝内的微循环。在机体免疫系统、血流、毛细血管及一氧化氮(nitric oxide,NO)等复杂因素的作用下,大多数癌细胞被杀伤杀灭,残留在循环中的癌细胞可能是单个癌细胞或癌细胞群或结成癌栓。

(四) CRC 穿出血管壁

门静脉内的 CRC 癌细胞侵蚀穿出血管,在肝组织微循环周围形成一个小的癌肿克隆,分裂、增殖、局限性生长,即为肝脏微转移灶。通常情况下,这种癌细胞微转移灶缺乏间质,往往是孤立的,直径常<1~3mm,其中绝大多数处于休眠状态,此期没有新生血管形成,局限于着床的部位,生长缓慢,此微小病灶长期处于半休眠的静止状态,也被称为血管形成前期。

(五) CRC 癌细胞增殖形成转移灶

处于半休眠状态的 CRC 微小转移灶,一旦大量新生血管生长,则从血管形成前期转化为血管期,有了血管输送的营养后,肿瘤细胞则会呈现不可控制地生长,CRC 肝转移灶就逐步形成了。

二、CRC 肝转移各步骤的分子机制

(一) CRC 的发生与发展

CRC 的分子遗传学涉及多种癌基因(如 *KRAS*、*BRAF*、*PIK3CA*、*N-Ras*、*TTN* 等)、抑癌基因(如 *APC*、

p53、*PTEN*、*SMAD4* 等)和 DNA 错配修复基因等[5-7],在这些基因的改变及其他一些物质或因子作用下,原位癌进一步生长失控。癌细胞本身可产生生长因子、血管生长素(angiogenin)[8]及碱性成纤维细胞生长因子(basic fibroblast growth factor,bFGF)[9]、转化生长因子 -α(transforming growth factor-α,TGF-α)[10]和转化生长因子 -β(TGF-β)[11]等,为肿瘤快速生长及浸润提供了条件。同时,原发灶微环境的间质细胞,包括巨噬细胞[12]、中性粒细胞[13-14]在内的各种免疫细胞及癌症相关成纤维细胞(cancer-associated fibroblast,CAF)、血小板[15],能分泌多种细胞因子和生长因子,如血管内皮生长因子(vascular endothelial growth factor,VEGF)、血小板源性生长因子(platelet-derived growth factor,PDGF)、TGF-β 和 bFGF 等,通过与癌细胞之间的协同作用,促进癌灶形成、癌细胞迁移、侵袭和血管浸润等后续过程的发生。

(二) CRC 癌细胞与细胞外基质

细胞外基质(extracellular matrix,ECM)是肿瘤微环境的重要成分,癌细胞的浸润首先是细胞接触并附着基膜,穿透而到达周围基质,进而向血管外壁移动并进入血管。ECM 由 5 种大分子组成:胶原蛋白、层粘连蛋白、纤维连接蛋白、蛋白聚糖和透明质酸。肿瘤细胞通过黏附分子受体,如整合素[16]和钙黏素[17]等,与 ECM 进行持续的物质交换,并影响癌细胞的增殖、凋亡、迁移和基因表达等功能。如在结肠癌细胞与基膜及基质的分子附着处,存在特定的蛋白受体,其中层粘连蛋白结合蛋白(laminin binding protein)存在底面细胞膜内,与层粘连蛋白有高亲和性,在结肠转移癌中均有表达增高,且与病程进展 Dukes 分期相关[18]。整联蛋白(integrin)是由 α 及 β 两肽链结合构成的细胞表面受体家族,可分别与层粘连蛋白、胶原蛋白及纤连蛋白(fibronectin)发生特异性结合,是介导细胞 - 细胞、细胞 - 细胞外基质的一组受体,与细胞生长、分化、形成连接及细胞极性有关[19]。凝集素(lectin)能与糖或寡糖特异性结合,蛋白分子量为31kD,在癌细胞中明显升高,与肿瘤分期具有相关性,良性肿瘤中无表达,与血清 CEA 水平明显相关[20]。此外,淋巴细胞中的有关受体 CD44 在上皮细胞中亦

有表达,分为上皮细胞型及淋巴细胞型 CD44,是对玻璃酸酶识别的主要受体,亦可与基膜及基质蛋白结合,在结肠癌中 CD44 明显高于邻近的正常黏膜[21]。癌细胞和间质细胞通过分泌多种不同的蛋白或酶类诱导 ECM 合成或促进其分解,如基质金属蛋白酶(matrix metalloproteinase,MMP)和金属蛋白酶组织抑制物(tissue inhibitors of metalloproteinase,TIMP),构成 ECM 的主要蛋白水解轴,这种动态的平衡系统如果被打破,就会影响肿瘤细胞相互之间的黏附,从而影响癌组织的发生及远处转移[22]。

(三)CRC 癌细胞的分离

上皮 - 间充质转换(epithelial-mesenchymal transition,EMT)是除 MMP 之外的又一促使癌细胞相互分离的因素。现在越来越多的证据表明,结肠癌细胞通过 EMT 机制使癌细胞在原发灶相互分离以利于癌细胞迁移并形成转移灶,癌组织周围的乏氧微环境是诱导 EMT 发生的原因,此过程由细胞外基质、间质细胞和癌细胞相互之间通过多种生物大分子(如 TGF-β,c-MET,EGF/bFGF、Wnt/IB- 联蛋白、mTOR 和 PI3K/AKT-ERK1/2 等信号通路及 miR-200、miR-29、miR34a 等)进行复杂的信息交流而完成[23]。

(四)CRC 新生血管和淋巴管

CRC 形成早期诸多因素影响原发癌灶的形成。机体存在促进和抑制血管形成的平衡系统,而肿瘤缺氧的微环境可以激活低氧诱导因子 -1(hypoxia-inducible factor-1,HIF-1)的合成,继而 HIF-1 促进肿瘤细胞合成 VEGF 和 bFGF 等,促进肿瘤性血管的形成[24]。这些生长因子与血管内皮表面的相应受体结合,而触发包括内皮细胞可诱导型一氧化氮合酶(inducible nitric oxide synthase,iNOS)、磷脂酰肌醇 3-激酶(phosphatidylinositol 3 kinase,PI3K)等在内的信号通路,从而诱导血管舒张,内皮细胞迁移、增殖和血管的生成。近期研究显示淋巴管系统在癌症的浸润、远处转移中发挥重要作用[25]。

(五)CRC 侵入血管 / 淋巴管,随血流到达肝脏

经过复杂的调控和癌细胞的运动,原发灶处相互分离的癌细胞侵入其周围的血管或淋巴管。癌细胞大量表达黏着斑激酶(focal adhesion kinase,FAK)来激活存活信号通路,并绕过整合素信号通路,以抵抗凋亡,这样癌细胞在血液中才能存活。研究表明[26],ECM 中的赖氨酸氧化酶通过诱导基质胶原的铰链而增加结直肠癌间质的硬度,从而使癌细胞增生活跃而且侵袭性增强,利于癌细胞侵入血管而导致远处转移的发生。进入血管中的癌细胞持续存活并随血液循环至肝脏,是发生肝转移的重要环节。进入血液循环的散在性单个癌细胞中只有极少量细胞存活并产生转移灶,超过 99% 的癌细胞由机体的免疫监视系统杀死或由血液循环的机械性作用力致死。当癌细胞经过收缩的骨骼肌或心脏的毛细血管时,血流剪切力对癌细胞可造成致命的损伤,这构成了机体防止癌细胞转移的第一道防线。但是,癌细胞通过高表达热激蛋白 70(heat shock protein 70,HSP70)等抗压蛋白可抵抗循环剪切力,也可高表达糖基化蛋白,以提高与血小板和白细胞表面的选择素结合并相互黏附以应对循环剪切力,从而使极少数癌细胞能在血液循环中存活而导致远处转移的发生[27]。

(六)CRC 到达肝窦并移出肝窦

到达肝脏的 CRC 最先接触到的是肝窦内皮细胞,激活机体天然免疫系统产生炎症反应杀死大部分癌细胞,但是所发生的炎症反应却促进残留癌细胞黏附并穿过肝窦内皮到达肝实质中心。在此过程中,一方面,癌细胞表面的多种细胞黏附分子发挥重要作用,如结直肠癌细胞分泌的 CEA 在肝脏被清除,主要由肝库普弗细胞表面的 CEA 受体(carcinoembryonic antigen receptor,CEAR)与之结合并内吞、降解,此后库普弗细胞活化,分泌一系列炎症因子(如 IL-1、IL-10、IL-6 和 TNF-α 等),引起肝脏微环境发生速发型炎症反应,使癌细胞黏附于肝窦内皮并逃避活性氧自由基的杀伤作用,并促进其向肝实质内迁移[28]。另一方面,癌细胞也能分泌 TNF-α、IL-1β 或 IFN-γ 等炎症因子,直接激活内皮细胞高表达多种黏附分子,从而促进上述黏附过程的发生[29]。与肝窦内皮黏附的癌细胞伸展到内皮细胞连接处并使后者发生收缩形成缝隙,这样癌细胞才能穿过内皮细胞层到达内皮下基质和肝实质中,而癌细胞调节内皮细胞收缩的机制还不是很明确。

（七）CRC 在肝脏实质中形成克隆，并诱导肿瘤性血管生成

CRC 在肝脏实质中形成克隆，并诱导肿瘤性血管生成是 CRC 发生肝转移的最后一步，与肝脏局部微环境密切相关，这种微环境包括细胞性和非细胞性两种成分；前者主要包括肝星状细胞、肝窦内皮细胞、肝细胞、成纤维细胞和免疫细胞（库普弗细胞和淋巴细胞）；后者主要包括一些生长因子、细胞因子和炎症介质、细胞外基质、蛋白水解酶及其抑制物[30]。TGF-β是一种生物功能复杂的细胞因子，一般在结直肠癌灶中表达升高，由癌症相关成纤维细胞（cancer associated fibroblast，CAF）、单核巨噬细胞、血管内皮细胞等分泌，主要通过调节肿瘤微环境而对肿瘤的形成、浸润、转移产生重大影响[31]。肝星状细胞是肝脏主要的间质细胞，在多种生长因子、细胞因子刺激下由静止状态转化为肌成纤维细胞并具有活跃的增殖和运动能力，是肿瘤性促纤维间质反应的主要成分。同时，这种转化的肌成纤维细胞也能分泌多种生长因子、细胞因子等，可促进肿瘤增殖、血管形成，抑制机体对肿瘤细胞的免疫反应，从而促进肿瘤转移灶的形成[32]。

第二节　肿瘤血管新生

肿瘤血管新生是肿瘤和转移灶发展的关键步骤[33]。原发灶肿瘤增殖，广泛的血管网络形成，肿瘤细胞侵入细胞外基质进入血流及穿出血管，播散到转移器官，转移灶内血管新生过程再次发生以形成充足的微血管系统，促使肿瘤病灶进一步发展[34]。肿瘤微环境主要包括肿瘤细胞、内皮细胞、免疫细胞和基质细胞等[30]。这些细胞间复杂的相互作用调节血管新生的过程，导致了转移器官内新生微血管系统的发展，维持转移灶的生长。肿瘤血管新生是一个复杂的过程，涉及肿瘤中某些促血管生成因子和抗血管生成因子的表达和作用。最常见的因子是 VEGF。VEGF的功能、调节及其受体在过去的数十年间被广泛研究，最终促使分子靶向治疗策略在肿瘤患者治疗中的开发和应用，如贝伐珠单抗，但这些药物对治疗时间

的延长仅以月计，远低于抗肿瘤治疗的期望值[35]，提示肿瘤血管网形成机制的复杂性远高于既往认识，除血管新生（vasculogenesis）的方式外，多种其他方式[36]也参与肿瘤血管网的形成。肿瘤血管网高度异常和混乱，本节主要介绍肿瘤血管的形成模式、异常特征和调节因子等。

一、CRC 血管网的形成模式

肿瘤细胞的无血管期常常被称为"休眠期"，当肿瘤细胞血管生成因子激活超过抗血管生成因子时，肿瘤内部启动复杂的血管生成过程。越来越多的研究发现，除血管新生外，多种模式参与肿瘤血管网的形成，如血管生成拟态（vasculogenic mimicry，VM）[37]、套叠方式（intussusception）[38]、血管同化（vessel co-option，或者 vascular co-option）[39]、肿瘤干细胞样细胞向血管内皮细胞分化（cancer stem-like cell differentiate into EC）[40]。表 9-1 为肿瘤血管网形成的模式和简要说明。

表 9-1　肿瘤组织血管网形成模式

模式	简介
血管新生	哺乳动物胚胎血管母细胞向血管内皮细胞分化，组装成血管迷宫，特定的信号引导向动脉或静脉分化
血管生成	内皮细胞的出芽，即由已经存在的血管内皮细胞增殖形成新的血管
动脉生成	内皮细胞通道被周细胞或血管平滑肌细胞（VCAM）覆盖
套叠方式	先前存在的血管分裂成子血管（套叠式血管新生）
血管同化	肿瘤细胞劫持现有的血管系统。肿瘤细胞沿宿主血管迁移
血管生成拟态	肿瘤细胞自身形成管状结构
肿瘤干细胞样细胞向血管内皮细胞分化	肿瘤干细胞样细胞分化为血管内皮细胞

二、CRC 血管网的结构和功能异常

肿瘤血管网空间混乱，外形不规则，出现盲端和出芽，有漏隙，且直径粗细不一。这是由于在血管形

成过程中已有的血管腔扩张,内皮细胞再度激活,毛细血管通透性增加,血浆渗漏至基质,内皮细胞出芽状延伸,形成杂乱的微血管,并融合成血管袢或血管球,血管平滑肌细胞和/或周细胞形成并覆盖血管壁。因此,肿瘤血管网常常是扩张、扭曲、伸长,甚至是囊性的。肿瘤微血管可以出现血管通透性增加、红细胞和血浆外渗、黏性增加。肿瘤血管分布的不均质性及微循环的异质性导致肿瘤内部生长不均匀性、部分肿瘤细胞生长旺盛,但也可出现部分肿瘤细胞坏死(表9-2)。

表 9-2　肿瘤微血管的异常特征

序号	肿瘤微血管的异常特征
1	缺乏分化
2	血管等级性缺失
3	血管之间的距离增加
4	缺乏血管区存在
5	伸长、扭曲外形不规则的血管
6	囊状或盲端微血管
7	异常的分支和连接
8	血管内皮不完整、穿孔
9	基膜中断或缺失
10	与血流不相连的类似血管腔隙
11	类似于肿瘤细胞排列的血管管道(血管拟态)
12	动静脉吻合
13	起源于静脉端的血管
14	缺乏神经分布的血管
15	缺乏平滑肌的血管
16	缺乏周细胞覆盖的血管
17	缺乏血管运动
18	缺乏流量调节
19	血管通透性增加,血浆渗漏
20	液体流动黏滞性紊乱
21	流速不稳定
22	流向不稳定
23	形成血小板/白细胞的聚集
24	形成血栓
25	红细胞聚集

三、CRC 血管新生的调节因子

肿瘤血管新生是涉及多种促血管生成因子和抗血管生成因子调节的复杂过程,这些因子来源于并作用于肿瘤细胞、内皮细胞、基质细胞及炎症细胞等,调节肿瘤血管网的形成,并维持血管系统的正常生长。迄今为止,已知的促血管新生因子包括:血管内皮生长因子家族及其受体家族[41]、成纤维细胞生长因子[9]、血管生成素、血小板衍生生长因子[42]、转化生长因子-β[11]、表皮生长因子[43]、白细胞介素[44]等。常见的血管新生抑制剂有:血小板应答蛋白[45]、血小板第4因子[46]、基质金属蛋白酶组织抑制物[47]、内皮细胞抑制素[48]、血管抑素[49]等。本节选择主要的促血管生成因子和抗血管生成因子介绍如下。

(一)血管内皮生长因子家族

血管内皮生长因子(vascular endothelial growth factor,VEGF),又称血管通透因子(vascular permeability factor,VPF),是在生理过程和癌症发展中血管生成的关键调节因子,是一种高度特异性的促血管内皮细胞生长因子,具有促进血管通透性增加、细胞外基质变性,以及血管内皮细胞迁移、增殖和血管形成等作用。血管内皮生长因子有 5 种不同的亚型,包括VEGF-A、VEGF-B、VEGF-C、VEGF-D 和胎盘生长因子(placental growth factor,PLGF)[50]。通常 VEGF即 VEGF-A,是肿瘤血管生成中公认的最广泛、最重要的因子[51]。VEGF-A 可促进新生血管形成和使血管通透性增加,VEGF-B 在非新生血管形成的肿瘤中起作用,VEGF-C 和 VEGF-D 在癌组织的新生血管和新生淋巴管的形成过程中起作用,PLGF 也是一种潜在的新生血管形成因子,其可促进新生血管形成,使血管通透性增加[52]。尽管许多因素可能影响 VEGF的途径,但缺氧仍然是调节血管生成的主要因素。缺氧通过转录因子低氧诱导因子-1(hypoxia-inducible factor-1,HIF-1)和 HIF-2 诱导 VEGF 的表达。此外,低氧张力通过增加其 mRNA51 的稳定性来促进VEGF 的上调[53]。VEGF-A 在 CRC 患者的肿瘤活检和血清中均呈高表达,与 CRC 的严重程度及其临床结局密切相关[54-56]。PLGF 在人结直肠癌组织中表达,并与微血管密度和癌症进展相关[57]。在临床前模型中,缺氧能够诱导人 CRC 细胞株和内皮细胞中的 PLGF[58]。VEGF 是肿瘤血管新生和继发转移最常见的分子,在过去数十年内研究得最为广泛,也促进了针对新生血管为靶点的治疗策略获得成功,如贝伐珠单抗,并最终应用于多种肿瘤治疗的临床实践中[59]。

(二)血管生长因子受体家族

与血管内皮生长因子进行特异性结合的高亲和力受体称为血管内皮细胞生长因子受体(vascular endothelial growth factor receptor,VEGFR),主要分为 3 类 VEGFR1、VEGFR2(又称 KDR)、VEGFR3,均属于酪氨酸激酶受体。VEGFR1 和 KDR 主要分布在肿瘤血管内皮表面,调节肿瘤血管的生成,VEGFR3 主要分布在淋巴内皮表面,调节肿瘤淋巴管的生成。KDR 是内皮细胞和血细胞生成过程中最早的共同表面标记,它的缺失可导致胚胎内皮及造血细胞缺失,证实体内存在内皮及造血细胞的共同前体细胞[60]。VEGF 可通过活化 KDR 诱导血管干细胞的分化,促进内皮细胞增殖。KDR 可以在内皮细胞中传导全范围的 VEGF 反应,控制血管形成过程中的不同步骤。VEGF-A 与 KDR 的结合是最有效的内皮细胞迁移和增殖诱导因子,因此,VEGF-A/KDR 轴是目前抗肿瘤血管生成治疗的黄金靶点[61]。而活化 VEGFR1 则可调节内皮细胞 - 细胞、细胞 - 基质间的相互作用,促进血管的成熟及稳定。VEGFR3 主要调节前两种受体的作用及淋巴管的生成。VEGFR 在实体瘤及血液系统疾病中的作用已得到广泛的研究及认可,许多肿瘤细胞包括乳腺癌、肺癌、前列腺癌、白血病细胞等均可表达 VEGFR mRNA 及蛋白质,与肿瘤的恶性进展有关,阻断 VEGFR 信号途径也可导致肿瘤生长及转移的抑制。

(三)成纤维细胞生长因子

成纤维细胞生长因子(fibroblast growth factor,FGF)是一种结构相关的多肽,至少有 17 种,其中碱性成纤维细胞生长因子(basic fibroblast growth factor,bFGF)是研究最多、生物效应最强、作用最广泛的成纤维细胞生长因子之一。体内外研究表明,FGF 有促进血管内皮细胞增殖、迁移,促进蛋白激酶释放以降解

基膜、促进内皮细胞形成管腔的作用,同时也可以通过其他因子间接促进平滑肌细胞增殖[62]。bFGF 分别为 18kD 的低分子量 bFGF 和 22kD、22.5kD、24kD 的高分子量 bFGF。低分子量 bFGF 由细胞分泌,通过结合到表面受体刺激 bFGF 下调。由于高分子量 bFGF 缺乏经典分泌途径所需的信号肽,通过何种机制分泌到细胞外仍不清楚。bFGF 是通过 4 个高亲和力酪氨酸激酶受体和细胞表面肝素硫酸化蛋白聚糖组成的双受体系统发挥生物活性的。bFGF 受体可在内皮细胞、平滑肌细胞、成纤维细胞、成肌细胞和肿瘤细胞等多种细胞表达。bFGF 刺激内皮细胞和基质细胞中的 VEGF-A 表达,并调节 KDR 信号转导[63]。

癌细胞可表达 FGFR,并可模拟基质细胞作为 FGF 的主要来源。很多研究报道了 CRC 中 FGF 和 FGFR 的表达,并且有证据表明 FGF 信号轴在维持癌细胞的自主生长和侵袭中的作用[30]。FGFR1-Ⅱc 是一种 FGFR 剪接变异体,在结直肠癌中被检测到,而在腺瘤源性细胞系中没有发现[64]。FGF-7 能够以自分泌的方式维持 CRC 细胞中 VEGF-A 的释放[65]。

(四)血管生成素

血管生成素(angiopoietin,Ang)是调节组织修复和血管内平衡的重要生长因子。Ang-1 和 Ang-2 已被证明是血管生成的基本调节因子,主要表达于内皮细胞,是受体酪氨酸激酶(receptor tyrosine kinase,RTK)TIE-2 的配体,参与了血管和淋巴系统的发展[66]。Ang-1 激活 TIE-2,稳定成熟血管,而 Ang-2 作为其抑制剂,破坏正常血管系统,与血管重构相关[67]。在结直肠癌患者中,Ang-2 在肿瘤组织中普遍表达,而 Ang-1 的表达则很少见[68]。Ang-2 的高表达与结直肠癌的转移性生长和较差的生存结局有关[69]。

(五)血小板衍生生长因子家族

血小板衍生生长因子(plateletderived growth factor,PDGF)是血管生成的又一个重要的生长因子家族。PDGF/ 血小板衍生生长因子受体(PDGFR)系统在成人胚胎血管生成和伤口愈合过程中具有生理活性。CRC 的形成与肿瘤细胞和 / 或肿瘤相关细胞中 PDGF 和 PDGFR 的过度表达有关[42]。单体形式的 PDGF 包括四个不同的成员(PDGF-A/B/C/D),二

聚体（PDGF-AA/BB/CC/DD/AB）是 PDGF 的功能形式。PDGFR 具有三种不同的二聚体（αα、ββ、αβ），可以结合不同的 PDGF，但下游信号和生物学效应具有较大的重叠。PDGF-BB 与 CRC 进展具有相关性，在 CRC 患者的血液和组织中上调[70]。PDGF-BB 通过三种机制刺激血管生成：直接刺激内皮细胞增殖；上调血管内皮生长因子 -A、FGF 和红细胞生成素在周细胞中的表达；从循环中招募内皮前体细胞[71]。PDGF-BB 与结直肠癌分期和肿瘤内周细胞增多有关[72-73]。此外，PDGF-BB 和 PDGF-AB 在结直肠癌中上调，但它们在结直肠癌相关血管生成中的作用尚不清楚。

（六）血小板应答蛋白

血小板应答蛋白（thrombospondin，TSP）是最早发现的生理性的血管新生抑制剂之一。TSP 可以抑制内皮细胞的增殖、迁移及组建毛细血管的过程[74]。到目前为止，已知存在 5 种不同类型的 TSP，仅有 TSP-1 和 TSP-2 具有影响血管新生的功能区，其中 TSP-1 受 $p53$ 的调控[75]。TSP-1 和 TSP-2 结构和功能方面具有同源性。TSP-1 和 TSP-2 缺失的小鼠体内血管新生明显增强，反之，肿瘤细胞过度表达 TSP-1 和 TSP-2 则降低肿瘤血管新生，抑制肿瘤生长[76]。

（七）血管抑素

1994 年，O'Reilly 从肿瘤动物模型的血清和尿中成功分离和纯化了一种血管新生抑制剂，与纤溶酶原具有类似结构、分子量为 38kD 的内部片段，命名为血管抑素（angiostatin）[77]。它特异性地抑制生长期的内皮细胞增殖，但对静息期融合的内皮细胞及其他类型的细胞（如平滑肌细胞、表皮细胞、成纤维细胞和肿瘤细胞）没有显著作用。血管抑素对原位肿瘤的生长抑制显著，可以达到 98%，还可诱使巨大肿瘤体积缩小[78]。

（八）内皮细胞抑制素

1997 年，O'Reilly 等[79]分离和纯化另一种血管新生抑制剂，命名为内皮细胞抑制素（endostatin）。它可以抑制内皮细胞增殖和迁移，诱导内皮细胞凋亡，使其停留在 G_1 期。内皮细胞抑制素通过抑制 MMP-2 活性，阻断 VEGF165 和 VEGF121 结合 KDR，并能稳定细胞间及细胞与细胞基质间的黏附。

内皮细胞抑制素能够和 VEGF 或 FGF-2 上调的所有促血管新生因子相互作用，并且可以下调内皮细胞 Jun B、HIF-1、神经纤毛蛋白及表皮生长因子受体。肿瘤细胞过度表达内皮细胞抑制素还可以抑制肿瘤生长和转移。研究发现[80]，重组内皮细胞抑制素联合放疗可以有效抑制 CRC 肿瘤生长。

（九）血小板第 4 因子

血小板第 4 因子（platelet factor 4，PF4）是第一个用于检测抗血管新生活性的因子。PF4 是血小板特异性蛋白，在巨核细胞中合成，在 α- 颗粒中包装，于血小板黏附、聚集等活化状态时以相对高分子量蛋白多糖 -PF4 复合物的形式从血小板中释放[81]。它具有与鱼精蛋白相类似的结合及中和肝素的作用，同时参与造血调控，特异性抑制内皮细胞增殖和迁移，从而可以抑制肿瘤细胞的生长。PF4 抑制内皮细胞的活性与其羧基端的区域有关。探索 PF4 和 bFGF 的相互作用发现，PF4 能够与 bFGF 形成复合物，通过抑制 bFGF 二聚体形成、抑制与 bFGF 受体结合、抑制 bFGF 的内化等几方面与 bFGF 相互作用，PF4 很可能通过这种作用机制发挥抗血管新生的特性[82]。

CRC 肝转移和血管新生是一个连续复杂的过程，涉及生长因子及其受体的调节、上皮间质转换、机体免疫监视、凋亡与抗凋亡信号通路、肝脏局部微环境、血管和淋巴管新生的调节稳态等相关机制，对这些机制的深入研究已经获得了治疗的切入点，但提高实践中的获益率还需要进一步的研究。为成功开发出更多更有效的肿瘤治疗方式和治疗手段，还需要更深入准确地认识 CRC 肝转移和血管新生的机制。

（侯英勇）

参考文献

[1] BRODT P. Role of the Microenvironment in liver metastasis: from pre-to prometastatic niches [J]. Clin Cancer Res, 2016, 22 (24): 5971-5982.

[2] VAN DER WAL G E, GOUW A S, KAMPS J A, et al. Angiogenesis in synchronous and metachronous colorectal liver metastases: the liver as a permissive soil [J]. Ann Surg,

2012, 255 (1): 86-94.

［3］ BALLANTYNE G H, QUIN J. Surgical treatment of liver metastases in patients with colorectal cancer [J]. Cancer, 1993, 71 (12 Suppl): 4252-4266.

［4］ LEONARD G D, BRENNER B, KEMENY N E. Neoadjuvant chemotherapy before liver resection for patients with unresectable liver metastases from colorectal carcinoma [J]. J Clin Oncol, 2005, 23 (9): 2038-2048.

［5］ CANCER GENOME ATLAS N. Comprehensive molecular characterization of human colon and rectal cancer [J]. Nature, 2012, 487 (7407): 330-337.

［6］ MIRANDA E, BIANCHI P, DESTRO A, et al. Genetic and epigenetic alterations in primary colorectal cancers and related lymph node and liver metastases [J]. Cancer, 2013, 119 (2): 266-276.

［7］ OGINO S, LOCHHEAD P, GIOVANNUCCI E, et al. Discovery of colorectal cancer PIK3CA mutation as potential predictive biomarker: power and promise of molecular pathological epidemiology [J]. Oncogene, 2014, 33 (23): 2949-2955.

［8］ RAMCHARAN S K, LIP G Y, STONELAKE P S, et al. Angiogenin outperforms VEGF, EPCs and CECs in predicting Dukes' and AJCC stage in colorectal cancer [J]. Eur J Clin Invest, 2013, 43 (8): 801-808.

［9］ JIBIKI N, SAITO N, KAMEOKA S, et al. Clinical significance of fibroblast growth factor (FGF) expression in colorectal cancer [J]. Int Surg, 2014, 99 (5): 493-499.

［10］ CAI Y, YAN P, ZHANG G, et al. Long non-coding RNA TP73-AS1 sponges miR-194 to promote colorectal cancer cell proliferation, migration and invasion via up-regulating TGFα [J]. Cancer Biomark, 2018, 23 (1): 145-156.

［11］ VILLALBA M, EVANS S R, VIDAL-VANACLOCHA F, et al. Role of TGF-beta in metastatic colon cancer: it is finally time for targeted therapy [J]. Cell Tissue Res, 2017, 370 (1): 29-39.

［12］ ZHONG X, CHEN B, YANG Z. The role of tumor-associated macrophages in colorectal carcinoma progression [J]. Cell Physiol Biochem, 2018, 45 (1): 356-365.

［13］ GORDON-WEEKS A N, LIM S Y, YUZHALIN A E, et al. Neutrophils promote hepatic metastasis growth through fibroblast growth factor 2-dependent angiogenesis in mice [J]. Hepatology, 2017, 65 (6): 1920-1935.

［14］ MIZUNO R, KAWADA K, ITATANI Y, et al. The role of tumor-associated neutrophils in colorectal cancer [J]. Int J Mol Sci, 2019, 20 (3): 529.

［15］ LAM M, ROSZIK J, KANIKARLA-MARIE P, et al. The potential role of platelets in the consensus molecular subtypes of colorectal cancer [J]. Cancer Metastasis Rev,

2017, 36 (2): 273-288.

［16］ STARCHENKO A, GRAVES-DEAL R, YANG Y P, et al. Clustering of integrin alpha5 at the lateral membrane restores epithelial polarity in invasive colorectal cancer cells [J]. Mol Biol Cell, 2017, 28 (10): 1288-1300.

［17］ BARTOLOMÉ R A, AIZPURUA C, JAÉN M, et al. Monoclonal antibodies directed against cadherin RGD exhibit therapeutic activity against melanoma and colorectal cancer metastasis [J]. Clin Cancer Res, 2018, 24 (2): 433-444.

［18］ MAFUNE K, RAVIKUMAR T S, WONG J M, et al. Expression of a Mr 32, 000 laminin-binding protein messenger RNA in human colon carcinoma correlates with disease progression [J]. Cancer Res, 1990, 50 (13): 3888-3891.

［19］ WU X, CAI J, ZUO Z, et al. Collagen facilitates the colorectal cancer stemness and metastasis through an integrin/PI3K/AKT/Snail signaling pathway [J]. Biomed Pharmacother, 2019, 114: 108708.

［20］ IRIMURA T, MATSUSHITA Y, SUTTON R C, et al. Increased content of an endogenous lactose-binding lectin in human colorectal carcinoma progressed to metastatic stages [J]. Cancer Res, 1991, 51 (1): 387-393.

［21］ WIMMENAUER S, KELLER H, RüCKAUER K D, et al. Expression of CD44, ICAM-1 and N-CAM in colorectal cancer. Correlation with the tumor stage and the phenotypical characteristics of tumor-infiltrating lymphocytes [J]. Anticancer Res, 1997, 17 (4a): 2395-2400.

［22］ IŞLEKEL H, OKTAY G, TERZI C, et al. Matrix metalloproteinase-9,-3 and tissue inhibitor of matrix metalloproteinase-1 in colorectal cancer: relationship to clinicopathological variables [J]. Cell Biochem Funct, 2007, 25 (4): 433-441.

［23］ BOESCH M, SPIZZO G, SEEBER A. Concise review: aggressive colorectal cancer: role of epithelial cell adhesion molecule in cancer stem cells and eithelial-to-mesenchymal transition [J]. Stem Cells Transl Med, 2018, 7 (6): 495-501.

［24］ IOANNOU M, PARASKEVA E, BAXEVANIDOU K, et al. HIF-1alpha in colorectal carcinoma: review of the literature [J]. J BUON, 2015, 20 (3): 680-689.

［25］ SUZUKI H, FUJII T, ASAO T, et al. Extracapsular lymph node involvement is associated with colorectal liver metastases and impact outcome after hepatectomy for colorectal metastases [J]. World J Surg, 2014, 38 (8): 2079-2088.

［26］ WEI B, ZHOU X, LIANG C, et al. Human colorectal cancer progression correlates with LOX-induced ECM stiffening [J]. Int J Biol Sci, 2017, 13 (11): 1450-1457.

［27］ SOLEIMANI A, ZAHIRI E, EHTIATI S, et al. Therapeutic potency of heat-shock protein-70 in the pathogenesis of colorectal cancer: current status and perspectives [J].

Biochem Cell Biol, 2019, 97 (2): 85-90.

［28］CAMPOS-DA-PAZ M, DÓREA J G, GALDINO A S, et al. Carcinoembryonic antigen (CEA) and hepatic metastasis in colorectal cancer: update on biomarker for clinical and biotechnological approaches [J]. Recent Pat Biotechnol, 2018, 12 (4): 269-279.

［29］CAO H, XU E, LIU H, et al. Epithelial-mesenchymal transition in colorectal cancer metastasis: a system review [J]. Pathol Res Pract, 2015, 211 (8): 557-569.

［30］KOI M, CARETHERS J M. The colorectal cancer immune microenvironment and approach to immunotherapies [J]. Future Oncol, 2017, 13 (18): 1633-1647.

［31］TOMMELEIN J, VERSET L, BOTERBERG T, et al. Cancer-associated fibroblasts connect metastasis-promoting communication in colorectal cancer [J]. Front Oncol, 2015, 5: 63.

［32］VAN DEN EYNDEN G G, MAJEED A W, ILLEMANN M, et al. The multifaceted role of the microenvironment in liver metastasis: biology and clinical implications [J]. Cancer Res, 2013, 73 (7): 2031-2043.

［33］HANAHAN D, WEINBERG R A. Hallmarks of cancer: the next generation [J]. Cell, 2011, 144 (5): 646-674.

［34］TAKEDA A, STOELTZING O, AHMAD S A, et al. Role of angiogenesis in the development and growth of liver metastasis [J]. Ann Surg Oncol, 2002, 9 (7): 610-616.

［35］CARMELIET P, JAIN R K. Molecular mechanisms and clinical applications of angiogenesis [J]. Nature, 2011, 473 (7347): 298-307.

［36］KRISHNA PRIYA S, NAGARE R P, SNEHA V S, et al. Tumour angiogenesis-origin of blood vessels [J]. Int J Cancer, 2016, 139 (4): 729-735.

［37］PAULIS Y W, SOETEKOUW P M, VERHEUL H M, et al. Signalling pathways in vasculogenic mimicry [J]. Biochim Biophys Acta, 2010, 1806 (1): 18-28.

［38］GIANNI-BARRERA R, TRANI M, REGINATO S, et al. To sprout or to split ? VEGF, Notch and vascular morphogenesis [J]. Biochem Soc Trans, 2011, 39 (6): 1644-1648.

［39］DONNEM T, HU J, FERGUSON M, et al. Vessel co-option in primary human tumors and metastases: an obstacle to effective anti-angiogenic treatment? [J]. Cancer medicine, 2013, 2 (4): 427-436.

［40］SHANGGUAN W, FAN C, CHEN X, et al. Endothelium originated from colorectal cancer stem cells constitute cancer blood vessels [J]. Cancer Sci, 2017, 108 (7): 1357-1367.

［41］LIU Z, QI L, LI Y, et al. VEGFR2 regulates endothelial differentiation of colon cancer cells [J]. BMC Cancer, 2017, 17 (1): 593.

［42］MANZAT SAPLACAN R M, BALACESCU L, GHERMAN C, et al. The role of PDGFs and PDGFRs in colorectal cancer [J]. Mediators Inflamm, 2017: 4708076.

［43］SOLIC N, DAVIES D E. Differential effects of EGF and amphiregulin on adhesion molecule expression and migration of colon carcinoma cells [J]. Exp Cell Res, 1997, 234 (2): 465-476.

［44］WALDNER M J, FOERSCH S, NEURATH M F. Interleukin-6--a key regulator of colorectal cancer development [J]. Int J Biol Sci, 2012, 8 (9): 1248-1253.

［45］AMODEO V, BAZAN V, FANALE D, et al. Effects of anti-miR-182 on TSP-1 expression in human colon cancer cells: there is a sense in antisense ? [J]. Expert Opin Ther Targets, 2013, 17 (11): 1249-1261.

［46］PETERSON J E, ZURAKOWSKI D, ITALIANO J E JR, et al. VEGF, PF4 and PDGF are elevated in platelets of colorectal cancer patients [J]. Angiogenesis, 2012, 15 (2): 265-273.

［47］BöCKELMAN C, BEILMANN-LEHTONEN I, KAPRIO T, et al. Serum MMP-8 and TIMP-1 predict prognosis in colorectal cancer [J]. BMC Cancer, 2018, 18 (1): 679.

［48］KANTOLA T, VäYRYNEN J P, KLINTRUP K, et al. Serum endostatin levels are elevated in colorectal cancer and correlate with invasion and systemic inflammatory markers [J]. Br J Cancer, 2014, 111 (8): 1605-1613.

［49］DRIXLER T A, BOREL RINKES I H, RITCHIE E D, et al. Continuous administration of angiostatin inhibits accelerated growth of colorectal liver metastases after partial hepatectomy [J]. Cancer Res, 2000, 60 (6): 1761-1765.

［50］FERRARA N, GERBER H P, LECOUTER J. The biology of VEGF and its receptors [J]. Nat Med, 2003, 9 (6): 669-676.

［51］BATTAGLIN F, PUCCINI A, INTINI R, et al. The role of tumor angiogenesis as a therapeutic target in colorectal cancer [J]. Expert Rev Anticancer Ther, 2018, 18 (3): 251-266.

［52］DEWERCHIN M, CARMELIET P. PlGF: a multitasking cytokine with disease-restricted activity [J]. Cold Spring Harb Perspect Med, 2012, 2 (8): a011056

［53］ROLFO C, BRONTE G, SORTINO G, et al. The role of targeted therapy for gastrointestinal tumors [J]. Expert Rev Gastroenterol Hepatol, 2014, 8 (8): 875-885.

［54］ESWARAPPA S M, POTDAR A A, KOCH W J, et al. Programmed translational readthrough generates antiangiogenic VEGF-Ax [J]. Cell, 2014, 157 (7): 1605-1618.

［55］WANG Y, YAO X, GE J, et al. Can vascular endothelial growth factor and microvessel density be used as prognostic biomarkers for colorectal cancer? A systematic review and meta-analysis [J]. Scientific World Journal,

2014, 2014: 102736.

［56］ BEŞTAŞ R, KAPLAN M A, IŞIKDOĞAN A. The correlation between serum VEGF levels and known prognostic risk factors in colorectal carcinoma [J]. Hepatogastroenterology, 2014, 61 (130): 267-271.

［57］ SUNG C Y, SON M W, AHN T S, et al. Expression of placenta growth factor in colorectal carcinomas [J]. J Korean Soc Coloproctol, 2012, 28 (6): 315-320.

［58］ TUDISCO L, ORLANDI A, TARALLO V, et al. Hypoxia activates placental growth factor expression in lymphatic endothelial cells [J]. Oncotarget, 2017, 8 (20): 32873-32883.

［59］ RAHBARI N N, KEDRIN D, INCIO J, et al. Anti-VEGF therapy induces ECM remodeling and mechanical barriers to therapy in colorectal cancer liver metastases [J]. Sci Transl Med, 2016, 8 (360): 360ra135.

［60］ SECKER G A, HARVEY N L. VEGFR signaling during lymphatic vascular development: From progenitor cells to functional vessels [J]. Dev Dyn, 2015, 244 (3): 323-331.

［61］ HUANG L, HUANG Z, BAI Z, et al. Development and strategies of VEGFR-2/KDR inhibitors [J]. Future Med Chem, 2012, 4 (14): 1839-1852.

［62］ PRESTA M, CHIODELLI P, GIACOMINI A, et al. Fibroblast growth factors (FGFs) in cancer: FGF traps as a new therapeutic approach [J]. Pharmacol Ther, 2017, 179: 171-187.

［63］ MURAKAMI M, SIMONS M. Fibroblast growth factor regulation of neovascularization [J]. Curr Opin Hematol, 2008, 15 (3): 215-220.

［64］ SONVILLA G, ALLERSTORFER S, HEINZLE C, et al. Fibroblast growth factor receptor 3-IIIc mediates colorectal cancer growth and migration [J]. Br J Cancer, 2010, 102 (7): 1145-1156.

［65］ NARITA K, FUJII T, ISHIWATA T, et al. Keratinocyte growth factor induces vascular endothelial growth factor-A expression in colorectal cancer cells [J]. Int J Oncol, 2009, 34 (2): 355-360.

［66］ GALE N W, THURSTON G, HACKETT S F, et al. Angiopoietin-2 is required for postnatal angiogenesis and lymphatic patterning, and only the latter role is rescued by Angiopoietin-1 [J]. Dev Cell, 2002, 3 (3): 411-423.

［67］ MAISONPIERRE P C, SURI C, JONES P F, et al. Angiopoietin-2, a natural antagonist for Tie2 that disrupts in vivo angiogenesis [J]. Science, 1997, 277 (5322): 55-60.

［68］ HONG S, JUNG H I, AHN T S, et al. Expressions and clinical significances of angiopoietin-1, angiopoietin-2, and tie-2 receptor in patients with colorectal cancer [J]. Ann Coloproctol, 2017, 33 (1): 9-15.

［69］ OGAWA M, YAMAMOTO H, NAGANO H, et al. Hepatic expression of ANG2 RNA in metastatic colorectal cancer [J]. Hepatology, 2004, 39 (2): 528-539.

［70］ BELIZON A, BALIK E, HORST P K, et al. Platelet-derived growth factor (subtype BB) is elevated in patients with colorectal carcinoma [J]. Dis Colon Rectum, 2009, 52 (6): 1166-1171.

［71］ CAO Y. Multifarious functions of PDGFs and PDGFRs in tumor growth and metastasis [J]. Trends Mol Med, 2013, 19 (8): 460-473.

［72］ MCCARTY M F, SOMCIO R J, STOELTZING O, et al. Overexpression of PDGF-BB decreases colorectal and pancreatic cancer growth by increasing tumor pericyte content [J]. J Clin Invest, 2007, 117 (8): 2114-2122.

［73］ IONESCU C, BERINDAN-NEAGOE I, BURZ C, et al. The clinical implications of platelet derived growth factor B, vascular endothelial growth factor and basic fibroblast growth factor in colorectal cancer [J]. J BUON, 2011, 16 (2): 274-276.

［74］ TUNÇER S, KEŞKÜŞ A G, ÇOLAKOĞLU M, et al. 15-Lipoxygenase-1 re-expression in colorectal cancer alters endothelial cell features through enhanced expression of TSP-1 and ICAM-1 [J]. Cell Signal, 2017, 39: 44-54.

［75］ ADAMS J C. Thrombospondin-1 [J]. Int J Biochem Cell Biol, 1997, 29 (6): 861-865.

［76］ LAWLER P R, LAWLER J. Molecular basis for the regulation of angiogenesis by thrombospondin-1 and-2 [J]. Cold Spring Harb Perspect Med, 2012, 2 (5): a006627.

［77］ O'REILLY M S, HOLMGREN L, SHING Y, et al. Angiostatin: a novel angiogenesis inhibitor that mediates the suppression of metastases by a Lewis lung carcinoma [J]. Cell, 1994, 79 (2): 315-328.

［78］ O'REILLY M S, HOLMGREN L, CHEN C, et al. Angiostatin induces and sustains dormancy of human primary tumors in mice [J]. Nat Med, 1996, 2 (6): 689-692.

［79］ O'REILLY M S, BOEHM T, SHING Y, et al. Endostatin: an endogenous inhibitor of angiogenesis and tumor growth [J]. Cell, 1997, 88 (2): 277-285.

［80］ GUO Z Y, YAO G D, FU L P, et al. Effect of recombinant human endostatin on the expression of c-Myc and bFGF in mouse gastric cancer cells [J]. Genet Mol Res, 2015, 14 (2): 5258-5265.

［81］ LÜSCHER E F, KÄSER-GLANZMAN R. Platelet heparin-neutralizing factor (platelet factor 4)[J]. Thromb Diath Haemorrh, 1975, 33 (1): 66-72.

［82］ PENG H, WEN T C, IGASE K, et al. Suppression by platelet factor 4 of the myogenic activity of basic fibroblast growth factor [J]. Arch Histol Cytol, 1997, 60 (2): 163-174.

第十章

结肠癌肝转移的肿瘤免疫研究

肿瘤免疫学是研究肿瘤的免疫原性、抗肿瘤免疫的效应机制、肿瘤免疫逃逸机制及肿瘤免疫诊断与防治的一门学科。免疫系统的功能由极其复杂而又精确的调节网络所控制，其中任何一个环节发生异常都会使正常免疫调节失去平衡而影响免疫功能的发挥。机体免疫功能会影响肿瘤的生长，同时荷瘤宿主也存在免疫功能的改变，两者之间的关系相当复杂。随着分子生物学、分子遗传学和免疫学的飞速发展，对肿瘤抗原及其相关调控基因、机体抗肿瘤效应、肿瘤逃逸机体免疫监视等有了更深入的认识，寻找调节免疫系统识别并抑制肿瘤发生、发展和转移的方法已成为肿瘤免疫学研究的热点。随着对其研究的深入，也必将为肿瘤的免疫学诊断和防治开辟新的途径。

免疫系统的三大功能为免疫防御、免疫监视和免疫自稳，其中免疫监视的对象就是体内转化的肿瘤细胞，机体的免疫系统能识别和清除肿瘤细胞。机体抗肿瘤的免疫过程包括固有免疫和适应性免疫，后者又分为细胞免疫应答和体液免疫应答。机体的免疫系统对肿瘤抗原免疫原性不同的肿瘤所产生的免疫效应机制也不完全相同，对于大多数免疫原性较强的肿瘤，特异性免疫应答是重要环节，而对免疫原性较弱的肿瘤，非特异性免疫应答显得更为重要。机体抗肿瘤的免疫效应不但取决于肿瘤的免疫原性和宿主的免疫功能，还受其他因素如肿瘤微环境的影响。肿瘤

具有多种免疫逃逸机制，使免疫系统不能有效地控制肿瘤的发生发展。肿瘤免疫逃逸机制十分复杂，在肿瘤发生、发展的不同阶段，发挥作用的主要机制可能各不相同。

防治结肠癌肝转移是成功治疗结肠癌的一项重大挑战。转移至肝脏的癌细胞生存和增殖能力不仅取决于转移癌细胞自身的特性，也取决于癌细胞和局部不同细胞亚群之间复杂的相互作用，包括免疫细胞、炎症细胞、肝星状细胞等，这些细胞能介导细胞 - 细胞和细胞 - 细胞外基质黏附、释放可溶性因子。定居在肝脏的细胞和被招募至肝脏的细胞在癌细胞转移中可能发挥协同或相反的作用，而这些不同作用之间的平衡与稳态也会影响肿瘤免疫的精细调控。

第一节　T 细胞介导的抗肿瘤免疫应答

T 细胞介导的免疫应答在对免疫原性较强的肿瘤细胞所产生的免疫应答中起很重要的作用。参与抗肿瘤免疫应答的 T 细胞亚群主要以 CD8$^+$T 细胞和 CD4$^+$T 细胞为主。

一、CD8$^+$T 细胞

CD8$^+$ 细胞毒性 T 淋巴细胞（cytotoxic T lymphocyte,

CTL)负责杀伤肿瘤细胞,是肿瘤免疫应答最主要的效应细胞。CD8$^+$CTL 在双重信号作用下活化和克隆增殖。加工处理后的肿瘤抗原肽与 MHC Ⅰ类分子形成复合体,表达于肿瘤细胞或专职的抗原提呈细胞表面并呈递于 CD8$^+$T 细胞,与 T 细胞表面 TCR-CD3 复合物结合,使 T 细胞活化成为 CD8$^+$CTL。CD8$^+$CTL 对肿瘤细胞的直接杀伤作用方式主要有两种:CTL 与靶细胞接触产生脱颗粒作用,排出穿孔素插入靶细胞膜上,造成靶细胞膜损伤,同时形成膜通道,使颗粒酶、分泌性 ATP 等效应分子进入靶细胞,导致靶细胞死亡;CTL 活化后表达 Fas 配体(Fas ligand,FasL),与肿瘤细胞表面 Fas 分子结合,传导凋亡信号进入细胞内,活化靶细胞内的 DNA 降解酶,引起靶细胞凋亡。另外,CD8$^+$CTL 也可通过分泌细胞因子如 TNF 等间接杀伤肿瘤细胞。

二、CD4$^+$T 细胞

CD4$^+$T 细胞发挥抗肿瘤免疫的重要辅助作用。在接受专职 APC 上的 MHC Ⅱ类分子与抗原肽复合物和共刺激分子双重信号后,CD4$^+$T 细胞发生克隆增殖,并释放出多种细胞因子,其中主要为 IL-2、IFN-γ、TNF 等。这些因子在调节 CTL、NK 细胞、巨噬细胞和 DC 等细胞抗肿瘤效应中起重要作用。

近年来,以阻断免疫检查点抑制免疫逃逸为代表的抗肿瘤免疫治疗在多种肿瘤的治疗中取得明显疗效。CTLA4、PD-1、Tim3、TIGHT、LAG3 等免疫检查点主要在 T 细胞上表达。特异性阻断免疫检查点能抑制 T 细胞免疫负向调控通路,抑制 T 细胞凋亡、耗竭,重建 T 细胞识别和杀伤功能,从而发挥抑癌效应。

Tauriello DVF 等[1]发现,在结肠癌肝转移预后较差的患者中,肿瘤组织缺乏 T 细胞浸润、Th1 型反应活性低下、免疫杀伤降低、TGF-β 表达水平增高。在结肠癌肝转移小鼠模型中,单纯阻断 PD-1/PD-L1 免疫检查点对肿瘤转移、侵袭疗效不佳;阻断 TGF-β 信号能诱发强烈和持久 CTL 细胞毒性作用,显著抑制小鼠结肠癌肝转移。在进展性结肠癌肝转移的小鼠模型中,阻断 TGF-β 信号也能明显提高抗 PD-1/PD-L1

免疫治疗的疗效。另外,肿瘤微环境中 TGF-β 表达升高是促进 T 细胞衰竭、阻断 Th1 型免疫反应的一种免疫逃逸的原发机制。因此,直接阻断 TGF-β 信号的免疫治疗或许能成为进展期结肠癌及肝转移患者的一种治疗手段。

三、调节性 T 细胞

调节性 T 细胞(regulatory T cell,Treg)是一群由初始 T 细胞在 IL-10 和 TGF-β 诱导下分化而来的 T 细胞,特异性表达转录因子 Foxp3,通过不同的机制负向调控免疫应答。在多种实体瘤患者外周血和肿瘤微环境中,Treg 细胞比例增高,且数目与患者肿瘤进展程度和预后、生存率成负相关。这些升高的 Treg 细胞能抑制抗肿瘤免疫、降低肿瘤免疫治疗效果。去除 Treg 或封闭其抑制功能,可以增强抗肿瘤免疫反应。

Treg 是肿瘤免疫研究和治疗领域关注的热点,如何清除或逆转 Treg 的抑制作用是肿瘤免疫治疗的一个关键问题。基于 Treg 的肿瘤免疫治疗的主要策略有:①剔除 Treg,如用抗 CD25 单克隆抗体剔除体内 CD4$^+$CD25$^+$Treg,可促进 CD8$^+$T 细胞对肿瘤细胞的特异性杀伤作用;②阻断 Treg 介导的免疫抑制功能,Treg 细胞表面高表达抑制性配体,如 CTLA-4、PD-L1 和糖皮质激素诱导的 TNF 受体;③提高效应细胞抵抗 Treg 的抑制作用能力,使 Treg 失去对效应 T 细胞的抑制作用。Connolly M K 等[2]发现,进展性结肠癌模型中 Treg 细胞能加速肝转移的发展。Ham B 等[3]研究发现小鼠 MC38 结肠癌的肝转移瘤组织中 Treg 细胞大量浸润且依赖 TNFR2。

第二节　NK 细胞介导的抗肿瘤免疫应答

活化的 NK 细胞可杀伤肿瘤细胞。NK 细胞是淋巴细胞的一个亚群,占外周血淋巴细胞的 5%~10%,可直接杀伤某些肿瘤细胞。当 NK 细胞被 IL-2、IFN-γ 等细胞因子活化后,其抗肿瘤谱和杀伤效率大幅度提高。NK 细胞的活性受活化性和抑制性受体所调节。杀伤细胞激活性受体(killer activation receptor, KAR)能识别结合分布于某些肿瘤细胞、病毒感染细胞和自身组织细胞上的糖基配体,其胞质区内有免疫受体酪氨酸激活模体(immunoreceptor tyrosine-based activation motif, ITAM)结构,可转导活化信号,触发 NK 细胞的杀伤作用。杀伤细胞抑制性受体(killer inhibitory receptor, KIR),主要识别 HLA-B 和 HLA-C 编码的基因产物(MHC Ⅰ类分子),NK 细胞表面还表达由 CD94 和 NKG2 构成的异二聚体分子,识别非多肽样分子 HLA-E,具有抑制性受体活性。对肿瘤细胞而言,由于表面 MHC Ⅰ类分子表达减少或消失而影响 KIR 对相应配体的识别,使 KAR 的作用占主导地位,表现为 NK 细胞活化对肿瘤细胞进行杀伤。NK 细胞主要通过以下三种机制来实现其杀伤功能:①直接杀伤效应。NK 细胞释放的杀伤性物质穿孔素和颗粒酶使靶细胞凋亡,该过程需要 NK 细胞识别受体与靶细胞的直接接触,CD56^{dim}NK 细胞亚群主要靠此方式杀伤肿瘤细胞。②表达 TNF 家族分子的杀伤效应。可通过膜 Fas/FasL 诱导靶细胞凋亡,此过程不需要 NK 细胞识别受体与靶细胞的直接接触,CD56^{bright}NK 细胞亚群主要靠此方式杀伤肿瘤细胞。③借助抗体依赖细胞介导的细胞毒作用(antibody-dependent cell-mediated cytotoxicity, ADCC)发挥杀伤效应。NK 细胞表面表达 FcγR,可通过抗肿瘤抗原的抗体 IgG1 和 IgG3 作为桥梁,其 Fab 端特异性识别肿瘤细胞上的肿瘤抗原,Fc 段与 NK 细胞 FcγR 结合,产生 ADCC。另外,NK 细胞还具有多种免疫调节功能。Shiho Chiba 等[4]发现,表达在 DC 和巨噬细胞表面的 Dectin-1 识别肿瘤细胞表面 N-葡聚糖结构,APC 中通过 Dectin-1-IRF5-INAM 等信号通路,活化 NK 细胞,促进 NK 细胞对肿瘤细胞的杀伤作用。Marcus 等[5]发现 NK 细胞对黑色素瘤、结肠癌细胞的杀伤依赖 cGAS-STING 信号途径。肿瘤细胞产生的 cGAMP 能激活肿瘤微环境中免疫细胞内 STING 信号,促进 Ⅰ 型干扰素的产生,最终激活 NK 细胞抗肿瘤免疫应答,能促进 NK 细胞对包括结肠癌在内的多种癌细胞的杀伤。

第三节 巨噬细胞在肿瘤免疫中的免疫调节作用

巨噬细胞在抗肿瘤免疫应答中具有双重作用。巨噬细胞是机体中分布十分广泛并具有活跃生物学功能的细胞,包括大脑中的小胶质细胞、骨骼中的破骨细胞、肝脏中的库普弗细胞、肺中的肺泡巨噬细胞、结缔组织中的组织细胞和动脉粥样硬化斑块中的泡沫细胞等。巨噬细胞能表达数十种受体,产生数十种酶,分泌近百种生物活性产物,因此在机体防御和免疫应答中发挥重要作用。由于其本身的生物学特点,尤其是表达多种与抗原摄取相关的表面分子(FcR、补体受体、甘露糖受体、清道夫受体、TLR 等),其摄取抗原的能力很强,能通过胞吞、胞饮和受体介导的胞吞作用摄取抗原。巨噬细胞也表达大量的 MHC 类分子,具有抗原提呈功能,参与调节活化特异性 T 细胞免疫。

一、巨噬细胞极化

在不同的微环境中,巨噬细胞活化能够分化为经典活化的巨噬细胞(M1 型巨噬细胞)和旁路活化的巨噬细胞(M2 型巨噬细胞)。M1 型巨噬细胞主要参与和促进 Th1 型免疫应答,M2 型巨噬细胞主要参与和促进 Th2 型免疫应答。M2 型巨噬细胞与免疫负向调控和免疫耐受密切相关。在肿瘤微环境中存在大量具有促进肿瘤和抑制免疫功能的肿瘤相关巨噬细胞,也可归为 M2 型巨噬细胞。巨噬细胞具有可塑性,表型随 M1 型和 M2 型巨噬细胞活化状态而改变。M1 型巨噬细胞能产生大量 NO 和 TNF-α,以及诱导 Th1、Th17 和 NK 细胞的趋化因子 CXCL9;相反,M2 型巨噬细胞通过产生 VEGF、EGF、TGF-β 等促进肿瘤生长。M1 型巨噬细胞能活化 Th1 型免疫应答,进一步促进 IFN-γ 产生和提高效应杀伤细胞活性;而 M2 型巨噬细胞通过释放 TGF-β 和 IL-10 诱导 Treg 细胞产生免疫耐受的肿瘤微环境。Cui YL 等[6]研究发现,切除的肝转移灶的 M2 型巨噬细胞:M1 型巨噬细胞比值与结直肠癌转移正相关。随着肿瘤微环境的免疫编辑和肿瘤相关巨噬细胞 M2 型向 M1 型转变逐渐成为一种有潜力的抗癌策略,研究参与结肠癌肝转移的巨噬细胞的来源和活化状态也至关重要。

二、库普弗细胞

库普弗细胞在肝脏细胞中占约10%,主要定居在肝血窦内皮层,是一种肝脏组织特异性巨噬细胞。在与侵入的肿瘤细胞相互作用的过程中,依赖转移进展阶段、肿瘤负荷及其他免疫细胞的相互作用等因素,库普弗细胞发挥着不同甚至是相反的作用。一些研究[7]发现肿瘤细胞能迅速黏附于肝血窦腔内的库普弗细胞,在侵入肝脏时被库普弗细胞吞噬或诱导发生凋亡。活体显微成像研究[8]发现,动脉内注射结肠癌细胞,74%在6小时内黏附于库普弗细胞,此过程依赖肝脏TNF-α和IL-1β水平的升高和由此导致的库普弗细胞活化。有趣的是,虽然在注射肿瘤细胞前两天清除库普弗细胞能促进结肠癌细胞肝转移,但是在肿瘤注射一周后却无明显差异,提示库普弗细胞在肿瘤细胞进入肝脏的最初24小时内发挥的抗肿瘤免疫效应最强。另外,库普弗细胞能产生细胞因子和生长因子,包括IL-6、肝细胞生长因子、VEGF、MMP,可促进肿瘤细胞增殖、血管生成和入侵肝实质,从而促进肝转移的发生。

除了库普弗细胞,血液来源的单核细胞在局部炎症诱导下也能被CC类趋化因子受体2(C-C chemokine receptor type 2,CCR2)等招募至肿瘤部位,分化为表型为$CD11b^{low}F4/80^{high}$的成熟巨噬细胞。这些巨噬细胞也能促进肝星状细胞活化和纤维形成,是血管外肿瘤扩增早期的一个重要过程[9]。

靶向库普弗细胞阻断肝脏转移可能仅在非常短的时间窗内有效。如果限制库普弗细胞活性能够阻断转移前微环境的形成,这将有助于对抗包括结直肠癌在内的多种癌症肝转移,然而应用IFN-γ、GM-CSF等增强库普弗细胞抗肿瘤潜能可能在大量肿瘤细胞进入肝脏之前有效[10]。

三、模式识别受体对肿瘤免疫的调节作用

模式识别受体(pattern recognition receptor,PRR)是一类主要表达在固有免疫细胞表面、内体、溶酶体、细胞质中的非克隆性分布,可识别一种或多种PAMP/DAMP的识别分子。由胚系编码的有限个基因就能完成有效识别,来自不同组织的同类固有免疫细胞均表达相同的PRR,具有相同的识别特性。PRR与PAMP/DAMP结合后,即能迅速激活效应细胞,介导快速的生物学反应,无须细胞增殖,是固有免疫细胞发挥免疫学功能和效应的关键结构。PRR包括可溶型(C反应蛋白、甘露糖结合凝集素等)、细胞吞噬型(甘露糖受体、清道夫受体、补体受体等)、信号转导型受体(Toll样受体、RIG-Ⅰ样受体、NOD样受体)。

NOD样受体(NOD-like receptor,NLR)家族是分布在细胞质内的PRR,可识别细胞质中的不同PAMP/DAMP,是抗细胞内病原体感染的固有免疫信号通路中的重要受体。NOD样受体热蛋白结构域相关蛋白(NOD-like receptor thermal protein domain associated protein,NLRP)是NLR中最大的亚家族,目前发现14种NLRP,其中对NLRP3的研究最多。NLRP3主要表达在巨噬细胞、外周血白细胞,N端含有吡啶结构域(pyrin domain,PYD)效应结构域,可识别并结合胞质中PAMP/DAMP,使NLPR3发生构象变化,暴露出NOD结构域,继而寡聚化,并通过PYD-PYD相互作用招募凋亡相关斑点样蛋白(apoptosis-associated speck-like protein containing a CARD,ASC)接头分子,形成含有NLPR3、ASC、胱天蛋白酶-1(caspase-1)的炎症小体。ASC通过CARD-CARD相互作用招募未活化的胱天蛋白酶-1,导致其构象变化产生活性胱天蛋白酶-1,裂解未活化的IL-β和IL-18,产生炎性因子IL-1β和IL-18。目前已经鉴定出四种炎症小体,分别是NLRP1炎症小体、NLRP3炎症小体、IPAF炎症小体和AIM2炎症小体,均含有ASC、胱天蛋白酶及一种NLP家族蛋白(如NLPR1)或HIN2000家族蛋白(如AIM2)。四类炎症小体的共同特征是最终激活胱天蛋白酶-1,激活参与炎症反应的细胞因子。

IL-1β和IL-18在炎症和肿瘤发生中有多重作用。Tu S等[11]发现IL-1β能通过自分泌活化NF-κB和招募MDSCs,促进肿瘤发生。相反,Ghiringhelli F等[12]发现化疗后IL-1β对抗肿瘤免疫监视却是必不可少

的。与 IL-1β 相似，IL-18 在肿瘤发生发展中也有双重作用。

Dupaul-Chicoine J 等[13]发现炎症小体能抑制结肠炎和结肠炎相关结直肠癌。NLRP3、NLRP6、ASC、胱天蛋白酶 -1 和胱天蛋白酶 -11、IL-18/IL18R 缺陷的小鼠患结肠炎和 AOM-DAA 诱导的结肠癌模型中的患癌概率明显增加。在 Th1 型免疫应答中 IL-18 能诱导 IFN-γ 表达，从而增强 T 细胞和 NK 细胞的细胞毒性活力；相反，Carrascal MT 等[14]发现 IL-18 能通过调控内皮细胞黏附促进肿瘤细胞微血管捕获，促进黑色素瘤肝转移。

Terme M 等[15]发现 IL-18 通过诱导 PD-1 表达抑制 NK 细胞的溶瘤活性。

炎症小体依赖的细胞因子在促癌和抑癌作用上看起来似乎矛盾的作用可能存在组织特异性。Dupaul-Chicoine J 等[16]利用脾脏内成瘤模型在体内探索炎症小体对结肠癌肝转移的免疫监视机制，他们发现胱天蛋白酶 -1 缺失的小鼠容易发生结肠癌肝转移，NLRP3 对抑制结肠癌肝转移是必不可少的。IL-18 介导炎症小体对结肠癌肝转移的抑制作用并不依赖适应性免疫的 T 细胞和 B 细胞，而是通过促进肝脏 NK 细胞表面 FasL 的表达使 NK 细胞成熟，增强 NK 细胞的细胞毒性来抑制结肠癌肝转移。

Dectin-2 是 C 型凝集素受体家族的一员，Kimura Y 等[17]发现 Dectin-2 受体对抑制结肠癌肝转移有至关重要的作用。用小鼠结肠癌肝转移的细胞株 SL4 分别在野生型和 Dectin-2 敲除的小鼠脾脏内接种 14 天后，结果发现 Dectin-2 敲除的小鼠肝内转移灶明显增多，荷瘤肝脏重量也明显增大；而在皮下荷瘤的 SL4 和小鼠黑色素瘤细胞株 B16F10，肿瘤大小和肺部转移情况却无差异。Kimura Y 等[17]发现库普弗细胞表达 Dectin-2 受体，能介导癌细胞的摄入和清除。库普弗细胞具有 Dectin-2 依赖的胞吞活性，而骨髓来源的巨噬细胞和肺泡巨噬细胞却没有这种功能，所以皮下原位肿瘤的生长和肺转移灶并不受巨噬细胞 Dectin-2 缺失的影响。因此，库普弗细胞介导的肝转移抑制作用由 CLR 这种天然免疫受体所介导，提示靶向 CLR 对结肠癌肝转移的免疫治疗具有一定的科学研究和临床应用前景。

第四节 中性粒细胞在肿瘤免疫中的调节作用

中性粒细胞在肿瘤免疫中具有双重作用。中性粒细胞可通过释放活性氧分子、细胞因子（TNF、IL-1 等）、PGE 及白三烯等物质发挥抑瘤作用。中性粒细胞是一种天然免疫细胞，其功能和效应机制与单核吞噬细胞有许多共同之处，对肿瘤细胞的杀伤是非特异性的。在某些情况下中性粒细胞参与慢性炎症，分泌促进肿瘤生长与转移的因子。

中性粒细胞能被入侵的肿瘤细胞快速活化。骨髓来源的中性粒细胞通过表面 CXCR2 受体和活化的巨噬细胞、上皮细胞、肿瘤细胞释放的趋化因子、细胞因子，被动员至炎症和肿瘤部位[18]。在肿瘤部位，中性粒细胞一方面能释放细胞毒性因子或通过招募 CD8+CTL 和巨噬细胞间接抑制肿瘤生长。另一方面，中性粒细胞能被动员至肝转移前微环境（pre-metastatic niches），促进适合结肠癌发生肝转移的微环境形成。中性粒细胞还能释放 MMP-8、MMP-9、组织蛋白酶 G 和 VEGF 等，增强肿瘤浸润和转移。Fridlender ZG 等[19]发现 TGF-β 能介导中性粒细胞的极化，使肿瘤相关中性粒细胞从 N1 抑制肿瘤向 N2 促进肿瘤转变。

第五节 髓系来源的抑制细胞介导的肿瘤免疫逃逸

髓系来源的抑制细胞（myeloid-derived suppressor cell，MDSC）是一群具有免疫抑制功能的髓系来源的异质性细胞，主要由未成熟的粒细胞、未成熟的 DC 和未成熟的巨噬细胞组成，其免疫抑制功能主要是由其表达的精氨酸酶 1 介导。在正常的生理情况下，骨髓来源的髓系细胞分化为成熟的粒细胞和单核细胞，能介导宿主天然免疫应答。但是，在肿瘤微环境中,这些细胞未能分化成熟,反而发挥抑制抗肿瘤免疫应答和促进肿瘤生长的作用[20]。在肝脏中,MDSC 被库普弗细胞、活化的肝星状细胞等释放的诸如 CXCL1、CXCL2 一类的趋化因子招募至肿瘤转移部位[21]。MDSC 能够直接抑制 CD4$^+$T 细胞、CD8$^+$T 细胞、DC、NK 细胞的功能,也能够诱导 Treg 的产生。MDSC 的缺失会明显减少结肠癌肝转移的发生[22]。有报道,小鼠结肠癌细胞株 MC38 发生肝转移的几天内会出现 MDSC 聚集,其中 Ly6C^{high} 细胞相对占优势。Ham B 等[3]还在患者结肠癌肝转移病灶外缘发现 CD33$^+$HLA-DR-TNFR2$^+$ 的髓系细胞。目前,转化医学领域正在研发能高选择性地抑制 MDSC 的策略,包括药理学诱导 MDSC 分化、抑制 MDSC 扩增、阻断 MDSC 功能等。

IL-33 是 IL-1 家族一员,由坏死的上皮细胞和活化的天然免疫细胞释放,是机体早期危险信号。Zhang Y 等[23]发现 IL-33 在结肠癌发展的早期被诱导表达升高并且能促进结肠癌的生长和肝转移。其促癌效应的实现一方面是通过动员 CD11b$^+$GR1$^+$MDSC 和 CD11b$^+$F4/80$^+$ 巨噬细胞重塑肿瘤微环境,另一方面是通过促进不依赖 VEGF 途径的血管生成。IL-33 可溶性 sST2 受体也可作为一种诱饵受体蛋白,通过耗尽血清中 IL-33 阻断结肠癌进展和转移。由于 IL-33 在结肠癌早期被活化,IL-33 有望成为早期诊断的标志,药理学抑制 IL-33 或 IL-33 的 ST2 受体也有可能成为预防或治疗结肠癌、结肠癌肝转移及肿瘤血管生成的一种策略。

第六节　肝星状细胞

肝星状细胞(hepatic stellate cell,HSC)调控肝脏抗损伤应答过程中特征性的纤维化形成。正常静止于窦间隙的肝星状细胞在肝损伤和炎症刺激时活化为成纤维细胞样的表型,并产生富含 I 型和 IV 型胶原的细胞外基质[24]。肝星状细胞释放的趋化因子和细胞因子也能招募免疫细胞从而形成免疫微环境。HSC 在生长因子和炎症介质的诱导下,HSC 活化产

生类似于早期肝损伤的反应,可在患者肝转移的标本中观察到 IV 型胶原产生增加。最终,HSC 来源的促血管生成因子,如 VEGF 和血管生成素 -1,发动血管生成[25],HSC 来源的 MMP 促进内皮细胞迁移和肿瘤侵入。Eveno C 等[26]发现结肠癌细胞株 LS174 注射 SCID 小鼠后第 9 天,肝脏微小转移灶由浸润的癌细胞、HSC 和层粘连蛋白组成,并无血管网络。随着肝转移瘤的生长,血管网络逐渐形成,层粘连蛋白和 CD31$^+$ 上皮细胞共定位。共同注射肿瘤细胞和 HSC 能增强肝转移,其瘤组织表达的表面标记也与结肠癌肝转移患者肿瘤标本分析发现的表面标记相似。有研究报道[27],QGAP1 介导的 TGF-β 受体的信号抑制能阻止 HSC 活化,与结肠癌肝转移相关的成纤维细胞 IQGAP1 表达下调。a-SMA+ 的细胞在结肠癌、胃癌、胰腺癌肝转移的瘤组织中发现与基质纤维化有相关性。

由于 HSC 在肝转移微环境形成及原位肝脏肿瘤发生发展中的作用至关重要,靶向 HSC 抗肿瘤、抗转移的策略日益增多。但是至今没有比较明确的特异且有效的方法,一部分是因为缺乏特异靶向 HSC 的药物或试剂。值得关注的是,门脉区成纤维细胞和骨髓来源的纤维细胞也能促进基质纤维化[28]。有研究发现从门静脉侵入肝脏的肿瘤细胞并不能活化 HSC,但可能会活化门静脉区成纤维细胞,诱导其产生参与肿瘤侵入和血管生成的细胞因子 IL-8[29]。因此,特异性靶向 HSC 也许并不足以抑制能促进转移细胞生长的细胞外基质产生。

随着癌症个体化治疗基因组图谱的出现和越来越多的对外科切除肝转移病灶细胞分子生物学研究的不断深入,人们发现侵入肝脏的肿瘤细胞会面临一个独特和复杂的微环境。肝实质细胞和非实质细胞,以及被招募的炎症细胞、免疫细胞都对入侵肿瘤细胞的转移、浸润发挥促进或抑制作用,其功能的二元性及参与转移过程不同阶段的细胞和介质类型的转换,使得靶向肿瘤微环境中特异性细胞相互作用的尝试都极具挑战,这也是迄今为止,研发特异且有效抑制肝转移发生的药物进展缓慢的原因。随着人们对基因背景和患者病史、肝转移肿瘤基因组、转录组图谱,

以及肿瘤微环境免疫应答类型及调控机制相互关系的深入研究,包括结肠癌在内的多种恶性肿瘤肝转移的肿瘤免疫学预防和治疗也将会有令人期待的前景。

（朱凌曦　安华章）

参考文献

[1] TAURIELLO D V F, PALOMO-PONCE S, STORK D, et al. TGFβ drives immune evasion in genetically reconstituted colon cancer metastasis [J]. Nature, 2018, 554 (7693): 538-543.

[2] CONNOLLY M K, MALLEN-ST CLAIR J, BEDROSIAN A S, et al. Distinct populations of metastases-enabling myeloid cells expand in the liver of mice harboring invasive and preinvasive intra-abdominal tumor [J]. J Leukoc Biol, 2010, 87 (4): 713-725.

[3] HAM B, WANG N, D'COSTA Z, et al. TNF receptor-2 facilitates an immunosuppressive microenvironment in the liver to promote the colonization and growth of hepatic metastases [J]. Cancer Res, 2015, 75 (24): 5235-5247.

[4] CHIBA S, IKUSHIMA H, UEKI H, et al. Recognition of tumor cells by Dectin-1 orchestrates innate immune cells for anti-tumor responses [J]. Elife, 2014, 3: e04177.

[5] MARCUS A, MAO A J, LENSINK-VASAN M, et al. Tumor-derived cGAMP triggers a STING-mediated interferon response in non-tumor cells to activate the NK cell response [J]. Immunity, 2018, 49 (4): 754-763.

[6] CUI Y L, LI H K, ZHOU H Y, et al. Correlations of tumor-associated macrophage subtypes with liver metastases of colorectal cancer [J]. Asian Pac J Cancer Prev, 2013, 14 (2): 1003-1007.

[7] VAN DER BIJ G J, OOSTERLING S J, MEIJER S, et al. Therapeutic potential of Kupffer cells in prevention of liver metastases outgrowth [J]. Immunobiology, 2005, 210 (2-4): 259-265.

[8] MATSUMURA H, KONDO T, OGAWA K, et al. Kupffer cells decrease metastasis of colon cancer cells to the liver in the early stage [J]. Int J Oncol, 2014, 45 (6): 2303-2310.

[9] DEY A, ALLEN J, HANKEY-GIBLIN P A. Ontogeny and polarization of macrophages in inflammation: blood monocytes versus tissue macrophages [J]. Front Immunol, 2015, 5: 683.

[10] BRODT P. Role of the Microenvironment in liver metastasis: from pre-to prometastatic niches [J]. Clin Cancer Res, 2016, 22 (24): 5971-5982.

[11] TU S, BHAGAT G, CUI G, et al. Overexpression of interleukin-1beta induces gastric inflammation and cancer and mobilizes myeloid-derived suppressor cells in mice [J]. Cancer Cell, 2008, 14 (5): 408-419.

[12] GHIRINGHELLI F, APETOH L, TESNIERE A, et al. Activation of the NLRP3 inflammasome in dendritic cells induces IL-1beta-dependent adaptive immunity against tumors [J]. Nat Med, 2009, 15 (10): 1170-1178.

[13] DUPAUL-CHICOINE J, YERETSSIAN G, DOIRON K, et al. Control of intestinal homeostasis, colitis, and colitis-associated colorectal cancer by the inflammatory caspases [J]. Immunity, 2010, 32 (3): 367-378.

[14] CARRASCAL M T, MENDOZA L, VALCARCEL M, et al. Interleukin-18 binding protein reduces b16 melanoma hepatic metastasis by neutralizing adhesiveness and growth factors of sinusoidal endothelium [J]. Cancer Res, 2003, 63 (2): 491-497.

[15] TERME M, ULLRICH E, AYMERIC L, et al. IL-18 induces PD-1-dependent immunosuppression in cancer [J]. Cancer Res, 2011, 71 (16): 5393-5399.

[16] DUPAUL-CHICOINE J, ARABZADEH A, DAGENAIS M, et al. The Nlrp3 inflammasome suppresses colorectal cancer metastatic growth in the liver by promoting natural killer cell tumoricidal activity [J]. Immunity, 2015, 43 (4): 751-763.

[17] KIMURA Y, INOUE A, HANGAI S, et al. The innate immune receptor dectin-2 mediates the phagocytosis of cancer cells by Kupffer cells for the suppression of liver metastasis [J]. Proc Natl Acad Sci U S A, 2016, 113 (49): 14097-14102.

[18] SIONOV R V, FRIDLENDER Z G, GRANOT Z. The multifaceted roles neutrophils play in the tumor microenvironment [J]. Cancer Microenviron, 2015, 8 (3): 125-158.

[19] FRIDLENDER Z G, SUN J, KIM S, et al. Polarization of tumor-associated neutrophil phenotype by TGF-beta: "N1" versus "N2" TAN [J]. Cancer Cell, 2009, 16 (3): 183-194.

[20] GABRILOVICH D I, OSTRAND-ROSENBERG S, BRONTE V. Coordinated regulation of myeloid cells by tumours [J]. Nat Rev Immunol, 2012, 12 (4): 253-268.

[21] ZHAO W, ZHANG L, XU Y, et al. Hepatic stellate cells promote tumor progression by enhancement of immunosuppressive cells in an orthotopic liver tumor mouse model [J]. Lab Invest, 2014, 94 (2): 182-191.

[22] ZHAO L, LIM S Y, GORDON-WEEKS A N, et al. Recruitment of a myeloid cell subset (CD11b/Gr1 mid) via CCL2/CCR2 promotes the development of colorectal cancer liver

metastasis [J]. Hepatology, 2013, 57 (2): 829-839.

[23] ZHANG Y, DAVIS C, SHAH S, et al. IL-33 promotes growth and liver metastasis of colorectal cancer in mice by remodeling the tumor microenvironment and inducing angiogenesis [J]. Mol Carcinog, 2017, 56 (1): 272-287.

[24] FRIEDMAN S L. Hepatic stellate cells: protean, multifunctional, and enigmatic cells of the liver [J]. Physiol Rev, 2008, 88 (1): 125-172.

[25] VAN DEN EYNDEN G G, MAJEED A W, ILLEMANN M, et al. The multifaceted role of the microenvironment in liver metastasis: biology and clinical implications [J]. Cancer Res, 2013, 73 (7): 2031-2043.

[26] EVENO C, HAINAUD P, RAMPANOU A, et al. Proof of prometastatic niche induction by hepatic stellate cells [J]. J Surg Res, 2015, 194 (2): 496-504.

[27] LIU C, BILLADEAU D D, ABDELHAKIM H, et al. IQGAP1 suppresses TβR II-mediated myofibroblastic activation and metastatic growth in liver [J]. J Clin Invest, 2013, 123 (3): 1138-1156.

[28] BRENNER D A, KISSELEVA T, SCHOLTEN D, et al. Origin of myofibroblasts in liver fibrosis [J]. Fibrogenesis Tissue Repair, 2012, 5 (Suppl 1): S17.

[29] MUELLER L, GOUMAS F A, AFFELDT M, et al. Stromal fibroblasts in colorectal liver metastases originate from resident fibroblasts and generate an inflammatory microenvironment [J]. Am J Pathol, 2007, 171 (5): 1608-1618.

第十一章

肠道微生态与结直肠癌的发生、进展与转移

人类肠道中的数百种微生物与肠道细胞形成共生系统，以维持肠道内的微环境。肠道微生物是维持肠内微生态平衡的积极参与者。一些肠道微生物可以调节肠上皮细胞的再生和细胞间紧密连接的重组，从而增强肠上皮细胞的屏障功能。但微生物有其自身的致病性和致癌性，其中典型的细菌包括具核梭形杆菌、大肠埃希菌、粪肠球菌和脆弱拟杆菌等，它们直接作用于肠上皮细胞，促进正常肠上皮细胞异常增殖。增生的肠上皮细胞可形成腺瘤进而导致上皮细胞的癌变。研究表明，肠道微生物的致癌机制可能涉及多种不同的信号通路，这些致癌因素相互作用、相互促进，通过诱发炎症、损伤、引起宿主细胞的表观遗传学变化等机制，导致结直肠癌的发生、进展与转移。本章将扼要介绍近年发现的结直肠癌发生和发展相关微生物，阐述致癌微生物诱发"炎-癌"转化，导致侵袭转移的分子机制，以及肠道微生物引起的宿主细胞的表观遗传改变。

第一节 结直肠癌相关的典型微生物家族

在结直肠癌的发生和发展中，研究人员越来越发现肠道微生物在其中发挥的重要作用，近来发现的一组与结直肠癌发生和发展密切相关的细菌，揭示了一定的机制，但核心的作用机制和新的细菌的发现仍需进一步深入挖掘。

一、具核梭形杆菌

具核梭形杆菌（Fusobacterium nucleatum）是一类条件共生的革兰氏阴性厌氧菌，因形状似纺锤而得名。具核梭形杆菌广泛分布于人类及其他生物体内，尤其在口腔中检出率极高，是牙周斑块的重要组成成分，在牙周病的发病过程中起着重要作用。具核梭形杆菌有较强致病能力，可黏附在黏膜和上皮表面，进而侵袭进入深层组织如牙周袋，协同其他细菌产生共聚作用。通过这种黏附—侵袭—共聚的模式大大加强了具核梭形杆菌致病性。除可引起口腔疾病外，具核梭形杆菌还可在败血症相关感染、盆腔炎，以及脑、肝、肺、脾等脏器的脓肿中分离获得。

近期研究发现具核梭形杆菌能够诱发结直肠癌。与正常组织相比，具核梭形杆菌在结直肠癌中的丰度更高[1]。具核梭形杆菌可诱导骨髓来源免疫细胞的增殖，并促进炎症相关基因在小肠和结肠上皮组织中的表达。具核梭形杆菌可与宿主细胞直接黏附，其最具特征的关联因素是其效应分子外部黏附素 FadA。具核梭形杆菌独特的 FadA 可与上皮钙黏素（E-cadherin）结合内化后激活 Wnt/β 联蛋白信号，随着 Wnt 通路相关的转录因子、癌基因和炎症基因表达的增加，促进结直肠癌发生和发展。通过使用具核

梭形杆菌的 FadA 敲除突变体，证实了其黏附作用和对 β 联蛋白级联信号的影响。此外，具核梭形杆菌还可通过 TLR4/p-PAK1/p-β-catenin S675 级联激活 Wnt 信号通路，导致结直肠癌的发生。具核梭形杆菌诱发结直肠癌还可能与逃逸 NK 细胞介导的细胞杀伤有关。研究表明，包括 IFN、IL-2、IL-12、IL-15 和 IL-18 在内的一系列细胞因子可激活 NK 细胞，后者通过识别不协调的配体来激活和/或抑制受体，或通过直接识别病原相关分子模式进一步完成激活，进而介导细胞杀伤。具核梭形杆菌可通过抑制肿瘤微环境中的 NK 细胞活性，导致结直肠癌发生。研究发现，具核梭形杆菌的 Fap-2 能够保护肿瘤细胞免受宿主免疫机制的攻击。Fap-2 是具核梭形杆菌的一种效应蛋白，可抑制乳糖结合并参与细胞黏附。具有 Ig 和 ITIM 结构域的 T 细胞免疫受体（T cell immunoreceptor with Ig and ITIM domain，TIGIT）是一种重要的抑制 NK 细胞和 T 细胞的受体，研究发现 Fap-2 通过与 NK 细胞和 T 细胞上的 TIGIT 结合干扰了宿主 NK 细胞对具核梭形杆菌定植区域相关肿瘤细胞的攻击。将 GAL-GalNAc 作为结直肠癌的一种多糖受体与 Fap-2 结合后，降低了具核梭形杆菌导致结直肠癌的能力，也证实了 Fap-2 的致瘤机制。

二、粪肠球菌

粪肠球菌（enterococcus faecalis）是一种革兰氏阳性兼性厌氧菌，在粪肠球菌分类学上归属乳杆菌目肠球菌科肠球菌属，是人和动物肠道内主要菌群之一，具有耐酸、耐热、肠道黏附能力强等特性。粪肠球菌能产生抗菌肽等抑菌物质，抑制大肠埃希菌和沙门菌等病原菌的生长，改善肠道微环境；还能抑制肠道内产尿素酶细菌和腐败菌的繁殖，减少肠道尿素酶和内毒素的含量，使血液中氨和内毒素的含量下降。粪肠球菌作为一种益生菌，在医学和食品工程领域得到广泛应用。

粪肠球菌虽然对维护肠道内环境起着不可忽视的作用，但是在特定条件下也会引发疾病。最近研究发现粪肠球菌与结直肠癌相关。研究发现，与正常对照组相比，结直肠癌患者粪便标本中的粪肠球菌聚

集程度较高，癌组织及癌旁组织中的细菌较健康黏膜更为丰富。在 IL-10 基因敲除小鼠中，粪肠球菌可促进结肠炎症，导致异型增生和结直肠癌。另有研究表明，粪肠球菌感染后可引起结肠炎，促进在野生型小鼠肠上皮细胞中 TGF-β 的表达，激活 Smad 信号通路。在此过程中，TGF-β 信号转导的去分化作用增强了肠上皮细胞的干细胞特性，从而促进结直肠癌的发生。这一机制还可能与 Toll 样受体 2（Toll Like Receptor 2，TLR2）蛋白表达缺失有关，IL-10 基因缺陷小鼠在粪肠球菌的定植过程中不能抑制 TLR2 介导的促炎基因的表达[2]。除诱发慢性炎症，粪肠球菌还能通过产生细胞外超氧化物和过氧化氢导致细胞损伤。在体外，细胞外产生的自由基可诱导 DNA 损伤。粪肠球菌感染可诱导细胞内活性氧（reactive oxygen species，ROS）反应，这种反应独立于氧化磷酸化系统，并破坏体外培养的胃上皮细胞中的线粒体基因组。ROS 可引起染色体不稳定（chromosome instability，CIN），进而可能导致结直肠癌的发生。此外，粪肠球菌通过促进 ROS 形成，增强巨噬细胞中 COX-2 的表达，促进肠上皮细胞的 CIN，有研究发现被粪肠球菌诱导分化的巨噬细胞可诱导原代结肠上皮细胞发生恶性肿瘤非整倍体或 CIN。

三、大肠埃希菌

大肠埃希菌（Escherichia coli），为革兰氏阴性短杆菌，周生鞭毛，能运动，无芽孢，能发酵多种糖类产酸、产气，是人和动物肠道中的正常栖居菌，几乎占粪便干重的 1/3。大肠埃希菌于 1885 年被发现，在相当长的一段时间内一直被当作正常肠道菌群的组成部分，认为是非致病菌，直到 20 世纪中叶才认识到一些特殊血清型的大肠埃希菌对人和动物有致病性，尤其对婴儿和幼畜，常引起严重腹泻和败血症。根据不同的生物学特性可将致病性大肠埃希菌分为 6 类：肠致病性大肠埃希菌、肠产毒性大肠埃希菌、肠侵袭性大肠埃希菌、肠出血性大肠埃希菌、肠黏附性大肠埃希菌和弥散黏附性大肠埃希菌。

在正常肠道菌群中，大肠埃希菌在需氧及厌氧的革兰氏阴性菌中占有主导地位。一些强毒株大肠埃

希菌含有致病性岛,可感染人体胃肠道系统并诱发疾病。根据毒力因子的获取,大肠埃希菌可分为四个系统发育类群(A 群、B1 群、B2 群和 D 群)。其中,来源于 B2 群的某些亚群与克罗恩病发生有关,而后者有一定的癌变风险。同时,B2 组的大肠埃希菌也含有基因毒素的聚酮酸合成酶(polyketone acid synthetase, PKS)岛。这种杂交肽-聚酮基因毒素由一个 54kb 的 PKS 岛基因编码产生。感染 PKS$^+$ 大肠埃希菌可以诱导有丝分裂后期桥(anaphase bridging)、染色体畸变、非整倍体和四倍体形成。肠上皮黏液层变薄可使 PKS$^+$ 大肠埃希菌黏附增加,引起基因毒性物质损伤上皮细胞 DNA。PKS 的遗传毒性作用需要细菌与宿主细胞的接触,因此,一个让细菌更容易在上皮层定植的环境,能将更多的 PKS 产生的基因毒性物质传递到宿主细胞。PKS 岛的缺失在不影响炎症的情况下减少肿瘤数目,提示基因毒性物质对肿瘤的促进作用与炎症无关。最近的研究表明,基因毒性物质是通过存在于 PKS 岛的编辑酶 clbP 的肽酶活性合成的,说明基因毒性物质是作为前药合成的[3]。有些毒素会引起 DNA 损伤,进而影响细胞周期。携带细胞毒性坏死因子(cytotoxic necrotizing factor, CNF)和细胞毒性膨胀毒素(cytolethal distending toxin, CDT)的大肠埃希菌与结直肠癌活检尤其相关。此外,作为一种高度保守的生物途径,DNA 错配修复(mismatch repair, MMR)在维持基因组稳定性方面起着关键作用。MMR 在 DNA 损伤反应通路中发挥作用,它可诱导严重受损的细胞死亡,防止短期诱变和长期肿瘤发生。大肠埃希菌效应蛋白可通过一种耗尽 DNA 错配修复蛋白的方法刺激宿主突变,这一致病机制包括三个途径:CIN、MSI 和 CpG 岛甲基化,最终导致结直肠癌的发生。

四、脆弱拟杆菌

脆弱拟杆菌(Bacteroides fragilis)为革兰氏阴性短杆菌,有荚膜,无芽孢,部分有菌毛,专性厌氧,属拟杆菌门拟杆菌科拟杆菌属。人和动物肠道内定植的厌氧菌群中,拟杆菌是优势菌,并被认为与宿主的营养状况及黏膜和全身免疫相关。当机体定植部位损伤或发生病变时,脆弱拟杆菌可易位成为条件致病菌。脆弱拟杆菌的致病物质包括荚膜多糖、脂多糖、毒素和各种酶类。产肠毒素脆弱拟杆菌(enterotoxingenic Bacteroides fragilis, ETBF)能够引起家畜、儿童和成人腹泻,其致病物质为脆弱拟杆菌毒素(Bacteroides fragilis toxin, BFT)。不能合成和分泌 BFT 的被称为非产肠毒素脆弱拟杆菌(nontoxingenic Bacteroides fragilis, NTBF)被认为可能是一种益生菌。

ETBF 合成分泌的 BFT 是一种大小约 20kD 的依赖锌的金属蛋白酶毒素。BFT 可与肠上皮细胞结合,导致抑癌蛋白上皮钙黏素分解。上皮钙黏素降解可导致 Wnt 信号通路活性增加、肠上皮细胞增殖和上皮屏障破坏,促进黏膜炎症和结直肠癌形成。此外,ETBF 在肠上皮细胞和某些免疫细胞中能诱导 STAT3 的快速激活。STAT3 的激活是辅助性 T 细胞 Th17 发育所必需,研究发现 ETBF 在定植后 1 周内诱导了快速的炎症反应;而在 ETBF 诱导的结肠肿瘤中,STAT3 活性也明显增加。Th17 细胞亚群可产生 IL-17,后者可促进 Wnt 和 NF-κB 信号通路的活化,并在肠道内建立炎症性肿瘤微环境。IL-17 抗体亦证实对肿瘤形成有抑制作用。另外,精胺氧化酶(spermine oxidase, SMO)是一种多胺分解酶,可诱导上皮细胞内炎症所致的 ROS 含量升高和 DNA 损伤。BFT 在肠上皮细胞中快速诱导 SMO 表达,并参与 SMO 依赖的 ROS 和 DNA 损伤,在感染 ETBF 的小鼠肠道中 SMO 表达升高。也有观点认为,SMO 是在多胺分解代谢过程中产生的一种潜在的与炎症相关的 ROS 来源,可能导致细胞凋亡和 DNA 损伤,从而导致结直肠癌的发生。

五、幽门螺杆菌

幽门螺杆菌(Helicobacter pylori),又称为幽门弯曲杆菌,是一种单极、多鞭毛、末端钝圆、螺旋形弯曲的革兰氏阴性细菌,属微需氧型,对生长条件要求十分苛刻。在胃黏膜上皮细胞表面定植时,常呈典型的螺旋状或弧形。在固体培养基上生长时,除典型的形态外,有时可表现为杆状或圆球状。1982 年,澳大利亚科学家 Barry Marshall 和 Robin Warren 发现它存在于慢性胃炎和胃溃疡的患者。

幽门螺杆菌是导致胃炎和胃癌发生的主要因素。有研究指出,幽门螺杆菌感染与结直肠癌间可能存在联系。幽门螺杆菌诱导结直肠肿瘤的病理生理机制尚不清楚,目前有若干假说试图解释幽门螺杆菌感染与结直肠癌的关系。幽门螺杆菌抑制胃黏膜质子泵,减少胃酸分泌,从而增加消化道内其他可能致癌微生物繁殖的机会,这一假说得到一项 meta 分析研究的数据支持。幽门螺杆菌感染还可能通过炎症反应对肠上皮造成损伤,例如,表达 *CagA* 基因的幽门螺杆菌毒力菌株可能通过诱导炎症反应而导致结直肠癌发生。有研究检测 67 例结直肠癌患者血清 IgG 抗体和 CagA 蛋白的表达,发现 CagA 阳性与胃癌和结肠癌的风险增加存在相关性。血浆促胃液素水平升高可诱导肠上皮细胞增殖,幽门螺杆菌感染可通过促进促胃液素的分泌促进结肠黏膜细胞的增殖,从而导致结直肠癌的发生。

六、牛链球菌 / 解没食子酸链球菌

牛链球菌(streptococcus bovis)为革兰氏阳性菌,属 D 组链球菌,是非 β- 溶血性链球菌。牛链球菌包括 6 个亚种,分别是解没食子酸链球菌(streptococcus gallolyticus)解没食子酸亚种、解没食子酸链球菌巴氏亚种、解没食子酸链球菌马其顿亚种、婴儿链球菌婴儿亚种、婴儿链球菌结肠亚种和不解乳链球菌。牛链球菌是食草动物消化道内的正常菌群,也是人胃肠道内的常见菌群,可以从人的消化道、粪便中分离到。一直以来,人们认为牛链球菌是许多动物、人胃肠道内的一种无害细菌。但在 1945 年,Mc-Neal 和 Blevins 首次报道牛链球菌可以引起感染性心内膜炎。此外,牛链球菌败血症或心内膜炎患者常伴有肠道恶性肿瘤。牛链球菌越来越多地被报道与各种细胞和分子层面的变化相关,这些变化可能与结直肠癌的发生有关。从牛链球菌胞壁提取的抗原可诱导 Cox-2 的表达,后者在前列腺素的作用下能够促进血管生成、抑制细胞凋亡,进而促进癌症相关通路活化。另有研究发现,与健康人群相比,结直肠癌患者的粪便样本和黏膜中存在更多的牛链球菌富集,提示其与结直肠癌相关。可见,牛链球菌能够在肿瘤微环境中获得生长优势,并通过诱导炎症促进结直肠癌发生。

第二节　炎症相关信号途径在肠道微生物诱发结直肠癌中的机制

结直肠癌的发生与慢性炎症密不可分。一般认为,溃疡性结肠炎(ulcerative colitis,UC)或克罗恩病(Crohn's disease,CD)所致的炎性肠病(inflammatory bowel disease,IBD)可增加罹患结直肠癌的风险。越来越多的证据显示,肠道菌群与宿主的共生关系被破坏在 IBD 的发病机制中发挥重要作用。

一、肠道微生态失衡可通过促炎因子或抑制保护性物质诱导肠道炎症

结直肠癌相关的炎性细胞因子主要是微生物的中间代谢物,而血液中大量炎性细胞因子代谢产物来自肠道,表明微生物 - 细胞因子的形成在肠道炎性微环境的形成中起重要作用。此外,共生失调导致的致病性微生物成为优势菌群后,可通过直接侵袭肠上皮组织诱发局部炎症,并通过引起肠上皮细胞的遗传改变而促进结直肠癌的发生。慢性炎症引起肠上皮细胞内 DNA 的修饰改变(包括硝化、氧化、甲基化和脱氨等)也可导致细胞异常增殖。以上过程都可促进结直肠癌的发生和进展。

二、免疫细胞也参与肠道微生物介导的炎症反应

肠道微生物通过引发炎症反应损伤肠道的同时,免疫细胞,包括天然免疫细胞,如巨噬细胞、树突状细胞(dendritic cell,DC)和适应性免疫细胞被招募到炎症反应的局部。在肠道微生物的参与下,免疫细胞被进一步活化。巨噬细胞、树突状细胞和自然杀伤细胞过度增殖并释放促炎细胞因子,如 IL-12、IL-23、TNF-α 和 INF-γ 等。这些细胞因子又可进一步激活适应性免疫细胞,包括 T 淋巴细胞、B 淋巴细胞,并释放各种炎症介质。处于炎症中的结直肠上皮细胞不能形成有效的屏障来阻止肠道细菌及其分泌的毒力因子或效应蛋白

的入侵。由于屏障功能的缺陷,肠道菌群成为诱导和维持肿瘤的驱动力。基因或细胞在炎症作用下发生突变、增殖或凋亡,并逐渐形成致癌表型。

三、转录因子 NF-κB 在促进肠道炎症发生恶性转化中发挥关键作用

IL-6 是 NF-κB 诱导产生的主要细胞因子之一。肠壁固有层细胞产生的 IL-6 激活了肠上皮细胞的信号转导和转录因子 STAT3 等信号通路。NF-κB/STAT3 可促进细胞增殖和抑制细胞凋亡,促进肿瘤发生。研究表明,NF-κB 和 STAT3 在炎症促进肿瘤的发展和进展中起重要作用。NF-κB 信号通路可由 TNF-α 和 IL-17 激活,与细胞因子有关。STAT3 在 IL-6、IL-21、IL-22 和 IL-23 的协助下激活。在小鼠模型中,结肠炎的发展需要 IL-23 的表达。同时,IL-23 在调节 Th17 的功能和调节 IL-17 的产生中起着至关重要的作用,而 IL-17 在 IBD 患者的结肠中表达明显增加。NF-κB 也是 TNF-β 和 COX-2 的重要调节因子,后者在 IBD、结直肠腺瘤和腺癌中高表达。此外,炎症反应中其他成分还包括活性氮(reactive nitrogen species,RNS)和 ROS,它们作为基因毒性化合物,可促进增殖上皮细胞内突变的积累,参与结直肠癌的进展。

第三节　肠道微生物影响结直肠癌转移级联过程的机制研究进展

侵袭和转移是恶性肿瘤的重要标志。一般认为,肿瘤的转移级联过程包括肿瘤细胞侵入基质(局部浸润),进入血液循环(血管内)并在循环中生存,以及在远处的组织或器官形成转移灶。2017 年发表在 *Science* 上的一项研究揭示了肠道微生物与结直肠癌肝转移的关系。具核梭形杆菌是结直肠癌组织中最普遍的细菌物种之一。在结直肠癌出现转移灶后,人结直肠癌组织中的梭杆菌属及其他相关菌群(包括拟杆菌属、月形单胞菌属、普氏菌属)也出现在肝转移组织中,提示原发肿瘤与转移肿瘤间的菌群具有稳定

性。原位杂交分析显示,具核梭形杆菌主要与转移灶中的癌细胞相关。移植人类原发性结直肠癌的小鼠通过连续传代,会保留活的梭杆菌及其相关的微生物群,而用抗生素甲硝唑处理移植结肠癌的小鼠,其具核梭形杆菌丰度下降,且癌细胞增殖和整体肿瘤生长受到抑制。这项研究结果表明,对与梭杆菌相关的结直肠癌进行微生物干预措施是一种潜在的结直肠癌肝转移治疗策略。目前关于肠道微生物对结直肠癌转移调控的直接证据仍然较少。但已有一些证据显示,多种微生物参与了转移过程中的关键步骤,包括细胞黏附、上皮 - 间充质转换、肿瘤微环境和肿瘤干细胞维持等[4]。

一、影响细胞黏附过程

上皮细胞与内皮细胞的紧密连接在维持细胞完整性方面起着至关重要的作用。这种结构的缺陷是侵袭和转移过程的基础。紧密连接结构有三个分子成分,包括闭锁小带蛋白(zona occluden-1,ZO-1)、密封蛋白 -1(claudin-1)和紧密连接蛋白 Occludin。另外,基质金属蛋白酶(MMP)被认为是细胞侵袭的关键参与者,因为它们在多种细胞外基质蛋白的降解中起着重要作用,从而使癌细胞得以迁移和侵袭。鼠李糖乳杆菌(L.rhamnosus GG)和干酪乳杆菌(L.casei)的无细胞上清液(cell-free supernatant,CFS)已经被证明可以防止结肠癌细胞的侵袭,提示某些微生物可产生抗转移生物活性物质。最近一项研究发现,鼠李糖乳杆菌和卷曲乳杆菌(L.crispatus)的 CFS 可降低 HeLa 细胞 MMP-2 和 MMP-9 的表达。此外,嗜酸乳杆菌和鼠李糖乳杆菌可上调金属蛋白酶组织抑制物 TIMP-1 的表达和下调 MMP-9 的表达[5]。CD-147 在多种肿瘤细胞中高表达,并通过诱导血管生成和 MMP 的表达而促进转移。TIMP-1 是基质金属蛋白酶的组织抑制因子,其上调抑制 MMP-2 表达进而抑制肿瘤细胞转移。有报道指出鼠李乳杆菌显著下调 MDA-MB-231 细胞中 *GLUT-1* 的表达,该基因编码一种葡萄糖转运限速蛋白,其抑制后可降低 MMP-2 的表达和 JNK 的活性。脂磷壁酸(lipoteichoic acid,LTA)缺乏的嗜酸杆菌(Nck2025)在人结肠癌细胞株 HT-29

中增强了 ICAM-5、RUNX3、TIMP-2、RASSF1A 的表达。ICAM-5 编码 I 型跨膜糖蛋白，是细胞间黏附分子家族的成员，它在一小部分结肠癌标本中被高度甲基化，它的甲基化降低了癌细胞间的细胞黏附能力，从而增强了侵袭能力。RUNX3 通过上调 TIMP-2 进而抑制 MMP-2 的表达和功能，抑制癌细胞的迁移和侵袭。RASSF1A 是一种抑癌蛋白，可通过 TNF-R1、TRAIL 或 Fas 激活来增强死亡受体依赖性的细胞死亡，其甲基化已被证明与结直肠癌的发展有关。另一项研究表明，益生菌的条件培养基治疗可降低 NF-κB 途径的激活及其下游基因的表达，降低了参与细胞外基质重塑相关分子的基因表达，包括 MMP、组织型纤溶酶原激活物尿激酶及其受体[6]。此外，益生菌的条件培养基治疗可提高 Caco-2 细胞中 Z0-1、Claudin-1 和 Occludin 基因的表达，从而恢复受损的上皮屏障。

二、影响上皮 - 间充质转换

上皮 - 间充质转换（epithelial-mesenchymal transition，EMT）是指极化的上皮细胞通过基底表面与基膜相互作用，发生复杂的变化而获得间质细胞表型。这种表型变化伴随着迁移和侵袭能力的增加。微生物可能通过基质细胞衍生因子 1（Stromal Cell-Derived Factor-1，SDF-1）及其受体 CXC 趋化因子受体 4（C-X-C chemokine receptor type 4，CXCR4）影响肿瘤细胞的 EMT。CXCR4 可通过 Wnt/β 联蛋白信号通路诱导 EMT。嗜酸乳杆菌（L.acidophilus）NCFM 可通过下调荷瘤小鼠结肠、肠系膜淋巴结和脾脏中 CXCR4 的表达而发挥抗转移作用。MMP 在维持 EMT 中发挥作用，有研究观察到乳酸菌可能通过下调 MMP 在抑制 EMT 中发挥作用。干酪乳酸菌在小鼠结肠癌 CT26、人结肠癌 HT-29 细胞株和实验性肿瘤模型中，均有诱导细胞凋亡的作用。肿瘤生长抑制与肿瘤坏死因子相关凋亡诱导配体 TRAIL 的上调有关，研究发现可溶性 TRAIL 与放线菌素 D 协同抑制结肠癌的肝转移。此外，TRAIL 可通过调节 PTEN 和 miR-221 的表达而诱导 EMT，从而增加乳腺癌细胞的侵袭性。NF-κB 的活化与 EMT 和转移有关，研究发现，鼠李糖乳杆菌和干酪乳杆菌通过抑制肠上皮细胞 IκBα 的破坏而抑制 NF-κB 的活化，植物乳杆菌（L.plantarum）的无菌溶液也被证明能抑制 NF-κB 通路，因而可能影响肿瘤转移。

三、影响肿瘤微环境

肿瘤微环境是通过肿瘤细胞与非肿瘤细胞间的相互作用来构建的，后者在肿瘤发生的各个阶段都具有促进肿瘤的作用。肿瘤微环境中的非肿瘤细胞主要包括免疫细胞、肿瘤血管细胞和淋巴管细胞，以及成纤维细胞等。动物研究表明，乳酸菌的抗转移作用可伴随或通过调节微环境而产生。例如，干酪乳杆菌 YIT9018 被证实可抑制小鼠和豚鼠肺及局部淋巴结转移。高转移性黑色素瘤 C57BL/6 小鼠病灶内注射干酪乳杆菌 YIT9018，被证实能抑制肿瘤生长和提高受影响动物的存活率。此外，在静脉注射黑色素瘤细胞后，静脉注射这种菌株对小鼠肺转移有保护作用。注射这些乳酸菌对腋窝淋巴结转移和肺转移都有保护作用，这取决于注射的途径和时间。这些作用伴随着 NK 细胞活性的增强及淋巴细胞杀伤活性的增强。另一项研究表明，皮下注射乳酸菌激活的淋巴结细胞参与了对转移的抑制作用。在 Lewis 肺癌荷瘤小鼠体内注射干酪乳杆菌 YIT9018，既抑制了原发肿瘤的生长，又抑制了肺转移的发生。腹腔注射干酪乳杆菌 YIT9018 的小鼠可引起腹腔内高水平的 IL-2 和 IFN-γ，增强机体对肿瘤的免疫应答。由干酪乳杆菌 CRL 431 发酵的乳制品可减少或抑制肿瘤血管分布从而抑制肿瘤生长，抑制肿瘤细胞外伸和肺转移。与此同时，CRL431 发酵的乳制品会影响肿瘤免疫反应，减少巨噬细胞在肿瘤和肺部的浸润，增加与 CD8+ 和 CD4+ T 淋巴细胞相关的抗肿瘤反应。已经检测到干酪乳杆菌 Shirota（LcS）在可移植肿瘤细胞中具有抗转移作用，这是通过增加 NK 细胞的细胞毒作用介导的。鼠李糖乳杆菌通过减少活性氧的产生和中性粒细胞的吞噬能力发挥有效的抗氧化作用。此外，LcS 上的多糖肽聚糖复合物成分已被证明通过抑制 IL-6/STAT3 信号转导在 IBD 相关结直肠癌小鼠模型中发挥积极作用。STAT3 在许多癌症中的组成型激活及其在转移级联的不同步骤中发挥作用，如细胞转化和迁移、血管生成及肿瘤微环境的调节,乳酸杆菌对其的下调可能影响癌细胞的转移潜力。

四、影响肿瘤干细胞

在实体肿瘤和血液系统恶性肿瘤中存在一小部分多能的"肿瘤干细胞"(cancer stem cell,CSC),因此提出了一种解释肿瘤发生过程的新模型,这些细胞被认为直接或间接参与了转移的诱导。此外,CSC中检测到的异质性提示了它们在判断转移灶的复杂性和器官特异性方面的作用。许多转录因子及信号转导途径与CSC的维持有关,其中包括缺氧诱导因子(hypoxia-inducible factor,HIF),它们促进了正常组织和癌症中区域缺氧的转录反应。此外,还能诱导特定的信号通路和转录因子,如Notch和Oct-4,这些信号通路和转录因子与干细胞的自我更新和多能性密切相关。值得注意的是,鼠李糖乳杆菌能下调MDA-MB-231三阴性乳腺癌细胞系中HIF-1α的表达。由于小鼠淋巴瘤和人急性髓细胞白血病干细胞中HIF-1α信号的特异性激活及其抑制剂在小鼠模型中优先根除CSC的作用,用乳酸杆菌治疗后,HIF-1α信号转导的调节可能具有治疗价值。另一项研究显示,八株革兰氏阳性细菌的组合(唾液链球菌、长双歧杆菌、短双歧杆菌、婴儿双歧杆菌、嗜酸乳杆菌、植物乳杆菌、干酪乳杆菌和保加利亚乳杆菌)可激活NK细胞,促进CSC分化,最终抑制肿瘤生长并减少炎性细胞因子的释放[7]。SFRP2是Wnt途径拮抗剂,在鼠李糖乳杆菌处理后的HT-29结直肠癌细胞和鼠李糖乳杆菌、卷曲乳杆菌处理后的HeLa细胞中可检测到SFRP2过表达。由于Wnt通路活化可诱导CSC并参与结直肠癌转移,以及SFRP1通过调节Wnt信号通路抑制宫颈癌细胞转化和侵袭能力,乳酸菌在这些癌症中被认为可能发挥一定的治疗效果。

第四节 致癌微生物引发宿主细胞在表观遗传层面的变化

致癌微生物除通过引起炎症对机体造成损伤外,还可引起宿主细胞内基因组和表观遗传层面的改变,导致结直肠癌的发生。研究表明,与肠道微生物相关的结直肠癌在基因层面的分子机制可能包括以下几个方面:①DNA错配修复基因的突变,导致MSI表型,这可能与某些肠道细菌的诱导有关,如具有遗传毒性的大肠埃希菌和具有紧密黏附功能的大肠埃希菌。②CIN表型,APC基因和能激活Wnt通路的基因发生突变。有些细菌具有四种不同的产生活性氧的能力,可以诱导DNA损伤和染色体不稳定,如粪肠球菌。③基因组甲基化导致抑癌基因的失活,表现为CpG岛甲基化表型[3]。一些细菌属,如黄杆菌属与基因甲基化程度成反比关系,而其他一些如消化链球菌属和施氏菌属则直接与结直肠癌发生相关基因的甲基化有关。随着基因表达调控中表观遗传机制研究新技术的不断进步,表观遗传学已成为癌症生物学乃至癌症治疗领域的热门研究领域。据不完全统计,90%以上的结直肠癌的发生与表观遗传调控有关。结直肠癌的表观遗传机制包括:miRNA调控、DNA甲基化和组蛋白修饰(如乙酰化、甲基化、磷酸化和泛素化),而致癌微生物在这些环节中都可能发挥作用。

一、miRNA表达谱变化

miRNA是一类长度为18~25nt非编码RNA,可通过诱导mRNA降解或抑制翻译在转录后水平调节基因的翻译。研究表明,miRNA可以作为不同类型疾病的标记物。miRNA的表达水平在包括结直肠癌在内的多种肿瘤中发生改变。此外,还有研究观察到结直肠癌患者的血清、血浆和粪便中miRNA的表达存在差异。例如,与正常人相比,I期和II期的结直肠癌患者粪便标本中miR-4478和miR-1295b-3p的表达明显降低。结直肠癌患者血浆miR-142-3p和miR-26a-5p的表达水平较正常人明显降低。7种miRNA在结直肠癌患者血浆和粪便中均呈低表达。目前的实验表明,肠道微生物衍生的miRNA和核仁小RNA(small nucleolar RNA,snoRNA),在细胞、组织之间及个体之间也可能存在信号传递的作用,这表明人类可能受到由miRNA和snoRNA调控的肠道微生物群功能的影响。

二、DNA 甲基化程度改变

DNA 甲基化是一种重要的表观遗传修饰，DNA 甲基转移酶（DNA methyltransferase，DNMT）在胞嘧啶碱的碳 5 中增加了一个甲基（CH_3），通常存在于 CPG 二核苷酸中。过度甲基化的 CPG 岛可能导致不适当的基因表达沉默。基因组甲基化异常被认为是通过解除关键基因的基因表达调控而导致肿瘤发生的。例如，DNA 错配修复基因，如 *MGMT*、*MLH1* 和抑癌基因，都可能被过度甲基化所抑制。调节 Wnt/β 联蛋白信号通路和 TGF-β 的 *RUNX3* 基因甲基化，可能导致胃上皮细胞增殖，减少细胞凋亡，降低对生长抑制因子的敏感性。*APC* 基因的 CpG 区域启动子高甲基化可导致结直肠癌细胞 c-Myc 及癌基因的过度表达。广泛的基因组低甲基化已经在多种癌症中被发现。高甲基化导致结直肠癌抑癌基因失活，而全基因组低甲基化通过激活原癌基因或诱发染色体不稳定而在肿瘤基础中发挥关键作用。由于基因缺乏 CpG 丰富的启动子区域，基因体的低甲基化可能与癌症的发生和发展有关。在最近的研究中，基因甲基化与肠道微生物群之间的相互作用已经被发现。例如上文中提到，黄杆菌属与结直肠癌发生早期阶段出现的基因甲基化成负相关，而消化链球菌属和施氏菌属与结直肠癌发生相关基因甲基化成正相关。在其他研究中也提到厚壁菌门菌与甲基化直接相关，而 Bacteroides 菌与 *CDH13* 甲基化负相关。

三、组蛋白修饰变化

在肿瘤发生过程中，组蛋白去乙酰化与 DNA 甲基化的关系已有报道。实验证据表明，在启动子 CpG 岛高度甲基化的基因通常与组蛋白去乙酰化有关。核小体是由 DNA 和组蛋白形成的染色质基本结构单位。每个核小体由 146bp 的 DNA 缠绕组蛋白八聚体形成。核小体核心颗粒之间通过约 50bp 的连接 DNA 相连。组蛋白 N 端翻译后甲基化不利于基因的表达。组蛋白甲基化不力使得组蛋白尾部被组蛋白乙酰转移酶修饰形成活性位点，在赖氨酸中加入乙酰基，中和组蛋白正电荷。中性组蛋白电荷与带负电荷的 DNA 之间的断裂导致开放程度较高的染色质结构，从而使 DNA 对转录因子更有效。组蛋白去乙酰酶是一种从乙酰化组蛋白中去除乙酰基的酶，它逆转了开放的染色质结构，导致了转录的失活。组蛋白乙酰转移酶和去乙酰酶的协同作用有利于维持组蛋白乙酰化在体内的平衡，从而建立稳态。有实验表明，细菌直接影响 DNA 复制、转录、修复系统、RNA 剪接和染色质重塑，这些效应可能与组蛋白修饰有关。

第五节　肠道微生物相关研究及临床治疗的展望

现阶段针对肠道微生态的研究，为认识其重要性提供了越来越多的生物学证据，同时也揭示了大量肠道微生物在结直肠癌发生、发展和转移中发挥的作用及其分子机制。然而，目前的研究仍停留在结直肠癌相关单个致病菌的发现和功能研究，微生物间的相互作用及其对宿主叠加的效应仍不清楚。可以预见，肠道微生物与肠黏膜的区域免疫，肠道微生物对肠黏膜的损伤与炎症，肠道微生物与机体营养代谢，以及与肠道以外的脏器或系统，如肝-肠轴、脑-肠轴的相互作用研究，将是肠道微生态研究领域的热点。

在临床诊疗方面，近年来粪菌移植（fecal microbiota transplantation，FMT）被认为是一种治疗微生态失调相关疾病的有效方法。FMT 最常用于治疗复发性艰难梭菌感染（Clostridium difficile infection，CDI），方法是重新植入已被破坏的肠道共生菌群。在对脆弱拟杆菌的研究中，研究者开发了一种具有生物活性的体外重组 BFT-2，并发现小剂量的生物活性 BFT-2 可以抑制结直肠癌的进展。在对具核梭形杆菌的研究中，研究者通过使用抗生素治疗结直肠癌移植小鼠，降低了具核梭形杆菌的负荷，降低肿瘤的生长和转移。此外，基于粪便微生物群的结直肠癌预测可以提供较为准确的信息，且具有较高的精度，是早期筛查和预后的良好选择。可以预测，未来将有越来越多基于微生物的诊断技术或疗法进入临床,应用于结直肠癌的诊断和治疗。

(聂勇战 赵晓迪 王晨晨)

参考文献 ....▶

[1] BULLMAN S, PEDAMALLU C S, SICINSKA E, et al. Analysis of Fusobacterium persistence and antibiotic response in colorectal cancer [J]. Science, 2017, 358 (6369): 1443-1448.

[2] REZASOLTANI S, ASADZADEH-AGHDAEI H, NAZEM-ALHOSSEINI-MOJARAD E, et al. Gut microbiota, epigenetic modification and colorectal cancer [J]. Iran J Microbiol, 2017, 9 (2): 55-63.

[3] DAI Z, ZHANG J, WU Q, et al. The role of microbiota in the development of colorectal cancer [J]. Int J Cancer, 2019, 145 (8): 2032-2041.

[4] NOROUZI Z, SALIMI A, HALABIAN R, et al. Nisin, a potent bacteriocin and anti-bacterial peptide, attenuates expression of metastatic genes in colorectal cancer cell lines [J]. Microb Pathog, 2018, 123: 183-189.

[5] SETHI V, KURTOM S, TARIQUE M, et al. Gut Microbiota promotes tumor growth in mice by modulating immune response [J]. Gastroenterology, 2018, 155 (1): 33-37.

[6] MOTEVASELI E, DIANATPOUR A, GHAFOURI-FARD S. The role of probiotics in cancer treatment: emphasis on their in vivo and in vitro anti-metastatic effects [J]. Int J Mol Cell Med, 2017, 6 (2): 66-76.

[7] LU Q, DING H, LI W. Role of Toll-like receptors in microbiota-associated gastrointestinal cancer metastasis [J]. J Cancer Res Ther, 2013, 9 Suppl: S142-S149.

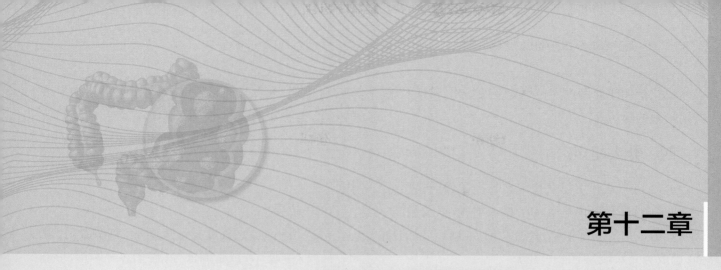

第十二章

超声在转移性肝癌中的诊断价值

转移性肝癌为临床上较常见的疾病。由于肝脏具有双重血供,血流丰富,使肝脏成为最常见的恶性肿瘤转移的部位之一。在所有恶性肿瘤转移中,约 1/3 累及肝脏。常见的原发灶来自胃肠道、胰腺、胆囊、肺、鼻咽部、肾、乳腺及黑色素瘤等。有报道结直肠癌确诊时有 15%~25% 的患者即伴有肝转移,另有 25%~50% 的患者则在原发癌根治术后 3~5 年内出现延迟性肝转移[1-2]。因此,如何早期诊断转移性肝癌对明确治疗方案和提高患者生存期有很大意义。目前,临床上能明确诊断转移性肝癌的无创性技术主要是影像学技术,包括 CT、MRI、核医学、PET/CT 和超声等,而超声技术以其准确、无创、简便、价廉、可重复检查等特点已成为临床上诊断肝脏肿瘤的首选检查方法[3]。

第一节　超声

超声检查技术是继放射学及核医学技术之后发展起来的一门高效、实用的检查技术,目前临床上使用的超声检查技术有很多种类,较常用的超声检查技术包括以下几种。

一、常规灰阶超声

常规灰阶超声即通常所说的 B 超,也是断面超声,是目前超声检查的最常用技术,其主要是通过脏器或病变反射回来的信号(超声术语"回声")以不同的亮度用二维图像的形式表现出来,又称声像图,是反映脏器或病变解剖的二维断面图像,并具有实时性,即可连续动态显示断面图像。临床上主要是根据回声的改变等进行判断或诊断,可用于病灶的检出及定位,可对部分病例做出初步定性诊断[4]。

二、彩色多普勒超声

彩色多普勒超声是在常规灰阶超声的基础上,利用多普勒的原理将流动中的血液反射回来的信号以不同的颜色表示出来,其能反映脏器或病变内的血流信息,且也是二维图像,并可利用脉冲多普勒来检测彩色血流,判断该血流是动脉还是静脉,还可进行血流动力学参数的检测,如流速、阻力指数(resistance index,RI)等,为病变的定性诊断提供更丰富的信息,是常规灰阶超声的必要补充,但其反映的血流常为粗大血管内的血流,而对细小血流则有困难[5-6]。

三、超声造影

超声造影技术是近年来发展起来的超声新技术,通过注射特定的超声对比剂,并采用相匹配的超声造影技术观察脏器和病变的血流增强和灌注情况,其表现也是二维和实时图像。超声造影可通过肝肿瘤造影时相的增强变化和血流灌注等改变进行诊断,其反映的血流状况比彩色多普勒超声更加敏感。目前该技术已广泛用于对肝内占位性病变的检出、诊断及治疗后疗效的随访等[3]。

四、介入超声

介入超声是利用超声技术在超声图像的指引或引导下实时进行肝内病灶的活检或射频,以及微波、无水乙醇注射等局部治疗,具有微创、准确、有效的特点,已成为介入影像学的一部分。

五、术中超声

术中超声是指采用特殊类型的超声探头(主要是探头小、分辨率高、可消毒等特点)在开腹手术中直接置于肝脏表面,有助于术中检出常规超声不易检出的病灶,并有助于对病灶的定位、定性。

六、腹腔镜超声

腹腔镜超声是利用腹腔镜技术与超声技术相结合,将微小探头置于腹腔镜上进行术中肝脏扫查,以提高腹腔镜手术的成功率。

七、导航超声融合成像

导航超声融合成像是利用 MRI/CT 的图像与超声图像相结合进行图像融合,指导超声显示不易发现的病灶,同时可进行超声造影和引导穿刺等操作,以达到诊断和治疗的目的。

第二节　转移性肝癌的超声表现

一、常规灰阶超声

转移性肝癌在二维声像图上多表现为肝内多发性占位性病变,由于不同组织来源的转移性肿瘤可表现出各自较特征性的声像图或超声表现,因此,临床上超声检查常从以下几方面进行分析判断[4]。

(一)形态

转移性肝癌在声像图上表现各异、形态不一,小者多呈圆形,大者呈椭圆形或不规则形,并可向肝表面突起,有一定的立体感。转移灶较多时,病灶可弥漫性分布或融合成团块。多结节相互融合聚集在某一肝叶的高回声不均质区,形似葡萄,故名为"葡萄串征"。

(二)边界

边界清晰而光整,可呈不规则形,典型者呈"靶环"征或"牛眼"征或晕圈征等;肿瘤多呈圆形,形态较规则;内部为高回声,在高回声的中央常有小的无回声区,为肿瘤组织坏死、液化所致;高回声区外周有较宽的低至无回声区环包绕。"靶环"征是肝转移性肿瘤的一种特征性表现,可见于各种肿瘤转移,以来源于胃肠道肿瘤多见。

(三)数目

转移性肝癌多以多发性为其特征,但是,近年来单发性病例也有逐年增多的趋势。而多发者有时可呈弥漫浸润型:可表现为①肝内弥漫分布的细小转移灶,声像图显示较密集的、均匀分布的细小点状回声,肝内回声粗乱,肿瘤的形状、边界均不清,呈现肝大变形;②"灰暗肝",多见于造血系统的恶性肿瘤,尤其如恶性淋巴瘤。由于恶性增生的细胞在肝组织内弥漫浸润,使整个肝脏增大,回声减低,全肝呈很低的回声,故称为"灰暗肝"。

(四)大小

转移性肝癌的直径可为数毫米至数十厘米。目前常规灰阶超声最小能发现 5~10mm 的病灶,但是这些小病灶的发现也与很多因素有关,如肿瘤的位置,如果小病灶在靠近肝包膜处或膈顶处,超声就不太容易发现。

(五)内部回声

根据病灶的回声高低等可将其分为以下几种类型。

1. **低回声型**　是较常见的一种。肿瘤内部回声相对于肝实质呈低回声(图 12-1),分布不均,边界尚清,但多有晕圈,此型表现与低回声型肝细胞肝癌表现相近,常见于乳腺、胃、食管、肠道等腺癌的肝转移性肿瘤。

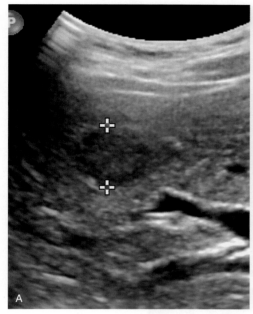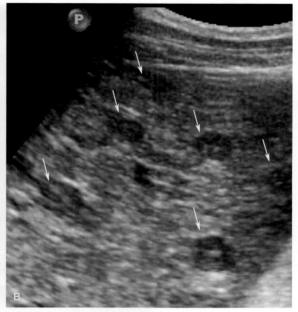

图 12-1　肝内低回声占位

A.肝内单发低回声占位,边界清晰,形态规则;B.肝内多发性低回声占位,
病灶大小相似,形态呈圆形或椭圆形。

2. **高回声型**　病灶回声较肝实质为高,内部呈高回声(图 12-2、图 12-3),且回声均匀或不均,边界常较清晰。此型多见于胃肠道或泌尿系肿瘤转移。

3. **无回声型**　病灶呈与血管腔内相似的回声(屏幕上为黑色),称为无回声。主要是指病灶内出现大片液化坏死,常见于具有分泌功能的转移性腺癌,其内可为多房性,有分隔且厚薄不一,内壁可有乳头状突起,边界清晰(图 12-4)。常见于来源于鼻咽部、卵巢、胃肠等部位的具有分泌功能的转移腺癌或恶性间质瘤等。

4. **混合回声型**　病灶常较大,内部以高回声为主,近中央部为不规则的无回声区,边界较清晰,也可呈高低不等的回声混合。

5. **钙化型**　主要以各种形状的强回声为主的病灶,后方常伴衰减。也可存在于较大的转移性病灶中。常见于胃肠道或卵巢肿瘤的肝转移。

(六)后方回声

在声衰减较大的转移性肝癌中,可引起病灶后方回声轻度衰减;而在有较大坏死和液化的病灶中,则可引起病灶后方回声增高呈高回声区。

(七)肝内管道结构

转移性肝癌较小或较少时,肝内管道结构常无明显改变。但病灶较大或较多时,常可引起门静脉、肝静脉、下腔静脉受压、推移或显示不清等改变,但极少出现血管内癌栓现象。此外,肝门部病灶常可引起肝内胆管扩张。

(八)淋巴结转移

肝门及胰腺、腹主动脉周围有多个肿大淋巴结,多呈低回声型,并可相互融合呈团块状。

(九)肝实质

由于转移性肝癌患者的肝脏多无肝硬化背景,因此其肝实质回声常细密均匀。但是,由于近年来的肝肿瘤化疗和靶向治疗应用的有效性,肝实质回声常密集增强类似脂肪肝的超声表现。当然,个别患者由于有肝病背景而呈现肝硬化的超声表现。

(十)原发部位

如原发灶在肾、胰、膀胱、附件等处,则能发现这些脏器有异常回声的肿块,对支持肝内实质性占位为转移性病灶有肯定作用。

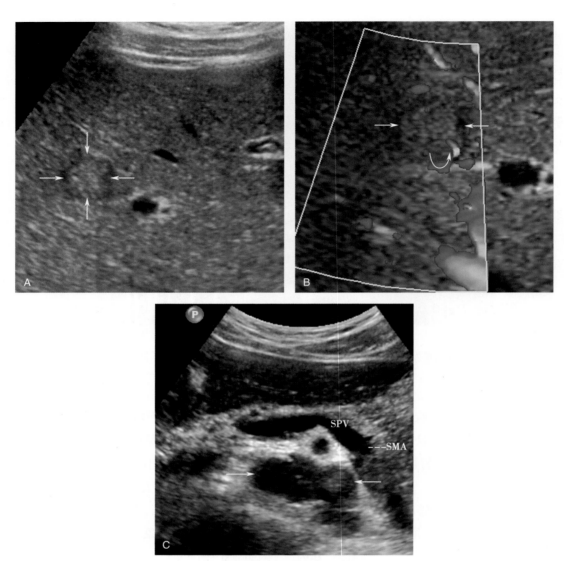

图 12-2　肝内高回声占位

A. 肝内高回声占位,边界清,周边见低回声暗环;B. 肝内病灶(箭头所示),周边见点状彩色血流信号(弯箭头所示);
C. 同一患者,于胰腺后方显示肿大淋巴结融合成团(箭头)。SPV. 脾静脉;SMA. 肠系膜上动脉。

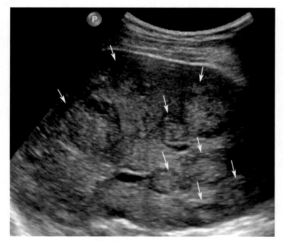

图 12-3　肝内弥漫分布大小不等高回声占位,
周边见低回声暗环,部分相互融合

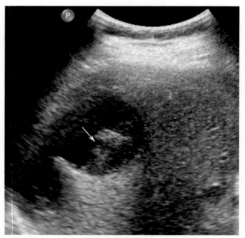

图 12-4　肝内囊性占位,内见实质性回声(箭头),
为卵巢低分化腺癌转移

二、彩色多普勒超声

转移性肝癌多具有原发肿瘤的血供特点,不同组织来源及分化程度不同的转移性肝癌,因血供不同,彩色多普勒超声表现也有所不同[5-6]。彩色多普勒超声能显示肝肿瘤内血供,表现为点状、线状或分枝状彩色血流,一般来说,常见的转移性肝癌多表现为肿瘤周边部绕行的彩色血流(图 12-2),部分呈点状,用脉冲多普勒检测该血流多为动脉血流,阻力指数常较高,多大于 0.6[7-8]。由于转移性肝癌的血供常较原发性肝癌少,故彩色多普勒检测转移性肝癌的血流检出率常较原发性肝癌少,且丰富程度也较原发性肝癌低或弱[9-10]。但是彩色多普勒超声可通过肝病灶内的血流状况判断该病灶是良性或恶性,但要鉴别是原发性或转移性则较为困难,需与常规灰阶超声结合及发现原发病灶方能做出初步诊断。

三、超声造影

肝脏恶性肿瘤常在超声造影上表现为快速增强和快速减退(相对于肝实质),简称"快进快出"[11]。转移性肝癌在超声造影上也常表现为"快进快出"的增强特征(图 12-5),但与原发性肝细胞肝癌不同的是,转移性肿瘤的特征性增强方式多为周边环状增强为主,且增强后的减退常以中央开始逐渐向周围快速减退而呈低回声改变,有时病灶中央还没达到完全增强即已开始出现减退[12-14]。这可能与转移性肝癌的血供相对于原发性肝癌的血供要少有关。另外,转移性肝癌的增强方式也与原发性肝癌不同。有文献报道,转移性肝癌的超声增强表现中,环状增强占30%~40%,而原发性肝癌则有 80%~90% 呈整体增强表现。同时,转移性肝癌的超声增强后的消退也较原发性快。有报道转移性肝癌常在注射对比剂后 30 秒内消退,而原发性肝癌则常在 60 秒左右消退。有文献称转移性肝癌相对于原发性肝癌来说是"快进更快出"。这些征象对转移性肝癌的鉴别诊断,尤其对无原发病灶病史及单个病灶需要鉴别转移性和原发性时更为重要。

近年来,脏神经内分泌肿瘤肝转移和非神经内分泌肿瘤肝转移的对比研究逐渐增多,有文献报道神经内分泌肿瘤肝转移灶整体增强的比例显著高于非神经内分泌肿瘤肝转移灶,并且在门静脉期表现为轻度减退的比例也显著高于非神经内分泌肿瘤肝转移灶[15]。这些征象对提示神经内分泌肿瘤肝转移具有一定意义。

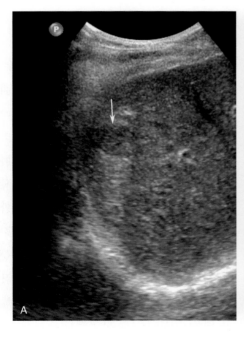 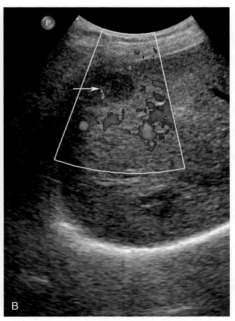

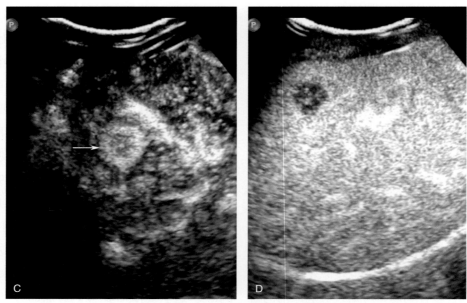

图 12-5　转移性肝癌超声造影特征

A. 肝内低回声病灶(箭头所示);B. 彩色多普勒显示病灶周边部线状彩色血流;C. 超声造影显示肝内病灶动脉期(注射对比剂后 17 秒)周边明显强化;D. 门脉期减退呈明显低回声改变(注射造影剂后 47 秒)。

四、介入性超声

介入性超声属于微创检查技术,常在以上超声技术或其他影像技术不能明确诊断时采用。该方法是在常规二维超声图像的指引下,选用合适的穿刺针和自动活检枪,对所关注的病灶进行快速穿刺活检,可获取 1~2cm 的组织条块,以供病理诊断。当然,该技术的成功与否与操作医师的经验有很大关系。理论上,对一名熟练操作的医师来说,其成功率可达 95% 以上。因此,介入性超声已成为临床上不可缺少的常规诊断方法。近年来,随着超声造影技术的发展,应用超声造影技术进行穿刺活检的病例也逐年增多,起到了提高穿刺成功率的作用。

第三节　诊断与鉴别诊断

对于有原发恶性肿瘤病史,超声检查显示肝内单个或多个低回声占位病灶者,尤其是周围有暗环且出现高阻性动脉性彩色血流者,大多可做出初步的肝内转移性肿瘤的诊断。然而,对无相应病史的患者,尤其是体检发现者,主要应与原发性肝癌、肝血管瘤等疾病相鉴别。

一、原发性肝癌

原发性肝癌多为单发,且多数有不同程度的肝硬化表现,癌肿直径<3cm 者多表现为低回声,周边可见暗环,彩色多普勒超声常检测出高阻性动脉血流,可伴门静脉癌栓及门静脉高压等表现。而转移癌患者多无肝硬化背景,一般无门静脉癌栓。另外,超声造影两者可有明显不同的表现,较易区别[16-17]。

二、肝血管瘤

肝血管瘤是肝内最常见的良性肿瘤。高回声型转移癌有时不易与高回声型血管瘤相鉴别。前者后方多伴有声衰减,后者则无衰减,且外周多不出现低回声声晕。而低回声型血管瘤内部多呈网状回声,外周可见高回声区包绕。多数肝血管瘤彩色多普勒超声不显示彩色血流,少数可在周围检出动脉血流者但阻力指数多低于 0.6。另外,肝血管瘤在超声造影上表现为周围向中央的缓慢向心性增强的特征表现,与转移性肝癌明显不同。

第四节　临床价值

目前,超声已被公认为是肝内占位性病变的首选影像学检查方法。肝内转移性病灶的准确检出及诊断,对明确肿瘤的分期、选择治疗措施及判断预后具有重要意义。转移性肝癌在超声图像上表现各异,临床上主要依据常规灰阶超声、彩色多普勒超声及超声造影等进行综合判断,并大多数能明确诊断。但也有部分病例由于其图像表现的复杂性使超声诊断发生困难,此时可进行介入性超声穿刺活检病理学检查以进一步明确诊断。

近年来,对于原发于肠道的肿瘤采取同时切除肠道原发灶及肝内转移灶的手术方法,使患者得到较好的治疗效果。对这些病例,术前肝内转移灶的准确诊断就显得尤为重要。在对肝内转移灶的诊断方面,常规灰阶超声的灵敏度、特异度均低于增强 CT、MRI,尤其在数量的检出方面更为明显。国内外文献报道常规超声对肝内转移灶检出的灵敏度为 40%~80%,不同研究结果差异很大。分析原因可能为:常规超声对肝内小病灶,特别是 1cm 以下转移病灶的检出率低;另外,白血病、淋巴瘤等肿瘤浸润肝脏引起肝脏弥漫性肿大而不表现局限性占位性病灶时超声往往不易检出,易造成漏诊(图 12-6)。

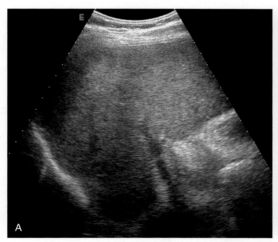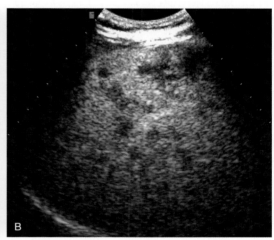

图 12-6　肝脏弥漫性肿大超声表现

A. 恶性淋巴瘤患者,常规灰阶超声未能显示肝内占位性病变;
B. 注射对比剂后见肝内多发低回声斑片状病灶呈弥漫分布。

超声造影技术的应用大大提高了超声对肝内转移性肿瘤的检出率及诊断的准确率,特别是由于超声造影与 CT、MRI 相比具有实时性、连续性的优势,使超声对肝内微小病灶的检出能力大大提高[18]。目前文献报道超声造影检出的肝内最小的转移病灶直径为 2~4mm。同时,由于超声造影的应用使转移性肝癌的检出率提高了 20%~30%[19]。多项研究包括国外大范围多中心研究也显示,应用这一技术后超声诊断转移性肝癌的灵敏度、特异度显著提高,分别达到 94% 及 98%,可与增强 CT 或 MRI 媲美,甚至优于后者,尤其是在对肝内微小病灶的检出方面。另外,由于转移性肝癌在超声造影上表现出有别于原发性肝癌的增强方式,使得超声对该疾病的定性诊断的准确性也明显提高,对转移性和原发性肝癌的鉴别更为明显,而用常规超声技术包括彩色多普勒超声鉴别单发肝肿瘤是原发性还是转移性是很困难的,可见超声造影的应用无疑是有巨大意义的。

当肝内的转移性病灶多发且较小,特别是小于 1cm 时,术中往往不易探测到这些小转移病灶,术中超声可帮助对微小病灶进行定位,引导外科医师准确切除病灶。另外,术中超声还有助于检出术前超声不易发现的病灶,如位于肝膈顶部的病灶,因受肺部气体的干扰,常规超声对位于该部位的病灶不易显示,容易造成漏诊,而术中超声由于探头直接置于肝表面,则可避免这些干扰[20]。

对于是转移癌还是原发灶不明确的病例,超声引导下穿刺活检不仅有助于明确肝内病灶的性质,还可同时明确原发肿瘤的来源。对于不能手术的病例,超声引导下的射频、微波、无水乙醇注射治疗是常用的治疗方法。而射频或微波消融技术也可用于早期转移灶的治疗。有文献报道,对数目<3 个、直径<3cm 的转移性肝癌行超声引导下射频或微波消融术,其疗效不亚于外科手术治疗[21]。

转移性肝癌的分子靶向治疗是肝癌综合治疗的重要组成部分。近年来,通过对超声造影定量参数的研究发现,PI、AUC 等超声造影定量参数的变化有助于反映转移性肝癌内血流灌注的改变,并且与肿瘤的预后相关[22]。因此,可以通过超声造影的定量参数监测来早期评估分子靶向治疗的疗效[23]。

当然,由于超声技术的特殊性,即主要依靠超声科医师的操作技术和临床经验,因此,相对于 CT 和 MRI 等技术,其诊断的主观性较大[24-25]。在超声技术仍不能进行判断时,必须结合其他影像技术及临床检查进行综合判断。

(王文平)

参考文献

[1] 徐智章. 现代腹部超声诊断 [M]. 2 版. 北京: 科学出版社, 2008: 139-140.

[2] 曹海根, 王金锐. 实用腹部超声诊断学 [M]. 北京: 人民卫生出版社, 1994: 179-181.

[3] BATES J Abdominal ultrasound [M]. 2nd ed. London: Elsevier, 2005: 93.

[4] 金文昊, 李瑞永, 金哲洙, 等. 转移性肝癌 B 超声像图特点 [J]. 现代肿瘤医学, 2005 (3): 365-367.

[5] KAMALOV I R, SANDRIKOV V A, GAUTIER S V, et al. The significance of colour velocity and spectral Doppler ultrasound in the differentiation of liver tumours [J]. Eur J Ultrasound, 1998, 7 (2): 101-108.

[6] 赵柏山, 田蓉, 段云友. 原发性和转移性肝癌的彩色多普勒超声分析 [J]. 中国超声医学杂志, 2001, 17 (4): 295-298.

[7] SRIVASTAVA D N, MAHAJAN A, BERRY M, et al. Colour Doppler flow imaging of focal hepatic lesions [J]. Australas Radiol, 2000, 44 (3): 285-289.

[8] ROBINSON P J. Imaging liver metastases: current limitations and future prospects [J]. Br J Radiol, 2000, 73 (867): 234-241.

[9] KOPLJAR M, BRKLJACIC B, DOKO M, et al. Nature of Doppler perfusion index changes in patients with colorectal cancer liver metastases [J]. J Ultrasound Med, 2004, 23 (10): 1295-1300.

[10] ALBRECHT T, BLOMLEY M J, BURNS P N, et al. Improved detection of hepatic metastases with pulse-inversion US during the liver-specific phase of SHU 508A: multicenter study [J]. Radiology, 2003, 227 (2): 361-370.

[11] MANN C D, METCALFE M S, NEAL C P, et al. Role of ultrasonography in the detection of resectable recurrence after hepatectomy for colorectal liver metastases [J]. Br J Surg, 2007, 94 (11): 1403-1407.

[12] 王文平, 李超伦, 丁红. 转移性肝癌的实时超声造影诊断 [J]. 中华超声医学杂志, 2008, 17 (2): 127-129.

[13] 郭志中, 刘志苏, 黄建. 超声造影对结直肠癌肝转移与原发性肝癌的鉴别诊断 [J]. 武汉大学学报 (医学版), 2009, 30 (1): 119-126.

[14] DING H, WANG W P, HUANG B J, et al. Imaging of focal liver lesions: low-mechanical-index real-time ultrasonography with SonoVue [J]. J Ultrasound Med, 2005, 24 (3): 285-297.

[15] 陈兴, 卫光宇, 邓小芸. 超声在诊断转移性肝癌中的价值 [J]. 临床超声医学杂志, 2006, 8 (7): 409-412.

[16] 张会萍, 杜联芳, 何颖倩. 超声造影在转移性肝癌中的诊断价值 [J]. 临床超声医学杂志, 2009, 11 (1): 24-26.

[17] LARSEN L P, ROSENKILDE M, CHRISTENSEN H, et al. Can contrast-enhanced ultrasonography replace multi-detector-computed tomography in the detection of liver metastases from colorectal cancer? [J]. Eur J Radiol, 2009, 69 (2): 308-313.

[18] LARSEN L P, ROSENKILDE M, CHRISTENSEN H, et al. The value of contrast enhanced ultrasonography in detection of liver metastases from colorectal cancer: a prospective double-blinded study [J]. Eur J Radiol, 2007, 62 (2): 302-307.

[19] FERRERO A, LANGELLA S, GIULIANTE F, et al. Intra-operative liver ultrasound still affects surgical strategy for patients with colorectal metastases in the modern era [J]. World J Surg, 2013, 37 (11): 2655-2663.

[20] 梁萍, 董宝玮. 关于超声引导肝癌介入性治疗进展的问题 [J]. 中国超声医学杂志, 2000, 16 (1): 65-68.

[21] TIAN H, WANG Q. Quantitative analysis of microcirculation blood perfusion in patients with hepatocellular carcinoma before and after transcatheter arterial chemo-

embolisation using contrast-enhanced ultrasound [J]. Eur J Cancer, 2016, 68: 82-89.

［22］ZOCCO M A, GARCOVICH M, LUPASCU A, et al. Early prediction of response to sorafenib in patients with advanced hepatocellular carcinoma: the role of dynamic contrast enhanced ultrasound [J]. J Hepatol, 2013, 59 (5): 1014-1021.

［23］张小龙, 王文平, 董怡. 转移性小肝癌超声造影表现特征

[J]. 中华医学超声杂志 (电子版), 2016, 13 (2): 134-138.

［24］汪瀚韬, 王文平, 张小龙. 超声造影在神经内分泌来源及非神经内分泌来源转移性肝癌中鉴别诊断的应用价值 [J]. 中国超声医学杂志, 2017, 33 (11): 981-985.

［25］KONG W T, JI Z B, WANG W P, et al. Evaluation of liver metastases using contrast-enhanced ultrasound: enhancement patterns and influencing factors [J]. Gut Liver, 2016, 10 (2): 283-287.

第十三章

转移性肝癌的 MRI 诊断与鉴别

肝脏病变的影像诊断中,超声(ultrasound,US)、计算机断层扫描(computed tomography,CT)和磁共振成像(magnetic resonance imaging,MRI)是大家熟知的三大最常用的无创影像检查技术。但随着技术的不断更新和发展,尤其近5年来大量文献研究表明,MRI 诊断肝脏疾病,特别是发现肝脏局灶性病变的灵敏度、特异度和准确性均得到了极大提高,已俨然成为临床肝脏最核心的影像检查技术[1-3]。本章重点介绍磁共振在结直肠癌肝转移(包括直径<1.0cm 的微小转移灶)的检出、诊断、鉴别及治疗随访中的特点和价值,同时就肝特异性磁共振对比剂评价肝功能的研究等也做适当介绍。

第一节　MR 技术

MR 检查前仅要求患者禁食4小时以上,一般情况下,不需做特殊准备,也可口服磁共振阴性对比剂(如稀钡等)。目前,肝脏 MR 检查常用自旋回波或快速自旋回波(spin echo/fast spin echo,SE/FSE)和梯度回波(gradient echo,GRE)技术,并且以下序列也成为常规:①弥散加权成像(diffusion weighted imaging,DWI),作为 SE、FSE 和 GRE 序列的补充,主要用以提高病灶检出的灵敏度和鉴别诊断的能力;②磁共振胰胆管成像(magnetic resonance cholangiopancreatography,

MRCP)技术,可以显示肝内胆管、胆总管、胆囊管、肝总管和胰腺管的形态结构及其相互关系等。另外,以下技术也将逐步在临床实践中开展:①灌注加权成像(perfusion weighted imaging,PWI)技术,重点了解肝脏血流灌注,从而可定量和/或半定量了解肝脏功能和肝转移瘤血供等状况;②磁敏感加权成像(susceptibility weighted imaging,SWI)技术,主要可判断或了解病灶内微小出血灶、小静脉影和钙化等情况。

增强 3D 梯度回波扫描技术是肝脏 MR 检查最重要的序列,除常用的细胞外 Gd-DTPA 对比剂外,目前在临床上可以使用的是肝特异性对比剂,其主要为结合细胞外和肝细胞摄取胆道排泄的双功能对比剂,如 Gd-BOPTA(multiHance^R)和 Gd-EOB-DTPA(primovist^R)等,它们仍以缩短 T_1 弛豫时间为主。双功能对比剂 Gd-EOB-DTPA 可成为肝脏 MR 检查的重要补充,尤其在检出肝微小转移瘤(<1.0cm)方面有独特优势。

肝脏检查常规采用 T_1WI 和 T_2 加权抑脂(T_2W+FS)横断位像(层厚≤5mm、间隔≤3mm),如采用呼吸导航和触发技术,则采集的图像更佳。肝脏 MR 检查更强调和注重 GRE T_1 加权抑脂序列的平扫+增强扫描。增强扫描常规经周围静脉注射磁共振对比剂(通常采用 Gd-DTPA)后,行屏气的 GRE 序列 T_1 加权抑脂 3D 快速横断位扫描(3D 层厚≤5mm)。检查前需训练患者的呼吸,要求平静呼吸状态下的屏气,以求保持每次屏气的一致性,这一点很重要。GRE 序列 T_1 加权抑脂扫描速度快,特别是最新高强场、高梯度场、高切换率和多通道采样的机型,注射 Gd-DTPA 后,能够分别在肝动脉早期、肝动脉晚期、肝门静脉期和肝延迟期(或称实质平衡期)分别完成全肝脏扫描。一般 Gd-DTPA 注射总量为 0.4~0.5mmol/kg(总量约 30ml),注射速率 2~3ml/s。同时务必做尽量覆盖心脏、中下肺和盆腔等多层面的冠状位扫描,除重点以显示肝脏血管为主的增强扫描外(采用 GRE T_1 加权抑脂的 3D 扫描,层厚 ≤ 1.5mm),同时可显示肺、腹膜、肋骨、胸腰椎、盆骨等脏器有无病变。

肝脏特异性对比剂 Gd-EOB-DTPA 是一种钆(gadolinium,Gd)与 EOB-DTPA(ethoxybenzyl diethylene-triaminepentaacetic acid)螯合物的二钠盐,其通用名为钆塞酸(gadoxetic acid)二钠。Gd-EOB-DTPA 是一种肝胆特异性 MRI 对比剂,在钆喷酸葡胺(gd-DTPA)分子结构上添加了脂溶性的乙氧基苯甲基(ethoxybenzyl,EOB)。Gd-EOB-DTPA 独特的化学结构,决定了其特有的生物学行为:一方面,具有与 Gd-DTPA 类似的生物学特性,缩短组织 T_1 弛豫时间,与 Gd-DTPA 具有相似的多期动态增强效果,能有效观察肝脏病变常规多期动态增强方式及其表现(但其动脉期增强效果较常规对比剂 Gd-DTPA 稍差,且易出现移动伪影);另一方面,肝功能正常者,注射该对比剂后 10~20 分钟肝实质最大程度增强,同时胆系也可显影,该期相称为肝胆特异期[2,4]。Gd-EOB-DTPA 注射总量为 0.025mmol/kg(总量约 10ml),注射速率 1ml/s。其扫描序列同常规对比剂扫描序列,在多期动态增强扫描后,需加扫肝胆特异期(20 分钟)。表 13-1 为复旦大学附属中山医院放射科推荐的肝特异性对比剂 Gd-EOB-DTPA 扫描序列及流程。

表 13-1　MR 检查推荐扫描序列流程

1. 正相位 / 反相位 T_1WI 梯度回波序列(gradient echo sequence,GRE)扫描
2. 磁共振胰胆管成像(magnetic resonance cholangiopancreatography,MRCP)
3. 平扫抑脂 3D-T_1WI-GRE
4. 注射对比剂(肝胆特异性对比剂)+ 生理盐水 20~30ml
5. 抑脂 3D-T_1WI-GRE 动脉晚期(最好自动检测法)、门静脉期(60~80 秒)和移行期(transitional phase,TP,延迟 3 分钟)
6. 呼吸触发快速自旋回波脂肪抑制 T_2WI
7. 弥散加权成像(DWI)
8. 磁敏感加权成像(susceptibility weighted imaging,SWI)(选择性应用)
9. 肝胆特异期(20 分钟)抑脂 3D-T_1WI-GRE,横断面 / 冠状面

第二节　结直肠癌肝转移特点

肝脏是腹腔最大的实质脏器,无创性影像检查中,除 US 和 CT 外,MR 特别是增强 MR 技术,是应用最广泛和有效的检查手段,帮助结直肠癌的肝转移明确诊断,尤其肝微小转移瘤检出和诊断必须依赖增强 MR 技术,并且对诊断肝内占位性病变有相当高的价值。肝脏常见恶性肿瘤为肝细胞癌、转移性癌和胆管细胞癌;良性肿瘤主要包括海绵状血管瘤、肝腺瘤和血管平滑肌脂肪瘤;肿瘤样病变包括局灶性结节增生、炎性假瘤、囊肿、灶状脂肪变性和局限性脂肪肝等。所有这些占位病变,大部分均有典型 CT 和 MRI 表现,可以鉴别,从而帮助或指导临床决策。

一、转移性肝癌的 CT 和 MRI 表现

转移性肝癌可为单发或多发,结直肠癌等胃肠道恶性肿瘤的肝转移最常见,其次是肺癌、乳腺癌、胰腺癌、胆囊癌、卵巢癌、肾癌、甲状腺癌和鼻咽癌等。结直肠癌肝转移与其他消化系统肿瘤肝转移

有类似表现,尽管 MR 技术在肝占位性病灶的诊断方面有优势,但目前临床上 CT 检查仍属较常用的技术,因此,下文将结直肠癌肝转移瘤的 CT 和 MRI 特征结合起来一并描述,以便临床更好地提高诊断准确率。

结直肠癌肝转移瘤 CT 平扫常呈低密度,偶见病灶中心点状稍高钙化或黏液影,对诊断转移性肝癌有极大帮助。大部分转移灶为乏血供病灶,少数可为富血供病灶,故增强扫描的动脉晚期一般强化不明显或仅边缘环状强化,而增强扫描门脉期常常可见病灶典型的边缘环状强化,特别是见到同心圆状的"牛眼征"或"靶征"对诊断转移性肝癌有特征性。

转移性肝癌的 MRI 检查 T_1WI 上常呈低信号,T_2WI 像上呈稍高信号,如果肿瘤内伴有明显坏死或囊变,则 T_2WI 上可呈明显的高信号。增强扫描也可见到边缘强化的"牛眼征"或"靶征"等,有时可呈类似"花瓣状"结构。MRI,特别是 DWI、T_2WI 和增强扫描发现病灶的灵敏度高,特别是采用 Gd-EOB-DTPA 检查,可明显提高微小肝转移瘤的检出和诊断。另外,转移性肝癌发生肝包膜下破裂出血和门脉癌栓的概率也很小。同时发现肝门、腹腔和后腹膜肿大的淋巴结也呈环状强化,则更有助于诊断。

二、鉴别诊断

(一)肝细胞癌

肝细胞癌(hepatocellular carcinoma,HCC)好发于乙型肝炎、丙型肝炎和肝硬化高危患者。CT 平扫,肝癌病灶常呈相对低密度影,边缘规则或不规则,有时病灶边缘可见更低密度的环状假包膜,这对诊断 HCC 颇具特征性。大部分 HCC,尤其小肝癌为富血供病灶,主要为肝动脉供血,增强扫描动脉晚期,肿瘤强化十分明显,呈高密度,门脉期扫描肿瘤反呈低密度,这种"速升速降"的增强形式是肝细胞癌 CT 诊断的特点。

HCC 的 MRI 检查 SE 序列,T_1WI 常呈低信号,T_2WI 呈稍高信号,MRI 发现肝癌假包膜的概率较 CT 为高,T_1WI 和 T_2WI 常为低信号的环状影,GRE 序列动态增强扫描,HCC 的 MRI 表现类似增强 CT,即动脉晚期强化明显,呈高信号,门脉期扫描呈低信号。

HCC,特别是肿瘤直径大于 5cm 的肝癌和浸润性肝癌易侵犯门静脉和肝静脉系统,也常可引起门静脉和肝静脉乃至下腔静脉的癌栓;HCC 易发生血行转移,肺转移和骨转移较常见;HCC 出现淋巴结转移较少见,仅占 10%~20%,主要为肝门、胰头周围和后腹膜的淋巴结肿大;HCC 侵犯肝包膜可出现肝包膜凹陷征或称肝包膜收缩征,对鉴别诊断有一定价值;HCC 伴有肉眼可见的胆管内癌栓较罕见,根据复旦大学附属中山医院肝癌研究所资料显示仅为 0.76%,肝癌侵犯肝内或肝门区的胆管引起胆管扩张也较为少见。

(二)胆管细胞癌

胆管细胞癌(cholangiocellular carcinoma)较为少见,根据其发生部位可分为周围型胆管细胞癌和肝门区胆管细胞癌。周围型胆管细胞癌好发于肝左叶,尤其是左外叶,CT 平扫常呈低密度,边缘欠清,常伴囊变、出血、坏死,偶见钙化,癌灶远端周围有时可见局限性肝内胆管扩张的征象。肝门区胆管细胞癌均伴肝内胆管广泛明显扩张,临床上患者常有黄疸表现。MRI 检查 SE 序列 T_1WI 常呈低信号,如伴有亚急性或慢性出血,则可见高信号区,T_2WI 呈高信号,如伴有钙化则见无信号的暗区。

CT 和 MRI GRE 序列动脉晚期增强扫描,病灶强化不明显,并且以边缘强化为著,增强扫描门脉期或延迟期,病灶仍持续强化,且强化范围有扩大的倾向。胆管细胞癌以延迟强化为特征,延迟强化区见到扩张的胆管,则更具诊断价值。

(三)肝海绵状血管瘤

肝海绵状血管瘤(hepatic cavernous hemangioma)是肝内最常见的良性肿瘤,可单发,也可多发,大小为数毫米至十几厘米。CT 平扫为低密度,无包膜,边缘常清晰,单凭平扫与无包膜的小肝癌较难区分。MRI SE 序列 T_1WI 为低信号,T_2WI 上,随着磁共振回波时间的不断延长,其信号也相应越来越高,似"电灯泡"随着功率瓦数的提高,其亮度也越亮,这是肝海绵状血管瘤有别于其他肝脏肿瘤的特征之一。

无论 CT 增强扫描还是 MRI 增强扫描均具特征性,增强扫描动脉期,病灶边缘出现结节或点状的高密度或高信号强化区,类似主动脉强化,随着时间推移,病灶增强的范围不断向中心扩展,在门脉期或延迟期,病灶仍呈高密度或高信号。

个别小于 1.0cm 的血管瘤,动脉期扫描可类似小肝癌的强化,区别的关键是血管瘤在门脉期或延迟期仍呈均匀的高密度 / 高信号的增强,而小肝癌往往呈低密度 / 低信号,这是鉴别要点。

有时在血管瘤(常大于 5cm)的中央,平扫 CT 见不规则更低密度的纤维瘢痕区和钙化影,MRI 表现 T_1WI 和 T_2WI 上基本均为低信号,或 T_2WI 上为稍高信号区。该纤维瘢痕区在增强 CT 和 MRI 上均无强化。

(四)血管平滑肌脂肪瘤

血管平滑肌脂肪瘤(hepatic angiomyolipoma,HAML)临床上并非少见,可发生于任何年龄,多见于成年女性。其组织学特点为成熟脂肪组织、平滑肌细胞和迂曲厚壁血管三种成分不同比例混杂。有明显脂肪组织者,肿瘤呈混合密度,形态可为圆形或类圆形,边缘较清晰,在 CT 和 MRI 上可见脂肪密度或信号,则可明确诊断,甚至不用增强扫描,即可确诊。

对少脂肪组织或脂肪组织不明显者,有时 CT 和 MRI 明确诊断较困难,只能提供诊断可能。一般情况,平扫 CT 几无特点,增强扫描动脉期,肿瘤呈不均匀的明显强化,门脉期和延迟期肿瘤仍呈较明显的延迟强化,另外又具备以下特点:①肿瘤中央可见迂曲的强化血管;②门脉期肿瘤边缘变模糊;③肿瘤未见包膜,则有助诊断。MR 增强扫描的强化形式基本同 CT,但 MR 平扫 T_1WI 肿瘤常呈低信号,T_2WI 肿瘤可呈稍高信号或高信号,特别利用抑脂技术,肿瘤内部分信号有所被抑制,可提示诊断,同时如果可见肿瘤内部流空的血管影,则更有助于诊断。

(五)肝细胞腺瘤

国外文献报道肝细胞腺瘤(hepatocellular adenoma)较多,常好发于服用避孕药的中年妇女,肿瘤好出血,国内报道很少见。实际上,该肿瘤与分化好的肝细胞癌在病理上鉴别有一定难度。CT 平扫常常呈低密度圆形影,肿瘤坏死少见,因此肿瘤密度常较均匀,如果存在出血可呈稍高密度影,也可呈更低密度影,主要

取决于出血的时间。肿瘤包膜常较明显,类似 HCC 的假包膜。CT 增强扫描动脉期,肿瘤呈明显的高密度均匀强化,强化程度可基本同主动脉的强化,门脉期,肿瘤病灶呈等密度或仍稍高密度改变,这一点区别于 HCC。MRI 表现具有多样性,T_1WI 大部分均呈低信号,也可呈高信号和等信号;T_2WI 多为稍高信号,少数为等信号和低信号。如果肿瘤内合并出血,则无论 T_1WI 还是 T_2WI,其常呈混合信号。增强方式基本同 CT 表现,但在包膜显示上,MRI 常较 CT 敏感。此外,有文献报道,糖原贮积症患者常可合并肝细胞腺瘤。

(六)肝脏局灶性结节增生

肝脏局灶性结节增生(hepatic focal nodular hyperplasia,hFNH)常发生于无肝硬化的肝脏,以右叶多见,无年龄和性别倾向。病灶可单发,也可多发。镜下病变区为正常肝细胞,常可见到厚壁血管、纤维瘢痕组织分隔肝组织,其间有淋巴细胞浸润和胆小管增生,但无肝小叶结构及汇管区结构,特征性改变为中央星状瘢痕组织向周围辐射(实体型),个别中央星状瘢痕组织由扩张血管取代(毛细血管扩张型)。目前认为 hFNH 是肝实质对先前存在的动脉血管畸形的反应性增生。

对于典型的 hFNH 病灶,CT 和 MRI 均具特点,容易明确诊断。CT 平扫呈低密度影,伴中央星状更低密度区,整个病灶形态为圆形或不规则形,边缘一般较清楚;增强扫描动脉期除中央星状区,病灶明显均匀强化,其强化程度可类似主动脉;门脉期和延迟期病灶强化程度减低呈等密度或稍低密度,同时边缘变模糊。

MRI 检查 T_1WI 病灶常呈低信号,中央星状瘢痕呈更低信号,T_2WI 整个病灶信号增高不明显,有时甚至呈等信号。MRI 增强扫描的变化基本同 CT。

对于不典型的 hFNH 病灶,即中央无星状瘢痕区存在,CT 和 MRI 易与 HCC 混淆,一般来讲,门脉期或延迟期,HCC 常为明显的低密度或低信号,hFNH 常为等密度或等信号,或者稍低密度或稍低信号,另外 hFNH 较 HCC 在 T_2WI 上,其信号更低一点且更均匀,有助于 hFNH 的诊断,此外,hFNH 没有包膜,可资鉴别。

如果鉴别确有困难,可补充做肝特异性对比剂增强扫描,由于 hFNH 具有正常肝细胞功能和库普弗细胞,因此可摄取 Gd-EOB-DTPA,在肝特异期呈高信号或等信号。另外,数字减影血管造影(digital subtraction angiography,DSA)检查也可进一步帮助鉴别。DSA 上,hFNH 的滋养动脉由病灶里面朝外染色,呈"树枝状"染色;而 HCC 的肿瘤动脉主要是由外周包绕肿瘤染色,即呈"抱球状"染色,两者可资区别。

(七) 肝炎性假瘤

肝炎性假瘤(hepatic inflammatory pseudotumor)临床少见,至今文献报道不足千例,发病原因尚不清楚,可能与感染、机体免疫状态和胆道梗阻有关。病变多见于右叶,可单发,也可多发,病灶与周围组织分界清晰,多数无明显纤维包膜,组织学表现为纤维组织增生并可见肌成纤维细胞及毛细血管,其间散在较多增生组织细胞、多克隆浆细胞及淋巴细胞浸润,同时必须可见凝固性坏死组织。

CT 平扫常呈均匀低密度,边缘欠清晰,形态可呈圆形、椭圆形、不规则形、葫芦状和葡萄串状等;增强扫描动脉期病灶几无强化,门脉期可见边缘轻度强化或分隔强化,少数病灶无强化,但病灶边缘较平扫显示更清晰。T_1WI 往往呈低信号,T_2WI 多呈低信号或等信号,极少数病灶可为稍高信号,增强扫描形式基本同 CT,而且有些病灶仅在增强扫描图上才可发现。

值得一提的是,肝炎性假瘤有时与少血供的 HCC 鉴别困难,但病灶呈葫芦状和葡萄串状时,病灶门脉期明显呈低密度或低信号,特别 T_2WI 上呈低或等信号与动脉期病灶无强化,支持肝炎性假瘤的诊断。另外,临床上常常把慢性炎症或慢性脓肿看作炎性假瘤,事实上,笔者认为,炎性假瘤必须满足病理上病灶呈块状,除纤维组织和炎症细胞存在外,还必须见到有凝固性坏死组织,这一点应引起关注。

(八) 肝囊肿

肝囊肿(hepatic cyst)为较常见的先天性病变,单发或多发,或为全身多囊性病变的一部分。CT 平扫表现圆形或类圆形的低密度水样灶,边缘清晰,壁薄如纸,CT 值接近于零。MRI SE 序列 T_1WI 呈均匀低信号,T_2WI 呈类似于水的均匀高信号,注射对比剂后病灶无强化。复杂性肝囊肿如感染性和出血性囊肿,有时需与肝恶性肿瘤鉴别。肝包虫病与肝囊肿表现相似,母囊内子囊、分房和钙化为其特征。

(九) 灶状脂肪变性

灶状脂肪变性(focal fatty change)常见于正常肝脏,可单发或多发,直径数厘米。病理特点为肝细胞脂肪变性,呈空泡状,弥漫分布于肝小叶内,肝小叶结构存在。CT 平扫呈均匀稍低密度,边缘较清晰,增强动脉期和门脉期无强化,呈低密度。MRI T_1WI 呈稍高信号,T_2WI 呈高或稍高信号,T_1WI 和 T_2WI 抑脂序列呈等信号有助于诊断。MRI 增强强化方式同 CT。

(十) 肝脓肿

肝脓肿(hepatic abscess)早期有时与肝细胞癌鉴别困难,必须结合临床表现和实验室检查结果进行综合判断,对于疑难病例,必要时可穿刺活检或积极抗炎后短期随访。对于脓肿形成期,CT 平扫病灶为混合性低密度,边缘模糊;MRI SE 序列 T_1WI 病灶中心为低信号,T_2WI 脓肿壁为低信号,中心液化坏死区呈高信号,周围水肿区呈片状略高信号。增强扫描 CT 和 MRI 较具特征性,可见脓肿呈同心圆状的"靶征",即由中央无强化的坏死液化区、强化壁和壁周的环状水肿带组成;或者增强扫描图上病灶呈"蜂房状"改变也颇具特征性。在 CT 图上,病灶内偶尔见到气体影,特别是气液平的出现有助于肝脓肿的诊断。此外,肝脓肿常伴有同侧胸腔少量积液。

(十一) 脂肪肝

脂肪肝(fatty liver)累及的部位,CT 平扫密度降低,并且在密度降低的部位可见清晰的正常肝血管影,脂肪肝的增强方式与正常肝脏一致,但仍保持相对低密度。MRI SE 序列 T_1WI 和 T_2WI 可呈相对高信号。如果增加抑脂技术,受累肝脏可为低信号,则更有利于脂肪肝的确诊。需要注意的是,当部分正常肝组织呈球状存在于脂肪肝时,影像学上称为"肝岛",超声常误诊为占位,而 CT 和 MRI 却不会误诊,关键表现为,增强扫描时,其变化规律与已经脂肪化的肝组织的强化基本一致。

第三节 MR 新技术在检出结直肠癌肝转移微小病灶中的应用价值

随着复旦大学附属中山医院结直肠外科对结直肠癌肝转移的治疗效果显著提高，对肝转移微小病灶（最大直径<1.0cm）的检出要求亦随之提高。目前磁共振新技术如 DWI、PWI 及肝特异性对比剂均能增加肝转移微小病灶的检出[5-9]。

一、DWI 在检出结直肠癌肝转移微小病灶中的应用价值

DWI 成像，b 值选用 500s/mm²，以减少图像形变。DWI 诊断肝转移瘤的标准：b=500s/mm²，DWI 为结节状高信号；如 b=0s/mm² 和 b=50s/mm² 为明显高信号，而 500s/mm² 图像上为低信号或信号明显下降趋势，并且 ADC 图上呈高信号影，则良性病灶概率大，如小囊肿/小血管瘤等。单一的 DWI 序列诊断肝转移瘤的灵敏度较高，但特异度较低，需结合常规 MR 检查，综合判断。

二、PWI 在检出结直肠癌肝转移微小病灶中的应用价值

PWI 采用 T_1WI 3D 屏气容积内插（volume interpolated breathhold examination，VIBE）序列，通过高压注射器经肘前静脉注入对比剂 Gd-DTPA，剂量 0.1mmol/kg，注射流率 4~5ml/s，注射完毕后以 20ml 生理盐水冲洗。扫描时嘱患者平静呼吸，注射对比剂的同时启动扫描，连续扫描 90 秒，每 3 秒进行 1 次全肝采集。扫描参数：视野 360mm×240mm。TR 2.24 毫秒，TE 1.06 毫秒，矩阵 84×192，层厚 5mm，层块厚 160mm，翻转角 12°。选取同时显示肝脏和脾脏的中心层面，分别测量肝脏、脾脏、主动脉和门静脉信号强度的变化。测量肝实质时兴趣区（regions of interest，ROI）应尽量避开大血管，离肝脏边缘一定距离以避免部分容积效应的影响，如存在转移瘤 ROI 应将肝内转移瘤一起包括入内，主动脉测量在腹腔干水平。当存在肝转移瘤时，肝脏的肝动脉灌注量（hepatic arterial perfusion，HAP）和肝动脉灌注指数（hepatic artery perfusion imaging，HPI）升高，而门静脉灌注量（hepatic portal vein perfusion，HPP）降低，其对肝转移的总检出率可达 84.6%。

肝脏发生转移时，肝脏整体的动脉血流量将增加，病理基础主要是由于转移瘤导致新生血管的形成，伴随着肝脏血流的改变外，还有以下几点原因：①富血供肿瘤不仅本身动脉血流增加，其所在的肝段因窃血现象血流量也增加；②转移瘤可导致肝叶或肝段压力增加，此区域肝实质门静脉血流减少而致相对的动脉灌注增加。因此，虽然隐匿性或早期微小肝转移瘤因为太小不引起肝脏形态学改变，不易被常规影像学方法甚至手术观察发现，但此时已存在肝血流灌注的改变。因此，本技术在对化疗、靶向药物及免疫检查点抑制剂使用后的早期疗效判断和评价等方面，具有更广泛的应用前景。

三、肝特异性对比剂 Gd-EOB-DTPA 在检出结直肠癌肝转移微小病灶中的应用价值

肝特异性对比剂 Gd-EOB-DTPA 具有两方面特有的生物学行为：一方面，与普通钆剂相类似的生物学特性，静脉注射后经血液到达肝脏，快速渗透过肝内毛细血管网而分布于细胞外间隙内并迅速达到平衡状态，可用作非特异性细胞外间隙对比剂，通过肾脏排泄，与普通钆剂具有相同的动态增强效果；另一方面，Gd-EOB-DTPA 可通过肝窦面的肝细胞膜表面特异性受体吸收进入肝细胞内，再通过主要位于胆道面的肝细胞膜上受体排泄入胆道系统。肝特异性对比剂 Gd-EOB-DTPA 较 CT 增强及 MR 钆剂增强对结直肠癌肝转移的检出率明显提高（灵敏度 95%、特异度 95%），特别是对微小病灶的检出，其原因如下：Gd-EOB-DTPA 增强 MRI 增加了肝特异期图像，由于结直肠癌肝转移不含有正常肝细胞，因此在肝特异期病灶呈相对低信号，而周围正常肝组织呈相对高信号，其对比度最高，更利于病灶的检出[2,4]。

第四节 Gd-EOB-DTPA 增强 MRI 肝功能评价（放化疗后的肝损害）

Gd-EOB-DTPA 增强 MRI 对肝转移患者的优势不仅在于病灶的检出、定性，而且可以评价由化疗引起的肝功能损伤[10-12]。肝转移瘤化疗的主要副作用除脂肪相关变性，还有肝窦血管改变和局限性结节增生样病灶（FNH-like）。化疗引起肝脂肪变性和肝窦阻塞综合征（hepatic sinusoidal obstruction syndrome，SOS）在临床上可没有症状，严重者可引起肝衰竭。严重脂肪肝常可凭 CT 和常规 MR 检查，并结合肝功能指标明确诊断，而 SOS 却常不能通过 CT、常规 MR 检查评价或临床肝功能指标判断。Gd-EOB-DTPA 增强 MRI 的肝特异期网格状信号是评价肝转移化疗后引起肝实质 SOS 的比较特异性的征象。

肝特异性对比剂 Gd-EOB-DTPA 在肝功能评价方面越来越受到重视，其吸收和排泄的路径与吲哚菁绿 15 分钟滞留实验及核素肝胆显像剂甲溴苯宁的吸收排泄路径相似，即通过肝细胞膜表面的有机阴离子转运系统 1（organic anion transporter 1，OATP1）B1 和 B3 吸收进入肝细胞内，再通过多耐药蛋白载体排泄入胆道系统。Gd-EOB-DTPA 增强 MRI 的优势在于常规 MRI 增强检查可同时获得肝功能信息，可以评价肝叶/段的功能且没有电离辐射损伤，其定量评价肝功能，则主要通过胆道内对比剂排泄的量、肝实质的强化率和 MRI 弛豫时间的测定等。

一、胆道内对比剂排泄的量

①肝功能损害时（MELD 评分 ≥11 和总胆红素 ≥30mol/L），肝内外胆道结构显示不清，严重时甚至不显影；②胆道充盈时间明显延迟，而且强化程度（直接强化或相对强化）明显减弱；③胆囊管开放充盈时间延长（>30 分钟）。

二、肝实质的强化率

"延迟期高信号门静脉"征即静脉注射 Gd-EOB-DTPA 延迟 30 分钟后门静脉与周围肝实质相比呈相对高信号，此征出现的概率约为 13%，并与血直接胆红素相关，判断胆红素高于 21.8mg/L（约 1.93μmol/L）的灵敏度为 89%，特异度为 96%。肝实质强化程度的测量可以反应肝细胞的功能状态，慢性肝功能损害患者的特异期肝实质的信噪比或相对强化率明显低于肝功能正常者，而且与吲哚菁绿（indocyanine green，ICG）15 分钟清除率测试显著相关。

三、MR 弛豫时间的测定

肝硬化患者 MELD 评分的分数越高，肝特异期的 T_1 弛豫时间明显延长，而且增强前后 T_1 弛豫时间的降低率明显下降。理论上，Gd-EOB-DTPA 缩短 T_1 弛豫时间较 T_2 弛豫时间更明显，有报道显示慢性肝损伤患者肝特异期的 T_2 弛豫时间与肝功能正常者无明显区别，但是 T_2 弛豫时间的降低率明显下降。弛豫时间的测量比较客观地反映肝细胞内 Gd-EOB-DTPA 的浓度，因此对于肝功能的评价优于信号强度（SI）的直接测量。全肝测量 T_1 弛豫时间有助于提高肝功能评价的准确性，但是 T_1 和 T_2 弛豫时间的测量，尤其全肝测量需要有特殊序列和软件的支持，而且肝细胞吸收 Gd-EOB-DTPA 的量除受肝细胞功能影响外，还受到肝血流灌注的影响。

第五节 术前后 MR 检查随访基本策略

1. 结直肠癌患者手术前，建议行规范的肝脏增强 MR 检查以便决定是否有转移可能，若仍不能明确，推荐行 Gd-EOB-DTPA 增强 MR 检查。

2. 结直肠癌患者手术后，建议术后 1 个月进行一次常规肝增强 MR 检查作为基线，可与今后随访过程中影像学检查结果对比，从而在随访过程中更易发现早期肝转移灶，防止漏诊误诊等。

3. 若对结直肠癌肝转移患者同时行手术治疗，建议术前尽量行 Gd-EOB-DTPA 增强 MR 检查，从而明确转移病灶的数目和部位等（特别关注是否有肝微小转移灶),以便更科学地决策手术方案及时机等。

4. 结直肠癌肝转移灶治疗后,疗效评价建议采用常规增强 MR 检查,必要时可行 Gd-EOB-DTPA 增强 MR 检查。

5. 若需评价患者脂肪肝程度、肝叶 / 段功能及肝窦阻塞综合征等,推荐行 Gd-EOB-DTPA 增强 MR 检查。

第六节　影像学优选

肝转移的影像学诊断包括超声、CT、MR、DSA 和 PET 等,超声除多普勒超声外,还包括造影超声、术中超声等。因此,如何在临床实践中,正确、合理和有序地使用影像诊断技术,是临床医师需要了解和熟知的。根据笔者目前经验,一般首选多普勒超声(可包括造影超声),如发现问题,则常规推荐行螺旋 CT 增强扫描。但遇见如下情况:①如果超声显示病灶不明确或定性诊断难确定;②患者血液肿瘤标志物水平升高,超声或 CT 增强扫描肝转移瘤仍不能明确者;③拟行肝转移瘤切除术,为更好地了解肝内确切转移瘤数目(即有无微小转移灶者);笔者推荐行常规 MR 增强检查,或者行肝特异性磁共振对比剂检查,最后才行超声导引下的活检穿刺等[13,14]。DSA 往往行经导管动脉栓塞化疗(transcatheter arterial chemoembolization,TACE)时才采用。目前,PET 对肝转移瘤诊断的灵敏度高,特异度相对低,有待深入研究。

(杨春　曾蒙苏)

参考文献

[1] ZHOU J, SUN H C, WANG Z, et al. Guidelines for diagnosis and treatment of primary liver cancer in China (2017 Edition)[J]. Liver Cancer, 2018, 7 (3): 235-60.

[2] RAO S X, WANG J, WANG J, et al. Chinese consensus on the clinical application of hepatobiliary magnetic resonance imaging contrast agent: gadoxetic acid disodium [J]. J Dig Dis, 2019, 20 (2): 54-61.

[3] 中华人民共和国卫生和计划生育委员会医政医管局. 原发性肝癌诊疗规范 (2017 年版)[J]. 中华肝脏病杂志, 2017, 25 (12): 886-895.

[4] 中华医学会放射学分会腹部学组. 肝胆特异性 MRI 对比剂钆塞酸二钠临床应用专家共识 [J]. 中华放射学杂志, 2016, 50 (9): 641-646.

[5] MERKLE E M, ZECH C J, BARTOLOZZI C, et al. Consensus report from the 7th International Forum for Liver Magnetic Resonance Imaging [J]. Eur Radiol, 2016, 26 (3): 674-682.

[6] CHEN B B, MURAKAMI T, SHIH T T, et al. Novel imaging diagnosis for hepatocellular carcinoma: consensus from the 5th Asia-Pacific Primary Liver Cancer Expert Meeting (APPLE 2014)[J]. Liver Cancer, 2015, 4 (4): 215-227.

[7] WANG W T, YANG L, YANG Z X, et al. Assessment of microvascular invasion of hepatocellular carcinoma with diffusion kurtosis imaging [J]. Radiology, 2018, 286 (2): 571-580.

[8] WU D, TAN M, ZHOU M, et al. Liver computed tomographic perfusion in the assessment of microvascular invasion in patients with small hepatocellular carcinoma [J]. Invest Radiol, 2015, 50 (4): 188-194.

[9] 饶圣祥, 曾蒙苏, 程伟中. MR 全肝灌注成像在直肠癌肝转移中应用的初步探讨 [J]. 放射学实践, 2009, 24 (11): 1219-1222.

[10] 丁莺, 曾蒙苏, 饶圣祥. 结直肠癌肝转移病灶钆塞酸二钠增强 MRI 纵向弛豫时间与肝细胞膜表面有机阴离子转运系统、多耐药蛋白载体含量的相关性 [J]. 中华放射学杂志, 2015, 49 (3): 195-198.

[11] DING Y, RAO S X, CHEN C, et al. Assessing liver function in patients with HBV-related HCC: a comparison of T_1 mapping on Gd-EOB-DTPA-enhanced MR imaging with DWI [J]. European radiology, 2015, 25 (5): 1392-1398.

[12] DING Y, RAO S X, MENG T, et al. Preoperative evaluation of colorectal liver metastases: comparison of gadopentetate dimeglumine and gadoxetic-acid-enhanced 1.5-T MRI [J]. Clin Imaging, 2014, 38 (3): 273-278.

[13] 饶圣祥, 曾蒙苏, 程伟中. DWI 与常规 MRI 对直肠癌肝转移检测的比较研究 [J]. 当代医学, 2008, 1 (21): 41-45.

[14] 饶圣祥, 曾蒙苏. 肝特异性对比剂 Gd-EOB-DTPA 增强磁共振成像评价肝功能的研究进展 [J]. 世界华人消化杂志, 2016, 24 (28): 3940-3945.

第十四章

PET/CT 在结直肠癌肝转移诊治中的应用

超声、CT 和 MR 等影像学检查是转移性肝癌常规的影像学检查方法，其对部分病例诊断的敏感度和特异度，受解剖结构、病灶大小和血供等因素影响，给早期诊断、早期治疗带来了诸多挑战。如何提高早期结直肠肝转移诊断的准确性，为早期治疗提供佐证，是影像医学和临床医学的研究热点。PET/CT 是利用正电子放射性药物在体内的分布来反映人体组织的生理生化代谢功能，其中 FDG PET 利用肿瘤组织的葡萄糖代谢增加来鉴别病变的良恶性及早期诊断，补充其他影像技术的不足，为结直肠肝转移提供较为全面、客观的评价，为个性化治疗提供循证依据。

第一节 PET 显像原理及常用示踪剂

一、PET 显像原理

正电子发射计算机体层显像（positron emission computed tomography，PET）的物理原理是利用回旋加速器，加速带电粒子（如质子、氘核）轰击靶核，通过核反应产生正电子放射性核素（如 ^{11}C、^{13}N、^{15}O、^{18}F 等），并在热室中合成相应的显像剂，引入机体后定位于靶器官，这些核素在衰变过程中发射正电子，这种正电子在组织中运行很短距离后（<1mm），即与周围物质中的电子相互作用，发生湮没辐射，发射出方向相反、

能量相等（511kev）的两个光子。PET 显像是采用一系列成对的互成 180° 排列并与符合线路相连的探测器来探测湮没辐射光子，从而获得机体正电子核素的断层分布图，从分子水平显示机体及病灶组织细胞的代谢、功能、血流、细胞增殖和受体分布状况，为临床提供更多的生理和病理方面的诊断信息，因此称为分子影像。

二、PET 显像常用的肿瘤代谢示踪剂

（一）^{18}F-FDG

^{18}F-FDG（2-Fluorine-18-Fluoro-2-deeoxy-D-glucose，2- 氟 -18- 氟 -2- 脱氧 -D- 葡萄糖）是葡萄糖的类似物，是临床最常用的显像剂。静脉注射 ^{18}F-FDG 后，在葡萄糖转运蛋白的帮助下通过细胞膜进入细胞，细胞内的 ^{18}F-FDG 在己糖激酶（hexokinase）作用下磷酸化，生成 $6-PO_4-^{18}F$-FDG，由于 $6-PO_4-^{18}F$-FDG 与葡萄糖的结构不同（2- 位碳原子上的羟基被 ^{18}F 取代），不能进一步代谢，而且 $6-PO_4-^{18}F$-FDG 不能通过细胞膜而滞留在细胞内达几小时。在葡萄糖代谢平衡状态下，$6-PO_4-^{18}F$-FDG 滞留量大体上与组织细胞葡萄糖消耗量一致，因此，^{18}F-FDG 能反映体内葡萄糖利用状况。

绝大多数恶性肿瘤细胞具有高代谢特点，特别是恶性肿瘤细胞的分裂增殖比正常细胞快，能量消耗相应增加。葡萄糖为组织细胞能量的主要来源之一，恶性肿瘤细胞的异常增殖需要葡萄糖的过度利用，其途

径是增加葡萄糖膜的转运能力和糖代谢通路中主要调控酶的活性。恶性肿瘤细胞的糖酵解增加、糖酵解酶的活性增加,与之有关的酶有己糖磷酸激酶、6-磷酸果糖激酶、丙酮酸脱氢酶等。目前,已明确在恶性肿瘤细胞中的葡萄糖转运信息核糖核酸(mRNA)表达增高,导致葡萄糖转运蛋白增加。因此,肿瘤细胞内可积聚大量 ^{18}F-FDG,经 PET 显像可显示肿瘤的部位、形态、大小、数量及肿瘤内的放射性分布。同时肿瘤细胞的原发灶和转移灶具有相似的代谢特性,一次注射 ^{18}F-FDG 就能方便地进行全身显像,^{18}F-FDG PET 全身显像对于了解肿瘤的全身累及范围具有独特价值。临床上,^{18}F-FDG 主要用于恶性肿瘤的诊断及良、恶性的鉴别诊断、临床分期、评价疗效及监测复发等。

(二)氨基酸

氨基酸是人体必需的营养物质,在体内主要代谢途径为合成蛋白质;转化为具有重要生物活性的酶、激素等;氨基酸转运、脱氨、脱羧,变成二氧化碳、尿素等,而被其他组织利用或排出体外。其中蛋白质合成是主要代谢途径。疾病或生理、生化改变可出现蛋白质合成的异常,标记氨基酸可显示其异常变化。

目前,用于人体 PET 显像的标记氨基酸有 L-甲基 -^{11}C-蛋氨酸(^{11}C-MET)、L-1-^{11}C-亮氨酸、L-^{11}C-酪氨酸、L-^{11}C-苯丙氨酸、L-1-^{11}C-蛋氨酸、L-2-^{18}F-酪氨酸、O-(2-^{18}F-氟代乙基)-L-酪氨酸(FET)、L-6-^{18}F-氟代多巴(^{18}F-FDOPA)、L-4-^{18}F-苯丙氨酸、^{11}C-氨基异丙氨酸及 ^{13}N-谷氨酸等。^{11}C 和 ^{18}F 标记氨基酸显像,肿瘤组织与正常组织的放射性比值高,图像清晰,有助于肿瘤组织与炎症或其他糖代谢旺盛病灶的鉴别,与 ^{18}F-FDG 联合应用可弥补 ^{18}F-FDG 的不足,提高肿瘤的鉴别能力,同时还可用于鉴别肿瘤的复发与放疗后改变。

(三)核苷酸类

^{11}C-胸腺嘧啶(^{11}C-TdR)和 5-^{18}F-氟尿嘧啶(5-^{18}F-FU)是较常用的核酸类代谢显像剂,能参与核酸的合成,可反映细胞分裂繁殖速度。^{11}C-TdR 主要用于肿瘤显像,研究结果表明 ^{11}C-TdR 血中清除速度很快,给药后 20 分钟脑肿瘤即能得到清晰图像,5-^{18}F-FU 可用于评价化疗疗效。此外,5-^{18}F-脱氧尿核苷和 ^{11}C-胸

腺嘧啶脱氧核苷也可用于肿瘤显像。

(四)胆碱

甲基 -^{11}C-胆碱是较常用的胆碱代谢显像剂,主要用于前列腺癌、膀胱癌、脑瘤、肺癌、食管癌、结肠癌等显像。目前也有使用 ^{18}F 标记胆碱,如 ^{18}F-代甲基胆碱、^{18}F-氟代乙基胆碱及 ^{18}F-氟代丙基胆碱等,其中 ^{18}F-氟代甲基胆碱与甲基 -^{11}C-胆碱显像效果相类似。胆碱代谢显像剂的优点是肿瘤/非肿瘤放射性比值高,肿瘤显像清晰,静脉注射后短时间即可显像检查。

(五)^{11}C-乙酸盐

^{11}C-乙酸盐可被心肌细胞摄取,在线粒体内转化为 ^{11}C-乙酰辅酶 A,并进入三羧酸循环氧化为二氧化碳和水,能反映心肌细胞的三羧酸循环流量,与心肌氧耗量成正比,可用于估测心肌活力及肿瘤显像,特别是对分化较高的原发性肝细胞癌具有重要的诊断价值。

第二节　PET/CT 在结直肠癌肝转移诊断中的应用

一、原发灶的诊断

对结肠癌原发灶的诊断,临床首选纤维结肠镜检查,可在直视下观察病变情况,并且能同时活检获得病理学检查结果。^{18}F-FDG PET 显像也能检出结直肠癌原发病灶,而且灵敏度也很高,但 ^{18}F-FDG PET 全身显像的主要临床应用价值在于能同时检出转移灶,全面了解病变的累及范围,进行准确的临床分期,为临床选用合理的治疗方案提供科学依据[1]。多数结直肠癌病灶对 ^{18}F-FDG 高摄取,PET 显示为显像剂浓聚。Abdel-Nabi 等对临床 48 例结直肠癌的研究结果表明,^{18}F-FDG PET 显像对原发性结直肠癌检出的灵敏度为 100%,特异度为 43%,阳性预测值为 90%,阴性预测值 100%,35 例增生性结直肠息肉患者均未见 ^{18}F-FDG 浓聚影。对于黏液性腺癌、G$_1$ 型和部分 G$_2$ 型的神经内分泌肿瘤,^{18}F-FDG 的摄取程度比较低,PET/CT 易于导致漏诊。

二、肝脏等远处器官转移灶的寻找

结直肠癌的中晚期多出现淋巴结及远处器官的转移。对于手术治疗前及手术治疗后患者,明确转移灶的有无及数量、全面了解病变的全身累及范围、准确进行临床分期对选择治疗方案具有重要意义;特别是对于血清 CEA 增高,而临床纤维肠镜、B 超、CT、MR 等检查又找不到病灶者,^{18}F-FDG PET 更具优势;由于恶性肿瘤的转移灶与原发灶具有相似的代谢特点,而且注射一次 ^{18}F-FDG 就可以进行全身显像检查,因此,PET 全身显像不仅能早期检出肿瘤原发灶,而且能全面了解病变全身的累及范围,为临床准确分期、选择恰当的治疗方案提供客观依据(图 14-1)。

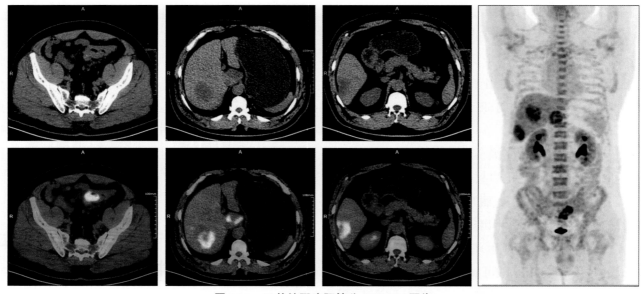

图 14-1　乙状结肠癌肝转移 PET/CT 图像

男性,53 岁,腹痛伴便血 10 天,查 CEA 330.4ng/ml。^{18}F-FDG PET/CT 图像示乙状结肠壁增厚伴糖代谢异常增高,累及长度约 48.0mm,壁厚约 13.3mm,SUV_{max} 为 19.6;肝脏多发转移,较大者位于右后叶上段,大小约 46.8mm × 41.3mm,SUV_{max} 为 9.9。术后病理诊断为(直肠)溃疡型腺癌,分化 Ⅱ~Ⅲ级;肠腺癌肝转移(3 枚)。

与 CT、MRI 等解剖成像技术比较,PET 的优势在于:①全身成像,对全身各组织的代谢情况做全面评价,可以发现目标脏器以外的转移。②对良恶性病变的鉴别能力高。CT 等解剖成像技术对比较明显的组织结构改变有比较好的显示,但是对其病理性质有时难以确定。PET 基于代谢成像,显示的是各组织的代谢断层影像,对于确定已有结构改变病灶的病理学性质具有比较好的鉴别能力。因此,PET 是一种无创性的,通过定量检测正常和病变组织的代谢功能成像的影像技术。

Whiteford 等报道 PET 检测肝转移瘤的灵敏度为 89%,而 CT 为 71%,特异度两者分别为 98% 和 92%。对于疑似仅有肝外转移的患者,PET 发现其中的 20% 伴肝转移[2]。但由于肝脏生理性摄取 FDG 较高及呼吸运动的影响,PET/CT 对于肝内小病灶的灵敏度比较低。对于糖代谢不明显或较小的可疑转移灶建议行延迟显像[3]。延迟显像中,肝脏内病灶 FDG 摄取继续增高而肝脏组织 FDG 摄取持续减低,有利于发现早期显像难以发现的病灶(图 14-2)。有研究表明增强 MRI 对肝转移灶的灵敏度优于 PET/CT,尤其是对于小于 10mm 的病灶(表 14-1)。PET/MRI 临床应用对于结直肠癌肝内转移的诊断具有明显优势。FDG PET/CT 在临床并不仅用于肝转移的诊断,对治疗后疗效的监测亦优于其他解剖显像(图 14-3)[4]。

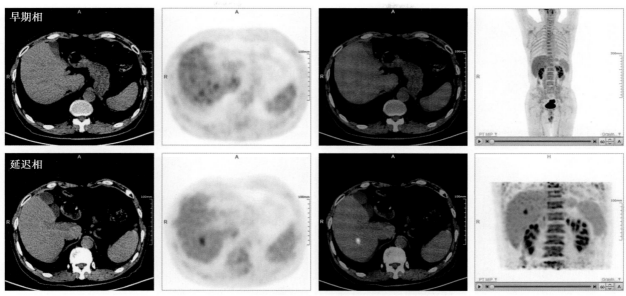

图 14-2　乙状结肠癌肝转移双时相 PET/CT 图像

男性,60 岁,大便带血半年余。查 CEA 12.9ng/ml。^{18}F-FDG PET/CT 图像示乙状结肠癌(累及长度约 43.3mm,壁厚约 14.4mm,SUV_{max} 为 14.1)。肝脏右叶见直径约为 9.5mm 的稍低密度灶,早期相(上排)和延迟显像(下排)SUV_{max} 分别为 4.3 和 6.3,留滞指数约为 47.9%。术后病理诊断为乙状结肠腺癌肝转移。

表 14-1　PET/CT、MRI 诊断结肠癌肝转移的灵敏度比较

病灶大小	病例数 (n)	PET/CT 灵敏度 /%	MRI 灵敏度 /%	P
≥2cm	29	100(29/29)	100(29/29)	1
<2cm	102	59.8 (61/102)	95.1 (97/102)	0.000 1
≥1cm,<2cm	54	88.9 (48/54)	98.1(53/54)	0.125
<1cm	48	27.1 (13/48)	91.7(44/48)	0.000 1
总计	131	68.7 (90/131)	96.2 (126/131)	0.000 1

　　结直肠癌肝外转移的全面诊断仍是临床尚未解决的难题之一。CT 对肝转移的灵敏度和准确率均较高,但对肝外转移不够理想,尤其是对腹腔淋巴结转移的判断,通常只能根据淋巴结的大小来进行,将增大的淋巴结(超过 1cm)视为转移(其中不乏由于慢性炎症引起的淋巴结增大);或将已有肿瘤转移的较小的淋巴结误判为正常。PET 根据淋巴结的代谢活性判断是否转移,比单纯参照淋巴结的大小判断更为准确。另外,由于早期腹腔转移灶密度差异并不明显,

因此 CT 对腹腔转移的诊断较为困难,MRI 对于腹腔软组织对比度较低。PET/CT 不受解剖形态差异细微的影响,其对于腹膜转移的灵敏度和特异度分别为 85% 和 88%[5]。有研究表明,PET 检测非局部复发的肝外转移的灵敏度为 94%,而 CT 仅为 67%,而特异度两者基本相似,分别为 98% 和 96%。

　　另外,尽管手术切除是结直肠癌术后肝转移最有效的治疗方法,但如果伴有肝外转移,单纯的肝脏手术不仅不能使患者受益,反而可能加重其病情。因此,PET 较 CT 更有助于判断患者的整体情况,可与 CT 结合选择更合适的病例进行根治性的复发或转移瘤切除,从而避免不必要的扩大切除[6]。

　　尽管 PET 在结直肠癌肝脏和其他部位转移的诊断方面具有灵敏度高、分辨率好、诊断正确率高的优点,但由于其空间分辨率较低,解剖结构显示欠清,应当与 CT、MRI 等解剖结构影像学手段及血清学指标结合使用,以提高肿瘤的诊断率。目前,医学影像设备的进展已能将不同性质的成像设备整合在一起,如采用图像融合法将 CT 解剖结构影像与 PET 影像融合,同时分析解剖和代谢显像,为临床诊断提供更准确的信息。

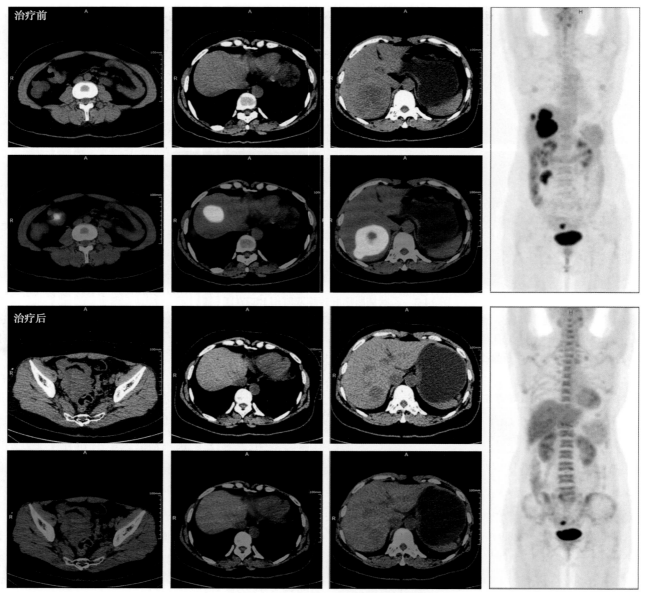

图 14-3 乙状结肠癌肝转移新辅助化疗后缓解

女性,49 岁,确诊乙状结肠腺癌 Ⅱ~ Ⅲ 级伴肝转移行新辅助化疗 5 个周期。治疗前 PET/CT 图像示乙状结肠癌,累及长度约 40.0mm,壁厚约 12.0mm,SUV_{max} 为 9.3 ;肝脏右叶转移,较大者大小约为 76.5mm × 54.5mm,SUV_{max} 为 9.5。治疗后 PET/CT 图像示乙状结肠病灶基本消失,提示肿瘤活性受抑制;肝脏右叶病灶缩小,糖代谢较前明显降低,较大者大小约为 22.5mm × 20.5mm,SUV_{max} 为 4.0。

随着图像融合技术的发展,PET/CT 目前已经广泛应用于临床,PET/CT 集中了 PET 功能影像和 CT 解剖影像两者的优势,一次成像可获得 PET、CT 及两者的融合信息,在肿瘤的诊断、分期、再分期及疗效监测等方面具有重要价值[7,8]。PET/CT 与常规 PET 相比,具有以下优点:①显著缩短图像采集时间,增加患者流通量。②提高病变定位的精确性,有利于对 PET 图像做出更好的解释,减少 PET 的假阳性与假阴性。③PET/

CT 诊断的准确性优于单纯的 PET 或单纯的 CT,以及 PET 与 CT 的视觉融合。④CT 的应用可避免 FDG 摄取阴性肿瘤的漏检。⑤PET/CT 可进行肿瘤生物靶体积(biological target volume,BTV)的定位,指导放射治疗计划的精确制定。PET/CT 中的 CT 价值不仅在于衰减校正及对 PET 放射性摄取异常病灶进行精确定位,更重要的是诊断性 CT(diagnostic CT)的价值。

(毛武剑 石洪成)

参考文献

［1］WHITEFORD M H, WHITEFORD H M, YEE L F, et al. Usefulness of FDG-PET scan in the assessment of suspected metastatic or recurrent adenocarcinoma of the colon and rectum [J]. Dis Colon Rectum, 2000, 43 (6): 759-767.

［2］OH J W, OH S N, CHOI J I, et al. Does the Gadoxetic acid-enhanced liver MRI impact on the treatment of patients with colorectal cancer? Comparison study with ^{18}F-FDG PET/CT [J]. Biomed Res Int, 2016, 2016: 8412071.

［3］LEE J W, KIM S K, LEE S M, et al. Detection of hepatic metastases using dual-time-point FDG PET/CT scans in patients with colorectal cancer [J]. Mol Imaging Biol, 2011, 13 (3): 565-572.

［4］WOFF E, HENDLISZ A, GARCIA C, et al. Monitoring metabolic response using FDG PET-CT during targeted therapy for metastatic colorectal cancer [J]. Eur J Nucl Med Mol Imaging, 2016, 43 (10): 1792-1801.

［5］LIBERALE G, LECOCQ C, GARCIA C, et al. Accuracy of FDG-PET/CT in colorectal peritoneal carcinomatosis: potential tool for evaluation of chemotherapeutic response [J]. Anticancer Res, 2017, 37 (2): 929-934.

［6］DONCKIER V, VAN LAETHEM J L, GOLDMAN S, et al. F-18 fluorodeoxyglucose positron emission tomography as a tool for early recognition of incomplete tumor destruction after radiofrequency ablation for liver metastases [J]. J Surg Oncol, 2003, 84 (4): 215-223.

［7］VIKRAM R, IYER R B. PET/CT imaging in the diagnosis, staging, and follow-up of colorectal cancer [J]. Cancer Imaging, 2008, 8 Spec No A (Spec Iss A): S46-S51.

［8］CANTWELL C P, SETTY B N, HOLALKERE N, et al. Liver lesion detection and characterization in patients with colorectal cancer: a comparison of low radiation dose non-enhanced PET/CT, contrast-enhanced PET/CT, and liver MRI [J]. J Comput Assist Tomogr, 2008, 32 (5): 738-744.

第十五章

液体活检在结直肠癌肝转移中的研究

传统组织活检,即通过对手术切除或穿刺获取的肿瘤组织进行病理和分子病理学分析,辅助医师完成对疾病的诊断和治疗策略的选择。随着研究的深入,科学家发现肿瘤细胞可自发地从病灶中脱离进入体循环系统,其中少量的循环肿瘤细胞(circulating tumor cell,CTC)到达远处器官定植生长,为肿瘤的转移奠定了基础。临床上逐渐开始通过计数术后乳腺癌/前列腺癌患者 CTC 的方式来判断患者预后。在此应用背景下,科学家在 2010 年首次提出了肿瘤"液体活检"的概念[1]。

液体活检在采样的便利性和成功率、患者的接受度及标志物所含的信息量(可反映肿瘤克隆演化的全貌)等方面具有先天优势。伴随检测技术的突破和对生物学标志物认知的深入,可用于液体活检的标志物拓展到了循环肿瘤 DNA(circulating tumor DNA,ctDNA)、循环肿瘤 RNA(circulating tumor RNA,ctRNA)和外泌体,适用的样本类型涉及血液、尿液、脑脊液、胸腔积液、腹水等。近期临床试验结果的公布及各类应用导则/指南的推出[2-6],使"液体活检"正逐步从实验室研究步入临床应用阶段。本章主要描述 ctDNA 和 CTC 在结直肠癌肝转移中的研究和临床应用的现状,并对其他标志物的研究进展进行简单介绍。

第一节　液体活检标志物在结直肠癌肝转移中的研究

液体活检可为临床提供包括诊断、伴随诊断、预后判断、微小残留发现、耐药监测和肿瘤细胞克隆进化评估等的全面信息。鉴于结直肠癌肝转移(CRLM)患者占转移性结直肠癌(mCRC)人群的 60% 以上,现阶段大部分研究设计是将其归入 mCRC 的队列内一同研究,单一队列研究较少。下文对液体活检在CRLM 中研究的介绍也将同时纳入 mCRC 患者的研究成果。

一、循环肿瘤 DNA

大量研究显示,正常细胞和肿瘤细胞的凋亡和坏死会释放短片段 DNA 进入外周血[7]。这类长度180~200bp 的 DNA 短片段会携带来自细胞的基因信息[8],包括点突变、基因的融合、插入缺失、扩增及表观遗传学层面(如启动子甲基化)的改变等,而其中来源于肿瘤细胞的被称为 ctDNA[9]。鉴于 ctDNA 的高度片段化、低丰度、难以直接分析、稳定性较差等因素,ctDNA 的检测依赖高灵敏度和高特异度的平台(二代测序、数字 PCR、BEAMing 和核酸质谱等)[9]。

例如,使用数字 PCR 和二代测序均可在早期即发现血浆中低频 *T790M* 耐药突变的存在,从而指导非小细胞肺癌治疗的策略变更[10]。利用二代测序检测外周血 ctDNA 可为初诊未治疗的患者提供更为全面的基因筛查信息,尤其是对于无法获得组织样本的患者。*Septin9* 甲基化成为结直肠癌早期筛查的常规检测项目[11]。

（一）手术 / 化疗 / 靶向治疗联合化疗的疗效和预后的评估

CRLM 患者疗效评估的临床应用场景包括术后微小残留评估、术后辅助化疗疗效评估、携瘤患者的一线化疗 / 靶向治疗。基于 RECIST 标准,针对化疗患者目前评估疗效的方式主要依赖影像学及常用肿瘤标志物水平的动态变化[12]。然而,影像学对于肿瘤大小和体积评估方面存在缺陷,不适用于发现小转移灶(<10mm),肿瘤标志物的灵敏度和特异度也不足以在早期发现异常。ctDNA 在人体内极短的半衰期及极易获取的特性使得其成为评估疗效的良好标志物。利用 ctDNA 进行连续监测的应用模式分为两种:①化疗前大 Panel 筛选外周血或组织中的热点突变,依据结果针对突变丰度较高的某一个 / 某几个特定的突变 / 甲基化状态使用数字 PCR 进行动态监测。②使用小 Panel 进行多点监测,可以选择靶向测序或其他多基因的检测平台(如 BEAMing 或多重数字 PCR 等)。前者的优势在于个体化且具备较高的灵敏度,但检测费用较高,后者的优势在于固定的 Panel 易于临床开展,因此需要依据具体的临床场景进行选择。

Thomsen CB 等[13]入组的 152 例接受一线化疗的 mCRC 患者中,通过组织样本筛选 *RAS/RAF* 阳性的患者,使用数字 PCR 对血浆中 *RAS/RAF* 的突变情况进行动态跟踪。结果显示,血浆中 ctDNA 突变的出现与较差的总生存率相关,第一周期化疗后 ctDNA 水平较低的患者疾病进展的风险也更低。另一方面,在治疗过程中任何时间 ctDNA 的显著增加与连续治疗的高进展风险相关。值得注意的是,ctDNA 水平首次增加的时间点平均会领先影像学进展 51 天。Hsu HC 等[14]的研究发现,在 18 例化疗前 ctDNA 为阳性的患者中,ctDNA 水平的变化(化疗前与治疗后两个时间点的差值)大于 80% 的患者拥有更长的无进展生存时间(progression-free survival,PFS)以及更好的客观缓解率(objective response rate,ORR)。Garlan F 等[15]根据不同化疗周期结束时 ctDNA 水平及对应的 ctDNA 变化水平将患者分为“反应良好组(在第 1/2 周期化疗结束时 ctDNA 水平<0.1ng/ml,或较基线 ctDNA 水平的变化率>80%)”和“反应较差组(在第 1/2 周期化疗结束时 ctDNA 水平>0.1ng/ml,或较基线 ctDNA 水平的变化率<80%)”,随访显示反应良好组具有更长的 PFS 和总生存时间(overall survival,OS),而该结论在另一个验证组中同样被证实,说明 ctDNA 水平的变化可有效预测患者的预后。

利用 ctDNA 对疗效进行评估时需注意以下几个方面。首先,ctDNA 结果的表示可以有多种类型:①某个特定基因的突变丰度;②患者血浆中总的突变负荷;③两个不同采集时间点突变丰度的差值或变化率等。其次,需选择具有代表性的时间点采集血浆完成 ctDNA 的检测,如化疗前的基线水平可用于判断患者预后情况。此外,除特定肿瘤相关基因 ctDNA 突变丰度以外,cfDNA 的浓度或片段分布情况、ctDNA 的扩增或 ctDNA 的甲基化状态均可被用于评估疗效和判断预后。最后,建议对于第一点中提及的任一结果类型都应该在特定场景下建立独立的阈值判定体系。

（二）抗 EGFR 靶向治疗的获得性耐药监测

KRAS 是 *EGFR* 下游 RAS-RAF-MAPK 通路的关键信号转导分子,*KRAS* 突变将导致肿瘤细胞持续活化状态,使机体失去对 *EGFR* 下游通路的控制,最终导致肿瘤对 *EGFR* 靶向治疗的耐药。目前临床多以影像学进展和 CEA 水平的升高作为判断疾病进展的指征,但是这些检查手段存在滞后性,导致延缓治疗最佳时机。2012 年,Diaz 和 Misale 的两个研究表明接受抗 EGFR 单克隆抗体治疗的患者发生疾病进展时可在 ctDNA 中检测到 *RAS* 突变[16,17]。随后多篇文献均报道了 ctDNA 突变的出现要远远早于传统的检测手段,且具备动态监测的能力[18-20]。对于理解耐药发生的机制、调整有效的药物治疗方案及开发新的靶

向药物均有极大的促进作用,ctDNA 具备广阔的临床应用前景。

Toledo RA 等[21]研究显示,接受一线抗 EGFR 靶向治疗的 mCRC 患者长时间在血浆中无法检测到突变提示患者有较好的治疗反应,当突变拷贝轻微增加时患者并未立刻出现耐药,一旦突变拷贝快速升高患者会立刻表现为耐药。Siravegna G 等[22]在一个回顾性研究中发现接受抗 EGFR 靶向治疗的患者当停止使用靶向药物后,血浆 RAS 的突变拷贝下降。在体外实验中也发现,一旦停止给药,CRC 细胞系中 KRAS 的突变拷贝随即降低,这群细胞会再次表现为对西妥昔单抗的敏感。这些数据为临床研究提供了新的理论依据以评估血浆 RAS 突变转阴后重新引入抗 EGFR 靶向药物治疗的可能性。2018 年,Cremolini C 等[23]在一前瞻性研究中发现 ctDNA RAS 野生型的患者较突变型患者具有更长的无病生存期(4 个月 vs. 1.9 个月),再次论证了 Siravegna G 的研究成果的价值,为临床医师提供了新的治疗方案。

无论是患者发生耐药的识别、耐药机制的探索,还是治疗方案的变更均依赖在用药阶段对 ctDNA 的实时监测。之后的研究应该聚焦于与提示耐药或指导治疗方案变更相关的 ctDNA 定量阈值及相应监测周期的探索。除常见的 RAS 突变外,BRAF 突变、ERBB2 和 MET 扩增、BRAF 和 EGFR 胞外域的突变及 EGFR 扩增等同样是抗 EGFR 靶向治疗发生获得性耐药的原因,据文献报道,针对存在 MET 和 ERBB2 扩增的患者,协同或单独使用对应的靶向药物可改善疗效[24,25]。建议对接受抗 EGFR 靶向治疗的患者,可通过筛选 ctDNA 中的上述基因突变全面了解患者当前体内肿瘤细胞进化的情况。

(三)PD-1/PD-L1 在免疫治疗中的应用

针对细胞毒性 T 淋巴细胞相关蛋白 -4 和程序性死亡 -1(programmed death-1,PD-1)/ 程序性死亡配体 -1(programmed death-ligand 1,PD-L1)的免疫检查点抑制剂的出现促进了肿瘤免疫治疗的突破性发展[26-28]。组织中 PD-1/PD-L1 高表达及错配修复基因缺陷(dMMR)或 DNA 修复基因(如 POLD、POLE 和 MYH)失活的患者对免疫检查点抑制剂的治疗具有高

敏感性。Le 等[29]的临床试验证明了帕博利珠单抗(Pembrolizumab,是 PD-1 单抗)在 dMMR mCRC 患者中的客观反应率约为 40%。在 Overman MJ 等[30]开展的一项 Ⅱ 期临床试验中发现,另一种检查点抑制剂纳武利尤单抗(Nivolumab,是 PD-1 单抗)对约 30% 的 dMMR/ 高度微卫星不稳定(MSI-H)mCRC 患者治疗有效,约 70% 患者的疾病得到了控制,控制时间长达 12 周以上。越来越多的研究结果显示,PD-L1 的表达、肿瘤突变负荷(tumor mutation burden,TMB)、dMMR/MSI 及 CD8 T 淋巴细胞浸润程度是 PD-1 和 PD-L1 单抗疗效的有效预测因子。鉴于单一的原发灶进行 TMB 的评估无法全面反映发生肿瘤转移的患者体内的 TMB 状态,还会面临种植风险、创伤性及患者意愿等问题,使用二代测序平台检测 ctDNA 获取的血浆 TMB(blood tumor mutation burden,bTMB)结果更为全面,可以作为探索免疫检查点抑制剂疗效预测生物标志物的潜在工具。

Gandara DR 等[31]使用该模式证明 bTMB 可预测接受安非佐单抗单药治疗的 NSCLC 患者的 PFS,同时这也是第一次证明 TMB 可以在血浆中准确和可重复地测量,血浆 TMB 与免疫检查点抑制剂治疗的临床疗效相关,而且研究中确认了组织和血浆 TMB 结果良好的相关性,更拓展了 bTMB 未来的临床应用前景。Khagi Y 等[32]报道在一个包含 mCRC 患者的多瘤种的综合研究中发现,使用免疫检查点抑制剂前意义未明的突变(varients of unknown significance,VUS)≥3 的患者的 PFS 显著优于 VUS<3 的患者:前者疾病稳定(stable disease,SD)≥6 个月 /PR/CR 总人数占比 45%,后者总人数占比 15%。VUS 数值高的人群其 OS 也更长。除了上述 bTMB 的应用以外,由于液体活检标志物的特性,在免疫治疗的过程中均可参与疗效的监测,这与传统化疗的应用模式极为类似。

(四)血浆和组织的一致性

对于 CRLM 患者,RAS 突变是抗 EGFR 治疗疗效差的预测因子,BRAF 突变的出现也提示预后较差。临床上接受各类治疗前需检测组织 KRAS、NRAS 及 BRAF 的突变状态以确定后续的治疗方案。较之组织取样困难、取样位置单一等缺点,ctDNA 可全面反映

肿瘤全貌的特性使其更适合作为多发转移的 mCRC 患者的标志物。在组织取样不便或首次取样失败的临床场景，血浆 ctDNA 检测同样是可选项。大量的研究证实，血浆和组织具备良好的一致性，因此 ctDNA 可作为组织的补充应用于临床。

Bachet JB 等[33]在一个前瞻性研究中，412 例 mCRC 患者接受了组织和血浆的二代测序（21 个基因的 Panel）检测。以 ctDNA 检出 RAS 突变的灵敏度和特异度分别为 85.2% 和 76.0%。ctDNA 突变阳性（包括 RAS 突变，二代测序 Panel 中其他 20 个基因发生一个突变或 WIF1/NPY 甲基化的出现）检出的灵敏度和特异度分别提高至 92.9% 和 97.7%。García-Foncillas J 等[34]在最新的一个前瞻性对比试验中（236 例患者），使用 BEAMing 同时对组织和血浆的 RAS 基因进行检测，两者的一致性为 92%。Beije N 等[35]在研究中入组了 12 例 CRLM 患者，收集包括术前血浆、原发灶、肝转移灶及癌旁组织，通过二代测序（20 个基因的 Panel）进行外周血和上述组织的突变检测，结果发现血浆和原发灶的一致性为 39%，与转移灶的一致性为 55%。如果仅限于 KRAS、PIK3CA 和 TP53 三个基因，那么无论是使用二代测序平台（80%）还是数字 PCR 平台（93%），血浆和组织的一致性均有很大的改善。

需注意，检测平台灵敏度的提升在提高 ctDNA 突变检出率的同时也会带来检测系统的噪声，干扰结果的判读，尤以低频的突变/亚突变的出现为甚。结合临床及检测相关的因素，造成组织与血浆结果不一致的可能性包括：①组织与血浆采集时间差；②检测相关因素（检测平台的选择、检测灵敏度、特异度和最低检测下限阈值的设定等）；③肿瘤的异质性；④单个/多个转移灶的存在。两者间不一致的情况是存在的，可通过评估上述影响因素，综合两种标本类型的结果最终为临床所用。此外，随着更多靶向药物的研发及免疫治疗的进展，患者有更多的治疗选择。对于组织和外周血基因突变的检测将会不仅限于 RAS/RAF，需关注包含更多基因及点突变以外的基因改变（如扩增、插入缺失及融合等）的大 Panel 的应用前景。

二、循环肿瘤细胞

CTC 指由肿瘤细胞穿透血管或直接从肿瘤灶/转移灶中脱离进入体循环的一类特定的细胞，可以是单个细胞也可以是细胞团。CTC 的个数比较低，在转移性肿瘤患者体内每 10ml 血浆中存在 0~10 个 CTC[36]，各瘤种间、不同肿瘤分期之间均存在显著差异。基于 EpCAM 实现对 CTC 进行富集和计数的 CellSearch 系统是迄今 CTC 检测应用最广泛的平台，也是唯一被 FDA 批准用于检测 CTC 的方法，基于该平台的大量研究证实了 CTC 的个数与临床治疗的转归及总的生存情况高度相关[37]。此外，针对 CTC 的 DNA 分析可发现肠癌患者个体及个体间 KRAS 突变状态的差异[38,39]，这对于理解和发现耐药机制极具参考意义。通过体外分离的方式获取 CTC，可在 DNA 水平对其进行全外显子测序，或者建立体外异种移植模型用于开展体外个体化肿瘤药敏试验。而在 RNA 水平，进行针对单细胞的 RNA-seq 即可从分子层面对其进行分析，进而开展相关的功能学实验。

Tan Y 等[40]对共计 15 篇已发表的研究进行了 meta 分析，共计 3 129 例 CRC 患者被纳入统计，结果显示 CTC 的出现提示更短的总生存时间和 PFS，CTC 可作为预后的独立预测因子。使用 CellSearch 系统评估的基线 CTC 计数 ≥3 的 mCRC 患者中，治疗 3~5 周后 CTC 计数 <3 的患者与持续高 CTC 计数的患者相比具有更长的 PFS。与之相对应的是 Tol J 等[41]在 CAIRO2 试验中发现，治疗 1~3 周后 CTC 计数降低的患者具有更长的 PFS。鉴于在 CAIRO2 试验中使用贝伐单抗，这两项研究结果的不同可能是由于采用了不同的化疗方案。此外，利用 CellSearch 系统同时检测 CTC 和循环血管内皮细胞（circulating endothelial cell，CEC）判断 mCRC 患者接受系统治疗的预后的试验中，Rahbari NN 等[42]发现 CEC 较之 CTC 能够更好地预测患者的预后。

基于 EpCAM 的 CellSearch 系统仍旧是目前最为常用的 CTC 检测平台，但是诸如使用 CD133+CD54+CD44+ 标记 CTC 的流式细胞术平台[43]、基于磁珠捕获结合 RT-PCR 的检测平台[44]等也同样值得关注。

此外,CTC 的未来应用依赖更为完整且大规模的临床试验结果,以帮助确定化疗后检测 CTC 的最佳时机、具有临床意义的 CTC 阈值或 CTC 变化的模式。相对而言,针对 CTC 基因层面的研究目前受制于体外培养成功率较低的原因一直无法获得突破性的进展。

三、其他标志物的应用

循环肿瘤 RNA,包括 miRNA(长约 22bp 的单链 RNA)、长链非编码 RNA 和环状 RNA 等。miRNA 是外周血中最常见的 ctRNA,其主要的调控对象即 mRNA。lncRNA 可通过直接或间接的方式与 miRNA 结合从而影响基因的表达,除此以外其还可在剂量补偿效应、表观遗传调控和细胞分化调控等众多生命活动中发挥重要作用。miRNA 在 mCRC 中更多的是用于预后判断。ctRNA 主要的检测方法包括荧光定量 PCR、基因芯片及二代测序[45]。区别于 ctRNA 与靶标的直接作用,物理性质相对均一的外泌体可被视为一种独特的载体。游离于外周血的外泌体不仅来自肿瘤细胞,血小板、有核细胞、基质细胞等非肿瘤细胞均可分泌外泌体,来源非常广泛。据当前的研究结果,来源于肿瘤细胞的外泌体可通过将包含在其中的 DNA、mRNA、miRNA、短肽及蛋白质等内容物释放入受体细胞,从而构建起供体与受体细胞之间的互相联系[46],得益于外泌体的磷脂双层的作用,这些内容物较之游离在外周血的状态更为稳定。

Schou JV 等[47]针对 138 例接受西妥昔单抗和伊立替康三线治疗方案的 mCRC 患者,分析了全血中的 742 个 miRNA。基线高水平的 miR-345、miR-143、miR-34、miR-628-5p 和 miR-886-3p 以及低水平的 miR-324-3p 提示较长的 OS。多因素分析发现,miR-345 是 OS 的独立预后因子,同时其在 KRAS 野生型的亚组中是 PFS 的预后因子,全血 miR-345 高水平与疗效较差有关。Cappuzzo F 等[48]发现 miR-99a、Let-7c、miR-125b 高表达的 KRAS 野生型患者较低水平患者具有更长的 OS 和 PFS。

目前 miRNA 在 mCRC 预后判断的应用中遇到的最大问题在于各个研究的规模较小,检测 miRNA 的技术各异且没能做到规范化,而 miRNA 本身瘤种

的特异性也不佳,从而导致其应用到临床的路径受阻。外泌体进入临床应用同样仍为时尚早,包括分离方法目前没有业内的"金标准",如何与其他细胞外囊泡亚型区分等,都是亟须解决的问题。

第二节　液体活检临床应用的注意点

以上研究显示,液体活检的前景是广阔的,只是从实验室的科研成果转化为临床的全面应用依旧存在不少问题亟须解决。首先应着眼于临床应用的实际,明确液体活检使用的临床场景。其次,在不同的应用场景下,选择合适的样本类型和标志物。当临床问题复杂时,需要多种方法优化组合。明确技术应用的优先后便需要有标准化的技术应用体系,包括对液体活检的临床适应证标准化、检材获取和预处理的标准化、检测流程体系的标准化以及复杂病情下诊断组合的标准化。只有建立标准化的液体活检临床实践体系,才能有效地利用液体活检了解患者的信息,最大化患者的受益。

(郭玮)

参考文献

[1] PANTEL K, ALIX-PANABIÈRES C. Circulating tumour cells in cancer patients: challenges and perspectives [J]. Trends Mol Med, 2010, 16 (9): 398-406.

[2] AGGARWAL C, THOMPSON J C, BLACK T A, et al. Clinical implications of plasma-based genotyping with the delivery of personalized therapy in metastatic non-small cell lung cancer [J]. JAMA Oncol, 2019, 5 (2): 173-180.

[3] TIE J, WANG Y, TOMASETTI C, et al. Circulating tumor DNA analysis detects minimal residual disease and predicts recurrence in patients with stage Ⅱ colon cancer [J]. Sci Transl Med, 2016, 8 (346): 346ra392.

[4] WAN R, WANG Z, LEE J J, et al. Comprehensive analysis of the discordance of EGFR mutation status between tumor tissues and matched circulating tumor DNA in advanced non-small cell lung cancer [J]. J Thorac Oncol, 2017, 12 (9): 1376-1387.

[5] LEE R J, GREMEL G, MARSHALL A, et al. Circulating

tumor DNA predicts survival in patients with resected high-risk stage Ⅱ/Ⅲ melanoma [J]. Ann Oncol, 2018, 29 (2): 490-496.

[6] RIVA F, BIDARD F C, HOUY A, et al. Patient-specific circulating tumor DNA detection during neoadjuvant chemotherapy in triple-negative breast cancer [J]. Clin Chem, 2017, 63 (3): 691-699.

[7] CROWLEY E, DI NICOLANTONIO F, LOUPAKIS F, et al. Liquid biopsy: monitoring cancer-genetics in the blood [J]. Nat Rev Clin Oncol, 2013, 10 (8): 472-484.

[8] FLEISCHHACKER M. Circulating nucleic acids (CNAs) and cancer-a survey [J]. Biochim Biophys Acta, 2007, 1775: 181-232.

[9] MERKER J D, OXNARD G R, COMPTON C, et al. Circulating tumor DNA analysis in patients with cancer: American Society of Clinical Oncology and College of American Pathologists Joint Review [J]. Arch Pathol Lab Med, 2018, 142 (10): 2490.

[10] JENKINS S, YANG J C, RAMALINGAM S S, et al. Plasma ctDNA analysis for detection of the EGFR T790M mutation in patients with advanced non-small cell lung cancer [J]. J Thorac Oncol, 2017, 12 (7): 1061-1070.

[11] TÓTH K, SIPOS F, KALMÁR A, et al. Detection of methylated SEPT9 in plasma is a reliable screening method for both left-and right-sided colon cancers [J]. PLoS ONE, 2012, 7 (9): e46000.

[12] VAN CUTSEM E, CERVANTES A, ADAM R, et al. ESMO consensus guidelines for the management of patients with metastatic colorectal cancer [J]. Ann Oncol, 2016, 27 (8): 1386-1422.

[13] THOMSEN C B, HANSEN T F, ANDERSEN R F, et al. Monitoring the effect of first line treatment in RAS/RAF mutated metastatic colorectal cancer by serial analysis of tumor specific DNA in plasma [J]. J Exp Clin Cancer Res, 2018, 37 (1): 55.

[14] HSU H C, LAPKE N, WANG C W, et al. Targeted sequencing of circulating tumor DNA to monitor genetic variants and therapeutic response in metastatic colorectal cancer [J]. Mol Cancer Ther, 2018, 17 (10): 2238-2247.

[15] GARLAN F, LAURENT-PUIG P, SEFRIOUI D, et al. Early evaluation of circulating tumor DNA as marker of therapeutic efficacy in metastatic colorectal cancer patients (PLACOL study)[J]. Clin Cancer Res, 2017, 23 (18): 5416-5425.

[16] DIAZ L A JR, WILLIAMS R T, WU J, et al. The molecular evolution of acquired resistance to targeted EGFR blockade in colorectal cancers [J]. Nature, 2012, 486 (7404): 537-540.

[17] SANDRA M, RONA Y, SEBASTIJAN H, et al. Emergence of KRAS mutations and acquired resistance to anti-EGFR therapy in colorectal cancer [J]. Nature, 2012, 486 (7404): 532-536.

[18] TAKAYAMA Y, SUZUKI K, MUTO Y, et al. Monitoring circulating tumor DNA revealed dynamic changes in KRAS status in patients with metastatic colorectal cancer [J]. Oncotarget, 2018, 9 (36): 24398-24413.

[19] PERETS R, GREENBERG O, SHENTZER T, et al. Mutant KRAS circulating tumor DNA is an accurate tool for pancreatic cancer monitoring [J]. Oncologist, 2018, 23 (5): 566-572.

[20] OPENSHAW M R, PAGE K, FERNANDEZ-GARCIA D, et al. The role of ctDNA detection and the potential of the liquid biopsy for breast cancer monitoring [J]. Expert Rev Mol Diagn, 2016, 16 (7): 751.

[21] TOLEDO R A, CUBILLO A, VEGA E, et al. Clinical validation of prospective liquid biopsy monitoring in patients with wild-type RAS metastatic colorectal cancer treated with FOLFIRI-cetuximab [J]. Oncotarget, 2017, 8 (21): 35289-35300.

[22] SIRAVEGNA G, MUSSOLIN B, BUSCARINO M, et al. Clonal evolution and resistance to EGFR blockade in the blood of colorectal cancer patients [J]. Nat Med, 2015, 21 (7): 795-801.

[23] CREMOLINI C, ROSSINI D, DELL' AQUILA E, et al. Rechallenge for patients with RAS and BRAF wild-type metastatic colorectal cancer with acquired resistance to first-line Cetuximab and Irinotecan [J]. JAMA Oncol, 2019, 5 (3): 343-350.

[24] SARTOREBIANCHI A, TRUSOLINO L, MARTINO C, et al. Dual-targeted therapy with trastuzumab and lapatinib in treatment-refractory, KRAS codon 12/13 wild-type, HER2-positive metastatic colorectal cancer (HERACLES): a proof-of-concept, multicentre, open-label, phase 2 trial [J]. Lancet Oncol, 2016, 17 (6): 738-746.

[25] PIETRANTONIO F, VERNIERI C, SIRAVEGNA G, et al. Heterogeneity of acquired resistance to anti-EGFR monoclonal antibodies in patients with metastatic colorectal cancer [J]. Clin Cancer Res, 2017, 23 (10): 2414-2422.

[26] EL JABBOUR T, ROSS J S, SHEEHAN C E, et al. PD-L1 protein expression in tumour cells and immune cells in mismatch repair protein-deficient and-proficient colorectal cancer: the foundation study using the SP142 antibody and whole section immunohistochemistry [J]. J Clin Pathol, 2018, 71 (1): 46-51.

[27] MAHONEY K M, FREEMAN G J, MCDERMOTT D F. The next immune-checkpoint inhibitors: PD-1/PD-L1

blockade in melanoma [J]. Clin Ther, 2015, 37 (4): 764-782.

[28] SACHER A G, GANDHI L. Biomarkers for the clinical use of PD-1/PD-L1 inhibitors in non-small-cell lung cancer: a review [J]. JAMA oncology, 2016, 2 (9): 1217-1222.

[29] LE D T, URAM J N, WANG H, et al. PD-1 blockade in tumors with mismatch-repair deficiency [J]. N Engl J Med, 2015, 372 (26): 2509-2520.

[30] OVERMAN M J, MCDERMOTT R, LEACH J L, et al. Nivolumab in patients with metastatic DNA mismatch repair-deficient or microsatellite instability-high colorectal cancer (CheckMate 142): an open-label, multicentre, phase 2 study [J]. Lancet Oncol, 2017, 18 (9): 1182-1191.

[31] GANDARA D R, PAUL S M, KOWANETZ M, et al. Blood-based tumor mutational burden as a predictor of clinical benefit in non-small-cell lung cancer patients treated with atezolizumab [J]. Nat Med, 2018, 24 (9): 1441-1448.

[32] KHAGI Y, GOODMAN A M, DANIELS G A, et al. Hyper-mutated circulating tumor DNA: correlation with response to checkpoint inhibitor-based immunotherapy [J]. Clin Cancer Res, 2017, 23 (19): 5729-5736.

[33] BACHET J B, BOUCH O, TAIEB J, et al. RAS mutation analysis in circulating tumor DNA from patients with meta-static colorectal cancer: the AGEO RASANC prospective multicenter study [J]. Ann Oncol, 2018, 29 (5): 1211-1219.

[34] GARCÍA-FONCILLAS J, TABERNERO J, ÉLEZ E, et al. Prospective multicenter real-world RAS mutation compar-ison between OncoBEAM-based liquid biopsy and tissue analysis in metastatic colorectal cancer [J]. Br J Cancer, 2018, 119 (12): 1464-1470.

[35] BEIJE N, HELMIJR J C, WEERTS M J A, et al. Somatic mutation detection using various targeted detection assays in paired samples of circulating tumor DNA, primary tumor and metastases from patients undergoing resection of colorectal liver metastases [J]. Mol Oncol, 2016, 10 (10): 1575-1584.

[36] MICALIZZI D S, MAHESWARAN S, HABER D A. A conduit to metastasis: circulating tumor cell biology [J]. Genes Dev, 2017, 31 (18): 1827-1840.

[37] CRISTOFANILLI M. Circulating tumor cells, disease progression, and survival in metastatic breast cancer [J]. Semin Oncol, 2006, 33 (3 Suppl 9): S9-S14.

[38] CHRISTIN G, THOMAS B, MARTIN P, et al. Hetero-geneity of epidermal growth factor receptor status and mutations of KRAS/PIK3CA in circulating tumor cells of patients with colorectal cancer [J]. Clin Chem, 2013, 59 (1): 252-260.

[39] MOSTERT B, JIANG Y, SIEUWERTS A M, et al. KRAS and BRAF mutation status in circulating colorectal tumor cells and their correlation with primary and metastatic tumor tissue [J]. Int J Cancer, 2013, 133 (1): 130-141.

[40] TAN Y, WU H. The significant prognostic value of circu-lating tumor cells in colorectal cancer: a systematic review and meta-analysis [J]. Curr Probl Cancer, 2018, 42 (1): 95-106.

[41] TOL J, KOOPMAN M, MILLER M C, et al. Circulating tumour cells early predict progression-free and overall survival in advanced colorectal cancer patients treated with chemotherapy and targeted agents [J]. Ann Oncol, 2010, 21 (5): 1006-1012.

[42] RAHBARI N N, SCH LCH S, BORK U, et al. Prog-nostic value of circulating endothelial cells in metastatic colorectal cancer [J]. Oncotarget, 2017, 8 (23): 37491-37501.

[43] FANG C, FAN C, WANG C, et al. Prognostic value of $CD133^+$ $CD54^+$ $CD44^+$ circulating tumor cells in colorectal cancer with liver metastasis [J]. Cancer Med, 2017, 6 (12): 2850-2857.

[44] VOJTECHOVA G, BENESOVA L, BELSANOVA B, et al. Monitoring of circulating tumor cells by a combination of immunomagnetic enrichment and RT-PCR in colorectal cancer patients undergoing surgery [J]. Adv Clin Exp Med, 2016, 25 (6): 1273-1279.

[45] BYRON S A, VAN KEUREN-JENSEN K R, ENGELTH-ALER D M, et al. Translating RNA sequencing into clin-ical diagnostics: opportunities and challenges [J]. Nat Rev Genet, 2016, 17 (5): 257-271.

[46] HE C, SHU Z, YAN L, et al. Exosome theranostics: biology and translational medicine [J]. Theranostics, 2018, 8 (1): 237-255.

[47] SCHOU J V, ROSSI S, JENSEN B V, et al. miR-345 in metastatic colorectal cancer: a non-invasive biomarker for clinical outcome in non-KRAS mutant patients treated with 3rd line cetuximab and irinotecan [J]. PLoS ONE, 2014, 9 (6): e99886.

[48] FEDERICO C, ANDREA S, LORENZA L, et al. MicroRNA signature in metastatic colorectal cancer patients treated with anti-EGFR monoclonal antibodies [J]. Clin Colorectal Cancer, 2014, 13 (1): 37-45.

第十六章

结直肠癌肝转移的病理诊断和评估研究

肝脏是结直肠癌血行转移最主要的靶器官[1]，在常规病理诊断中，可以通过对肝脏病灶的活检或外科手术切除，明确感知病灶的组织病理学诊断，并获取病灶大小、数目、切缘等临床病理信息。然而，外科技术的进步、分子靶向药物的运用和个体化治疗的迅速发展，需要病理科医师在原有传统病理诊断的基础上为临床疗效预测、患者治疗策略选择和预后管理方案的制定提供更加完整、全面的信息。免疫组织化学和分子病理学技术在现代病理诊断中的广泛应用，为结直肠癌肝转移的诊断和治疗提供了技术平台。

第一节　结直肠癌肝转移的病理诊断

依据《中国结直肠癌肝转移诊断和综合治疗指南（2023版）》，在结直肠癌肝转移的定义中，同时性肝转移（synchronous liver metastases）是指结直肠癌确诊前或确诊时发现的肝转移；而结直肠癌根治术后发生的肝转移称为异时性肝转移（metachronous liver metastases）[2]。

对于肝脏组织获取，通常有以下几个来源：①经皮肝穿刺活检。肝转移灶的经皮针刺活检由于存在针道种植转移的潜在危害，以及针刺活检的假阴性等缺陷，一般限于尚未明确原发病诊断者或病情需要时应用。②术中活检。结直肠癌手术中必须常规探查

肝脏以进一步排除肝转移的可能，对可疑的肝脏结节可考虑术中活检。③结直肠癌肝转移切除术。

在大体水平，结直肠癌肝转移灶多为结节型，大小不一，数目不等，癌结节通常靠近肝表面，可单发或多发，以多发者常见。癌结节外观多呈灰白色，绝大多数为圆形，也可呈不规则形，质地较硬，多与周围肝组织之间存在明显分界。手术切除标本的大体检查描述中应记录切除肝脏中转移灶的大小与数目，特别是测量转移灶与切缘的距离。值得注意的是，手术标本的组织学处理过程将使实体组织体积缩小12%~30%，因此在切除标本浸泡到福尔马林固定液之前就应记录切缘数据[3]。

在组织学水平，肝转移灶与结直肠癌原发部位的形态学特征相似，其中腺癌占结直肠癌的90%以上，镜下主要表现为腺管形成和异型的上皮细胞。依据腺管形成的程度，腺癌可被分为高、中、低分化及未分化四个等级。根据2019年第5版《世界卫生组织（WHO）消化系统肿瘤分类》，特殊类型结直肠腺癌包括以下几种：锯齿状腺癌、微乳头状癌、黏液腺癌、差黏附性腺癌、印戒细胞癌、髓样腺癌、腺鳞癌、未分化癌和癌伴有肉瘤样成分，其中以黏液腺癌、印戒细胞癌相对常见。黏液腺癌主要由细胞外黏液组成，黏液湖中肿瘤细胞呈腺泡状、巢状或印戒细胞样单个排列。印戒细胞癌则表现为大量肿瘤细胞胞质内富含黏液、胞核偏位或贴边，往往呈弥漫浸润性生长。此

外,在浸润性肿瘤细胞周围可见促纤维增生间质,腺腔内中央的坏死也是结直肠腺癌转移的常见特征[4]。通常情况下,依据 HE 染色切片的组织形态特征可以做出诊断,当患者缺乏原发肿瘤的病史信息时可进行免疫组织化学检测辅助诊断,绝大多数肠腺癌细胞表达 CK20、CDX2 和 SATB2。绝大多数结直肠癌表现为 CK7−、CK20+、CDX2+、SATB2+,但约 20% 的结直肠腺癌呈 CK7+/CK20− 或 CK7−/CK20 表型。研究提示,CK20 表达的减弱和缺失往往与 MSI-H 相关。而在大多数肝细胞癌中(约 85%),CK7 和 CK20 均为阴性。CDX2 是人尾型同源转录因子基因家族 CDX 成员之一,是肠道特异性的转录因子蛋白,对肠道上皮细胞的增殖、分化和表型的形成及维持起重要作用。对于正常人体,CDX2 在肠道终身表达,在结肠表达程度最高,其他组织未见或仅有少量表达。逾 90% 结直肠腺癌 CDX2 呈阳性表达,但是任何伴有肠分化的上皮性肿瘤都可以表达 CDX2,因此 CDX2 并不是结直肠癌特异性标志物。此外,SATB2 也是肝转移癌鉴别的常用指标,SATB2 全称特异 AT 序列结合蛋白 2,是一种常表达于细胞核的转录因子和表观遗传调节因子。SATB2 具有组织特异性,仅表达于下消化道的腺体细胞内,因此可将结直肠来源的癌细胞区别于其他上皮源性肿瘤,当 SATB2 与 CK20 联合检测时,可识别超过 95% 的结直肠癌。

第二节　结直肠癌肝转移的鉴别诊断

一、肝内胆管癌

肝内胆管癌(intrahepatic cholangiocarcinoma,ICC)是原发性肝癌中第二常见的类型。癌肿质地较硬,内含较丰富的纤维结缔组织,色苍白,可向肿瘤周围呈不规则浸润。镜下胆管细胞癌多表现为腺癌结构,癌细胞呈立方形或低柱状,形成腺管结构埋于致密的胶原纤维中。肝内胆管癌的组织形态常与转移性腺癌相似,往往要借助免疫组化进行鉴别。肝内胆管癌的免疫表型与肝外胆管癌相似,绝大多数表

达 CK7、CK19 和 MUC1,而不表达 CK20、CDX2 和 SATB2。

二、肝细胞癌

肝细胞癌(hepatocellular carcinoma,HCC)是肝脏最常见的原发恶性肿瘤。癌肿为单发或多发,可呈局限性或弥漫性分布,大体形态可分为巨块型、结节型和弥漫型。光镜下癌细胞呈多角形,胞质丰富,嗜酸性强;核大而核膜厚;癌细胞呈小梁状或索状排列,梁索增宽,有时可形成腺样结构;癌组织富含血窦,但纤维间质稀少;部分癌细胞中有胆汁颗粒,毛细胆管中有胆汁淤积等。此外,病史中血清 AFP 升高、病毒性肝炎感染史、肝硬化背景及门静脉癌栓等,均支持肝细胞癌的诊断。当肝细胞癌分化较差,HE 染色诊断不明确时,免疫组化 HepPar-1、Arg-1、GPC3 等指标均可辅助鉴别。

三、其他转移性肝癌

转移性肝癌也是肝脏恶性肿瘤中的常见类型,在欧美国家的发病率甚至高于原发性肝癌,但在东南亚国家原发性肝癌仍在肝脏恶性肿瘤中占首要地位。转移到肝脏的恶性上皮肿瘤主要包括结直肠癌、乳腺癌、神经内分泌肿瘤、肺癌、胃癌等。转移性肝癌的组织形态通常与原发性肿瘤有相似的特征,免疫组化检测对转移性肝癌的诊断同样具有重要意义。

第三节　病理指标(评估)对于结直肠癌肝转移预后的预测意义

一、切缘状态

镜下阴性切缘(R0)一直被认为是结直肠癌肝转移最重要的预后因素之一[5]。许多研究者报道,镜下阳性(R1)或肉眼阳性(R2)切缘与较差的长期总生存相关[6,7]。然而对 R0 及 R1 切除的定义常存在争议。目前所知最早的切缘与患者预后关系的研究将 R1 切除定义为肿瘤边界距切缘小于 10mm,随后又有学者

采用了 5mm 和 1mm 的定义。还有学者认为,当肿瘤边界和肝脏切缘的墨水接触时,考虑为 R_1[8]。

结直肠癌肝转移切除术的理想切缘宽度是长久以来争论不休的话题。传统上,支持 10mm 切缘的建议主要基于这样的证据:高达 95% 的肝切除标本中,在肉眼确定的 10mm 肿瘤边界中存在显微镜下的癌结节。在一项纳入了 18 项研究共 4 872 例手术治疗阴性切缘患者的 meta 分析中,阴性切缘距离 ≥10mm 的患者生存率为 46%,显著高于 <10mm 患者组的 38%[9]。然而由于近年来的治疗方案选择倾向于对更多患者采用积极的手术切除,对一些具有多发肝转移结节的患者而言往往难以实现 10mm 的切缘距离。Pawlik TM 等[10]的一项纳入 557 例患者的多中心研究显示,保证 >1mm 的切缘距离即可实现不影响患者的生存和复发风险。Sadot E 等[8]基于 2 368 例患者的研究显示,切缘宽度 0mm、0.1~0.9mm、1~9mm、≥10mm 四组中位生存时间分别为 32 个月、40 个月、53 个月、56 个月($P<0.001$),与 0mm 组相比其他切缘距离组均获得了显著的生存期延长($P<0.05$),因此作者得出结论,应该在外科手术中尝试尽可能大的切缘距离,即使几毫米的宽度提高也能延长患者的生存。此外也有研究提出,尽管接受 R_1 切除的患者复发率较高,但总生存期与 R_0 切除患者并无显著差异,这可能与化疗对患者的预后改善有关[11]。

二、转移灶数目

大量研究显示,结直肠癌肝转移患者肝转移灶数目与患者的预后密切相关,但具体几个转移灶是患者预后变差的显著分界,目前尚无定论。目前为止,最大规模的研究来自 Smith MD 等[12]的系统评价,研究共纳入 9 934 例接受了手术切除或射频消融患者的病理及预后信息,结果显示转移灶 ≥4 个的患者相较转移灶为 1~3 个的患者预后变差(5 年生存率为 17.1% vs. 39.0%)。尽管转移灶数目增多与预后变差相关,转移灶数目不应作为手术的绝对禁忌证,因为一些研究表明,在实现 R_0 切除的前提下,有较多转移灶的患者仍可从手术中获益。

三、转移灶大小和肿瘤负担

肿瘤体积较大往往与肿瘤更强的侵袭性相关,一些证据显示肝转移瘤的大小是患者独立的预后因素。较早的研究提示,最大径 ≥50mm 的转移瘤与预后不佳显著相关,但另一些研究认为 80mm 是更好的预后分界。近年来,有研究者提出用肿瘤负荷评分(tumor burden score,TBS)综合评估结直肠癌肝转移灶的大小和数目,能够更好地预测患者的生存及复发。Sasaki K 等[13]提出的 TBS 定义为 $TBS^2 = $ 肿瘤最大径$^2 + $ 肝转移灶数目^2。TBS 在预测患者总生存期方面明显优于单独使用肿瘤最大径和肿瘤数量,且伴随 TBS 增加,患者存活率降低[14]。鉴于外科手术的进步使适应人群扩大到更高肿瘤负荷的患者,最新的研究显示,对 TBS 较低的患者而言,R_0 切除对患者预后有积极意义,而对 TBS ≥6 的患者而言,情况并非如此,系统性治疗可能更适合此类患者[15]。

四、转移灶的生长方式

研究者们提出了不同的结直肠癌肝转移灶肿瘤生长方式的评价方法来预测患者的复发及预后。Jass JR 等[16]的研究提出了肝转移灶的浸润性生长可预测肝切除术后无病生存期及复发风险。Pinheiro RS 等[17]也报道了浸润性生长是患者整体和肝内复发的独立危险因素。

此外还有研究者提出,依据肝转移灶肿瘤和周围肝的接触面形态,可将转移灶生长方式分为促结缔组织增生型、推挤生长型、替代型及少见的汇管浸润型、血窦浸润型。依据这种分类方式,Van den Eynden GG 等[18]报道推挤生长型的病例 2 年生存率较差。Nielsen K 等[19]提出替代型患者的死亡风险高于促结缔组织增生型、推挤生长型。基于以上证据,病理报告中描述转移灶的生长方式对于预后有一定的提示意义,但描述和分类标准尚有待确定。

五、术前化疗的病理反应

近年来术前化疗的应用使得越来越多的结直肠癌肝转移患者获得根治性切除的机会,围手术期化疗已成为结直肠癌肝转移综合治疗的重要组成部分。术前化疗的推广也对病理科医师提出了新的要求，肝切除样本的治疗反应描述是病理评价主要内容，一系列证据表明这种治疗反应与患者预后密切相关。

研究者提出了多种不同的方法对肝切除后的病理反应进行描述。最简单的方法是区分病理完全反应和非完全反应的患者，不出意料完全反应组的患者显示了更好的预后。然而在实际临床工作中，通过术前化疗获得病理完全反应的患者很少，同时这种评价方式还忽略了部分反应患者潜在的生存获益[20]。

另一些研究者参考了现有肿瘤退缩分级，提出了基于残余肿瘤细胞百分比的评价方式，Blazer DG 3rd 等[21]将患者的病理反应分为完全反应（无残余肿瘤细胞）、主要反应（1%~49% 的残余肿瘤细胞）、轻微反应（≥50% 的残余肿瘤细胞），多因素分析显示病理反应是患者总生存期的独立影响因素。Chan G 等[22]则将分组界限定为完全反应和 10% 的残余肿瘤细胞，生存分析显示残余肿瘤细胞<10% 的患者生存显著优于超过 10% 者。此种方法的问题在于一方面研究者间对残余肿瘤细胞百分比的分组仍有争议，另一方面如何准确获得百分比的分母——化疗前基线肿瘤细胞数是一个问题。另外，Rubbia-Brandt L 等[23]参考了由 Mandard 提出的常用于消化道肿瘤的 TRG 标准，将评价基于病灶中残余肿瘤细胞与纤维化程度，确定了评价标准的 5 个等级，结果显示，与无反应组相比，病理反应显著组和存在部分病理反应组显示了更高的 5 年生存率，且病理反应显著组与更高的 3 年无病生存相关。

"肿瘤 - 正常界面"是为描述肿瘤退缩反应提出的又一个新概念，指围手术期化疗后原本由肿瘤细胞占据，现已发生退缩反应的区域，这一区域仍可有少量肿瘤细胞残留。Maru DM 等[24]提出用肿瘤 - 正常界面中连续残余肿瘤细胞结节的最大径作为肿瘤 - 正常界面厚度，多因素分析显示，肿瘤 - 正常界面厚度越大，患者无复发生存期越短。尽管该指标的临床可操作性较差，但已有研究证明其可重复性。目前，已有研究者建议对接受术前治疗的患者常规进行治疗反应的描述，但对于结直肠癌肝转移患者的评价尚未形成统一的标准，还有待更多研究证据支持。

第四节　结直肠癌肝转移的分子病理检测

相当数量的文献已经报道了肿瘤的分子生物学特征对于结直肠癌肝转移患者诊疗的重要意义，分子病理检测所获取的患者特定的突变信息可以预测患者的长期预后及肿瘤对化疗、靶向药物的疗效反应。《中国结直肠癌肝转移诊断和综合治疗指南（2023版）》建议对结直肠癌肝转移患者进行 RAS、BRAF、MMR 或 MSI、UGT1A1、HER-2 检测，并同时指出，结直肠癌原发灶和肝转移灶的基因状态大多无差别，因此患者病程中一般仅需一次针对原发灶或肝转移灶的检测，对于无法获取肿瘤组织进行检测的患者也可考虑液体活检技术。

一、微卫星不稳定性和错配修复蛋白的检测

结直肠癌的发生、发展是一个多步骤、多阶段、多基因参与的过程，除了 25% 具有独特的分子遗传学改变的遗传性结直肠癌外，其余 75% 的散发性结直肠癌的发生机制较为复杂，目前至少有两种导致结直肠癌发生的基因途径得到广泛认可，第一种是染色体不稳定性（chromosomal instability，CIN）及癌基因和抑癌基因的变异，主要由 APC、K-ras 及 p53 基因参与；第二种是 DNA 错配修复（mismatch repair，MMR）功能缺失导致的广泛微卫星不稳定性（microsatellite instability，MSI）。10%~15% 散发性结直肠癌表现为 MSI，并具有独特的临床病理特点，包括右半结肠癌、肿块较大、腺管形成少等，与微卫星稳定（microsatellite stability，MSS）型结直肠癌相比，MSI 型结直肠癌一般预后较好，但对氟尿嘧啶（5-FU）类化疗药物不敏感[25]。

微卫星序列是重复单位 1~6 个核苷酸的 DNA 简单重复序列，广泛分布于染色体基因组。正常情况下，微卫星 DNA 在人群中表现高度的个体特异性，并

且突变率极低,稳定性高。DNA 错配修复基因保证了 DNA 的高保真复制,若 DNA 错配修复系统存在缺陷,DNA 复制过程中,DNA 多聚酶链滑现象得不到及时修正,便会出现微卫星序列重复次数的增多或减少,这种现象被称为 MSI。MSI 是 DNA 错配修复系统异常的表现。1997 年遗传性非息肉病性结直肠癌(hereditary nonpolyposis colorectal cancer,HNPCC)国际合作小组统一了基于 PCR 的 MSI 检测位点(bethesda panel),即 2 个单核苷酸重复序列 BAT25、BAT26 和 3 个双核苷酸重复序列 D2S123、D5S346、D17S250,并对 MSI 进行了定义:比较肿瘤和相匹配的正常组织 DNA,5 个位点中至少 2 个位点有重复序列长度变化者为 MSI-H,只有 1 个位点有长度变化者为 MSI-L,无任何位点变化的为 MSS。除此之外,MSI-L 的临床意义尚存在争议。

MSI 检测对组织的要求较高,通常要选择含 70% 以上肿瘤细胞的组织提取 DNA 进行检测,需要正常组织对照,且检测所需时间较长、费用较高。研究证实 MSI 与 MMR 功能改变成正相关,MSI 和 MMR 蛋白缺失是 MMR 基因发生异常的两种表现型,通过 MSI 检测可以反映 MMR 基因突变,亦可以检测 MMR 蛋白表达的改变来反映 MMR 基因的改变,从而反映 MSI 的状态。运用免疫组织化学方法联合检测 4 种 MMR 蛋白,MLH1、MSH2、PMS2 及 MSH6 的表达可以间接反映 MSI 状态,也可以作为结直肠癌运用 5-FU 类化疗药物的疗效评估。这 4 种蛋白广泛存在于正常细胞,但在 MSI 肿瘤细胞中表达缺失,不同的表达模式可以间接反映潜在的遗传或表观遗传学异常。

二、BRAF 突变检测

NCCN 指南建议,所有转移性结直肠腺癌患者应至少进行一次 BRAF 突变的检测,检测到 BRAF 突变提示表皮生长因子受体(epidermal growth factor receptor,EGFR)抑制剂西妥昔单抗和帕尼单抗治疗的临床反应性较差。国外研究报道,结直肠腺癌中 BRAF 基因突变率为 8%~15%,中国台湾地区仅为 3.8%,复旦大学附属肿瘤医院病理科检测 197 例结

直肠腺癌患者 BRAF 突变率为 5.1%,与中国香港地区报道一致,提示中国结直肠癌患者经 BRAF 突变途径的发生率较低,突变热点同样位于第 600 位密码子(V600E)[26]。除了与抗 EGFG 靶向治疗疗效预测相关外,BRAF 基因突变几乎只发生于通过锯齿状途径发生的散发型 MSI 结直肠腺癌,从未有出现于林奇综合征的报道,在 70%~90% 的 MSI 型散发型结直肠癌中发现,突变的被激活的 BRAF 基因与 DNA 甲基化及 MLH1 基因表观遗传沉默高度相关,因此在 MSI 肿瘤中检测 BRAF 突变将有助于阐明肿瘤发生的机制[27]。另外,BRAF 突变对 MSI 型结直肠癌的预后判断也有意义,野生型 BRAF MSI-H 肿瘤预后最好,BRAF 突变的 MSS 肿瘤预后最差,野生型 BRAF MSS 肿瘤预后介于两者之间[28]。

三、RAS 突变检测

世界范围内,已有多个国家指南将 RAS 基因突变检测作为结直肠癌肝转移患者的常规病理检测指标,这主要因为 RAS 突变对指导临床靶向药物的选择有关键意义。KRAS 是 EGFR 通路下游的重要癌基因,在细胞生长和血管生成等信号转导通路中起重要的调控作用。当 KRAS 发生突变,可以不依赖上游的 EGFR 发生自身磷酸化而处于持续激活状态,因此突变型 KRAS 基因的结直肠癌患者使用抗 EGFR 药物治疗无效。结直肠腺癌的 KRAS 突变率为 30%~40%,已报道的点突变多达 3 000 个,最常见的是 2 号外显子第 12 和 13 位密码子(85%~95%),其他位点包括 3 号外显子的第 61 和 146 位密码子(约 5%)。复旦大学附属肿瘤医院病理科检测 557 例结直肠腺癌中 KRAS 基因 2 号外显子突变,突变率为 40.4%,常见位点也是第 12 和 13 位密码子,突变率分别为 32.0% 和 8.3%。最近的一项研究表明,NRAS 突变与 KRAS 突变一样,对抗 EGFR 治疗的反应有影响,但仍需更多研究的支持。

四、PIK3CA 突变检测

PI3CA 的已知突变主要存在于 PI3CA 基因外显子的 1、9、20 位点(>95%)。研究显示突变的 PIK3CA

能够激活位于 EGFR 和 RAS-RAF-MAPK 途径下游的 PI3K-PTEN-AKT 通路,*PIK3CA* 突变和下游 AKT 通路的激活在结直肠癌的发生发展中起重要作用,并且与 *KRAS* 突变和微卫星不稳定有关。在 EGFR 靶向治疗药物的应用中,有研究提示 *PIK3CA* 突变与抗 EGFR 治疗的耐药性有关。有欧洲研究者提出,仅 *PIK3CA* 外显子 20 突变与 *KRAS* 野生型肿瘤西妥昔单抗治疗疗效不佳相关,该类患者的中位无进展生存和总生存期更短。相比之下,外显子 9 *PIK3CA* 突变与 *KRAS* 相关,但并不单独对西妥昔单抗的疗效产生影响。

五、*UGT1A1* 突变检测

UGT1A1 是伊立替康药物的代谢酶,其基因的多样性会显著影响该酶的活性。非野生型的 *UGT1A1* 患者接受伊立替康化疗,可能会增加Ⅲ度以上骨髓抑制及腹泻的风险。《中国结直肠癌肝转移诊断和综合治疗指南(2023 版)》推荐接受伊立替康治疗的患者进行 *UGT1A1* 的检测。

（王鑫　王磊　盛伟琪）

参考文献

［1］ CHANDAN V S. Metastatic Tumors//MOUNAJJED T, CHANDAN V S, TORBENSON M S. Surgical pathology of liver tumors [M]. Cham: Springer, 2015: 435-464.

［2］ 朱德祥,任黎,许剑民. 中国结直肠癌肝转移诊断和综合治疗指南 (2023 版)[J/OL]. 中国普通外科杂志: 1-29 [2023-01-13]. http://kns. cnki. net/kcms/detail/43. 1213. R. 20230103. 0944. 001. html.

［3］ 李兆申. 消化道疾病诊疗标准 [M]. 上海: 上海科学普及出版社, 2014: 264-266.

［4］ PARK J H, KIM J H. Pathologic differential diagnosis of metastatic carcinoma in the liver [J]. Clin Mol Hepatol, 2019, 25 (1): 12-20.

［5］ SPOLVERATO G, EJAZ A, AZAD N, et al. Surgery for colorectal liver metastases: the evolution of determining prognosis [J]. World J Gastrointest Oncol, 2013, 5 (12): 207-221.

［6］ SASAKI K, MARGONIS G A, MAITANI K, et al. The prognostic impact of determining resection margin status for multiple colorectal metastases according to the margin of the largest lesion [J]. Ann Surg Oncol, 2017, 24 (9): 2438-2446.

［7］ SERRABLO A, PALIOGIANNIS P, PULIGHE F, et al. Impact of novel histopathological factors on the outcomes of liver surgery for colorectal cancer metastases [J]. Eur J Surg Oncol, 2016, 42 (9): 1268-1277.

［8］ SADOT E, GROOT KOERKAMP B, LEAL J N, et al. Resection margin and survival in 2368 patients undergoing hepatic resection for metastatic colorectal cancer: surgical technique or biologic surrogate? [J]. Ann Surg, 2015, 262 (3): 476-485.

［9］ DHIR M, LYDEN E R, WANG A, et al. Influence of margins on overall survival after hepatic resection for colorectal metastasis: a meta-analysis [J]. Ann Surg, 2011, 254 (2): 234-242.

［10］ PAWLIK T M, SCOGGINS C R, ZORZI D, et al. Effect of surgical margin status on survival and site of recurrence after hepatic resection for colorectal metastases [J]. Ann Surg, 2005, 241 (5): 715-722.

［11］ HERMAN P, PINHEIRO R S, MELLO E S, et al. Surgical margin size in hepatic resections for colorectal metastasis: impact on recurrence and survival [J]. Arq Bras Cir Dig, 2013, 26 (4): 309-314.

［12］ SMITH M D, MCCALL J L. Systematic review of tumour number and outcome after radical treatment of colorectal liver metastases [J]. Br J Surg, 2009, 96 (10): 1101-1113.

［13］ SASAKI K, MORIOKA D, CONCI S, et al. The tumor burden score: a new "metro-ticket" prognostic tool for colorectal liver metastases based on tumor size and number of tumors [J]. Ann Surg, 2018, 267 (1): 132-141.

［14］ SASAKI K, MARGONIS G A, ANDREATOS N, et al. The prognostic utility of the "tumor burden score" based on preoperative radiographic features of colorectal liver metastases [J]. J Surg Oncol, 2017, 116 (4): 515-523.

［15］ OSHI M, MARGONIS G A, SAWADA Y, et al. Higher tumor burden neutralizes negative margin status in hepatectomy for colorectal cancer liver metastasis [J]. Ann Surg Oncol, 2019, 26 (2): 593-603.

［16］ JASS J R, LOVE S B, NORTHOVER J M. A new prognostic classification of rectal cancer [J]. Lancet, 1987, 1 (8545): 1303-1306.

［17］ PINHEIRO R S, HERMAN P, LUPINACCI R M, et al. Tumor growth pattern as predictor of colorectal liver metastasis recurrence [J]. Am J Surg, 2014, 207 (4): 493-498.

［18］ VAN DEN EYNDEN G G, BIRD N C, MAJEED A W, et al. The histological growth pattern of colorectal cancer liver metastases has prognostic value [J]. Clin Exp Metastasis, 2012, 29 (6): 541-549.

[19] NIELSEN K, ROLFF H C, EEFSEN R L, et al. The morphological growth patterns of colorectal liver metastases are prognostic for overall survival [J]. Mod Pathol, 2014, 27 (12): 1641-1648.

[20] ADAM R, WICHERTS D A, DE HAAS R J, et al. Complete pathologic response after preoperative chemotherapy for colorectal liver metastases: myth or reality? [J]. J Clin Oncol, 2008, 26 (10): 1635-1641.

[21] BLAZER D G 3RD, KISHI Y, MARU D M, et al. Pathologic response to preoperative chemotherapy: a new outcome end point after resection of hepatic colorectal metastases [J]. J Clin Oncol, 2008, 26 (33): 5344-5351.

[22] CHAN G, HASSANAIN M, CHAUDHURY P, et al. Pathological response grade of colorectal liver metastases treated with neoadjuvant chemotherapy [J]. HPB, 2010, 12 (4): 277-284.

[23] RUBBIA-BRANDT L, GIOSTRA E, BREZAULT C, et al. Importance of histological tumor response assessment in predicting the outcome in patients with colorectal liver metastases treated with neo-adjuvant chemotherapy followed by liver surgery [J]. Ann Oncol, 2007, 18 (2): 299-304.

[24] MARU D M, KOPETZ S, BOONSIRIKAMCHAI P, et al. Tumor thickness at the tumor-normal interface: a novel pathologic indicator of chemotherapy response in hepatic colorectal metastases [J]. Am J Surg Pathol, 2010, 34 (9): 1287-1294.

[25] SINICROPE F A, SARGENT D J. Molecular pathways: microsatellite instability in colorectal cancer: prognostic, predictive, and therapeutic implications [J]. Clin Cancer Res, 2012, 18 (6): 1506-1512.

[26] 朱晓丽, 蔡旭, 张玲, 等. 中国结直肠癌患者中 KRAS 与 BRAF 基因突变特征及其临床病理相关性 [J]. 中华病理学杂志, 2012 (9): 584-589.

[27] KOINUMA K, SHITOH K, MIYAKURA Y, et al. Mutations of BRAF are associated with extensive hMLH1 promoter methylation in sporadic colorectal carcinomas [J]. Int J Cancer, 2004, 108 (2): 237-242.

[28] OGINO S, SHIMA K, MEYERHARDT J A, et al. Predictive and prognostic roles of BRAF mutation in stage III colon cancer: results from intergroup trial CALGB 89803 [J]. Clin Cancer Res, 2012, 18 (3): 890-900.

第十七章

影像组学在结直肠癌肝转移的应用研究

临床实践中,医学影像科医师通过分析超声、CT、MRI、PET等的影像特征完成结直肠癌肝转移瘤的筛选、诊断、治疗评价和随访,其中,肿瘤形态、边界、回声/密度/信号、强化程度及均匀度、代谢活性等是诊断和评价结直肠癌肝转移的主要依据。由医学影像科医师主观解读上述影像特征是临床进行疾病诊断分期、治疗效果评价和预测患者生存的关键环节。众所周知,依据大体影像诊断存在明确观察者主观偏倚和研究者间不一致的问题。影像组学通过高通量提取医学影像中的量化信息,形成影像组学标签并结合大体影像特征及临床、病理、基因等信息,构建诊断模型完成肿瘤定性诊断、治疗效果判断、患者生存期预测,最终支持临床决策[1,2]。

第一节 影像组学概述

影像组学是高通量挖掘医学影像中量化信息的方法,其根本假设是,影像中包含着可以与患者临床、病理、分子标志物及基因信息相互补充和互换的重要信息,所有信息经科学整合将令患者从个体化治疗和监测中获益[2,3]。因此,医学影像科的临床实践逐渐从解读肉眼可见的大体影像拓展到挖掘肉眼不可见的定量影像数据中[4]。

一、成像技术探索与创新

定量影像数据分析首先要源于定量化数据源。影像采集、对比剂,特别是分子靶向对比剂及数据分析等近年来都有显著进步,主要表现在以下方面:①影像采集硬件的探索,如组合现有影像设备构建PET/CT、PET/MRI显示组织结构和代谢;双源或双能量CT定量显示组织结构密度和碘积值;高场强及高分辨率MRI定量化显示解剖组织差异,如质子密度分数定量脂肪含量;等等。②分子影像标志物的探索,特异性分子标志物为正电子标记,如缺氧标志物。③定量化成像的探索,转化定性影像为定量化可重复测量影像,如弥散加权成像(diffusion weighted imaging,DWI)[3]。

二、影像组学工作流程

(一)采集图像

CT、MRI、超声或PET等采集高质量、标准化,甚至定量图像。

(二)分割图像

通过手动、自动或半自动识别并勾画病变,以便分析病变内量化信息,其中,有经验的影像科医师手动识别和勾画病变范围。通过前期机器学习或深度学习后,计算机可以自动发现病变并与周围正常结构相区分即为自动识别;计算机识别后再由医师复读确认即为半自动识别。

（三）提取影像组学特征

影像科医师根据主观认知判断病变特征用并应用有限定的语言描述，即为"语义特征"。使用标准词库，如标化语义特征（National Cancer Institute AIM Template Builder 2.0 User's Guide. https://wiki.nci.nih.gov/display/AIM/AIM＋Template＋Builder＋2.0＋User%27s＋Guide），是令主观分析判断转化为量化指标的方式。然后，扩展到对于影像量化特征的归纳总结，通过人机交互或深度学习获得"计算特征"，如像素灰阶量化分布、像素灰阶的空间关系；或"delta 特征"。

1. 数据直方图（histogram）　一阶数据直方图描述了每个像素强度数据分布状况，是矩阵纹理分析的第一阶段。数据直方图中常用指标：最大值、最小值、平均值、中位数、阈值（特定区域内像素百分数）、熵（entropy，灰阶强度值内在随机性）、标准差、偏度（数据不对称性）、峰度（峰值或直方图中像素值平缓度）、均匀性（uniformity）等。数据直方图中数据不具备相对位置关系。例如在医学影像中，图像熵值越高，在人类视觉中图像越不均匀。相关研究结果显示，恶性病变熵值高于良性病变[4]。

2. 矩阵纹理分析（texture analyses）　二阶数据矩阵纹理分析描述了局部不同灰阶强大的像素间空间位置关系。

3. 高阶统计输出数据　经过各种滤波转换后再次提取数据。

（四）影像组学标签

应用传统组学方法（如机器学习）和人工智能（卷积神经网络）对比不同方法采集的图像或治疗过程中不同时间点采集的图像提取最为相关的影像组学特征值，去除冗杂后构建与目标相关的影像组学标签。根据预测目标，融合影像组学标签、临床信息、基因信号、病理信息等构建影像基因组学预测模型[2]。

（五）传统影像组学面对的问题和挑战

1. 预测模型泛化能力不足，不能在外部数据中获得高度准确的验证。究其原因，构建统计学模型时基于成百上千的影像特征，其中众多特征可能均与预测目的具有关联性，因此只有去除冗余获得最具代表性

的特征标签才能拥有与目标分类关系最为密切的标签，在外部数据中获得高准确性预测的机会越大，模型泛化能力就越强。

2. 提取影像特征的计算方法标准化程度不高。事实上，各个研究中心提取影像特征的方法各不相同，比较分析从多个分割图像中获取的影像特征显示，不同中心获取了名称上相同的特征，但其真实的结果却不相同。因此，不同中心获得的影像组学标签并据此构建的模型不尽相同，将导致研究结果难以复制或验证。

3. 影像组学特征提取过程对于影像采集于不同设备（CT、MRI 等）、不同方法（层厚、MRI-T_2WI 或 DWI）、不同重建方式等过于敏感，导致影像特征提取困难。尽管上述差异对于医学影像科医师的诊断不足以产生影响，但是利用计算机辨识和提取不同来源和形式的数据却存在困难[2]。

（六）深度学习试图解决传统影像组学的问题

深度学习有可能在一定程度上解决上述问题。深度学习无须准确识别病变，而是通过建立多层网络学习发现与目标相关的特征。对于医学影像，卷积神经网络是最常用的模型（convolutional neural network，CNN）。二维或三维的医学图像都可以被输入 CNN 模型中，例如，对于已经标注为良性或恶性的肺结节影像特征，CNN 通过分层学习，获取核心层面的特征，再应用习得的特征对于新任务进行分类。CNN 最近已经被应用于疾病鉴别诊断和患者生存期预测中。CNN 同样面临相应的挑战和问题，如计算机处理庞大数据需要大量时间，但 CNN 又需要庞大的数据进行训练以提高准确性。因此，优化 CNN 网络结构、迁移学习（transfer learning）等方法可用于合理高效地应用训练数据提取核心层面特征。当然，CNN 也同样面对模型泛化能力不够的问题，训练集中建立的高水准预测模型的准确性无法在外部数据集中得到验证[2]。

第二节　影像组学在肿瘤学研究中的重要发现

影像组学是传统影像学与分子生物学、分子病理

学、信息科学相融合的全新影像学诊断方法。影像组学高通量、高维度、多尺度地提取感兴趣区内的定量影像组学特征，将影像数据转化为可挖掘的特征空间数据，发现与肿瘤表型分型高度相关的量化指标，并构建以影像生物标志物为重要基础的肿瘤诊断和治疗决策支持系统，为影像学辅助精准医学发展需求提供了新的途径[5-9]。

一、影像组学探究肿瘤异质性

肿瘤空间和时间的异质性被认为是导致治疗效果差异和患者长期生存差异的原因。影像组学通过比较挖掘肿瘤内部异质性量化信息反映肿瘤病理组织学、分子表型和基因表型差异。

肿瘤空间异质性研究中，具有标志性意义的发现是肿瘤新生血管生成（angiogenesis）。肿瘤细胞促进新生血管形成为其提供养料和氧气，癌细胞独立于周围肿瘤细胞而促进局部新生血管形成，因此导致肿瘤细胞供血血管结构杂乱而且管壁通透性增加。随机而周期性血供变化改变了癌细胞周围环境特征，也造成了癌细胞衍化压力。因此，具有相似基因表型和肿瘤表型分型的癌细胞聚集成簇生长，肿瘤内部空间异质性形成[2]。

1. 临床常用影像研究显示，CT 和 MRI 增强扫描均可用于显示肿瘤血供状况，其中动态对比增强扫描（dynamic contrast enhancement，DCE）有可能显示肿瘤灌注和血管通透程度的差异。依据药代动力学模型，DCE 的定量指标有血管通透度、肿瘤灌注量、灌注速度等。以容量转移常数（K_{trans}）为例，其定义为单位时间每单位体积组织内从血管进入血管外细胞间隙中的对比剂剂量。K_{trans} 值越高，组织内血流灌注量越大，血管通透性越高[10]；K_{trans} 越低，提示肿瘤灌注量越小，血管通透性下降；这些改变为病理学中微血管密度（microvascular density，MVD）降低所证实[11,12]，而且，在人结直肠癌肝转移瘤中，也有类似的结果，富肿瘤新生血管的转移瘤预后差[13]。

弥散加权成像（diffusion-weighted imaging，DWI）通过水分子扩散程度反映肿瘤细胞密集度差异。表观扩散系数（apparent diffusion coefficient，ADC）是显示水分子扩散程度的定量指标。一系列前期研究表明，肿瘤血供丰富区域细胞密度越大，ADC 值越低，恶性程度也越高[14,15]。

^{18}F-FDG PET/CT 通过葡萄糖代谢差异显示肿瘤代谢差异，SUV 值是定量指标。显然，血管越丰富的肿瘤区域其代谢越旺盛，SUV 值越高[12]。

在大多数前期研究中，K_{trans}、ADC 值及 SUV 值是勾画全部肿瘤获得平均值，或者于肿瘤内部选择最大值或最小值，或者选取最大值/最小值与全肿瘤平均比值等作为评价指标。显然，无论哪一种评价指标，其关键局限性都是不能体现肿瘤空间异质性，导致数据交叠明显，不能真实体现肿瘤间的个体差异，对于治疗效果或患者生存期预测存在研究结果间的矛盾。

2. 影像组学研究显示，经数据直方图、矩阵纹理分析或更为复杂的影像组学方法进行数据分析，将更为真实地反映肿瘤异质性。相关研究应用不同影像生物标志物显示肿瘤血管生成差异。如前所述，应用数据直方图分析 DCE 影像中的定量指标后获得与肿瘤血管生成的关联性[16,17]。Lee HS 等发现了 ADC 的熵值与微血管密度弱相关。Meyer HJ 等[17]发现，K_{trans} 最大值与血管内皮生长因子（vascular endothelial growth factor，VEGF）表达存在关联性，K_{trans} 的峰度与表皮生长因子受体（epidermal growth factor receptor，EGFR）表达存在关联性。虽然结果显示存在统计学差异，但是关联性较弱。尽管相关病理机制曲折复杂，Meyer HJ[18]团队仍旧试图利用数据直方图发现 ADC 值与 EGFR、VEGF、p53、Ki-67 等关联性。Yin Q 等[14]尝试联合 PET 与 MRI-DCE 数据，与 MVD 和 VEGF 做关联性分析，结果显示联合代谢和血流灌注信息对于肿瘤异质性的显示较单独方法均有优势。前期研究均有相似结果，影像数据与肿瘤血管生成的某一病理信息的关联性存在统计学差异，但关联程度并不强。究其原因，肿瘤的病理生理状况是极为复杂而又相互影响的。尽管进行了深度数据分析，但期待其与某一个病理指标存在显著的关联性这个假设本身就存在疑问。

当然，K_{trans}、ADC 值及 SUV 值的测量差异不仅来源于肿瘤异质性，更来源于图像采集差异、数据模型差异等数据系统性误差。尽管很多研究组织或联盟，如定量成像生物标志物联盟（Quantitative Imaging Biomarker Alliance，QIBA）等，一直试图构建数据标准化模型解决系统误差，但至今尚无广泛接受的标准。

从另一个角度，Ellingson BM 等[19]期望发现影像数据与患者总生存期的关联性。该团队选择了经抗血管生成分子靶向药物治疗复发性胶质母细胞瘤患者，应用 DWI 预测患者总生存期。如前所述，增强扫描可用于观察肿瘤血流灌注差异，DWI 可用于发现肿瘤细胞密集度，二者均可以反映肿瘤表型分型的差异。该研究将二者结合，ADC 值数据采集区域为存在强化的区域，通过数据直方图分析方法提取 ADC 的低值和高值，再经肿瘤体积进行标准化处理。研究结果提示，ADC 低且肿瘤体积较大者，患者的总生存期显著低于 ADC 值高且肿瘤体积小者。该研究利用影像所显示的肿瘤血供状况、细胞密度和体积体现肿瘤异质性，在治疗前成功判断患者总生存期差异。

新生血管生成是肿瘤异质性机制的一部分，仅仅从发现血管生成相关差异来体现肿瘤异质性还远远不够。相关研究也就肿瘤细胞分化程度、血供、坏死、代谢等诸多方向体现肿瘤异质性。当然，肿瘤异质性反映在大体影像水平、组织细胞水平、蛋白质水平、基因水平及不同时间、空间等各个层次[1]，未来还需要更为深入的研究。

二、结直肠癌肝转移瘤血供机制研究

病理学研究表明，人结直肠癌肝转移瘤存在 3 种不同的生长模式，分别为：推挤（pushing）、替代（replacement）及促结缔组织增生（desmoplastic）模式。推挤模式转移瘤多位于门脉血管周围，其内肿瘤细胞和正常肝细胞交界处存在细胞挤压现象，可见多量肿瘤新生血管。替代模式中，肿瘤细胞沿相邻肝组织内浸润性生长，肿瘤细胞周围留存的肝血窦为肿瘤供血，而鲜有新生肿瘤血管生成。促结缔组织增生模式中，肿瘤细胞和正常肝脏分界处有较厚的纤维束存在，肿瘤新生血管为之供血，但数量较少[13]。对于肿瘤新生血管供血的结直肠癌肝转移瘤，贝伐单抗，作为血管内皮生长抑制剂，治疗效果明显；相反，对于以

周围正常肝脏血窦供血为主的肝转移瘤，贝伐单抗治疗效果欠佳[20,21]。

实际上，在病理学中，肝转移瘤的微血管结构存在不同程度的多种方式混合[21]，并非以单一方式存在。根据结直肠癌肝转移瘤病理学国际专家共识的定义，某种微血管结构占整个转移瘤 50% 以上即可判断为某一类型[22]。这意味着，即使应用病理学金标准，也不能完全反映结直肠癌微血管结构的类型分布。结直肠癌肝转移瘤不同生长方式是肿瘤异质性的体现。

然而，迄今为止仅有很少数的影像学研究关注到结直肠癌肝转移瘤血供方式的问题。笔者研究团队，根据上述病理学共识进行了影像病理对照研究，结果显示，血供方式为肿瘤血管生成者，多数存在肿瘤与周围肝组织交接处强化边缘（增强动脉期为 75.0%，门脉期强化为 80.1%）；而血供方式为共生血管者，仅有少数存在强化（增强动脉期为 25%，门脉期强化为 18.9%）[23]。

促结缔组织增生方式为主的转移瘤边缘存在新生血管、纤维化、炎症细胞及肿瘤细胞等，鉴于大体影像特征差异并不显著，而且主观判断存在明显偏倚，这些病理改变如果在影像中显示不充分，就不能为医学影像科医师肉眼可见，因此，假设像素密度经量化分析后其指标能够显示病理学差异。笔者团队首次利用结直肠癌肝转移瘤患者术前增强 CT 扫描平扫、动脉期及门脉期原始图像提取肿瘤一阶、二阶及三阶组学特征，利用多重 logistic 回归及决策树的统计方法进行特征提取及组学标签的建立，其目的三个序列融合组学标签在训练组和外部验证组中，均取得了较高诊断价值，其 ROC 曲线的 AUC 值分别为 0.926 和 0.939。该组学标签结合临床特征（主要为门脉期强化边缘的大体影像特征及性别），最终通过诺莫图的方法建立组学模型，其 C-index 值在训练组和外部验证组分别为 0.941 和 0.833[23]。医学影像科医师所见动脉期强化边缘诊断替代型生长方式的准确性为 0.777，门脉期为 0.811；二者均显著低于组学模型。在区分病理细节差异中，挖掘影像量化信息结合大体影像及其他临床信息将有助于提高诊断效能。

如前所述,不同生长方式的结直肠癌肝转移瘤,对于以贝伐单抗为代表的抗血管生成分子靶向药物的治疗效果不同。笔者团队应用大体影像特征中所示增强扫描门脉期肿瘤周围线状强化作为影像生物标志物,将患者分为替代方式组和非替代方式组,所有患者经贝伐单抗治疗后,非替代方式组治疗效果和一年无进展生存期明显优于非替代方式组。依据前期工作中所证明的影像征象对应组织病理学所示生长方式的较为准确的预测,笔者团队将增强扫描门脉期肿瘤周围线状强化特征作为组织病理学中生长方式的影像替代标志物,在无法进行病理检查的前提下预测治疗效果和生存期。在此研究中仅做到了影像特征替代病理特征,还没有进一步上升到基因表达与影像特征间的关联性,利用影像组学预测治疗效果的研究也还在进行中。

三、影像组学探究肿瘤基因表型

随着研究的逐渐深入,影像基因组学(radio genomics,imaging genomics)[24]的概念最早在2010年出现并逐渐渗透至肿瘤放射学领域,且获得了显著的进展。通过对肿瘤影像语义特征和/或量化特征与肿瘤组织基因表达进行生物信息学的共表达分析,寻找出与某种影像特征相关的基因表达子集,从而将肿瘤影像特征与基因特征建立联系[25]。这种肿瘤影像基因组学图谱的建立,一方面能够为无创性肿瘤表型分型提供条件;另一方面可以作为揭示某种影像学特征分子机制的依据,甚至可以为新的治疗靶点提供线索。"影像基因组学"还有另一层概念,尽管名词相同,但是其内容是经高通量提取基因差异解释肿瘤对于放疗敏感性差异的原因,在此本文不阐述。

Diehn M 等[26]假设多形性胶质母细胞瘤表型分型的差异性可被神经影像显示并反映肿瘤内及肿瘤间的基因表型差异。为检验这一假设,该团队应用基因芯片和22例多形性胶质母细胞瘤影像组学特征创建影像基因组学图谱,结果从2 188个cDNA中获取1 089个与1个影像表型分型密切相关,5个影像表型分型与1个基因表型模型密切相关,而且大多数基因表型与独特的影像特征相关;与1个影像特征相关

的基因表型也往往非常相似。这样,多形性胶质母细胞瘤的分子异质性可被少数独特的影像特征所显示。另外,肿瘤内基因表达所致差异也可被影像所显示。该团队期望通过患者长期生存期验证与基因相关的影像表现分型。结果显示,影像显示弥漫浸润型多形性胶质母细胞瘤患者生存期显著低于水肿型患者。

相比 Diehn M 的研究,Karlo 等从基因表达子集入手,首先据前期研究结果提示 VHS(von Hippel-Lindau tumor suppressor)、PBRM1、SETD2(SET domain containing 2)、KDM5C 和 BAP1 基因是与肾透明细胞癌进展程度、风险分级和长期生存密切相关的基因。Karlo 等[27]寻找与上述基因密切关联的影像特征集,结果显示肿瘤边界、肿瘤内结节样强化及肿瘤内动脉血管显影与 VHS 密切相关;KDM5C 和 BAP1 与静脉受侵密切相关;SETD2、KDM5C 和 BAP1 与多囊透明细胞癌密切相关;VHL 和 PBRM1 与实性透明细胞癌密切相关。作者所探讨的具有不同基因表型的同一类型肿瘤间肿瘤进展程度和生存期的差异性可被独特的影像特征集所表达。

另外,前期研究应用 luminal A 型、luminal B 型、basal 型和 HER2 型四种基因表型区分的乳腺癌肿瘤亚型,相关研究显示从增强扫描中提取的量化影像特征能够鉴别 luminal B 型和其他基因类型肿瘤。未来的临床实践中可以通过影像替代标志物所提示的基因类型采用不同的治疗措施,甚至更进一步预测患者的生存期。

与复杂的基因及影像组学相关性研究相比,针对肝细胞肝癌微血管浸润(microscopic venous invasion,MVI)的影像基因组学,研究单一基因和与之相联的特定影像征象的关系。前期研究结果显示,MVI 与患者不良生存显著相关。应用传统影像检查诊断 MVI 存在困难,因此组织病理检查成为确诊 MVI 的唯一途径。Chen 等[28]发现 MVI 与91号基因标签的密切相关性。随后,Segal E 等[29]发现大体影像中肿瘤内动脉血管和缺乏低信号/密度晕征与91号基因关系非常密切。Banerjee S 等[30]在含有157例患者群体中,发现肿瘤内动脉血管和缺乏低信号/密度晕征所预测的 MVI,不仅被肿瘤切除病理诊断所证实,而

且与患者早期复发和不良生存期有关。因此,根据大体影像表现即可为患者选择有效治疗方案和预测患者长期生存。Xu 等于 495 例患者群体中提取影像组学标签,以病理诊断为金标准,组学标签诊断 MVI 的准确性在训练集中为 0.909,在验证集中为 0.889,而且,影像组学标签区分的 MVI 组和非 MVI 组间的无进展生存期存在显著差异[31]。近期,不断有研究从 MRI、超声、CT 影像中提取出与 MVI 相关的影像组学标签,在术前获得 MVI 的预测,为患者治疗的选择提供精准信息[32-34]。以 MVI 这一特征性病理征象为中心,前期研究发现了与之密切相关的 91 号基因,还发现了与基因及病理特征密切相关的影像征象,MVI 与影像征象对于患者预后具有相似的预测作用,影像组学提高了影像对于 MVI 预测的准确性。基因 - 病理 - 影像组学 - 生存期的系列研究,对肝细胞肝癌初步建成了与 MVI 相关的影像基因组学图谱,未来可应用于风险分层和精准治疗决策。

根据上述研究,影像组学假设是基于高等级定量分析获取特异性反映病理、蛋白组学及基因组学的影像特征,并替代病理或基因分型进行精准治疗和预测患者生存期。尽管穿刺或手术病理获取基因信息必要的,但是影像检查能够全面观察肿瘤及周围组织,而并非如同病理穿刺一样仅观察显微样本,避免了局部观察的局限性,而且也避免了治疗过程中不能进行重复活检,可被称为"视觉活检"[1]。如果有足够定量和准确的影像特征可以用于预测患者生存期,且二者关联性较高,似乎无须基因信息进一步辅助。然而,对于某种基因,已知与治疗或患者生存期存在明确相关性,且发现与该基因相关的影像征象,更有利于理解影像特征背后的基因和病理机制,对于精准选择治疗方案、预测治疗效果和生存期将更有意义[35]。

第三节 影像组学与结直肠肝转移瘤

尽管影像组学尚未广泛应用于结直肠癌肝转移瘤(colorectal cancer liver metastases,CRLM),但也不断有研究应用于诊断、化疗效果预测、患者生存期等

多种临床结局的预测中,最终构建影像生物标志物支持肿瘤诊断和治疗决策系统。

一、结直肠癌肝转移瘤诊断准确性研究

从 CRLM 诊断角度,MRI,特别是肝脏细胞特异性对比剂增强 MRI,诊断 CRLM 的灵敏度显著高于增强 CT、增强超声和 PET/CT。钆塞酸二钠增强 MRI 联合 DWI 后诊断 CRLM 病变汇集灵敏度为 95.5%,甚至小于 1cm 的 CRLM 病变汇集灵敏度也可达 90.9%,均显著高于单独应用 DWI 和钆塞酸二钠增强 MRI[36-39],而且,尽管 CRLM 患者容易并发系统性化疗后肝脏损害,但是 MRI 诊断的灵敏度并未因此而降低。钆塞酸二钠增强 MRI 的灵敏度和 DWI 的特异度使得二者的联合应用能显著提高 CRLM 诊断的准确率,准确率可达 90.2%,一站式诊断 CRLM 是准确而实用的。尽管钆塞酸二钠增强 MRI 结合 DWI 是最准确的检查方法,但是相关研究显示术中决策改变率仍达 28%[40],特别是系统性化疗后,常规随访时 CT 影像可能显示原转移瘤"消失",都可能是造成手术策略改变率或手术难度增加的原因。相关研究显示,术中超声及术中超声造影能够尽可能多地检出 CRLM,为术中正确决策提供有利信息。然而,术中超声检查的成本较高,而且手术医师诊断能力的差异等可能造成诊断不准确,迄今为止,尚无相关研究成果,人工智能是否能够在结合既往影像资料自动检出病变方面有所贡献也是非常值得期待的。

二、结直肠癌肝转移瘤系统性化疗治疗效果评价和预测

(一)结直肠癌肝转移瘤系统性化疗治疗效果评价

CRLM 的治疗方案主要包含系统性化疗结合根治性手术及局部治疗,因此,系统性化疗后如何判断治疗效果,并据此改变治疗策略是临床关注的重要问题。系统性化疗效果评价主要通过 CT 或 MRI 影像检查完成。实体瘤临床疗效评价标准(response evaluation criteria in solid tumour,RECIST)是最常用的系统性化疗评价标准,其主要依据肿瘤大小进行治疗效果的判断[41]。RECIST 标准 1.1 版如下:如病变

全部消失,为完全有效(complete response,CR);所有可测量目标病灶的最长径总和低于基线≥30%,为部分有效(partial response,PR);所有可测量目标病灶的最长径总和高于基线≥20%或确诊新发转移瘤,为病变进展(progressive disease,PD);二者间为病变稳定(stable disease,SD)。尽管PET/CT、DWI和动态增强扫描及相关定量指标等都被应用于CRLM系统性化疗效果评价,但是,至今RECIST仍旧是临床评价CRLM治疗效果最重要的标准。

Dohan A 等[42]的回顾性研究,利用前瞻性多中心随机对照临床研究,对比贝伐单抗联合化疗和化疗数据,以患者总生存期为目标,比较矩阵纹理特征、RECIST 1.1 和形态学标准对于OS预测的能力。作者仅进行矩阵纹理分析,并未提取标签构建组学模型,结果显示治疗前和治疗后2个月肿瘤体积变化和峰度差异构建SPECTRA Score是预测患者总生存期的最佳指标,其预测能力等于患者治疗后6个月的RECIST指标对于患者生存期的预测;而治疗后2个月的RECIST指标对于患者总生存期无预测作用,且形态学指标对于患者生存期未见预测作用。Dohan A 等的研究,结合影像量化数据和大体影像特征构建组学标签预测患者生存期。该研究的临床意义和临床价值在于获得了影像组学特征所示肿瘤内在特征与患者生存期的关联性,而且对于生存期的预期明显优于经典RECIST指标,做到了预测和早期评价。如果不断有研究证据证实影像组学与肿瘤风险度分层、治疗效果和生存期间的关联性,那么影像组学有望成为治疗决策中的重要指标。

(二)结直肠癌肝转移瘤系统性化疗治疗效果预测

如前所述,影像组学是通过挖掘影像数据特征反映肿瘤异质性,同时与肿瘤特征相关基因间的关联性也被越来越多的研究所证实。鉴于CRLM的异质性,系统性化疗治疗效果存在明显差异。近期不断有研究期待影像组学通过分析治疗前肿瘤异质性来预测治疗效果[43]。迄今为止,影像组学对于CRLM系统性治疗效果的评价研究结果较为不一致,而且图像采集技术和图像处理方式也不统一。对于研究结果的解读要非常小心,大多数研究聚焦于更为前沿的成像技术。

PET/CT、DWI、CT和动态增强MRI等影像检查方法都曾被应用于预测CRLM治疗效果。影像组学方法可用于分析CT、DWI(ADC)和PET(SUV)的定量指标[43]。Ahn SJ 等[44]应用矩阵纹理法分析CRLM的CT影像预测FOLFOX和FOLFIRI的治疗效果,结果显示低偏度、高平均值和窄标准差是治疗有效的独立性预测指标,且偏度和标准差在不同设备中没有显著性差异。Creasy JM 等[45]提取CT矩阵纹理信息后进一步构造数据模型预测CRLM患者的治疗效果,结果显示治疗前影像组学模型对于治疗效果有良好的预测能力,为治疗前精准选择可能有效的患者提供了非常有价值的信息。其他学者也就CRLM治疗前MRI数据进行矩阵纹理分析,以量化指标对患者进行治疗效果预测[46]。以RECIST为标准,治疗前肿瘤ADC值越低,细胞密集度越大,治疗效果越好。但是,细胞密集度越大,肿瘤恶性程度越高,因此有研究结果显示治疗前肿瘤ADC值越低,OS或无进展生存期越短。以数据直方图方式获取ADC值数据分布特征,在一定程度上避免了因肿瘤异质性造成的数据交叠。但是,肿瘤治疗效果越好,生存期越短的矛盾结果需要进一步讨论。PET/CT的研究结果不一致,有研究结果显示SUV值越低,肿瘤代谢越差,治疗效果越好,生存期越长,但也有研究结果与之相反。分析导致结果矛盾的原因,上述研究的评判标准是RECIST,而RECIST可能并没有体现分子靶向和免疫治疗的真正结局。当然,总生存期是体现肿瘤治疗的最有意义的临床结局,因此在新的治疗方法下建立更接近真实的评价标准才能避免治疗效果好但生存期差的矛盾结果。

综上所述,研究者从影像组学技术层面到临床应用层面都在进行非常广泛深入的研究,但是临床应用的突破还有待技术跨越式发展,技术的发展也为临床应用所引导,二者必然相辅相成。第一,影像组学技术存在需求大量且同质数据源、数据处理耗时长、数据模型泛化能力不足等问题。第二,准确诊断病变、提高治疗效果和延长生存期是临床诊断和治疗的终极目标,影像组学是整个诊疗系统中的一个环节;在决策支持系统中如何明确影像组学与目标的关系且去除混杂因素是非常值得思考的问题。第三,影像基因组学是构建病变影像基因组学图谱。例如,在肿瘤研究中,一方面能够为无创性肿瘤表型分型的获得提供条件;另一方面则可以作为揭示某种影像学特征的分子机制的依据,甚至可以为新的治疗靶点提供线索。但是,相关研究结果也揭示其明确的局限性,即基因表达子集与临床目标的关联性,基因表达子集与影像组学标签的关联性,以及二者与临床目标的关联性还非常粗放和脆弱。目前可用的影像、基因及其他相关数据还不能完整诠释患者的特征,还不能做到个体化建议。第四,结直肠癌肝转移是结直肠癌患者生存期独立性影响因素。系统性治疗,包括化疗、分子靶向治疗、免疫治疗、局部治疗和根治性手术切除等治疗策略是延长患者生存期的重要治疗手段。其中,对于治疗的预测和评价是非常重要的治疗决策环节,而恰恰影像组学在结直肠癌肝转移中的应用还处在非常初级的阶段,有待非常深入细致的研究。

（王屹）

参考文献

［1］ LIMKIN E J, SUN R, DERCLE L, et al. Promises and challenges for the implementation of computational medical imaging (radiomics) in oncology [J]. Ann Oncol, 2017, 28 (6): 1191-1206.

［2］ NAPEL S, MU W, JARDIM-PERASSI B V, et al. Quantitative imaging of cancer in the postgenomic era: Radio (geno) mics, deep learning, and habitats [J]. Cancer, 2018, 124 (24): 4633-4649.

［3］ LAMBIN P, RIOS-VELAZQUEZ E, LEIJENAAR R, et al. Radiomics: extracting more information from medical images using advanced feature analysis [J]. Eur J Cancer, 2012, 48 (4): 441-446.

［4］ PAREKH V, JACOBS M A. Radiomics: a new application from established techniques [J]. Expert Rev Precis Med Drug Dev, 2016, 1 (2): 207-226.

［5］ SUN R, LIMKIN E J, VAKALOPOULOU M, et al. A radiomics approach to assess tumour-infiltrating CD8 cells and response to anti-PD-1 or anti-PD-L1 immunotherapy: an imaging biomarker, retrospective multicohort study [J].

Lancet Oncol, 2018, 19 (9): 1180-1191.

［6］ HUANG Y, LIU Z, HE L, et al. Radiomics signature: a potential biomarker for the prediction of disease-free survival in early-stage (Ⅰ or Ⅱ) non-small cell lung cancer [J]. Radiology, 2016, 281 (3): 947-957.

［7］ EHTESHAMI BEJNORDI B, VETA M, JOHANNES VAN DIEST P, et al Diagnostic assessment of deep learning algorithms for detection of lymph node metastases in women with breast cancer [J]. JAMA, 2017, 318 (22): 2199-2210.

［8］ GILLIES R J, KINAHAN P E, HRICAK H. Radiomics: images are more than pictures, they are data [J]. Radiology, 2016, 278 (2): 563-577.

［9］ LIU Z, ZHANG X Y, SHI Y J, et al. Radiomics analysis for evaluation of pathological complete response to neoadjuvant chemoradiotherapy in locally advanced rectal cancer [J]. Clin Cancer Res, 2017, 23 (23): 7253-7262.

［10］ REITAN N K, THUEN M, GOA P E, et al. Characterization of tumor microvascular structure and permeability: comparison between magnetic resonance imaging and intravital confocal imaging [J]. J Biomed Opt, 2010, 15 (3): 036004.

［11］ KIM H, FOLKS K D, GUO L, et al. DCE-MRI detects early vascular response in breast tumor xenografts following anti-DR5 therapy [J]. Mol Imaging Biol, 2010, 13 (1): 94-103.

［12］ DE BRUYNE S, VAN DAMME N, SMEETS P, et al. Value of DCE-MRI and FDG-PET/CT in the prediction of response to preoperative chemotherapy with bevacizumab for colorectal liver metastases [J]. Br J Cancer, 2012, 106 (12): 1926-1933.

［13］ VAN DEN EYNDEN G G, BIRD N C, MAJEED A W, et al. The histological growth pattern of colorectal cancer liver metastases has prognostic value [J]. Clin Exp Metastasis, 2012, 29 (6): 541-549.

［14］ YIN Q, HUNG S C, WANG L, et al. Associations between tumor vascularity, vascular endothelial growth factor expression and PET/MRI radiomic signatures in primary clear-cell-renal-cell-carcinoma: proof-of-concept study [J]. Sci Rep, 2017, 7: 43356.

［15］ SIEGEL R, NAISHADHAM D, JEMAL A. Cancer statistics, 2013 [J]. CA Cancer J Clin, 2013, 63 (1): 11-30.

［16］ KIM S H, LEE H S, KANG B J, et al. Dynamic contrast-enhanced MRI perfusion parameters as imaging biomarkers of angiogenesis [J]. PLoS One, 2016, 11 (12): e0168632.

［17］ MEYER H J, HAMERLA G, LEIFELS L, et al. Histogram analysis parameters derived from DCE-MRI in head and neck squamous cell cancer-associations with microvessel density [J]. Eur J Radiol, 2019, 120: 108669.

［18］ MEYER H J, HÖHN A, SUROV A. Histogram analysis of ADC in rectal cancer: associations with different histopathological findings including expression of EGFR, Hif1-alpha, VEGF, p53, PD1, and KI 67. A preliminary study [J]. Oncotarget, 2018, 9 (26): 18510-18517.

［19］ ELLINGSON B M, GERSTNER E R, SMITS M, et al. Diffusion MRI phenotypes predict overall survival benefit from anti-VEGF monotherapy in recurrent glioblastoma: converging evidence from phase II trials [J]. Clin Cancer Res, 2017, 23 (19): 5745-5756.

［20］ REYNOLDS A R, BOLIN B L, STOOPS W W, et al. Relationship between drug discrimination and ratings of subjective effects: implications for assessing and understanding the abuse potential of D-amphetamine in humans [J]. Behav Pharmacol, 2013, 24 (5/6): 523-532.

［21］ EEFSEN R L, VAN DEN EYNDEN G G, HØYER-HANSEN G, et al. Histopathological growth pattern, proteolysis and angiogenesis in chemonaive patients resected for multiple colorectal liver metastases [J]. J Oncol, 2012, 2012: 907971.

［22］ VAN DAM P J, VAN DER STOK E P, TEUWEN L A, et al. International consensus guidelines for scoring the histopathological growth patterns of liver metastasis [J]. Br J Cancer, 2017, 117 (10): 1427-1441.

［23］ CHENG J, WEI J, TONG T, et al. Prediction of histopathologic growth patterns of colorectal liver metastases with a noninvasive imaging method [J]. Ann Surg Oncol, 2019, 26 (13): 4587-4598.

［24］ THOMPSON P M, MARTIN N G, WRIGHT M J. Imaging genomics [J]. Curr Opin Neurol, 2010, 23 (4): 368-373.

［25］ MURATORE A, ZORZI D, BOUZARI H, et al. Asymptomatic colorectal cancer with un-resectable liver metastases: immediate colorectal resection or up-front systemic chemotherapy? [J]. Ann Surg Oncol, 2007, 14 (2): 766-770.

［26］ DIEHN M, NARDINI C, WANG D S, et al. Identification of noninvasive imaging surrogates for brain tumor gene-expression modules [J]. Proc Natl Acad Sci U S A, 2008, 105 (13): 5213-5218.

［27］ VERMEULEN P B, COLPAERT C, SALGADO R, et al. Liver metastases from colorectal adenocarcinomas grow in three patterns with different angiogenesis and desmoplasia [J]. J Pathol, 2001, 195 (3): 336-342.

［28］ BENSON A B, VENOOK A P, AL-HAWARY M M, et al. NCCN guidelines insights: colon cancer, version 2. 2018 [J]. J Natl Compr Canc Netw, 2018, 16 (4): 359-369.

［29］ SEGAL E, SIRLIN C B, OOI C, et al. Decoding global gene expression programs in liver cancer by noninvasive imaging [J]. Nat Biotechnol, 2007, 25 (6): 675-680.

［30］ BANERJEE S, WANG D S, KIM H J, et al. A computed tomography radiogenomic biomarker predicts microvascular invasion and clinical outcomes in hepatocellular carcinoma [J]. Hepatology, 2015, 62 (3): 792-800.

［31］ XU X, ZHANG H L, LIU Q P, et al. Radiomic analysis of contrast-enhanced CT predicts microvascular invasion and outcome in hepatocellular carcinoma [J]. J Hepatol, 2019, 70 (6): 1133-1144.

［32］ YANG L, GU D, WEI J, et al. A radiomics nomogram for preoperative prediction of microvascular invasion in hepatocellular carcinoma [J]. Liver Cancer, 2019, 8 (5): 373-386.

［33］ HU H T, WANG Z, HUANG X W, et al. Ultrasound-based radiomics score: a potential biomarker for the prediction of microvascular invasion in hepatocellular carcinoma [J]. Eur Radiol, 2019, 29 (6): 2890-2901.

［34］ FENG S T, JIA Y, LIAO B, et al. Preoperative prediction of microvascular invasion in hepatocellular cancer: a radiomics model using Gd-EOB-DTPA-enhanced MRI [J]. Eur Radiol, 2019, 29 (9): 4648-4659.

［35］ MAZUROWSKI M A. Radiogenomics: what it is and why it is important [J]. J Am Coll Radiol, 2015, 12 (8): 862-866.

［36］ CHOI S H, KIM S Y, PARK S H, et al. Diagnostic performance of CT, gadoxetate disodium-enhanced MRI, and PET/CT for the diagnosis of colorectal liver metastasis: Systematic review and meta-analysis [J]. J Magn Reson Imaging, 2018, 47 (5): 1237-1250.

［37］ VILGRAIN V, ESVAN M, RONOT M, et al. A meta-analysis of diffusion-weighted and gadoxetic acid-enhanced MR imaging for the detection of liver metastases [J]. Eur Radiol, 2016, 26 (12): 4595-4615.

［38］ VREUGDENBURG T D, MA N, DUNCAN J K, et al. Comparative diagnostic accuracy of hepatocyte-specific gadoxetic acid (Gd-EOB-DTPA) enhanced MR imaging and contrast enhanced CT for the detection of liver metastases: a systematic review and meta-analysis [J]. Int J Colorectal Dis, 2016, 31 (11): 1739-1749.

［39］ ZHANG L, ZHANG L, WANG H, et al. Diagnostic performance of contrast-enhanced ultrasound and magnetic resonance imaging for detecting colorectal liver metastases: a systematic review and meta-analysis [J]. Dig Liver Dis, 2019, 51 (9): 1241-1248.

［40］ ZECH C J, KORPRAPHONG P, HUPPERTZ A, et al. Randomized multicentre trial of gadoxetic acid-enhanced MRI versus conventional MRI or CT in the staging of colorectal cancer liver metastases [J]. Br J Surg, 2014, 101 (6): 613-621.

［41］ EISENHAUER E A, THERASSE P, BOGAERTS J, et al. New response evaluation criteria in solid tumours: revised RECIST guideline (version 1. 1)[J]. Eur J Cancer, 2009, 45 (2): 228-247.

［42］ DOHAN A, GALLIX B, GUIU B, et al. Early evaluation using a radiomic signature of unresectable hepatic metastases to predict outcome in patients with colorectal cancer treated with FOLFIRI and bevacizumab [J]. Gut, 2020, 69 (3): 531-539.

［43］ BECKERS R C J, LAMBREGTS D M J, LAHAYE M J, et al. Advanced imaging to predict response to chemotherapy in colorectal liver metastases-a systematic review [J]. HPB, 2018, 20 (2): 120-127.

［44］ AHN S J, KIM J H, PARK S J, et al. Prediction of the therapeutic response after FOLFOX and FOLFIRI treatment for patients with liver metastasis from colorectal cancer using computerized CT texture analysis [J]. Eur J Radiol, 2016, 85 (10): 1867-1874.

［45］ CREASY J M, MIDYA A, CHAKRABORTY J, et al. Quantitative imaging features of pretreatment CT predict volumetric response to chemotherapy in patients with colorectal liver metastases [J]. Eur Radiol, 2019, 29 (1): 458-467.

［46］ ZHANG H, LI W, HU F, et al. MR texture analysis: potential imaging biomarker for predicting the chemotherapeutic response of patients with colorectal liver metastases [J]. Abdom Radiol (NY), 2019, 44 (1): 65-71.

第十八章

结直肠癌肝转移的多学科团队诊断模式

第一节 概述

结直肠癌是全球日益关注的公共卫生问题[1,2]。在中国和印度迅速发展的中等收入人群中,结直肠癌发病率每年以 5% 的速度增长,而在西方国家,由于不断增长的老年人口(70 岁以上的老年人口),预计在未来 20 年里,结直肠癌发病率将增加 30% 以上[1,2]。肝脏通常是 30%~40% 晚期结直肠癌患者[3]唯一的转移部位。尽管患者和临床医师对该疾病的认识不断提高[1,4,5],但到结直肠癌初诊时,近 1/4 的患者已出现临床可检测到的肝转移(CRLM)。根据历史数据,与随后发展为异时性转移的患者相比,初诊时即已发现转移患者的预后较差[1,5]。在成功切除原发肿瘤的患者中,近 50% 会在结肠切除后的头 5 年内发展为肝转移[1,4,5]。

直到最近,手术仍是唯一有机会治愈 CRLM 的方法,但只有不到 20% 的患者被认为适合尝试治愈性切除,其余患者则只能接受姑息性和对症治疗[6]。最近的数据表明,消融治疗(射频消融或微波消融)可能使患者获得长期生存,但与手术切除[7]相比整体效果较差。

近年来的另一个重大进展是化疗和生物制剂的使用不仅可以显著延长不可治愈患者的生存期,而且可以将最初不能手术的患者转化为可治愈性手术切除[8]。

多学科团队(multidisciplinary team,MDT)现在在提供高质量癌症服务中发挥着关键作用[9,10,11]。多学科团队模式已被证明可以提高疾病的管理与临床决策水平并降低治疗成本[12]。最近,视频会议手段提高了多学科团队诊治更多患者的能力,提高了效率[13]。考虑到 MDT 所需的时间和精力,MDT 的成功依赖医院的高效管理和支持及临床医师积极和有效的参与[14]。英国的一项研究表明,关键成员的参与、提供患者相关因素的描述、使用合适的评估表或检查表,以及选择合适的患者进行讨论是 MDT 能够成功的重要因素[15]。加拿大最近的一项研究表明,增加行政支持、具体的 MDT 患者账单及视频会议提高了 MDT 的质量[16]。英国的一项研究表明,MDT 使得 Ⅲ 期结直肠癌患者的 3 年存活率从 58% 增加到 66%[17],而澳大利亚一个类似的研究表明,MDT 使不可切除的非小细胞肺癌患者生存率从 205 天提升到 280 天[18]。密歇根大学(University of Michigan)黑色素瘤多学科临床肿瘤委员会的成立改善了资源的利用方式,减少了不必要的检查和治疗,为每位患者节省了约 1 600 英镑的费用[19]。目前,同样有来自中国的有力证据表明 MDT 正在改善中国结直肠癌患者的预后[20]。

在许多欧洲国家(英国、法国、比利时、西班牙)在开始任何治疗干预之前,法律要求所有癌症患者参加多学科团队(MDT)讨论。为了实现更加有效的结直肠癌肝转移的 MDT 管理,MDT 团队必须进行一系列步骤来确定癌症扩散的范围,最佳的治疗模式,各种治疗方法(手术、消融、系统性化疗、区域化疗/放疗、生物治疗)所扮演的角色,使用什么治疗方式以及这些治疗的先后顺序。

本章的重点是新近的一些治疗策略,旨在增加可接受治愈性治疗的结直肠癌肝转移(CRLM)患者的数量。这些策略包括改进的术前分期,新的手术切除标准,新颖的手术策略,现代系统化疗在新辅助治疗中的应用,新兴的消融疗法的应用,更强调协作的多学科管理疾病,以及最近的一个问题,是否在切除肠道原发灶前切除肝转移灶。现在明确的是,在积极的多学科方法的处理下,1/3的患者能够接受治愈性治疗,即使最终不能完全治愈,也显著提高了患者的长期生存。

第二节　建立有效的 MDT 团队

一个有效的 MDT 团队需要围绕一个指定的核心成员来构建。一旦一个核心小组建立起来,那么许多来自其他学科的专业人员就可以出席并参与进来。对于结直肠癌肝转移患者的管理,核心的重点学科包括肝胆外科、肿瘤内科、诊断放射科、介入放射科、姑息治疗科等。从这些学科中指定一个团队成员是很重要的。其他有助于结直肠癌肝转移 MDT 的学科包括胃肠病学/肝脏病学、专业护理人员和组织病理学。然而,有一名把每一例患者所要讨论的所有相关病历和检查资料进行收集和整理的专门的 MDT 秘书,对于成功运作一个 MDT 是绝对必要的。在诊断放射学方面,根据笔者的经验,每讨论 20 例患者,放射科医师需要至少 3 小时来准备 MDT 讨论中需要的图像资料。这个时间要求对工作繁忙的放射科医师来说是一笔巨大的成本。

第三节　术前分期:选择可治愈性切除患者的关键

每种用于 CRLM 诊断和分期的影像技术都有各自不同的优点和缺点,然而,在疾病早期发现小体积转移灶的能力正在迅速提高。必须牢记,所有的转移灶(包括在初诊时发现的,以及在"治愈性"切除原发肿瘤后发现的)都是在原发结直肠癌诊断时同步发生的。现在对于这些影像技术的最佳选择和使用的先后顺序已经逐步达成了共识[21-24]。

第四节　CT

CT 技术(螺旋 CT 和多排螺旋 CT)的最新进展,提高了影像的获取速度、分辨率,以及以更高精度对肝脏增强扫描不同时相成像的能力[21,24]。利用静脉碘化对比剂,这些技术依据对比剂在肝脏循环中不同时相的增强情况来表征肝脏病变[24]。CT 有局限性,包括较高的辐射剂量及在检测和分辨小于 1cm 的病变时灵敏度较低。

第五节　MRI

MRI 是一种高效的检测和识别较小(<1cm)肝脏病变的方法,通常使用钆作为对比剂,使肝转移灶与正常肝脏对比明显[21,24]。肝特异性对比剂的使用,如超顺磁氧化铁(super paramagnetic iron oxide,SPIO),进一步提高了正常肝组织与转移灶的对比度[24,25]。然而,MRI 在检测肝外病变,特别是腹膜和胸部病变的灵敏度较低,因此使用受到限制。

第六节　PET

PET/CT 已成为转移性结直肠癌检测和分期的重要诊断工具。虽然 PET/CT 的灵敏度较高,但特异度低,因为任何高代谢灶区(包括炎症和脓肿)都可能产生假阳性结果。其他缺点包括费用高,病变定位差,对小于 1cm 病变的灵敏度有限[25,26]。然而,笔者现在选择可能治愈性肝切除的患者时常规使用 PET/CT[27,28]。

第七节 手术

许多关于 CRLM 手术切除的前瞻性和回顾性研究均显示,根据选择标准,肝切除后 5 年生存率为 30%~50%[29]。分析这些研究报道时发现,尽管有 600 多篇文献,但其中来自可靠的大规模中心、病例数超过 100 例、中位随访时间大于 24 个月的前瞻性研究文献仅有 30 篇[29]。然而,从这些报道来看,几乎所有存活 5 年以上的患者都可以认为被治愈。

第八节 仅限肝转移可切除性的定义

一直以来,CRLM 可切除性的定义是相对直接的。可切除性的定义依据是相对久远的文献,这些文献发现了相对确定的影响预后的不良临床病理因素。所以肝切除通常只适用于如下患者:1~3 枚单叶转移,原发肿瘤切除 12 个月后发生的肝转移,切缘至少保证 1cm 的正常肝组织,无肝门淋巴结和肝外转移[30]。符合此标准的患者仅占发生仅限肝转移患者总数的 10% 以下[30]。

现在可知,在以上传统标准之外的患者也可以获得肝切除术带来的长期生存[31,32]。目前可切除性的判断是基于是否可以在宏观和微观上完成肝脏病灶的完整切除(R_0),以及是否能够保留足够体积的健康肝脏。

笔者对肝转移可切除性的定义如下[33]:①病灶能被完全切除。②至少保留两个相邻的肝段,并有足够的血流灌注和胆汁引流。③切除后剩余肝脏的体积,即"未来残肝"(future remnant liver,FRL)足够[25]。很明显,FRL 对于安全切除的限制因患者和机构的不同而不同,但是对于其他方面正常的肝脏,FRL 的安全体积是 20%~30%[33]。

切缘:一直以来,只有当肝胆外科医师认为可以保证切缘大于 1cm 时,才会考虑切除转移灶。新的标准对"1 厘米规则"提出了挑战。最近的研究表明,只要切缘在显微镜下没有病变,切缘的大小对生存率没有影响[34,35]。

第九节 提高可切除性的新策略

其他策略也越来越多地用于不可切除的 CRLM 患者,以提高可切除性。门脉栓塞可以使将被切除的患肝萎缩,切除后剩余肝脏体积增大(即 FRL 升高)。在残余肝体积增大后采用延迟的二期肝切除,可以避免一期切除所有病变肝段可能导致的急性肝衰竭[36,37]。

肝以外的转移灶,包括直接侵犯膈肌、肾上腺转移和肺转移,当数量很少并容易切除时也能够被治愈性切除[1]。最近的报道显示,切除肺转移瘤患者的 5 年存活率可达 35%[38]。

第十节 化疗与手术结合

对于不可行治愈性切除的患者,使用 5-FU 和叶酸联合奥沙利铂(FOLFOX)、伊立替康(FOLFIRI)的现代化疗方案可以得到高达 50% 的反应率和超过 2 年的中位生存期[39,40]。最重要的是,如此高的反应率可以使 10%~30% 最初被认为不能行治愈性切除的患者转化为可以进行肝切除[36,39,40]。

在 1 104 例最初被认为不可行治愈性切除并接受化疗的 CRLM 患者中,有 138 例(12.5%)对化疗有足够好的反应,其中 93% 能够进行治愈性肝脏手术[36]。这些患者 5 年和 10 年生存率分别为 33% 和 23%,中位生存期为 39 个月,明显低于同期在同一机构初始评估为可行治愈性切除患者的 5 年和 10 年生存率(分别为 48% 和 30%)[36]。对这些数据和其他数据的分析表明,将初始评估为不可行治愈性切除的 CRLM 患者转化可行治愈性肝切除的可能性与患者对化疗方案的反应率成正比[40]。

评估生物制剂的研究,如针对血管内皮生长因子(贝伐珠单抗)和表皮生长因子受体(西妥昔单抗和帕尼单抗)的单克隆抗体,显示出比常规化疗更高的反应率(可能是更高的转化切除率)。因此,未来可能会有更多初始评估为不可行治愈性切除的患者对联合系统性化疗有良好的反应[41-43]。德国Ⅱ期CELIM研究的数据表明,多达40%的*KRAS*野生型不可切除的仅限肝转移的结直肠癌患者可能能够被西妥昔单抗联合奥沙利铂或伊立替康为基础化疗方案转化为可治愈性切除[44]。

与单纯手术相比,围手术期(新辅助或辅助)化疗可以提高无病生存[45]。但是,需要谨慎理解这些数据,因为这项研究并没有在意向性分析(ITT分析)中证明其主要终点(初始随机化时ITT人群的3年无疾病生存),而只在遵循研究方案分析(PP分析)(排除不符合标准人群)中得出了统计学差异(图18-1)。然而,5年后对总体存活率的分析显示,围手术期化疗对患者无显著生存获益[46]。

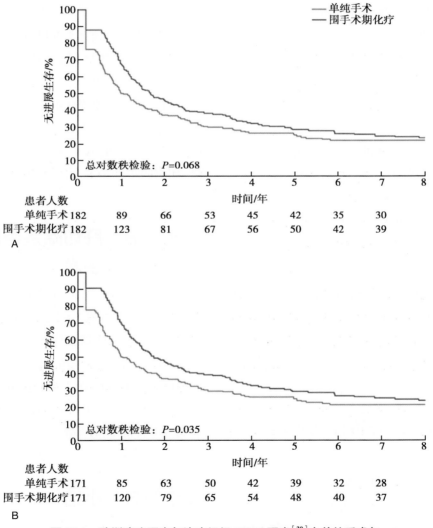

图18-1　欧洲癌症研究与治疗组织40983研究[30]中单纯手术与围手术期化疗的3年无进展生存期比较

A.所有随机分配患者;B.所有可评估患者。

第十一节 消融的作用

人们对肿瘤消融(主要是射频消融)的兴趣源于其较低的致残率和死亡率[47]。最近发表的一项对95个研究的荟萃分析显示其并发症发生率<9%[48],最常见的并发症是腹腔内出血、败血症和胆道损伤;死亡率为0~0.5%。然而,射频消融术(radiofrequency ablation,RFA)最常见的缺点是局部复发率较高,术中射频消融术的复发率为1.8%~12%,而在放射引导下经皮RFA的复发率高达40%。

毫无疑问,这种较高的局部失败率与经皮射频消融治疗的病变类型有关。消融治疗常用于距离主要血管结构太近,手术治疗无法保证其干净切缘的病灶。与无法保证手术切缘阴性一样,毗邻肿瘤血管的高血流量会带走热量,导致不完全消融和肿瘤复发。

RFA对不可切除CRLM的疗效是通过几项大型队列研究确定的,其中位生存期为28.9~36个月[32,33]。目前,EORTC CLOCC研究(EORTC 40004)解决了比较RFA联合化疗与单纯化疗对不可切除CRLM的前瞻性随机对照试验不足的问题。本研究的长期生存数据表明,在以FOLFOX为基础的化疗中加入RFA可以显著提高10年总生存率(35%),而单独使用FOLFOX患者的总生存率低于10%[49]。此外,有高质量的数据表明,消融联合手术切除可提供与单纯手术切除相当的远期生存率[50]。

第十二节 同时性肝转移的处理策略

在技术上"容易"切除的原发肿瘤(横结肠、左半和乙状结肠)和位置表浅、体积较小的肝转移灶(2、3、4B、5、6段和4A、7、8段的包膜下病灶)能够在一次手术中切除原发灶和转移灶,而并不显著增加致残率和死亡率[51-55]。出现肠梗阻、穿孔或危及生命的出血并同时伴有CRLM的患者(占少数)应立即接受明确的挽救生命的治疗(内镜下支架植入术、肠切除后造口

或立即重建)。

这些情况下,切除原发肿瘤的需求更加迫切(T_2~T_3期直肠癌);原发灶的处理需要新辅助治疗(T_3~T_4期直肠癌的新辅助放化疗);肝转移广泛至少需要半肝切除;大多数肿瘤外科医师会推荐原发灶和转移灶分期切除以降低围手术期风险[56,57]。

然而,在考虑分期切除策略时,必须考虑到治疗期间两个部位的肿瘤进展风险[45,58,59]。对于原发灶无症状肝转移不可切除的患者,先系统化疗,并根据化疗的反应程度制定合理的后续治疗策略[59]。化疗反应好,肝脏病灶可接受切除的患者,可考虑治愈性手术[45,58,59]。目前,有6%~10%的不可切除患者,在化疗期间仍在继续进展[37,45],可以考虑行后线化疗,但总体预后较差,应该避免无效的手术。

对于原发结肠癌(相对于原发直肠肿瘤)的初始不可切除患者,若其对治疗反应良好,可以通过切除体积相对较小的肝脏来实现所有肿瘤部位的R_0切除,那么同步肝肠手术是可行的[59]。

第十三节 肝切除是否应优先于肠道手术

最基本的问题是,在获得处理肝脏病灶的机会窗口后,肝脏病灶是否优先于原发性肿瘤[59]?目前的建议是先切除肝脏病灶,在肝脏病灶根除后,再处理原发性肠肿瘤。在小型单中心研究中,使用这种策略,20例此类患者中的16例(80%)获得了原发性肿瘤和继发性肿瘤的治愈性切除[59]。

第十四节 小结

如果可行,手术切除仍是CRLM治疗的金标准。不幸的是,晚期结直肠癌患者仍然存在。现代化疗方案为越来越多最开始不可进行手术切除的患者提供了可进行治愈性切除的可能性(图18-2)。在该领域

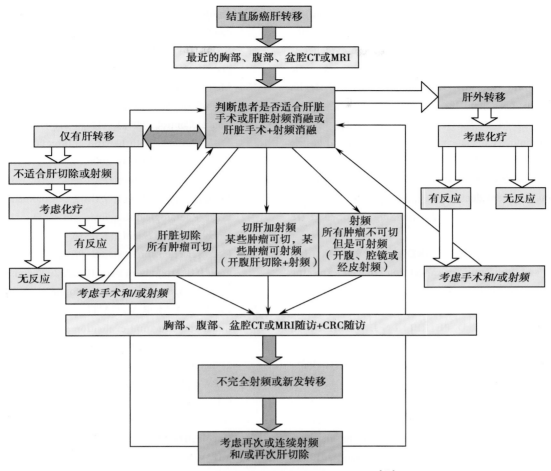

图 18-2 结直肠癌肝转移患者的治疗策略[40]

剩下的争议是手术时机及哪一种手术策略(先切肠、先切肝脏,或者同步联合切除)是第一选择?

因此,MDT 在结直肠癌肝转移治疗中的作用是收集能够帮助精确评估病变范围和分期的数据,然后利用这些数据制定以治愈疾病为核心、最大延长患者生存为最终目的的高效治疗方案。

(Raphael Diaz-Nieto,Graeme Poston 著,
刘彧 译)

参考文献

[1] POSTON G J. Surgical strategies for colorectal liver metastases [J]. Surg Oncol, 2004, 13 (2/3): 125-136.

[2] PRIMROSE J N. Treatment of colorectal metastases: surgery, cryotherapy, or radiofrequency ablation [J]. Gut, 2002, 50 (1): 1-5.

[3] WEISS L, GRUNDMANN E, TORHORST J, et al. Haematogenous metastatic patterns in colonic carcinoma: an analysis of 1541 necropsies [J]. J Pathol, 1986, 150 (3): 195-203.

[4] SUGARBAKER P H. Surgical decision making for large bowel cancer metastatic to the liver [J]. Radiology, 1990, 174 (3 Pt 1): 621-626.

[5] STANGL R, ALTENDORF-HOFMANN A, CHARNLEY R M, et al. Factors influencing the natural history of colorectal liver metastases [J]. Lancet, 1994, 343 (8910): 1405-1410.

[6] GEOGHEGAN J G, SCHEELE J. Treatment of colorectal liver metastases [J]. Br J Surg, 1999, 86 (2): 158-169.

[7] ABDALLA E K, VAUTHEY J N, ELLIS L M, et al. Recurrence and outcomes following hepatic resection, radiofrequency ablation, and combined resection/ablation for colorectal liver metastases [J]. Ann Surg, 2004, 239 (6): 818-825.

[8] BISMUTH H, ADAM R, LEVI F, et al. Resection of nonre-

sectable liver metastases from colorectal cancer after neoadjuvant chemotherapy [J]. Ann Surg, 1996, 224 (4): 509-520.

[9] ABBASI A N. Tumor board saves lives-more evidence is emerging for the mandatory development of site specific multi-disciplinary teams [J]. National Journal of Health Sciences, 2019, 4 (2): 46-48.

[10] BONIFACE M M, WANI S B, SCHEFTER T E, et al Multidisciplinary management for esophageal and gastric cancer [J]. Cancer Manag Res, 2016, 8: 39-44.

[11] LAMB B W, BROWN K F, NAGPAL K, et al. Quality of care management decisions by multidisciplinary cancer teams: a systematic review [J]. Ann Surg Oncol, 2011, 18 (8): 2116-2125.

[12] LOOK HONG N J, GAGLIARDI A R, BRONSKILL S E, et al. Multidisciplinary cancer conferences: exploring obstacles and facilitators to their implementation [J]. J Oncol Pract, 2010, 6 (2): 61-68.

[13] DICKSON-WITMER D, PETRELLI N J, WITMER D R, et al. A statewide community cancer center videoconferencing program [J]. Ann Surg Oncol, 2008, 15 (11): 3058-3064.

[14] JALIL R, AHMED M, GREEN J S, et al. Factors that can make an impact on decision-making and decision implementation in cancer multidisciplinary teams: an interview study of the provider perspective [J]. Int J Surg, 2013, 11 (5): 389-394.

[15] WRIGHT F C, LOOKHONG N, URBACH D, et al. Multidisciplinary cancer conferences: identifying opportunities to promote implementation [J]. Ann Surg Oncol, 2009, 16 (10): 2731-2737.

[16] BRAR S S, PROVVIDENZA C, HUNTER A, et al. Improving multidisciplinary cancer conferences: a population-based intervention [J]. Ann Surg Oncol, 2014, 21 (1): 16-21.

[17] MACDERMID E, HOOTON G, MACDONALD M, et al. Improving patient survival with the colorectal cancer multi-disciplinary team [J]. Colorectal Dis, 2009, 11 (3): 291-295.

[18] BYDDER S, NOWAK A, MARION K, et al. The impact of case discussion at a multidisciplinary team meeting on the treatment and survival of patients with inoperable non-small cell lung cancer [J]. Intern Med J, 2009, 39 (12): 838-841.

[19] FADER D J, WISE C G, NORMOLLE D P, et al. The multidisciplinary melanoma clinic: a cost outcomes analysis of specialty care [J]. J Am Acad Dermatol, 1998, 38 (5 Pt 1): 742-751.

[20] YE Y J, SHEN Z L, SUN X T, et al. Impact of multidis-

[21] SAHANI D V, KALVA S P. Imaging the liver [J]. Oncologist, 2004, 9 (4): 385-397.

[22] MCLOUGHLIN J M, JENSEN E H, MALAFA M. Resection of colorectal liver metastases: current perspectives [J]. Cancer Control, 2006, 13 (1): 32-41.

[23] JN V. Patients with hepatic colorectal metastases [C]// Program of the AHPBA 2006 consensus conference, 2006, San Francisco, California.

[24] MARTINEZ L, PUIG I, VALLS C. Colorectal liver metastases: Radiological diagnosis and staging [J]. Eur J Surg Oncol, 2007, 33 Suppl 2: S5-S16.

[25] C C. Selection for resection: Preoperative imaging evaluation [C]//Program of the AHPBA 2006 consensus conference, 2006, San Francisco, California.

[26] ISRAEL O, MOR M, GAITINI D, et al. Combined functional and structural evaluation of cancer patients with a hybrid camera-based PET/CT system using (18) F-FDG [J]. J Nucl Med, 2002, 43 (9): 1129-1136.

[27] YIP V S, POSTON G J, FENWICK S W, et al. FDG-PET-CT is effective in selecting patients with poor long term survivals for colorectal liver metastases [J]. Eur J Surg Oncol, 2014, 40 (8): 995-999.

[28] YIP V S, COLLINS B, DUNNE D F, et al. Optimal imaging sequence for staging in colorectal liver metastases: analysis of three hypothetical imaging strategies [J]. Eur J Cancer, 2014, 50 (5): 937-943.

[29] HUGHES K S, SIMON R, SONGHORABODI S, et al. Resection of the liver for colorectal carcinoma metastases: a multi-institutional study of patterns of recurrence [J]. Surgery, 1986, 100 (2): 278-284.

[30] FONG Y, FORTNER J, SUN R L, et al. Clinical score for predicting recurrence after hepatic resection for metastatic colorectal cancer: analysis of 1001 consecutive cases [J]. Ann Surg, 1999, 230 (3): 309-318.

[31] MINAGAWA M, MAKUUCHI M, TORZILLI G, et al. Extension of the frontiers of surgical indications in the treatment of liver metastases from colorectal cancer: long-term results [J]. Ann Surg, 2000, 231 (4): 487-499.

[32] VAUTHEY J N, PAWLIK T M, ABDALLA E K, et al. Is extended hepatectomy for hepatobiliary malignancy justified? [J]. Ann Surg, 2004, 239 (5): 722-730.

[33] SCHEELE J, STANG R, ALTENDORF-HOFMANN A, et al. Resection of colorectal liver metastases [J]. World J Surg, 1995, 19 (1): 59-71.

[34] PAWLIK T M, SCOGGINS C R, ZORZI D, et al. Effect of surgical margin status on survival and site of recurrence

after hepatic resection for colorectal metastases [J]. Ann Surg, 2005, 241 (5): 715-722.

［35］ADAM R, DELVART V, PASCAL G, et al. Rescue surgery for unresectable colorectal liver metastases downstaged by chemotherapy: a model to predict long-term survival [J]. Ann Surg, 2004, 240 (4): 644-657.

［36］PETROWSKY H, GONEN M, JARNAGIN W, et al. Second liver resections are safe and effective treatment for recurrent hepatic metastases from colorectal cancer: a bi-institutional analysis [J]. Ann Surg, 2002, 235 (6): 863-871.

［37］KANEMITSU Y, KATO T, HIRAI T, et al. Preoperative probability model for predicting overall survival after resection of pulmonary metastases from colorectal cancer [J]. Br J Surg, 2004, 91 (1): 112-120.

［38］POZZO C, BASSO M, CASSANO A, et al. Neoadjuvant treatment of unresectable liver disease with irinotecan and 5-fluorouracil plus folinic acid in colorectal cancer patients [J]. Ann Oncol, 2004, 15 (6): 933-939.

［39］FOLPRECHT G, GROTHEY A, ALBERTS S, et al. Neoadjuvant treatment of unresectable colorectal liver metastases: correlation between tumour response and resection rates [J]. Ann Oncol, 2005, 16 (8): 1311-1319.

［40］WICHERTS D A, DE HAAS R J, ADAM R. Bringing unresectable liver disease to resection with curative intent [J]. Eur J Surg Oncol, 2007, 33 Suppl 2: S42-S51.

［41］ADAM R, ALOIA T, LEVI F, et al. Hepatic resection after rescue cetuximab treatment for colorectal liver metastases previously refractory to conventional systemic therapy [J]. J Clin Oncol, 2007, 25 (29): 4593-4602.

［42］GRUENBERGER B, TAMANDL D, SCHUELLER J, et al. Bevacizumab, capecitabine, and oxaliplatin as neoadjuvant therapy for patients with potentially curable metastatic colorectal cancer [J]. J Clin Oncol, 2008, 26 (11): 1830-1835.

［43］Folprecht G, Gruenberger T, Bechstein W, et al. Survival of patients with initially unresectable colorectal liver metastases treated with FOLFOX/cetuximab or FOLFIRI/cetuximab in a multidisciplinary concept (CELIM study)[J]. Ann Oncol. 2014; 25 (5): 1018-1025.

［44］NORDLINGER B, SORBYE H, GLIMELIUS B, et al. Perioperative chemotherapy with FOLFOX4 and surgery versus surgery alone for resectable liver metastases from colorectal cancer (EORTC Intergroup trial 40983): a randomised controlled trial [J]. Lancet, 2008, 371 (9617): 1007-1016.

［45］FELIBERTI E C, WAGMAN L D. Radiofrequency ablation of liver metastases from colorectal carcinoma [J]. Cancer Control, 2006, 13 (1): 48-51.

［46］NORDLINGER B, SORBYE H, GLIMELIUS B, et al. Perioperative FOLFOX4 chemotherapy and surgery versus surgery alone for resectable liver metastases from colorectal cancer (EORTC 40983): long-term results of a randomised, controlled, phase 3 trial [J]. Lancet Oncol, 2013, 14 (12): 1208-1215.

［47］MULIER S, MULIER P, NI Y, et al. Complications of radiofrequency coagulation of liver tumours [J]. Br J Surg, 2002, 89 (10): 1206-1222.

［48］POSTON G J, BYRNE C. Decision making for patients with colorectal cancer liver metastases [J]. Ann Surg Oncol, 2006, 13 (1): 10-11.

［49］RUERS T, VAN COEVORDEN F, PUNT C J, et al. Local treatment of unresectable colorectal liver metastases: results of a randomized phase Ⅱ trial [J]. Natl Cancer Inst, 2017, 109 (9): djx015.

［50］EVRARD S, POSTON G, KISSMEYER-NIELSEN P, et al. Combined ablation and resection (CARe) as an effective parenchymal sparing treatment for extensive colorectal liver metastases [J]. PLoS One, 2014, 9 (12): e114404.

［51］VERGHESE M, PATHAK S, POSTON G J. Increasing long-term survival in advanced colorectal cancer [J]. Eur J Surg Oncol, 2007, 33 Suppl 2: S1-S4.

［52］NESBITT C, GLENDINNING R J, BYRNE C, et al. Factors that influence treatment strategies in advanced colorectal cancer [J]. Eur J Surg Oncol, 2007, 33 Suppl 2: S88-S94.

［53］WEBER J C, BACHELLIER P, OUSSOULTZOGLOU E, et al. Simultaneous resection of colorectal primary tumour and synchronous liver metastases [J]. Br J Surg, 2003, 90 (8): 956-962.

［54］BENOIST S, PAUTRAT K, MITRY E, et al. Treatment strategy for patients with colorectal cancer and synchronous irresectable liver metastases [J]. Br J Surg, 2005, 92 (9): 1155-1160.

［55］ADAM R, DE GRAMONT A, FIGUERAS J, et al. The oncosurgery approach to managing liver metastases from colorectal cancer: a multidisciplinary international consensus [J]. Oncologist, 2012, 17 (10): 1225-1239.

［56］MENTHA G, MAJNO P E, ANDRES A, et al. Neoadjuvant chemotherapy and resection of advanced synchronous liver metastases before treatment of the colorectal primary [J]. Br J Surg, 2006, 93 (7): 872-878.

［57］MENTHA G, MAJNO P, TERRAZ S, et al. Treatment strategies for the management of advanced colorectal liver metastases detected synchronously with the primary tumour [J]. Eur J Surg Oncol, 2007, 33 Suppl 2: S76-S83.

［58］ BLOKHUIS T J, VAN DER SCHAAF M C, VAN DEN TOL M P, et al. Results of radio frequency ablation of primary and secondary liver tumors: long-term follow-up with computed tomography and positron emission tomography-18F-deoxyfluoroglucose scanning [J]. Scand J Gastroenterol Suppl, 2004,(241): 93-97.

［59］ ADAM R, DE GRAMONT A, FIGUERAS J, et al. Managing synchronous liver metastases from colorectal cancer: a multidisciplinary international consensus [J]. Cancer Treat Rev, 2015, 41 (9): 729-741.

Chapter 18　Multi-disciplinary team working in the management of colorectal liver metastases

第一节　概述

结直肠癌的治疗主要是外科治疗,但随着肿瘤内科治疗、肿瘤放射治疗、生物靶向治疗的发展,结直肠癌治疗后的 5 年生存率有了很大的改善,美国报道的结直肠癌 5 年生存率高达 67%[1],这主要由于结直肠癌多学科综合治疗的发展,如国外有报道在多学科综合治疗策略指导下,Dukes C 期结直肠癌患者 5 年生存率从 58% 上升到 66%[2]。因此,注重结直肠癌综合治疗是进一步提高结直肠癌生存率的最重要方法,无论怎样强调也不过分。

第二节　结直肠癌的外科治疗

一、结直肠癌的外科治疗独领风骚

结直肠外科的发展起自 1887 年的结肠造瘘手术,麻醉及抗生素的应用使外科手术有了很大的发展。至 20 世纪 40 年代逐步发展了结肠癌切除术、直肠癌前切除术、经腹会阴直肠切除术等主要术式,奠定了结直肠癌外科治疗的基础。

至 20 世纪 80 年代,结直肠癌的各种术式基本发展成熟,肠管手术切除及淋巴结清扫范围均建立了规范,手术的无瘤操作逐渐广泛应用,结直肠癌的外科治疗达到了较高的水平,莫善兢教授总结了当时结直肠癌治疗的结果,国内的主要肿瘤中心达到了国外主要肿瘤中心的治疗水平,见表 19-1、表 19-2。

二、结直肠癌外科治疗的新进展

自 20 世纪 90 年代以来,结直肠癌的外科治疗也有许多发展,主要表现在新概念、新技术、新方法等方面。它们推动了结直肠癌外科治疗的发展,改善了外科手术的结果。

(一)新概念

结直肠外科治疗方面的新概念主要有直肠癌全系膜切除、结肠癌全系膜切除术(complete mesocolic excision,CME)、环切缘和直肠癌下切缘的再认识。①直肠癌全系膜切除,是 20 世纪 90 年代英国著名肿瘤外科学家 Heald RJ 首先提出的[3]。②CME 是德国 Hohenberger W 教授首先提出的手术概念,与直肠癌的 TME 类似,有助于降低肿瘤的术后局部复发率,但其与日本的 D3 手术孰优孰劣还存在争议[4]。③环切缘,是指直肠癌 TME 切除后最近的侧切缘,研究显示环切缘与肿瘤的局部复发相关,术前 MRI 可以评估环切缘阳性的可能性,决定新辅助放化疗的必要性。术中全系膜切除是保证最大环切缘的技术保证[5]。④直肠癌的下切缘,一直受到重视,但一直未有确定的距离,曾经以 5cm 作为下切缘的金标准,但近年受

表 19-1　国内外主要肿瘤中心结肠癌的 5 年生存率

		Monash	MSKCC	杭州市肿瘤医院	上海交通大学医学院附属瑞金医院	复旦大学附属肿瘤医院
病例数（年份）		615（1980）	703（1980）	123（1982）	302（1983）	261（1985）
Dukes 分期	A	88	69.25	62.09	100	93.25
	B	78	69.25	62.09	74.74	82.70
	C	60	52.19	38.92	C_1:45.18 ; C_2:28.44	73.62
5 年生存率 /%		76	75.9	61.82	72.79	83.84

Monash：Monash Medical Center in Australia，澳大利亚莫纳什医学中心；MSKCC：Memorial Sloan-Kattering Cancer Center，纪念斯隆凯特琳癌症中心。

表 19-2　国内外主要肿瘤中心直肠癌的 5 年生存率

		St. Mark's	MSKCC	Monash	上海交通大学医学院附属瑞金医院	复旦大学附属肿瘤医院
病例数（年份）		1370（1984）	495（1980）	1061（1980）	619（1983）	859（1985）
Dukes 分期	A	85.6	77	88	98.05	93.99
	B	67.5	77	76	68.43	70.61
	C	41.3	41	41	C_1:39.66 ; C_2:10.21	43.38
5 年生存率 /%			63	69	66.91	66.6

St.Mark's：St.Mark's Hospital in London，伦敦圣马可医院；MSKCC.Memorial Sloan-Kattering Cancer Center，纪念斯隆凯特琳癌症中心；Monash：Monash Medical Center in Australia，澳大利亚莫纳什医学中心。

到了挑战，多数学者认为 1cm 以上的下切缘是足够的，NCCN 指南建议，如下切缘小于 1cm 需要行冷冻病理切片检查来保证下切缘的可靠性。作者认为，在可能的情况下尽量争取 2cm 以上的下切缘，对部分恶性程度较低、内生为主、高龄患者、希望生活质量较高的患者可以采用 1cm 的下切缘，但需要行冷冻病理切片检查保证下切缘阴性[6,7]。

（二）新技术

近 20 年来，外科在技术上也有很多发展，如吻合器、闭合器、超声刀、LigaSure 等方便了手术操作，提高了手术效率，改善了手术安全性。

（三）新方法

结直肠外科的主要新方法有腹腔镜手术、达芬奇机器人手术、内镜手术和双镜联合手术。①腹腔镜手术，自 20 世纪 90 年代开始在结直肠外科应用，目前在结肠癌手术的应用价值已经得到随机临床研究证明，可以达到开腹手术的治疗效果，同时可减少创伤，恢复快。但在直肠癌外科方面的价值尚未得到证

明[8]。②达芬奇机器人手术，能提供放大 10~15 倍的三维立体高清图像，画面不颤动，机械臂模拟人的手腕具备 7 个方向的自由活动度和 540° 自由转动，在狭窄、复杂的手术区域比人手更为灵活，同时能给医师带来更舒适的操作体位等优点，但因其价格昂贵、肿瘤学疗效尚未证实等原因，目前仅限于大型临床医学中心使用。③内镜手术，近年由于内镜技术和设备的改进，经内镜切除结直肠肿瘤成为可能，主要有内镜黏膜下剥离（endoscopic submucosal dissection，ESD）技术和经肛门的内镜微创外科（transanal endoscopic microsurgery，TEM）技术，前者是经内镜的肿瘤整块黏膜层切除术，后者是直肠肿瘤整块全层肠壁切除术。虽然有报道上述方法可以应用于早期结直肠癌，如 $T_1/T_2N_0M_x$，但疗效尚未有得到多数学者的肯定，值得认真研究。作者强调，疗效的可靠性是决定性因素，技术的可行性必须有疗效的可靠性支持才能应用于临床，特别是恶性肿瘤患者[9]。④双镜联合手术，是指联合腹腔镜和内镜进行手术治疗，主要用

于肿瘤较小、无法确定肿瘤部位的患者,目前可以运用术前纳米碳或吲哚菁绿定位达到术中准备定位的目的。

(四)新认识

过去对结直肠癌肝肺转移多不采取积极治疗,但近年的研究充分显示了切除肝肺转移灶的价值,如能完全切除转移灶 30%~50% 患者可获得 5 年生存率,如经新辅助化疗后可切除的转移灶,切除后亦可获得相同的治疗效果。即便是 IV_c 期的腹膜转移癌,如能进行满意的减瘤手术,术后再联合腹腔热灌注治疗,部分患者依然能达到长期生存。因此,积极争取切除转移病灶或联合射频、冷冻、SBRT 等局部治疗手术使患者达到无瘤状态(NED),可以使患者得到较高的生存机会,值得争取[10-12]。

三、结直肠外科的展望

结直肠外科已经走过 100 多年的历程,逐步发展和成熟起来,成为结直肠癌治疗的最主要和最重要的手段,是结直肠癌治疗的基石,无论怎样强调都不过分。

在结直肠外科治疗中,要充分强调外科治疗适应证的选择、外科治疗方法和方式的选择、规范性切除、淋巴结清扫和无瘤操作技术,使外科治疗达到最佳效果,在保证肿瘤根治的前提下还需注重患者生活质量的提高,如盆腔神经功能的保护、低位保肛手术等。

在强调外科治疗的重要性的同时,更应该清楚地看到:自 20 世纪 90 年代以来,应用这些新概念、新技术、新方法的主要优点是减少了手术创伤、提高了手术安全性、缩短了恢复时间、改善了生活质量,而在肿瘤治疗非常重要的 5 年生存率方面的改善不大,许多方法的应用仍然未能得到一致的认同,其生存结果尚待确定,怎样正确应用合理的外科技术和方法值得很好的研究。

外科技术发展到今天的状态,多数肿瘤专家认为:外科治疗基本达到了它的极限,进一步提高肿瘤治疗的效果很困难,同时提高的幅度也极有限,因此,想要再提高结直肠癌的治疗效果,需要充分结合其他治疗,将多种治疗手段结合起来。

第三节 多学科治疗手段的发展

直至 1990 年,除结直肠癌的外科治疗,其他各种治疗的价值一直未得到确认,但自那以后,由于化疗药物、放射治疗和生物治疗的发展,使得结直肠癌的治疗手段迅速发展起来,结直肠癌患者的生存时间延长、局部复发率得到控制,总体上使 5 年生存率提高了 10%~15%。以下是几个主要发展方面。

一、结肠癌的辅助化疗

结肠癌的辅助化疗即治愈性切除后的化疗,虽然化疗自 20 世纪 60 年代就开始应用,但一直未能证实其价值,直至 1990 年才证明了 5-FU/CF 在结肠癌辅助化疗方面的价值,在外科治疗的基础上,使 III 期结肠癌患者的 5 年生存率提高了 10%~15%。20 世纪 90 年代的多个研究证明了 5-FU/CF 辅助化疗的价值、CF 应用剂量强度、辅助化疗的应用时间、辅助化疗方法等,确立了 5-FU/CF 在结肠癌辅助化疗中的金标准地位。最近的 X-act 研究证明了卡培他滨在结肠癌辅助化疗中的价值,因其较优的治疗效果、较好的安全性和较简便的应用方法,使其成为了新的辅助化疗方法;MOSAIC 和 16 968 研究证明了以奥沙利铂为主的 FOLFOX4 和 XELOX 联合化疗方案的价值,使其成为更优的辅助化疗方案,进一步提高了结肠癌患者的 5 年生存率。

目前对 III 期结肠癌(包括 12cm 以上直肠癌)的辅助化疗已经成为共识,但对 II 期结肠癌的价值仍未得到肯定。多数研究显示,辅助化疗可以使患者 5 年生存率提高 3%~8%;多数学者建议对高危 II 期结肠癌使用辅助化疗。需要指出的是,目前没有循证医学证据支持 S-1 在肠癌术后辅助治疗中的作用。

二、晚期结肠癌的姑息化疗

结肠癌的姑息化疗自 20 世纪 60 年代开始应用,多年来的研究使姑息化疗后患者的生存时间逐步提高,从 6 个月提高到目前的 16~20 个月,主要化疗方案有 5-FU/CF、卡培他滨单药、FOLFOX、XELOX、FOLFIRI 等,疗效见表 19-3。

表 19-3　常见姑息化疗方案的疗效

治疗 / 药物	中位生存期
最佳支持治疗	6 个月
5-FU/CF	12 个月
卡培他滨	12 个月
FOLFOX	16~20 个月
FOLFIRI	16~20 个月
XELOX	16~20 个月
FOLFOX-FOLFIRI(序贯)	20~24 个月
FOLFOX/FOLFIRI+ 贝伐单抗 / 西妥昔单抗	30 个月

三、生物靶向药物治疗

近年,晚期结直肠癌治疗的最大发展就是生物靶向药物治疗的临床应用,主要有 2 个药物,贝伐单抗(Bevacizumab)和西妥昔单抗(Cetuximab),分别作用于 VEGF 和 EGFR,在晚期结肠癌的治疗中与化疗结合提高了有效率,将治疗的有效率从 40%~50% 提高到 60%~70%;延长了患者生存时间,如 FOLFOX/FOLFIRI 与西妥昔单抗联合应用,中位生存期提高到 24~30 个月;而 FOLFOX/FOLFIRI 与贝伐单抗结合使用也可以获得上述相同的生存时间。

除了在上述方面的应用,靶向药物与化疗结合在肠癌肝转移新辅助治疗中的应用取得了明显进步,使得不可切除的肠癌肝转移转变成为可切除,同时提高了可切除肝转移患者的生存时间。Adam 等[13]于 2007 年报道 2 198 例肠癌肝转移研究,其中在化疗后无法切除的肠癌肝转移患者加用西妥昔单抗,使切除率提高了 7%,使患者获得生存机会。另外,多个协作组正在进行靶向药物结合化疗在辅助化疗方面应用的多中心研究,期待他们的结果。

四、免疫治疗

免疫治疗对于结直肠癌的治疗效果并不像对于黑色素瘤和肺癌那样有效,但研究人员发现越来越多从增强免疫药物中获益的患者。目前研究炙手可热的是免疫检查点抑制剂(checkpoint blocker),如可以阻断 CTLA-4、PD-1 和 PD-L1 的药物。抗 PD-1 治疗

在 5%~10% 的 dMMR 人群中取得了非常满意的效果[14]。除微卫星状态和肿瘤突变符合,能否用其他指标来甄别可获益人群,目前结果并不令人满意。但前期研究结果表明 MSS 群体接受抗 PD-1 治疗后 ORR(缓解率)几乎为 0,这极大地限制了抗 PD-1 治疗在肠癌中的应用。对于 MSS 患者,如何通过靶向治疗、化疗等方式修饰肿瘤细胞,使其对免疫治疗敏感,将会是未来研究的一个重要方向。

五、结直肠癌肝转移的转化化疗

结直肠癌肝转移是非常常见的临床问题,40%~50% 的结直肠癌患者会发生同时性或异时性肝转移,积极地处理肝转移,如切除转移灶可使 30%~50% 的患者获得 5 年生存。但临床上,仅 10% 左右的患者是可切除的。20 世纪 70 年代,S Wilson SM[15]开始肠癌肝转移的手术治疗的探讨,取得了很好的结果;20 世纪 90 年代开始出现新的化疗药物,特别是靶向药物的应用开创了肠癌肝转移转化治疗的新纪元。近年来,转化治疗成为结直肠癌治疗的重中之重,从二药联合化疗、三药联合化疗到二药化疗 + 靶向药物、三药化疗 + 靶向药物;从盲目的药物选择到部位、分子标志物指导的联合化疗。多中心、多个研究显示,转化治疗使部分不能切除的肝转移转变成为可切除,而切除后 5 年生存率为 30%~50%(表 19-4)。

六、直肠癌的辅助放化疗

对直肠癌的放疗研究已开展了许多年,后又发展了辅助放化疗的研究。NCCTG79-47-51 研究比较了术后放疗(45~50.4Gy)与术后放化疗(放疗联合 5-FU+MeCCNU)的疗效,进一步证实了 GITSG 的结果[16]:放化疗联合较单纯放疗,明显提高了无病生存率(58% vs. 38%,$P=0.001\,6$),同时明显提高了局部控制率(86% vs. 75%,$P=0.036$),随后的部分研究提示可以提高患者生存率。1990 年美国国家癌症研究所(National Cancer Institute,NCI)直肠癌治疗会议达成的共识是:T_{3-4} 和 / 或 N_{1-2} 患者,术后标准的辅助治疗是放化疗的综合治疗。该共识至今仍是各直肠癌治疗指南的治疗标准,如 NCCN 指南。

表 19-4　无法切除结直肠癌肝转移新辅助化疗后的切除情况

作者	年度	病例数	化疗方案	手术切除例数（%）	5 年生存率 /%
Levi	1992	98	Fu-Fol-Ox	18（19%）	-
Fowler	1992	-	Fu-Fol	11	-
Bismuth	1996	330	Fu-Fol-Ox	53（16%）	40%
Giachetti	1999	389	Fu-Fol-Ox	77（20%）	50%
Adam	2001	701	Fu-Fol-Ox	95（14%）	39%
Wein	2001	53	Fu-Fol	6（11%）	-
Rivoire	2002	131	Fu-Fol-Ox	57（43%）	-
Pozzo	2004	40	Irinotecan-b	33%	-
Ducreux	2003	55	Irinotecan-b	31%	-

七、直肠癌的新辅助放化疗

对直肠癌的新辅助放化疗的研究已有多年历史，直到 2004 年，德国的 CAO/ARO/AIO94 研究确立了术前新辅助化疗的地位[17]。直肠癌的新辅助放化疗，增加了保肛机会，减少局部复发，部分研究改善了患者生存率，因此 NCCN 指南推荐新辅助放化疗为 $T_{3\sim4}N_+$ 直肠癌的治疗标准。

直肠癌的综合治疗要求在治疗前必须进行术前分期。术前分期为 $T_{3\sim4}N_+$ 时，应进行术前新辅助放化疗。目前国内多数医院未能开展术前分期和新辅助放化疗，值得引起重视。如果未能开展术前分期和新辅助放化疗，当术后病理报告为距肛 12cm 以内的直肠癌，$T_{3\sim4}N_+$ 患者应进行术后辅助放化疗，而不是国内多数医院使用的辅助化疗。

目前常用的方法为超声内镜或 MRI 分期，在分期的灵敏度和特异度方面二者基本相同，超声内镜在区别 T_1、T_2 时略优，而 MRI 在了解肿瘤切除环切缘方面更佳。一般 CT 检查不能作为直肠癌的术前分期方法[18,19]。

值得注意的是，部分接受新辅助放化疗的患者会达到临床的肿瘤完全缓解（cCR），对这部分患者可进行"等待观察（wait & see）"的治疗策略，cCR 必须有严格的临床评估，等待观察治疗策略的实施也需要患者有良好的依从性，接受规律的随访，因为 cCR 不代表病理学的 pCR。

八、肛管鳞癌的放化疗

肛管鳞癌是一种少见的恶性肿瘤，20 世纪 80 年代以前主要是外科治疗，除部分采取局部切除外，多需要经腹会阴直肠切除术 + 腹股沟淋巴结清扫术，使患者生活质量下降，同时患者术后 5 年生存率仅 20%~70%，局部复发率 50%~70%。

1980 年后，开始肛管鳞癌放化疗治疗的研究，采用放射治疗 +5-FU/MMC 或放射治疗 +5-FU/DDP 的治疗，取得了无淋巴结转移患者 5 年生存率 85%、伴淋巴结转移患者 5 年生存率 58% 的良好效果，使得外科治疗仅用于放化疗后的局部切除或放化疗失败后的挽救性切除，避免了肛门改道的痛苦，提高了治疗效果。

第四节　结直肠癌多学科治疗势在必行

近年来，多种治疗手段和方法在结直肠癌诊断治疗方面的发展，使结直肠癌诊断治疗方法的选择复杂起来，怎样将各种诊断方法和治疗方法合理地结合起来，仅靠个人的知识和能力很难完成，因此充分结合不同学科专家的学识和经验才能制定最佳方案，同时充分发挥专业的治疗特长，才能规范地完成治疗过程，达到最佳治疗效果。

一、多学科需要合理组织架构

多学科诊治的发展主要经历三个阶段：初步认识各种诊治技术和手段的发展；认识到多学科综合治疗的价值，但仅依靠个人认识的多学科思维；建立多学科综合治疗协作组。目前国内中心多位于发展的第二阶段，已经认识到多学科综合治疗的价值，但在实践中仍然依靠的是个人的综合知识，仅少数肿瘤中心进入发展的第三阶段，建立多学科综合治疗协作组并规范地开展工作。

多学科综合治疗需要有基本的组织构架，即多学科综合治疗协作组，这是进行多学科综合治疗的基本组织保障。英国立法保障癌症患者的治疗，强调每个确诊癌症的患者在开始治疗前必须经过相关多学科综合治疗组的讨论，使每个癌症患者得到最佳治疗方案。当然多数国家尚无类似法律，但这是发展的方向，必须得到足够的重视。

结直肠癌多学科治疗协作组的组成一般由肿瘤外科或胃肠专科外科医师、肿瘤内科医师、放射治疗医师、病理诊断医师、内镜医师、影像诊断医师、肝外科、介入科、专科护士和精神心理医师组成，使得治疗结直肠癌的相关医护人员共同参与患者的诊治，保证治疗的最佳质量和最好效果。

多学科综合治疗协作组的工作不仅在治疗方面，还包括制定诊断规范和诊断方式的选择、治疗方案的设计执行和改进、治疗效果的评估、随访方案的设计和执行、全程的生活质量评估和关怀。

二、多学科协作需要程序保障

多学科综合治疗协作组的工作应有规范的工作程序和内容，以保证有序、有效地完成工作。一般要求协作组必须每周活动，使每周遇到的患者有机会及时得到会诊，制定计划、及时处理。很多多学科组不定期或每月一次活动，不能保证患者及时得到处理，不能有足够的时间处理需要讨论的患者。

多学科综合治疗协作组的工作还包括：肿瘤诊断、治疗、随访规范的制定，一般要求定期修改；肿瘤临床研究方案的设计和修改，定期召开会议讨论研究进展和处理存在的问题；制定和修改治疗指南，一般应每年或每半年修改一次；定期举办学术活动，以保证学术水平与时代接轨；建立相关网站，反映相关治疗的诊治现状及多学科协作组的工作、研究状态。

三、多学科诊疗涵盖结直肠癌预防诊治全程

多学科诊疗的内涵范围一直没有完全明确，狭义的内涵也是目前广泛使用的，即涵盖诊断治疗，更具体为确定诊断及分期、制定治疗方案。作者根据多年的体会认为，多学科诊疗的涵盖范围应该包括结直肠癌的预防、诊断、治疗计划设计、治疗、随访和社会心理关爱的全过程。对于结直肠癌的三级预防，无论怎样强调都不过分，美国的结直肠癌发病率和死亡率下降非常明显，最主要的原因是一级、二级预防的作用；随访和社会心理关爱应该由多学科负责。

四、多学科综合诊治需要规范执行

多学科综合治疗协作组除了制定治疗方案，还必须坚决地贯彻规范性治疗过程。执行治疗方案过程中应由专科医师来完成治疗过程，同时监督治疗的规范性。在临床上经常看到：手术切除和清扫的不规范、无瘤操作的缺失、化疗药物剂量的不标准、化疗疗程的不充分、术前分期的缺如、不能正确应用直肠癌新辅助放化疗、用辅助化疗代替直肠癌的辅助放化疗，等等，这些都极大地影响治疗效果。我们需要规范地执行治疗方案，以争取最好的诊治效果，真正体现多学科综合治疗的优点。

在规范执行方面，多学科首席专家负有不可推卸的责任，不仅要身体力行地执行规范和多学科的意见，同时还要监督检查诊疗计划的执行情况，这样才能保证治疗计划的设计和执行。

五、多学科诊疗的意义及展望

初始阶段，多学科诊疗的主要目标是提供最好的诊疗方案，这也是多数中心的主要工作。随着认识和探索的发展，多学科诊疗不断扩大：从诊治到防诊治全程、从医疗为主向医教研三方面全面展开。

笔者从 15 年来对多学科诊疗的探索中认识到，医疗依然是多学科综合诊疗的核心，但不得不强调的是，多学科在教学和研究方面同样意义重大。教学方面，在多学科讨论中进行临床理论和实践经验的交流，使年轻医师获得丰富的知识，笔者中心常规开展的小讲座和本中心专家的新讲座传播了最新知识，对国内外会议内容的传达使年轻医师了解国内外最新进展；研究方面，所有待申报的科研项目必须进行多学科讨论，所有研究成果在发表前必须进行多学科讨论，以获得建议和意见，保证了研究和论文的质量。在多学科讨论中发现的新问题有助于确定研究方向，以及研究病例入组。

肿瘤的多学科诊疗使得患者可获得最佳的诊疗效果，多学科团队也获得交流学习提高的机会，为进一步服务患者打下坚实基础。

（李清国　蔡三军）

参考文献

［1］JEMAL A, SIEGEL R, WARD E, et al. Cancer statistics, 2007 [J]. CA Cancer J Clin, 2007, 57 (1): 43-66.

［2］MACDERMID E, HOOTON G, MACDONALD M, et al. Improving patient survival with the colorectal cancer multidisciplinary team [J]. Colorectal Dis, 2009, 11 (3): 291-295.

［3］HEALD R J, MORAN B J, RYALL R D, et al. Rectal cancer: the Basingstoke experience of total mesorectal excision, 1978-1997 [J]. Arch Surg, 1998, 133 (8): 894-899.

［4］WEST N P, HOHENBERGER W, WEBER K, et al. Complete mesocolic excision with central vascular ligation produces an oncologically superior specimen compared with standard surgery for carcinoma of the colon [J]. J Clin Oncol, 2010, 28 (2): 272-278.

［5］GUILLEM J G, CHESSIN D B, COHEN A M, et al. Long-term oncologic outcome following preoperative combined modality therapy and total mesorectal excision of locally advanced rectal cancer [J]. Ann Surg, 2005, 241 (5): 829-36.

［6］WIBE A, RENDEDAL P R, SVENSSON E, et al. Prognostic significance of the circumferential resection margin following total mesorectal excision for rectal cancer [J]. Br J Surg, 2002, 89 (3): 327-334.

［7］STOCCHI L, NELSON H, SARGENT D J, et al. Impact of surgical and pathologic variables in rectal cancer: a United States community and cooperative group report [J]. J Clin Oncol, 2001, 19 (18): 3895-3902.

［8］VELDKAMP R, KUHRY E, HOP W C, et al. Laparoscopic surgery versus open surgery for colon cancer: short-term outcomes of a randomised trial [J]. Lancet Oncol, 2005, 6 (7): 477-484.

［9］SUN MYINT A, GRIEVE R J, MCDONALD A C, et al. Combined modality treatment of early rectal cancer: the UK experience [J]. Clin Oncol (R Coll Radiol), 2007, 19 (9): 674-681.

［10］FONG Y, COHEN A M, FORTNER J G, et al. Liver resection for colorectal metastases [J]. J Clin Oncol, 1997, 15 (3): 938-946.

［11］LEONARD G D, BRENNER B, KEMENY N E. Neoadjuvant chemotherapy before liver resection for patients with unresectable liver metastases from colorectal carcinoma [J]. J Clin Oncol, 2005, 23 (9): 2038-2048.

［12］KEMENY N, HUANG Y, COHEN A M, et al. Hepatic arterial infusion of chemotherapy after resection of hepatic metastases from colorectal cancer [J]. N Engl J Med, 1999, 341 (27): 2039-2048.

［13］ADAM R, ALOIA T, LEVI F, et al. Hepatic resection after rescue cetuximab treatment for colorectal liver metastases previously refractory to conventional systemic therapy [J]. J Clin Oncol, 2007, 25 (29): 4593-4602.

［14］ASAOKA Y, IJICHI H, KOIKE K. PD-1 blockade in tumors with mismatch-repair deficiency [J]. N Engl J Med, 2015, 373 (20): 1979.

［15］WILSON S M, ADSON M A. Surgical treatment of hepatic metastases from colorectal cancers [J]. Arch Surg, 1976, 111 (4): 330-334.

［16］ALBERTS S R, HORVATH W L, STERNFELD W C, et al. Oxaliplatin, fluorouracil, and leucovorin for patients with unresectable liver-only metastases from colorectal cancer: a North Central Cancer Treatment Group phase II study [J]. J Clin Oncol, 2005, 23 (36): 9243-9249.

［17］SAUER R, BECKER H, HOHENBERGER W, et al. Preoperative versus postoperative chemoradiotherapy for rectal cancer [J]. N Engl J Med, 2004, 351 (17): 1731-1740.

［18］BARTRAM C, BROWN G. Endorectal ultrasound and magnetic resonance imaging in rectal cancer staging [J]. Gastroenterol Clin North Am, 2002, 31 (3): 827-839.

［19］BIPAT S, GLAS A S, SLORS F J, et al. Rectal cancer: local staging and assessment of lymph node involvement with endoluminal US, CT, and MR imaging--a meta-analysis [J]. Radiology, 2004, 232 (3): 773-783.

第二十章

结肠癌根治术

结直肠癌是世界范围内最常见的恶性肿瘤之一。近年来,结肠癌手术质量正在成为一项重要的研究课题。根治性切除可以提高治疗结局的同时,也存在着一定的困难和并发症。结肠癌手术的要点如下:①手术切缘充分;②手术切除层充分;③术中创伤小;④最佳的淋巴结清扫方式;⑤最合适的结肠切除长度。本章主要介绍结肠癌根治术的最新进展。

第一节　概述

结直肠癌是世界范围内最常见的恶性肿瘤之一。手术是结直肠癌的主要治疗方式,其中一半以上为结肠癌,但对于结肠癌手术,手术方式却存在很多差异。美国国家癌症研究所(NCI)《结直肠癌手术指南(2000 版)》[1]于 2001 年出版,该指南是通过综述 1999 年 4 月前出版的文献资料制定的。指南为外科医师在结直肠癌手术的肿瘤学和外科学方面提供了有价值的参考,在临床及手术质量方面更是如此。然而,在这些指南发表后,"解剖学切除"的理念被推荐用于改善手术结局。结肠癌手术也正由开腹手术向腹腔镜手术转变,手术正在逐步优化。本章重点介绍关于结肠癌根治术的最优策略。

第二节　肿瘤学原则

肿瘤切除技术可影响结肠癌手术疗效。保持高质量的肿瘤切除至关重要。根治性切除术是必要的,然而合理的肿瘤学切除才是最理想的方式。

1952 年,BARNES JP[2]报道了一种右半结肠癌切除术的特殊方式,他主张在处理肿瘤之前先结扎血管和分离肠管。1955 年,FISHER ER 和 TURNBULL RB Jr[3]通过分析 25 例结肠癌手术患者资料,报道了其中 8 例患者在门静脉中检测到了肿瘤细胞,并认为这些细胞是通过手术操作导致的播散。TURNBULL RB Jr 等[4]回顾性比较了采用无接触分离技术(n=460)和传统切除术(n=128)的结肠癌根治性切除患者的手术结局。无接触分离技术是先结扎血管,然后再进行肠管切除,最后切除肿瘤。无接触分离组 5 年生存率为 68.85%,常规手术组为 52.13%;无接触分离组 Dukes C 期结肠癌 5 年生存率为 57.84%,常规手术组为 28.06%;无接触分离组 5 年生存率明显较高。

1998 年,Wiggers T 等[5]在一项随机前瞻性临床试验中将无接触分离技术组(n=117)与传统技术组(n=119)进行了比较。两组术前和术后并发症发生率(包括 30 天内的病死率)相似。在 5 年的完全随访后,无接触分离技术组发生肝转移的病例数及发生事件均有改善的趋势（$P=0.14$）。这种效应在伴随血管浸润的乙状结肠癌中最为明显。尽管在每项分析中,无接触分离组的生存率数据更高,但两组总生存率无显著统计学差异（$P=0.42$）。这些结果表明无接触分离手术方式带来的生存获益十分有限。

根据以上数据,在遵循肿瘤学原则的基础上,对结肠癌进行根治性切除是非常必要的。结肠癌手术的肿瘤学原则如下：①足够的手术切缘；②充分的手术切除层；③减少术中的创伤；④最优的淋巴结清扫；⑤最佳的肠管切除长度。

第三节　结肠癌手术切缘和手术切除层面

1982 年 Heald RJ[6]提出了直肠癌全直肠系膜切除术（TME）的概念。TME 目前是直肠癌根治手术的金标准,这项技术显著降低了局部复发率。TME 的概念是建立在沿直肠系膜平面（神圣平面）切除的基础上的,这个平面包裹着肿瘤、淋巴管、淋巴结和筋膜（包括周围的软组织）。

2003 年,Bokey EL 等[7]指出,沿着解剖平面移动结肠是提高手术效果的重要方法,这个理念与 TME 的概念非常相似。

2008 年,West NP 等[8]报道了一项关于切除标本病理分级与手术结局关系的回顾性研究结果。结肠系膜切除手术的质量分为四类：①固有肌层平面（切缘显露固有肌层）；②结肠系膜内平面（切缘破坏了结肠系膜,但没有到达固有肌层）；③结肠系膜平面（平滑完整的结肠系膜切除）；④完全结肠系膜平面包括中央血管结扎。图 20-1A 为肌层平面、结肠系膜内平面和结肠系膜平面的示意图,显示了每一平面的结肠系膜切除状态。图 20-1B 显示了每个平面的切除线。结肠系膜平面环绕右半结肠上至十二指肠和胰头,也环绕左乙状结肠和降结肠至胰和脾。这篇报道对 399 例切除标本进行了分析。在单因素分析中,与固有肌层平面手术相比,结肠系膜平面切除手术 5 年的总生存率提高 15%（$HR=0.57$,95% 置信区间为 0.38~0.85,$P=0.006$）。在多因素分析中,这种优势不再显著（$HR=0.86$,95% 置信区间为 0.56~1.31,$P=0.472$）,但在Ⅲ期结肠癌患者中十分显著（$HR=0.45$,95% 置信区间为 0.24~0.85,$P=0.014$）。这一结果表明,改良切除平面可以提高生存率,特别是在Ⅲ期结肠癌患者中。

2009 年 Hohenberger W 等[9]报道了完全结肠系膜切除术（CME）联合中央血管（central vascular ligation,CVL）的概念,这种方法与 TME 类似,重点如下：沿胚胎学平面进行锐性分离,切除肿瘤而不损伤结肠系膜,并在其原发位置区域性供血血管处进行高位血管结扎。结果显示,CME 联合 CVL 组 5 年局部复发率（3.5%）低于常规结肠手术组（6.5%）。研究还显示,前者的 5 年生存率（89.1%）高于后者（82.1%）。

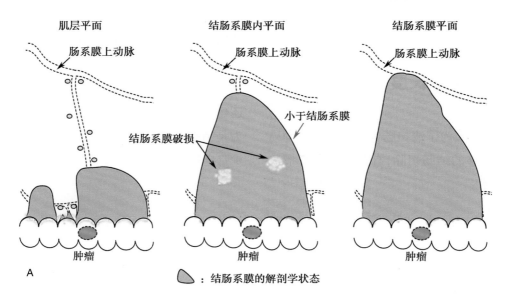

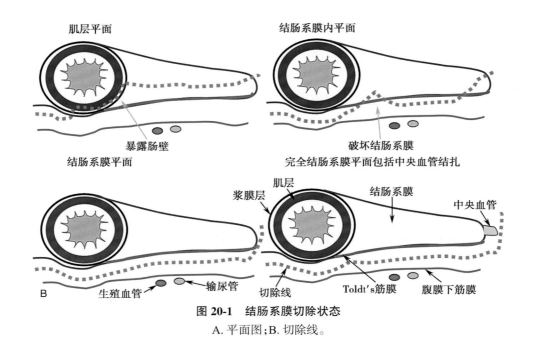

图 20-1　结肠系膜切除状态

A. 平面图；B. 切除线。

2015 年 Bertelsen CA 等[10] 报道了全结肠系膜切除术后与传统结肠癌手术术后的无疾病生存率（DFS）。CME 术后 4 年无病生存率为 85.8%（95% 置信区间为 81.4~90.1），非 CME 术后 4 年无病生存率为 75.9%（95% 置信区间为 72.2~79.7）。倾向性评分匹配后，CME 联合 CVL 无病生存率显著高于 CME 手术组和非 CME 手术组，CME 后 4 年无病生存率为 85.8%（95% 置信区间为 81.4~90.1），非 CME 后 4 年无病生存率为 73.4%（95% 置信区间为 66.2~80.6，log rank 检验 P=0.001 4）。

采用无接触分离技术的 CME 联合 CVL 被认为是最彻底、最理想、最合理的结肠癌手术。

第四节　肠管切除长度

在结肠癌手术中，为了清扫肠旁淋巴结和减少局部复发，必须行足够的结肠切除，有几位研究者报道了最优的肠切除术。

1979 年，Enker WE 等[11] 报道，无论在何位置的结肠癌，其局部复发率与 Dukes 分期和远端切缘的长度直接相关。对于 B 期肠癌患者中，远端切缘>5cm 的肿瘤复发率为 6.9%，<5cm 的复发率为 20%。对于 C 期肠癌，远端切缘>10cm 的局部复发率为 7.4%，<10cm 的复发率为 36.8%。

Morikawa[12] 将结肠癌转移淋巴结的纵向扩散分为 4 个区域，距离肿瘤近端和远端边缘<5cm、5~10cm 及>10cm。一些研究[12-15] 分析了与肿瘤位置相关的纵向转移率（结肠上和结肠旁淋巴结）的差异。图 20-2 显示了这些结果，主要转移部位位于肿瘤旁，90% 以上的转移淋巴结位于肿瘤两侧 5cm 以内。根据这些结果，选择肿瘤两侧各 10cm 为最佳肠切除边界是可以接受和安全的（所谓的"10cm 规则"）。美国国家癌症研究所（NCI）《结直肠癌手术指南（2000 版）》[1] 还建议切除原发肿瘤两侧 5~10cm 正常肠管，这被认为是清扫结肠上和结肠旁淋巴结（沿边缘血管）及减少吻合口复发的最小长度。

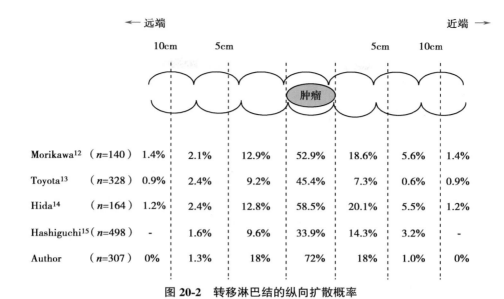

	10cm	5cm		肿瘤		5cm	10cm
Morikawa[12]　(n=140)	1.4%	2.1%	12.9%	52.9%	18.6%	5.6%	1.4%
Toyota[13]　(n=328)	0.9%	2.4%	9.2%	45.4%	7.3%	0.6%	0.9%
Hida[14]　(n=164)	1.2%	2.4%	12.8%	58.5%	20.1%	5.5%	1.2%
Hashiguchi[15]　(n=498)	-	1.6%	9.6%	33.9%	14.3%	3.2%	-
Author　(n=307)	0%	1.3%	18%	72%	18%	1.0%	0%

图 20-2　转移淋巴结的纵向扩散概率

第五节　淋巴结清扫

淋巴结清扫对预后和治疗均有意义。淋巴结清扫的原则是彻底清扫和整块清扫。适当的淋巴结清扫应延伸到肿瘤供血血管的起源水平。NCI《结直肠癌手术指南(2000版)》提到,在可行的情况下,应切除肿瘤起始处的淋巴结(尖淋巴结),并标记用于病理评估,同时建议至少获得 12 个淋巴结,以保持淋巴结清扫的质量和预防转移。仅确保淋巴结检出数是否足以保证淋巴结清扫的质量? 事实上,根据肿瘤的部位和分期来确定最佳的淋巴结清扫方案是十分重要的。

在日本,淋巴结清扫采用以肿瘤为基础(肿瘤的位置和侵袭性)的淋巴结切除术。自 1977 年,日本结直肠癌学会(Japanese Society for Cancer of the Colon and Rectum, JSCCR)《日本结直肠癌分类》第 9 版[16]为结肠癌手术实践中进行淋巴结清扫阐明了重要的遵循原则。

图 20-3 显示了肿瘤和血管之间的淋巴结分组。区域淋巴结可分为三组:主淋巴结、中间淋巴结和结肠周围淋巴结。结肠周围淋巴结包括结肠上淋巴结和结肠旁淋巴结。结肠癌部分摘自 JSCCR 发布的《日本结直肠癌分类》(第 2 版英文版)[17]。根据结肠癌发生侧的不同,淋巴结的分组略有不同,具体

如下。

1. 结肠周围淋巴结

(1)沿着结肠边缘动脉和结肠小血管的淋巴结。

(2)沿着乙状结肠末梢动脉的淋巴结。

2. 中间淋巴结

(1)沿着肠系膜上动脉分支、回结肠动脉、右结肠动脉和中结肠动脉的淋巴(分别为回结肠淋巴结、右结肠淋巴结、右中结肠淋巴结和左中结肠淋巴结)。

(2)肠系膜下动脉分支、左结肠和乙状结肠动脉淋巴结(分别为左结肠淋巴结和乙状结肠淋巴结)。

(3)沿着肠系膜下动脉的淋巴结,位于左结肠动脉起点和乙状结肠终末动脉起点之间(肠系膜下动脉淋巴结)。

3. 主淋巴结

(1)与肠系膜上动脉有关:每个结肠动脉起始处的淋巴结(分别为回结肠根部淋巴结、右结肠根部淋巴结和中结肠根部淋巴结)。

(2)与肠系膜下动脉有关:沿着肠系膜下动脉靠近左结肠动脉起点的淋巴结(肠系膜下淋巴结)。

4. 主淋巴结附近的淋巴结

(1)沿着肠系膜上动脉靠近中结肠动脉起源处的淋巴结(肠系膜上淋巴结)。

(2)腹主动脉和下腔静脉周围的淋巴结(主动脉旁淋巴结)。

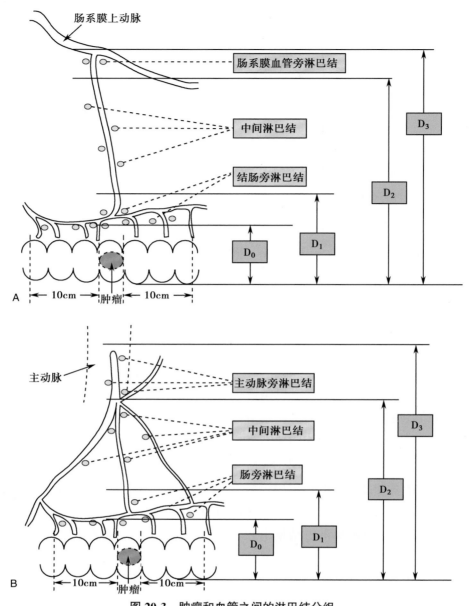

图 20-3　肿瘤和血管之间的淋巴结分组

A. 右半结肠肿瘤和血管间淋巴结；B. 左半结肠肿瘤和血管间淋巴结。

引自：Japanese Society for Cancer of the Colon and Rectum.Japanese classification of colorectal carcinoma［M］.2nd ed.Tokyo：Kanehara，2009.

5. 其他淋巴结

（1）骶外侧淋巴结、骶正中淋巴结和主动脉分叉淋巴结。

（2）腹股沟区淋巴结（腹股沟淋巴结）。

（3）幽门下淋巴结、胃网膜淋巴结和脾门淋巴结。

结肠周围淋巴结清扫是由肿瘤的位置和供血动脉的变化决定的。结肠癌行淋巴结清扫的结肠周围淋巴结可分为四种类型。①类型1（图 20-4A）：

当供血动脉靠近肿瘤时，肿瘤两侧 10cm 内的淋巴结。②类型 2（图 20-4B）：距动脉入口 5cm 至肿瘤对面 10cm 的淋巴结，距肿瘤 10cm 内只有一条供血动脉时。③类型 3（图 20-4C）：距肿瘤 10cm 内有两根供血动脉时，淋巴结距两侧动脉入口 5cm。④类型 4（图 20-4D）：淋巴结位于距最近动脉入口点 5cm 处，距肿瘤 10cm 内无供血动脉时，距肿瘤另一侧 10cm 处。

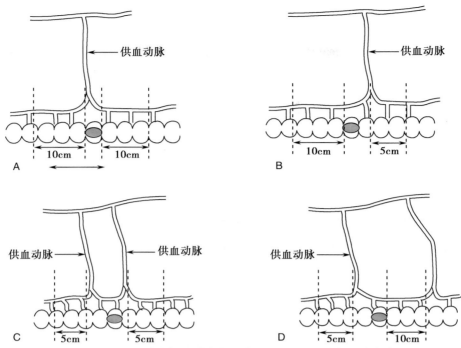

图 20-4　根据肿瘤供血动脉变化的结肠周围淋巴结切除术方案

A. 当肿瘤附近有供血动脉时；B. 当离肿瘤 10cm 内只有一条供血动脉时；C. 当离肿瘤 10cm 内有两条供血动脉时；D. 当离肿瘤 10cm 内没有供血动脉时，离肿瘤最近的动脉被认为是它的供血动脉。

引自：Japanese Society for Cancer of the Colon and Rectum.Japanese classification of colorectal carcinoma［M］.2nd ed.Tokyo：Kanehara，2009.

根据结肠淋巴结与动脉的解剖关系，对结肠淋巴结进行分类和编码。编码由三位数字编码，仅以 200 开头（图 20-5，表 20-1）。第一位数字"2"表示结直肠。第二位数主要动脉分支的位置，第三位数指淋巴结（结肠周围淋巴结、中间淋巴结或主淋巴结）的组别，例如，201 组淋巴结，2 表示结直肠，0 表示大动脉分支，1 表示结肠周围淋巴结。

表 20-1　结肠淋巴结分组编码

主动脉分支	结肠周围淋巴结：1	中间淋巴结：2	主淋巴结：3
回结肠：0	201	202	203
右结肠：1	211	212	213
中结肠：2	221	222	223
左结肠：3	231	232	
乙状结肠：4	241	242	
直肠上／肠系膜下：5	251	252	253

该淋巴结编码较简单，并且对术前最优淋巴结清扫方式和清扫范围的确定非常有用。

日本结肠癌淋巴结清扫程度分为四级（图 20-3）。D_0：结肠周围淋巴结清扫不彻底；D_1：结肠周围淋巴结清扫完全；D_2：结肠周围和中间淋巴结清扫完全；D_3：所有区域淋巴结清扫完全。淋巴结清扫的范围是根据术前临床诊断确定的[18]。图 20-6 是按临床 TNM 分期进行的淋巴结清扫分级。如果术前或术中发现淋巴结转移或怀疑淋巴结转移，则必须进行 D_3 淋巴结清扫。如果未发现淋巴结转移，则根据肿瘤浸润深度选择淋巴结清扫范围。如果发现远处转移（M_1），根据患者的一般情况和结肠癌浸润状态，限制淋巴结清扫的范围。

图 20-7 显示了不同分期结肠癌不同淋巴结清扫程度（D 等级）的手术切除的平均淋巴结数目。对 II 期结肠癌，D_1 清扫的平均淋巴结检出数为 10.8，D_2 为 10.9，D_3 为 23.2，D_1、D_2 与 D_3 之间的检出淋巴结数有

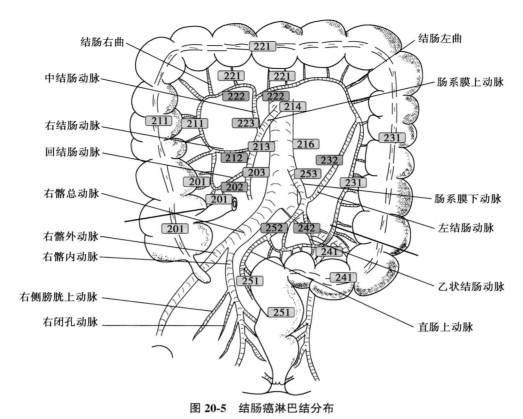

图 20-5 结肠癌淋巴结分布

引自：Japanese Society for Cancer of the Colon and Rectum.Japanese classification of colorectal, appendiceal, and anal carcinoma [M].9th ed.Tokyo：Kanehara，2018.

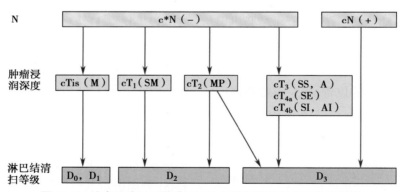

图 20-6 结直肠癌不同临床 TNM 分期须做的淋巴结清扫等级

引自：WATANABE T，MURO K，AJIOKA Y，et al.Japanese Society for Cancer of the Colon and Rectum（JSCCR）guidelines 2016 for the treatment of colorectal cancer [J].Int J Clin Oncol，2018，23（1）:1-34.

显著性差异（$P < 0.0001$）。Ⅲ期结肠癌也有同样的趋势，D_1 清扫的平均淋巴结检出数为 9.7，D_2 为 12.7，D_3 为 22.8，D_1、D_2 与 D_3 之间的检出淋巴结数也有显著性差异（$P < 0.0001$）。

图 20-8 根据肿瘤位置总结了 D_3 切除术的结肠癌根治术切除范围。遵循"10cm 规则"，根据 T 分期和供血动脉进行淋巴结清扫和结肠系膜切除术。这种结肠切除术联合 D_3 根治与 CME 联合 CVL 的术式相似[19,20]，但前者在结肠系膜切除面积上比后者小，肠管切除长度也较短。

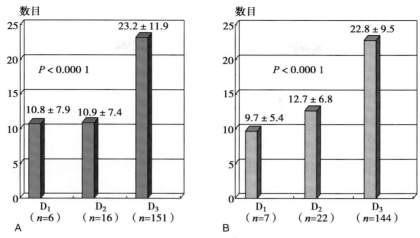

图 20-7 不同分期结肠癌不同淋巴结清扫等级的平均淋巴结检出数

A. Ⅱ期结肠癌;B. Ⅲ期结肠癌。

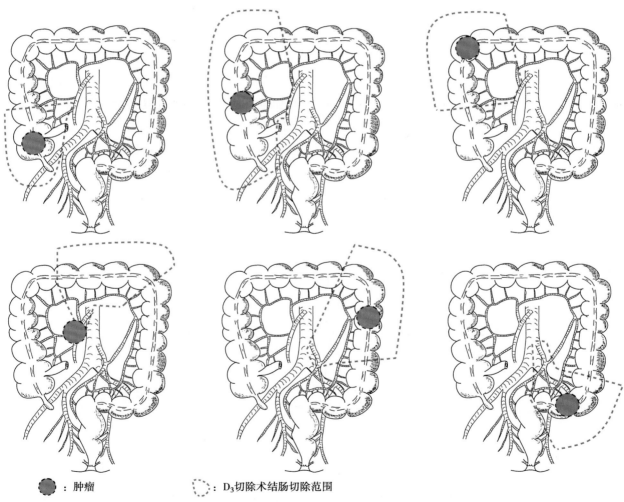

●:肿瘤　　　　:D₃切除术结肠切除范围

图 20-8 不同肿瘤位置的 D₃ 切除术的结肠切除范围

第六节　乙状结肠癌的高位结扎和低位结扎

目前,标准的结肠癌根治手术包括切除肿瘤、广泛切除结肠系膜和在肿瘤供给血管起点水平进行彻底的淋巴结清扫。CME 联合高位结扎与日本标准的 D_3 根治术是一种相似的手术概念,均是理想的结肠癌根治术式。

乙状结肠根治性切除术中关于最佳的肠系膜下动脉结扎位置仍有争议。肠系膜下动脉处理有两种选择:①高位结扎(图 20-9A),结扎左结肠动脉(left colic artery,LCA);②低位结扎(图 20-9B),保留 LCA。在乙状结肠癌根治性切除术中结扎肠系膜下动脉(inferior mesenteric artery,IMA)根部有助于清扫周围淋巴结。Titu LV 等[21]的报道显示,结扎 IMA 可以提高淋巴结的回收率,并能实现准确的肿瘤分期。

但目前尚不清楚高位结扎 IMA 是否有利于长期生存[22,23,24]。Seike K 等[25]报道,通过夹闭 IMA 或 LCA 可有效减少出血量。一些作者提到,高位结扎有较高的腹下神经损伤风险,而低位结扎可避免对腰部内脏神经的损伤,并保留了吻合口的血供[26,27,28]。

近年来,Yang X 等[29]开展了一项最新的系统性综述和荟萃分析(包括 4 项随机对照试验和 20 项队列研究,共 8 456 例患者,包括 4 058 例高位结扎患者和 4 398 例低位结扎患者),低结扎组吻合口漏明显减少(HR=1.23,95% 置信区间为 10.2~1.48,P=0.03)。在性功能障碍、尿潴留、尖淋巴结数目和肿瘤长期预后方面,两组间无显著差异。

Yasuda K 等[30]提出了另一种方式(图 20-9 C),即将 IMA 在 LCA 起点正下方处结扎(低位结扎),并在 IMA 起点处周围进行淋巴结清扫(LND)。高位结扎组(IMA 起点处结扎)与低位结扎伴 LND 组比较,两组的并发症发生率(19.0% vs. 17.0%)、5 年总生存率(82.4% vs. 80.3%)和 5 年无复发生存率(75.6% vs. 76.2%)无显著差异。低位结扎联合 LND 在解剖学上损伤较小,从预后角度来看,效果并不低于高位结扎。腹腔镜下应用低位结扎联合 LND 的手术方法,手术难度小、创伤小,是一种较好的手术方式。在日本,大多数外科医师都会进行这种手术方式。

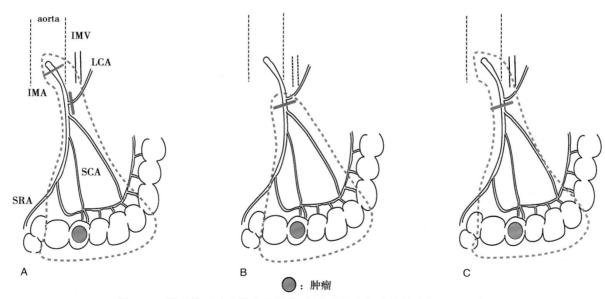

：肿瘤

图 20-9　肠系膜下动脉的高位结扎、低位结扎和低位结扎联合淋巴结清扫
A. 高位结扎;B. 低位结扎;C. 低位结扎联合淋巴结清扫。aorta. 主动脉;IMA. 肠系膜下动脉;IMV. 肠系膜下静脉;LCA. 左结肠动脉;SCA. 乙状结肠动脉;SRA. 直肠上动脉。

第七节 结肠癌根治手术

一、右侧结肠癌

对升结肠肿瘤应行右半结肠切除加根治性淋巴结清扫术。本手术类似 CME 联合高位结扎,不同的是在开始时进行不接触分离及根治性淋巴结清扫,然后以 CME 的方式切除结肠和系膜。图 20-10~图 20-21 为 $T_3N_0M_0$ 期升结肠癌行 D_3 的右半结肠切除术。

首先广泛打开大网膜囊,然后在胰腺下缘和胃结肠干(亨勒干,Henle trunk)附近切开后腹膜。然后在胰腺下缘显露肠系膜上静脉(accessory superior mesenteric vein,SMV)主干(图 20-10)。如果发现中结肠静脉和副右结肠静脉(right colic vein,ARCV),应进行离断(图 20-11,图 20-12)。从靠近胰腺下缘的 SMV 向内侧显露肠系膜上动脉(superior mesenteric artery,SMA)。SMV 和 SMA 之间的淋巴结清扫以从头侧到尾侧方向进行(图 20-10)。显露中结肠动脉(middle colic artery,MCA)根部后,沿着 MCA 进行淋巴结清

扫,并离断 MCA 的右支(图 20-10)。淋巴结清扫继续沿 SMV 和 SMA 进行。SMA 仅显露右侧壁。然后横结肠从头侧开始显露,切开横结肠系膜根部(图 20-13)。可以看到 SMV 的远端和 SMA 的右侧壁(图 20-14)。继续沿 SMV 和右侧壁的形状以从头侧至尾侧的方式进行淋巴结清扫。右结肠和回结肠血管在其起源处被分开。此时"外科干"完全打开(图 20-15)。

回肠末端、盲肠、升结肠与后腹膜(腹膜下筋膜)在 Toldt's 融合筋膜水平分离。右侧输尿管和性腺血管在背部有一层薄膜保护。显露十二指肠的水平部分、胰腺的前部和杰罗塔筋膜(Gerota fascia)。从腹膜后的同一水平切除横结肠右侧、结肠右曲和升结肠(图 20-16)。

在回肠末端附近切断回肠系膜,回肠系膜的开口与回结肠血管的分界点相连。距离回肠末端 5cm 处离断回肠。图 20-17 显示了 CME 后结肠系膜和结肠的切除线。横结肠被切开,肿瘤距离边缘 10cm (图 20-18),然后切除标本。回肠横结肠吻合术通常采用手工缝合、端端吻合和层对层吻合术(图 20-18)。图 20-19 是切除的标本,图 20-20 显示了从该标本中获取的淋巴结图谱。图 20-21 为切除淋巴结后的标本、切除标本的草图和切除淋巴结的大体下 N 分级。

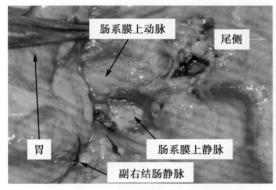

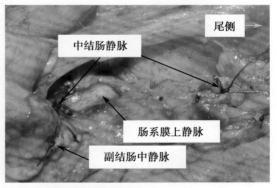

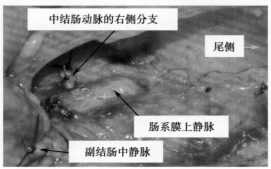

图 20-10 肠系膜上静脉的显露及中结肠静脉和右结肠静脉的离断

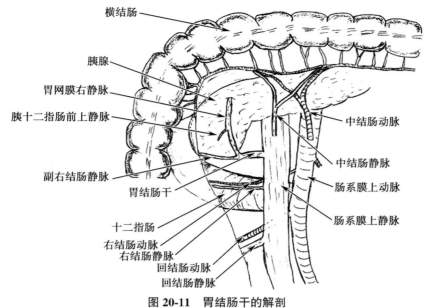

图 20-11　胃结肠干的解剖

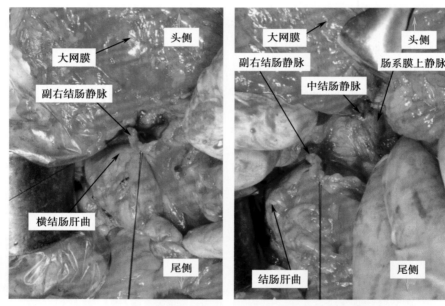

图 20-12　肠系膜上静脉、副右结肠静脉及肝区间的解剖位置

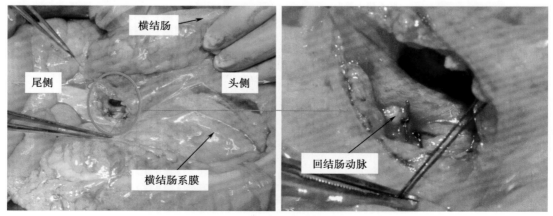

图 20-13　横结肠系膜开口

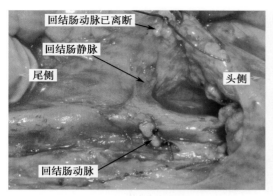

图 20-14　切断回结肠动脉显露回结肠静脉

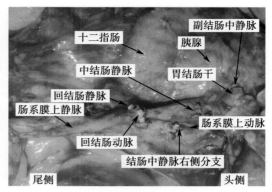

图 20-15　肠系膜上静脉周围切除（外科干完全打开）

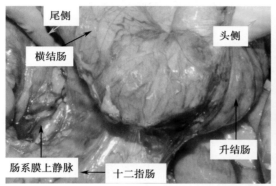

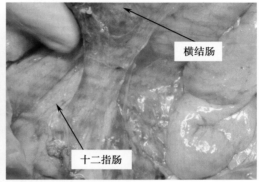

图 20-16　从结肠右曲胚胎平面腹膜后切除（腹膜下筋膜）

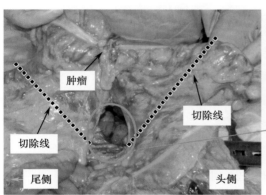

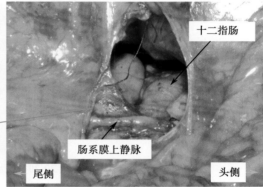

图 20-17　高位全结肠系膜切除后的结肠系膜和结肠切除线

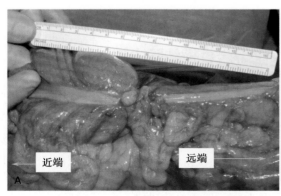

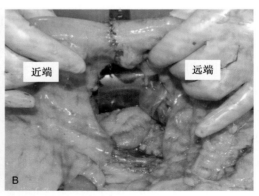

图 20-18　距肿瘤边缘 10cm 处的肠切除术及吻合口

A. 距肿瘤切缘 10cm；B. 吻合。

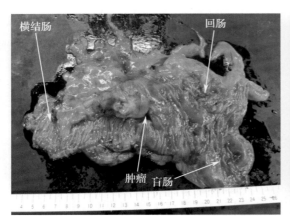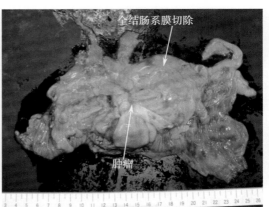

图 20-19 高位结扎的全结肠系膜切除术的手术标本

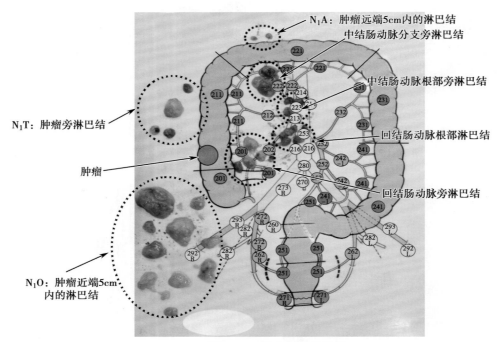

图 20-20 检出淋巴结图谱

如果肿瘤位于盲肠,则进行回盲部切除。横结肠从头侧开始,自横结肠系膜根部切断。显露 SMV 和 SMA 右侧壁,采用自头侧至尾侧入路进行淋巴结清扫。显露并游离回结肠血管。手术过程与右半结肠切除术相同。升结肠切缘距肿瘤边缘 10cm。

如果肿瘤位于结肠右曲周围,则切除结肠右曲。手术方法与右半结肠切除术相同,从网膜开口到切断中结肠动脉右支。SMV 和 SMA 的右侧壁也显露在外,淋巴结清扫采用自头侧至尾侧入路进行。如果

右结肠动脉显露,则应游离。将结肠右曲与腹膜后分离。结肠两侧切缘应距肿瘤边缘 10cm。

二、横结肠中部结肠癌

如果肿瘤位于横结肠中部,则行横结肠切除术。手术方法与右半结肠切除术相同,从网膜开口到 MCA 根部。在 MCA 起始点结扎血管。肠两侧切缘距肿瘤 10cm。如果肿瘤浸润深度为 T_4,则增加胃网膜或幽门下淋巴结清扫。

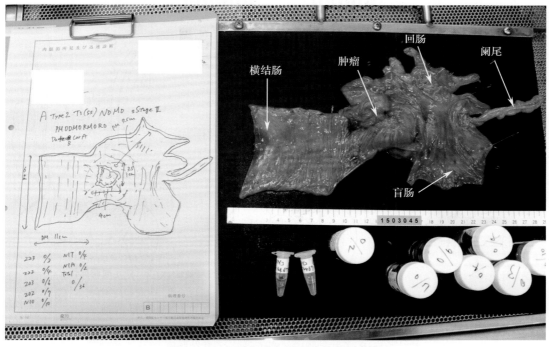

图 20-21 切除标本和淋巴结的范围草图

三、乙状结肠癌

乙状结肠切除术采用相同的切除方式。但根据肿瘤的不同位置应采取不同的血管离断术。当肿瘤位于乙状结肠近端时(图 20-22A),左结肠动脉和乙状结肠动脉的第一个分支在起始部位被分开。当肿瘤位于乙状结肠的中部时(图 20-22B),乙状结肠动脉的几个分支在起始部位被分开。图 20-23 是乙状结肠中部癌的 IMA 根部和沿 IMA 解剖后的手术视野。乙状结肠动脉的每一个分支在其起始部位都是分开的,但IMA 的整个主干都被保留了下来。在这种手术方式中,肠道血供较好,也可达到有效的肿瘤学根治。当肿瘤位于乙状结肠远端时(图 20-22C),进行 IMA 低位结扎和保留 LCA。对于 IMA 根部淋巴结的清扫通常需要针对每个部位分别进行。

将十二指肠横段至主动脉前 1cm 以下的后腹膜切开,通常可看到 IMA 根部。沿 IMA 进行淋巴结清扫,并显露 IMA 的 LCA 分支。LCA 显露后,根据乙状结肠癌的位置,按上述方式游离乙状结肠动脉和 IMA。在 LCA 的分支水平离断 IMV。

乙状结肠左侧的腹膜沿 Toldt's 筋膜切开,显露左侧输尿管和左侧性腺血管并保留。如果肿瘤位于乙状结肠近端,沿降结肠切开腹膜至结肠左曲,有时需切除结肠左曲。如果肿瘤位于乙状结肠远端,则乙状结肠的远端需要被游离至直肠上。乙状结肠完全游离后,乙状结肠系膜则连接内侧和外侧。

根据乙状结肠肿瘤的位置,对乙状结肠系膜进行分离和打开。结肠的两侧切缘通常与肿瘤相距 10cm。如果肿瘤位于乙状结肠远端,则远端切割线应位于直肠乙状结肠或直肠上段。吻合术采用手工缝合、端端吻合、层对层吻合术或采用环形吻合器端端吻合。

四、左侧结肠癌

根据肿瘤部位不同,血管离断也不同。当肿瘤位于降结肠和结肠左曲时,LCA 应在它们的起始处离断。当肿瘤位于与结肠左曲相邻的左侧横结肠时,LCA 和 MCA 的左支在起始处离断。

显露 IMA 根部,沿 IMA 行淋巴结清扫。LCA 在起始处显露并离断。在同一水平显露 IMV 并离断。如果肿瘤位于结肠左曲附近横结肠左侧,则 MCA 的左支在起始处离断。在 Toldt's 筋膜层游离乙状结肠、降结肠和横结肠左侧。IMV 在胰腺下缘再次离断。结肠两侧切缘距肿瘤 10cm。取出标本后,用手工缝合、端端吻合、层对层吻合的方法进行吻合。

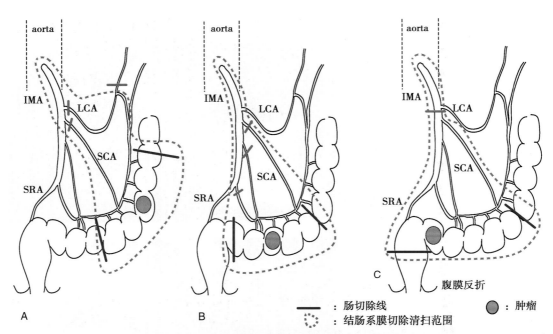

图 20-22　根据乙状结肠癌部位行肠切除及血管断流术

A. 近端乙状结肠癌；B. 乙状结肠中部癌；C. 远端乙状结肠癌。aorta. 主动脉；
IMA. 肠系膜下动脉；LCA. 左结肠动脉；SCA. 乙状结肠动脉；SRA. 直肠上动脉。

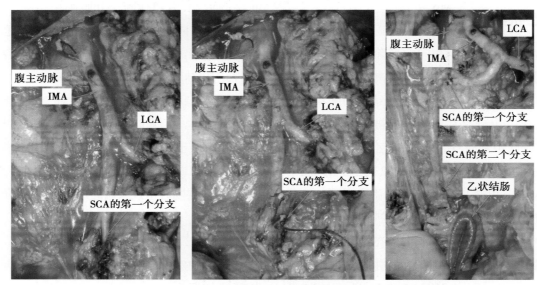

图 20-23　乙状结肠中部癌的肠系膜下动脉根部及周围手术视野

IMA. 肠系膜下动脉；LCA. 左结肠动脉；SCA. 乙状结肠动脉。

第八节　结肠癌根治术的疗效

一、肿瘤学结果

许多作者[31-41]报道，与非 CME 组相比，CME 联合 CVL 组的总生存率（OS）、无病生存率（DFS）和疾病特异性生存率（DSS）均有所提高（表 20-2）。许多研究者报道 CME 联合 CVL 对比常规结肠癌手术的优越性，5 年总生存率分别为 74.9%~91.9% 和 69.8%~90.6%，5 年无病生存率分别为 69%~84.6% 和 68%~76.4%，5 年疾病特异生存率分别为 90.6%~91.0% 和 78.9%~95.0%。CME 联合 CVL 组局部复发率降低。但根据瑞典结直肠癌登记处的数据，Olofsson[41] 报道两组之间没有差异。

表 20-2　结肠癌手术的肿瘤结局

作者	年份	分期	肠系膜切除	病例数	OS/%	DFS/%	DSS/%	LR/%	DR/%
Galizia[31]	2014	Dukes A~D	CME	45			95(3年)	0	13.0
			Conventional	58			87(3年)	20.6	13.8
Kotake[32]	2014	Ⅱ,Ⅲ	CME	3 425					
			Conventional	3 425					
Storli[33]	2014	Ⅰ~Ⅲ	CME	84	88.1(3年)	82.1(3年)	95.2(3年)	1.2	2.4
			Conventional	105	79.0(3年)	74.3(3年)	90.5(3年)	2.9	8.6
Bertelsen[34]	2015	Ⅰ~Ⅲ	CME	364	74.9(5年)	85.8(4年)			
			Conventional	1 031	69.8(5年)	73.4(4年)			
Kotake[35]	2015	T_2	CME	463	91.9(5年)				
			Conventional	463	90.6(5年)				
Ishihara[36]	2016	Ⅰ~Ⅲ	CME	3 756			D_3:91.0 (5年)		
			Conventional	2 185			D_1:92.0/ D_2:95.0 (5年)		
Merkel[37]	2016	Ⅰ~Ⅲ	CME	429	78.3(5年)		90.6(5年)	2.1(5年)	13.3(5年)
			Conventional	401	72.8(5年)		78.9(5年)	6.7(5年)	18.9(5年)
Olofsson[38]	2016	Ⅰ~Ⅳ,盲肠 和升结肠	CME-RMC	1 360	79.4(3年)	73.8(3年)		4.0	13.1
			CME-MC	334	76.9(3年)	71.8(3年)		2.7	15.0
			Conventional	390	78.5(3年)	69.4(3年)		2.3	16.4
Agalianos[39]	2017	Ⅰ~Ⅲ	CME	145	81.3(5年)	84.6(5年)			
			Conventional	145	70.9(5年)	76.4(5年)			
Gao[40]	2018	Ⅰ~Ⅲ	CME	220	97.2(3年)	92.2(3年)		0	7.8(3年)
			Conventional	110	98.3(3年)	90.0(3年)		9.8(3年)	4.2(3年)
Zurleni[41]	2018	Ⅰ~Ⅳ	CME	97	88(3年)		92(3年)		
			Conventional	95	71(3年)		80(3年)		
Olofsson[42]	2018	Ⅰ~Ⅲ, 乙状结肠	CME-HT	239	77(5年)	71(5年)		3.4	17
			CME-LT	447	75(5年)	69(5年)		3.7	15
			Conventional	313	72(5年)	68(5年)		3.6	13

　　CME:完整结肠系膜切除术(高位结扎)或日本 D_3 根治术;Conventional:非完整结肠系膜切除术或日本 D_2 根治术;OS:总生存率;DFS:无病生存率;DSS:疾病特异性生存率;LR:局部复发;DR:远处转移;CME-RMC:回结肠血管及中结肠血管右侧分支的中央血管结扎术;CME-MC:回结肠血管及中结肠血管的中央血管结扎术;CME-HT:结扎肠系膜下动脉的完整结肠系膜切除术;CME-LT:结扎直肠上动脉的完整结肠系膜切除术。

二、发病率和病死率

CME 切除常常沿着周围器官和血管进行,这些解剖结构在非 CME(常规或标准)结肠癌手术中通常不显露出来。相应的,CME 术后并发症的风险似乎有所升高。Bertelsen CA[42]报道,CME 组 90 天病死率为 6.2%,而常规组为 4.9%,倾向评分校正的 logistics *OR* 值为 1.22。术中其他器官损伤在 CME 中更为常见(CME 组为 9.1%,非 CME 组为 3.6%,包括脾损伤 3.2% vs. 1.2% 和肠系膜上静脉损伤 1.7% vs. 0.2%)。Prevost GA[43]报道右结肠切除术中合并 CVL 的 CME 与常规切除术相比,术后严重呼吸衰竭率发生率较高,病死率更高。

第九节　未来方向

在最近的综述中[44,45],CME 的手术风险和术后并发症没有增加[44],长期生存率也没有改善[45]。Alhassan N[44]报道,有 9 项研究比较了肿瘤长期预后,只有 3 项研究显示 CME 无病生存率或总体生存率显著提高。根据这些数据,进行 CME 时,患者的选择可能是至关重要的。虽然 CME 联合 CVL 手术方式有一个合理的解剖学和肿瘤学基础,然而目前仍没有随机对照试验可得出结论,也没有足够的证据证明这一术式可以被广泛采用[45]。腹腔镜结肠切除术在世界范围内应用广泛。一些作者[45,46]提到,腹腔镜手术与开放手术相比,获得了相似的长期生存结果。其他文献[47,48]显示了腹腔镜入路与开放入路相比的优越性。即使改变手术入路,保持解剖学和肿瘤学的根治原则也是十分重要的。

（Keiichi Takahashi 著,吕洋 译）

参考文献

[1] NELSON H, PETRELLI N, CARLIN A, et al. Guidelines 2000 for colon and rectal cancer surgery [J]. J Natl Cancer Inst, 2001, 93 (8): 583-596.

[2] BARNES J P. Physiologic resection of the right colon [J]. Surg Gynecol Obstet, 1952, 94 (6): 722-726.

[3] FISHER E R, TURNBULL R B JR. The cytologic demonstration and significance of tumor cells in the mesenteric venous blood in patients with colorectal carcinoma [J]. Surg Gynecol Obstet, 1955, 100 (1): 102-108.

[4] TURNBULL R B JR, KYLE K, WATSON F R, et al. Cancer of the colon: the influence of the no-touch isolation technic on survival rates [J]. Ann Surg, 1967, 166 (3): 420-427.

[5] WIGGERS T, JEEKEL J, ARENDS J W, et al. No-touch isolation technique in colon cancer: a controlled prospective trial [J]. Br J Surg, 1988, 75 (5): 409-415.

[6] HEALD R J, HUSBAND E M, RYALL R D. The mesorectum in rectal cancer surgery--the clue to pelvic recurrence? [J]. Br J Surg, 1982, 69 (10): 613-616.

[7] BOKEY E L, CHAPUIS P H, DENT O F, et al. Surgical technique and survival in patients having a curative resection for colon cancer [J]. Dis Colon Rectum, 2003, 46 (7): 860-866.

[8] WEST N P, MORRIS E J, ROTIMI O, et al. Pathology grading of colon cancer surgical resection and its association with survival: a retrospective observational study [J]. Lancet Oncol, 2008, 9 (9): 857-865.

[9] HOHENBERGER W, WEBER K, MATZEL K, et al. Standardized surgery for colonic cancer: complete mesocolic excision and central ligation—technical notes and outcome [J]. Colorectal Dis, 2009, 11 (4): 354-364.

[10] BERTELSEN C A, NEUENSCHWANDER A U, JANSEN J E, et al. Disease-free survival after complete mesocolic excision compared with conventional colon cancer surgery: a retrospective, population-based study [J]. Lancet Oncol, 2015, 16 (2): 161-168.

[11] ENKER W E, LAFFER U T, BLOCK G E. Enhanced survival of patients with colon and rectal cancer is based upon wide anatomic resection [J]. Ann Surg, 1979, 190 (3): 350-360.

[12] MORIKAWA E, YASUTOMI M, SHINDOU K, et al. Distribution of metastatic lymph nodes in colorectal cancer by the modified clearing method [J]. Dis Colon Rectum, 1994, 37 (3): 219-223.

[13] TOYOTA S, OHTA H, ANAZAWA S. Rationale for extent of lymph node dissection for right colon cancer [J]. Dis Colon Rectum, 1995, 38 (7): 705-711.

[14] HIDA J, YASUTOMI M, MARUYAMA T, et al. The extent of lymph node dissection for colon carcinoma: the potential impact on laparoscopic surgery [J]. Cancer-Am Cancer Soc, 1997, 80 (2): 188-192.

［15］HASHIGUCHI Y, HASE K, UENO H, et al. Optimal margins and lymphadenectomy in colonic cancer surgery [J]. Br J Surg, 2011, 98 (8): 1171-1178.

［16］Japanese Society for Cancer of the Colon and Rectum. Japanese classification of colorectal, appendiceal, and anal carcinoma [M]. 9th ed. Tokyo: Kanehara, 2018.

［17］Japanese Society for Cancer of the Colon and Rectum. Japanese classification of colorectal carcinoma [M]. 2nd ed. Tokyo: Kanehara, 2009.

［18］WATANABE T, MURO K, AJIOKA Y, et al. Japanese Society for Cancer of the Colon and Rectum (JSCCR) guidelines 2016 for the treatment of colorectal cancer [J]. Int J Clin Oncol, 2018, 23 (1): 1-34.

［19］WEST N P, KOBAYASHI H, TAKAHASHI K, et al. Understanding optimal colonic cancer surgery: comparison of Japanese D_3 resection and European complete mesocolic excision with central vascular ligation [J]. J Clin Oncol, 2012, 30 (15): 1763-1769.

［20］KOBAYASHI H, WEST N P, TAKAHASHI K, et al. Quality of surgery for stage III colon cancer: comparison between England, Germany, and Japan [J]. Ann Surg Oncol, 2014, 21 Suppl 3: S398-S404.

［21］TITU L V, TWEEDLE E, ROONEY P S. High tie of the inferior mesenteric artery in curative surgery for left colonic and rectal cancers: a systematic review [J]. Dig Surg, 2008, 25 (2): 148-157.

［22］YANG Y, WANG G, HE J, et al. High tie versus low tie of the inferior mesenteric artery in colorectal cancer: a meta-analysis [J]. Int J Surg, 2018, 52: 20-24.

［23］FAN Y C, NING F L, ZHANG C D, et al. Preservation versus non-preservation of left colic artery in sigmoid and rectal cancer surgery: a meta-analysis [J]. Int J Surg, 2018, 52: 269-277.

［24］SINGH D, LUO J, LIU X T, et al. The long-term survival benefits of high and low ligation of inferior mesenteric artery in colorectal cancer surgery: a review and meta-analysis [J]. Medicine (Baltimore), 2017, 96 (47): e8520.

［25］SEIKE K, KODA K, SAITO N, et al. Laser Doppler assessment of the influence of division at the root of the inferior mesenteric artery on anastomotic blood flow in rectosigmoid cancer surgery [J]. Int J Colorectal Dis, 2007, 22 (6): 689-697.

［26］MATSUDA K, YOKOYAMA S, HOTTA T, et al. Oncological outcomes following rectal cancer surgery with high or low ligation of the inferior mesenteric artery [J]. Gastrointest Tumors, 2017, 4 (1/2): 45-52.

［27］LANGE M M, BUUNEN M, VAN DE VELDE C J, et al. Level of arterial ligation in rectal cancer surgery: low tie preferred over high tie. A review [J]. Dis Colon Rectum, 2008, 51 (7): 1139-1145.

［28］ZENG J, SU G. High ligation of the inferior mesenteric artery during sigmoid colon and rectal cancer surgery increases the risk of anastomotic leakage: a meta-analysis [J]. World J Surg Oncol, 2018, 16 (1): 157.

［29］YANG X, MA P, ZHANG X, et al. Preservation versus non-preservation of left colic artery in colorectal cancer surgery: An updated systematic review and meta-analysis [J]. Medicine (Baltimore), 2019, 98 (5): e13720.

［30］YASUDA K, KAWAI K, ISHIHARA S, et al. Level of arterial ligation in sigmoid colon and rectal cancer surgery [J]. World J Surg Oncol, 2016, 14: 99.

［31］GALIZIA G, LIETO E, DE VITA F, et al. Is complete mesocolic excision with central vascular ligation safe and effective in the surgical treatment of right-sided colon cancers? A prospective study [J]. Int J Colorectal Dis, 2014, 29 (1): 89-97.

［32］KOTAKE K, MIZUGUCHI T, MORITANI K, et al. Impact of D3 lymph node dissection on survival for patients with T3 and T4 colon cancer [J]. Int J Colorectal Dis, 2014, 29 (7): 847-852.

［33］STORLI K E, SONDENAA K, FURNES B, et al. Short term results of complete (D3) vs standard (D2) mesenteric excision in colon cancer shows improved outcome of complete mesenteric excision in patients with TNM stages I - II [J]. Tech Coloproctol, 2014, 18 (6): 557-564.

［34］KOTAKE K, KOBAYASHI H, ASANO M, et al. Influence of extent of lymph node dissection on survival for patients with pT2 colon cancer [J]. Int J Colorectal Dis, 2015, 30 (6): 813-820.

［35］ISHIHARA S, OTANI K, YASUDA K, et al. Prognostic impact of lymph node dissection is different for male and female colon cancer patients: a propensity score analysis in a multicenter retrospective study [J]. Int J Colorectal Dis, 2016, 31 (6): 1149-1155.

［36］MERKEL S, WEBER K, MATZEL K E, et al. Prognosis of patients with colonic carcinoma before, during and after implementation of complete mesocolic excision [J]. Br J Surg, 2016, 103 (9): 1220-1229.

［37］OLOFSSON F, BUCHWALD P, ELMSTAHL S, et al. No benefit of extended mesenteric resection with central vascular ligation in right-sided colon cancer [J]. Colorectal Dis, 2016, 18 (8): 773-778.

［38］AGALIANOS C, GOUVAS N, DERVENIS C, et al. Is complete mesocolic excision oncologically superior to conventional surgery for colon cancer? A retrospective comparative study [J]. Ann Gastroenterol, 2017, 30 (6):

688-696.

[39] GAO Z, WANG C, CUI Y, et al. Efficacy and safety of complete mesocolic excision in patients with colon cancer: three-year results from a prospective, nonrandomized, double-blind, controlled trial [J]. Ann Surg, 2020, 271 (3): 519-526.

[40] ZURLENI T, CASSIANO A, GJONI E, et al. Surgical and oncological outcomes after complete mesocolic excision in right-sided colon cancer compared with conventional surgery: a retrospective, single-institution study [J]. Int J Colorectal Dis, 2018, 33 (1): 1-8.

[41] OLOFSSON F, BUCHWALD P, ELMSTAHL S, et al. High Tie or not in Resection for Cancer in the Sigmoid Colon? [J]. Scand J Surg, 2019, 108 (3): 227-232.

[42] BERTELSEN C A, NEUENSCHWANDER A U, JANSEN J E, et al. Short-term outcomes after complete mesocolic excision compared with 'conventional' colonic cancer surgery [J]. Br J Surg, 2016, 103 (5): 581-589.

[43] PREVOST G A, ODERMATT M, FURRER M, et al. Post-operative morbidity of complete mesocolic excision and central vascular ligation in right colectomy: a retrospective comparative cohort study [J]. World J Surg Oncol, 2018, 16 (1): 214.

[44] ALHASSAN N, YANG M, WONG-CHONG N, et al. Comparison between conventional colectomy and complete mesocolic excision for colon cancer: a systematic review and pooled analysis: a review of CME versus conventional colectomies [J]. Surg Endosc, 2019, 33 (1): 8-18.

[45] KONTOVOUNISIOS C, KINROSS J, TAN E, et al. Complete mesocolic excision in colorectal cancer: a systematic review [J]. Colorectal Dis, 2015, 17 (1): 7-16.

[46] NORDHOLM-CARSTENSEN A, JENSEN K K, KRARUP P M. Oncological outcome following laparoscopic versus open surgery for cancer in the transverse colon: a nation-wide cohort study [J]. Surg Endosc, 2018, 32 (10): 4148-4157.

[47] SHIN J K, KIM H C, LEE W Y, et al. Laparoscopic modified mesocolic excision with central vascular ligation in right-sided colon cancer shows better short-and long-term outcomes compared with the open approach in propensity score analysis [J]. Surg Endosc, 2018, 32 (6): 2721-2731.

[48] VOGELSANG R P, KLEIN M F, GOGENUR I. Risk Factors for Compromised Surgical Resection: A Nation-wide Propensity Score-Matched Study on Laparoscopic and Open Resection for Colonic Cancer [J]. Dis Colon Rectum, 2019, 62 (4): 438-446.

Chapter 20   Radical resection of colon cancer

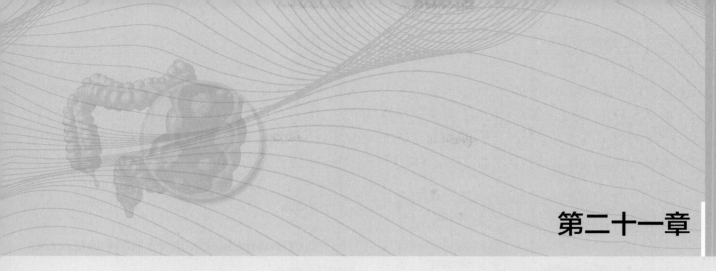

直肠癌根治术

直肠癌（rectal cancer）根治术是外科临床最常见的手术，特别是结直肠外科。通常意义的直肠癌根治术，包括经腹会阴直肠切除术（abdominoperineal resection，APR；又称 Miles 手术）、低位前切除术（low anterior resection，LAR），以及 Hartmann 术。目前，中低位直肠癌的腹腔镜微创手术和针对早期直肠癌的经肛门内镜微创外科（TEM）得到了迅速的发展，但由于设备或技术条件所限无法短期内推广。本章主要针对直肠癌外科相关的解剖基础，以及经腹开放式 APR、LAR 及 Hartmann 手术进行介绍。此外，对于直肠癌柱状切除、经肛门括约肌切除等手术也做简要介绍。

第一节　直肠癌根治术相关的应用解剖

一、直肠的解剖分段

按照经典的解剖学，直肠通常分为三部分[1]：下段直肠通常指距肛门 3~6cm 的区域，中段直肠指距肛门 6~10cm 的区域，上段直肠指距肛门 10~15cm 的区域。直肠上 1/3 通常有腹膜覆盖，称为腹膜内位器官，中 1/3 仅前方有腹膜覆盖，称为腹膜间位器官，而直肠的下 1/3 全部在腹膜外，称为腹膜外位器官。美

国 NCCN 指南中则定义为"硬质肠镜测量后距肛门 12cm 以内的肠管为直肠"[2]。

【临床意义】

通常，在临床上，根据肿瘤所在部位距肛门的距离分为上段直肠癌和中下段直肠癌。在我国，中下段直肠癌占所有直肠癌的 70%[3]。下段直肠癌在治疗方法方面与上段直肠癌有很大不同。对位于直肠中下段的肿瘤，临床上常需采用标准的直肠癌全系膜切除术（TME），但对上段直肠癌则一般认为治疗方法等同于乙状结肠癌。另外，对中下段直肠癌，只要肿瘤术前评估达到 T_3 期或存在淋巴结转移，都要采用术前新辅助放化疗，而上段直肠癌可以直接手术[2]。值得一提的是，直肠在术中充分游离后，肿瘤距肛门距离往往可延长达 5cm[4]，因此相当一部分低位直肠癌经过游离后，可以获得足够的距离完成保留肛门括约肌手术。

二、直肠系膜的概念

从组织学的角度并不存在"直肠系膜"，通常所说的直肠系膜最早由 Maunesell 描述，并由 Heald 在 1982 年所提倡的全直肠系膜切除术（TME）中强化了这一概念[5]。Heald 指出"这是一个外科专属的概念，一个无法替代的描述性名词"[6]，它的实质是指包绕在直肠周围的脂肪、血管等结缔组织，其后方边界是盆筋膜的脏层，侧方和前方则存在侧韧带和迪

氏筋膜。TME术中应保证切除全部或肿瘤远端5cm以上的直肠系膜。关于直肠系膜的结构有若干种假说,大部分学者认为直肠系膜为封闭结构,即盆筋膜环绕直肠全周,而迪氏筋膜独立于前方脏层筋膜[7,8](图21-1)。

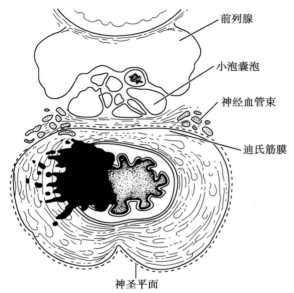

前列腺

小泡囊泡

神经血管束

迪氏筋膜

神圣平面

图21-1　直肠系膜及毗邻结构示意图(男性)

【临床意义】

确保直肠系膜的整块切除,确保环周切缘的完整性是TME手术操作的关键。从术中操作的复杂程度来看,后方间隙,即Heald描述的"holy plane"[9]通常较容易寻找并分离,但前方和侧方间隙的寻找和分离相对困难。因此术中应保持对直肠适度的反向牵拉,充分显露这些间隙后以电凝进行精确的锐性分离,可显著减少术中失血并保持良好的分离层次。有些外科医师由于担心会损伤输尿管而不愿意贴近盆壁沿间隙平面分离,操作进入直肠系膜内,使操作区域出血,视野模糊。

三、Denonvillier's 筋膜和 Waldeyer's 筋膜的概念

Denonvillier's 筋膜和 Waldeyer's 筋膜是直肠系膜前方和后方边界处存在的两个重要结构。Denonvillier's 筋膜,即腹膜会阴筋膜,又称迪氏筋膜,为直肠系膜前方的一条纵行延伸的纤维样组织,起始于腹膜反折处,止于会阴中心腱;在男性其前方为精囊、前列腺;女性则为阴道后壁(图21-2)。而 Waldeyer's 筋膜则为第4骶椎水平存在的一道较强韧的纤维组织,连接后方盆筋膜脏层与骶前筋膜,故又称直肠骶骨筋膜。

【临床意义】

如前所述,迪氏筋膜是直肠系膜的前边界,因此部分提倡TME术中应将其完整切除[10]。有研究结果显示,直肠前方系膜存在一定数量的、直径较小的转移淋巴结,保证前方系膜完整切除是非常必要的。也有研究认为,盆丛神经与迪氏筋膜两侧毗邻,如分离迪氏筋膜侧方应避免损伤盆丛神经[11,12](图21-3)。笔者的

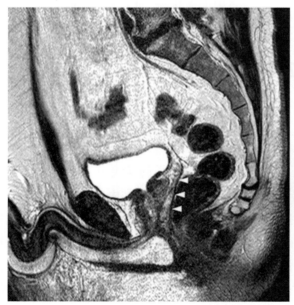
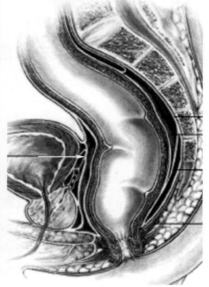

图21-2　迪氏筋膜 MRI 影像及示意图(白色箭头处)

经验是在确保前方精囊或阴道后壁不受损伤的情况下,尽可能切除迪氏筋膜中所有的纤维样组织;偶见阴道后壁少量渗血,经过电刀氩气模式表面凝固后可迅速控制。

Waldeyer's 筋膜的意义在于:如不切断该层坚韧的筋膜,则很难达到骨盆底部,无法显露尾骨。如图 21-4 所示,在进入盆筋膜壁层和脏层间的外科平面后,必须进一步锐性切断此筋膜,分离至尾骨上段水平,这样无论是对于低位吻合还是 APR 手术,都能使

直肠获得最充分的游离[13]。

四、直肠侧韧带的概念

关于是否存在直肠侧韧带这一解剖结构一直存在争议。组织学研究认为所谓的侧韧带,实际是存在于中下段直肠与侧盆壁间,可能包含神经纤维、脂肪及直肠中动脉等构成的组织束,但其结构变异较大。笔者在术中分离直肠侧方时也可见到纤维束样结构出现。对于侧韧带的解剖研究结果不尽相同,Sato 等

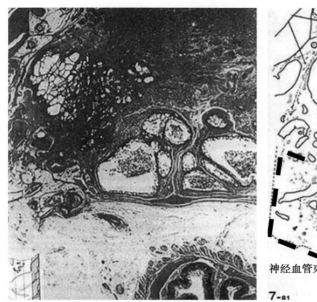
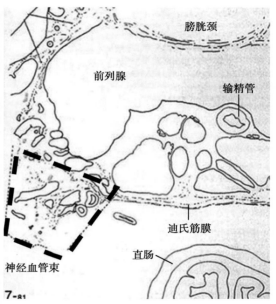

图 21-3 迪氏筋膜侧缘与盆神经丛的关系(男性),梯形区域内为盆神经丛分支

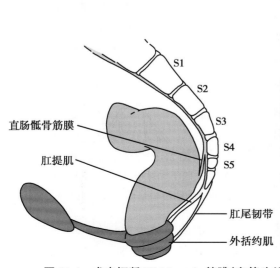
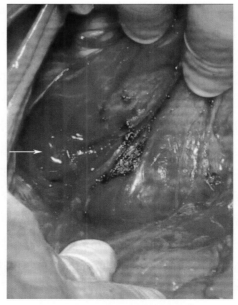

图 21-4 术中切断 Waldeyer's 筋膜(白箭头处)可完全游离直肠后壁,显露肛尾韧带

认为侧韧带是存在的,且包含直肠中动脉、盆丛神经分支等结构[14],而Nano等也认为存在侧韧带结构,但其仅由纤维组织构成,直肠中动脉和盆丛在韧带结构的下方[14](图21-5)。

【临床意义】

无论侧韧带这一解剖结构是否真实存在,直肠切除术中侧方的束状结构是术中必须处理的。为了避免损伤侧方的盆丛,应直视下使用电刀锐性切割,在保持层次的前提下靠近直肠分离。侧韧带中可能有直肠中动脉走行,但通常超声刀或电凝即可将其封闭,无须钳夹和结扎,这对于保证直肠系膜侧方的完整是非常重要的。

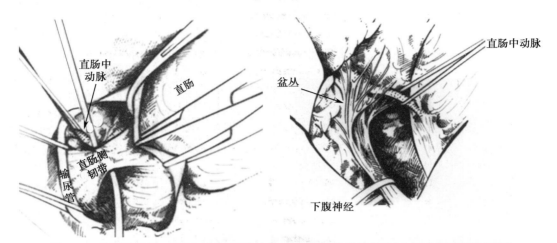

图 21-5　直肠侧韧带、直肠中动脉、下腹神经、输尿管及盆丛的关系(右图中侧韧带已切断)

五、直肠的血液供应

直肠的供应血管主要来源于肠系膜下动脉。从腹主动脉分出肠系膜下动脉,然后进一步分为左结肠动脉、乙状结肠动脉和直肠上动脉。直肠的血液供应还包括来源于髂内或阴部内动脉的直肠中动脉。直肠相关血管解剖的另一个重要内容是骶前静脉丛。

【临床意义】

传统的直肠癌治疗观念中,手术应该做到肠系膜下动脉的高位结扎。经典的高位结扎是指从肠系膜下动脉的根部距腹主动脉2cm处结扎切断肠系膜下动脉的主干。但近些年来,越来越多的循证医学证据表明,高位结扎没有改善患者的预后,并有可能引起结肠缺血坏死等并发症[15]。因此,NCCN指南推荐:术中探查肠系膜根部没有肿大淋巴结时,不需要常规进行高位清扫和结扎,仅对直肠上动脉根部进行结扎即可,并可根据术中结肠张力,选择性结扎部分乙状结肠分支血管(图21-6)。

直肠中动脉是由阴部内动脉或髂内动脉发出的,分布于中下段直肠侧方的一支小动脉,直径1~2mm,解剖变异较大。既往报道直肠中动脉出现概率为22%~100%[14,16,17]。术中如出现该血管,通常使用电刀即可直接将其切断、凝固,并不需要钳夹和结扎。

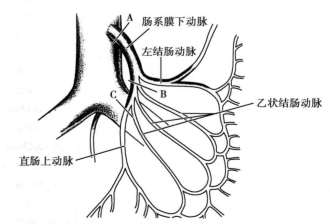

图 21-6　直肠癌根治术中血管结扎水平

A. 肠系膜下动脉根部的经典高位结扎;B. 包含乙状结肠动脉的低位结扎;C. 仅包含直肠上动脉的低位结扎。

骶前静脉丛是走行在骶骨骨膜前方的血管结构,包含较粗大的2支骶骨侧静脉和1支骶骨中静脉。骶前静脉出血是分离直肠后方尤其是Waldeyer's筋膜时较凶险的一种术中情况,其解剖学基础是骶前静脉丛被撕裂后将缩回骶孔[18]。因此骶前出血时,钳夹、结扎等方式不仅无法止血,甚至可能进一步撕裂骶前静脉,加重出血。目前临床上较肯定的止血方法有两种:①切除一块直径2cm的腹直肌,按压其于出血点上后进行电凝(推荐电凝值>100w),可通过肌肉的焦化促使接触的静脉丛凝固[19](图21-7)。②使用特制的图钉按压于出血点上,穿透静脉丛并固定于骶骨,从而通过确切的局部压迫达到止血目的,这种方法需要注意的是在 S_1 水平入钉点应距离骶骨中线小于2cm,而在 S_5 水平则应小于1cm,以防止损伤旁侧的骶神经束[20]。

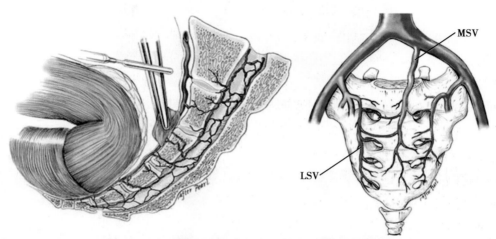

图 21-7　骶前静脉丛及骶前出血的处理(腹直肌块电凝法)

LSV. 骶外侧静脉;MSV. 骶正中静脉。

六、直肠周围重要盆腔神经的保留(pelvic autonomic nerve preservation,PANP)

支配直肠的神经通常在直肠手术中被一同切除,因此这里强调的是直肠手术中需要保护和保留的盆腔神经。与直肠毗邻的重要神经主要有以下解剖结构:①腹下神经丛,为来自 T_{11}~L_2 椎体的交感神经与 L_{3-4} 神经节发出的腰内脏神经融合后,在腹主动脉前、髂总动脉分叉处形成的神经丛,又称为上腹下丛或骶前神经。②下腹神经,为下腹神经丛发出的2支直径约3mm的神经束,沿双侧髂血管内侧下行,将交感神经成分带入盆腔脏器,在男性支配射精功能;下腹神经在临床上比较容易辨认,由比较粗大的淡黄色纤维构成。③盆内脏神经,为 S_{2-4} 发出的副交感纤维,发出后进入盆神经丛的后下角,在男性支配勃起功能。④盆神经丛,又称盆丛、下腹下丛,盆神经丛为下腹神经、骶内脏神经和盆内脏神经汇合后构成,位于直肠中动脉和直肠侧韧带等结构的外侧,通常盆神经丛在活体组织上难以辨认(图21-8,图21-9)。

【临床意义】

直肠手术尤其是直肠癌根治术中应尽可能保护盆腔神经结构,以确保患者术后能获得较好的排尿功能及性功能。TME术中应注意以下几点:①在输尿管内侧打开侧腹膜后,即将进入"holy plane"时,应特别注意对双侧下腹神经的游离和保护。如沿着首先出现的疏松间隙直接向下分离,往往会将下腹神经在直肠侧后方切断。因此,应在TME的间隙显露后,首先在骶骨岬前方寻找上腹下丛发出2支下腹神经的起始部(这部分神经干通常也相对粗大),然后将下腹神经主干从直肠系膜后方锐性剥离至其进入侧盆壁形成盆丛处,再进行TME的后续操作。②应在距离直肠较近处切断侧韧带,避免损伤盆丛。③牵引游离乙状结肠系膜至腹主动脉分叉处,常可将左侧下腹神经起始部一同牵拉,此时应避免损伤左侧下腹神经[21]。

205

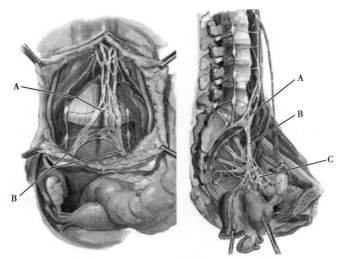

图 21-8 盆神经丛及毗邻神经结构
A. 腹下神经丛；B. 下腹神经；C. 盆神经丛。

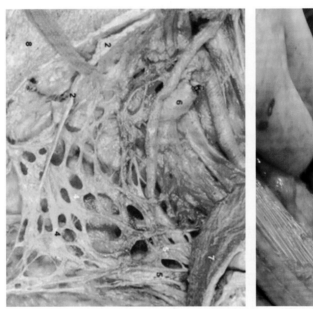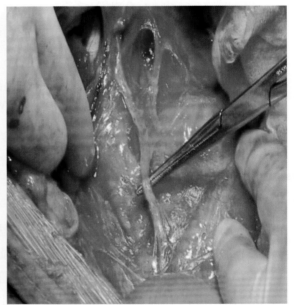

图 21-9 盆神经丛（尸体解剖）及下腹神经主干（术中所见）

七、侧方淋巴结清扫的概念

侧方淋巴结转移多见于低位进展期直肠癌。侧方淋巴结主要包括沿髂血管走行分布的髂总、髂内淋巴结及沿闭孔血管、神经分布的闭孔淋巴结。直肠癌侧方清扫中应从腹主动脉分叉处开始，清除主动脉及下腔静脉前方附着的脂肪、淋巴组织；打开侧方腹膜后，清除髂总血管表面、髂总血管与髂腰肌夹角处脂肪组织，并显露闭孔神经及血管；进一步裸化闭孔神经并清扫闭孔淋巴结。

【临床意义】

近年来循证医学证据显示，侧方淋巴结转移提示预后较差，侧方淋巴结清扫显著增加术后泌尿及性功能损害，且无法改善患者生存[22]。尤其是术前新辅助放疗的应用，可进一步降低术后局部复发率，部分研究显示术前放疗后清扫侧方淋巴结无明显意义[23]。因此侧方淋巴结清扫目前可作为选择性操作，术中如触及侧方肿大淋巴结时应予以清除。

八、肛管的概念

解剖、胚胎及病理学家与外科医师对肛管的理解是有所不同的。通常肛管有以下两大类定义：解剖学、组织学、胚胎学和病理学的肛管是同一个概念；与外科医师密切相关的称为外科或临床肛管。通常，外科肛管的长度约4cm，其范围为内括约肌上缘至肛缘；而解剖学肛管约2cm，范围为齿状线上缘（肛管移行区上缘）至肛缘。这两个概念并不矛盾，而是前者包含后者的关系。齿状线上下水平的组织具有完全不同的上皮结构和神经支配，在众多教科书中均有详述，此处不做赘述。肛周是指肛门周围直径5cm的范围。

【临床意义】

外科医师判断保肛手术可能性，通常需要进行直肠指检了解肿瘤位置，此时肿瘤下缘距外科肛管的距离，是判断能否保肛的决定性因素。通常如果这一距离<1cm，则术中很难获得病理阴性的远端切缘，使保肛后局部复发的风险明显增加。肿物距离齿状线即解剖学肛管的距离，对于外科治疗的指导意义相对次要。

九、肛提肌的构成

肛提肌主要由耻骨直肠肌、耻骨尾骨肌和髂骨尾骨肌构成（图21-10），其止点分别位于盆侧壁、尾骨和髂骨。尾骨肌是分离后方肛提肌时需要处理的最主要的肌肉。

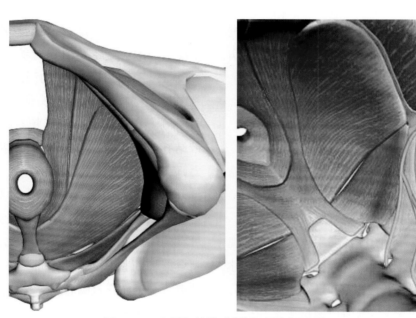

图21-10　肛提肌的构成（外面观及内面观）
由左至右依次为：肛门外括约肌、耻骨直肠肌、耻骨尾骨肌、髂骨尾骨肌、尾骨肌。

第二节　经腹会阴直肠切除术

一、APR 的发展

1908 年 Miles 根据直肠癌淋巴引流的研究结果，提出了经腹会阴直肠切除术（abdominoperineal resection, APR），显著降低了中低位直肠癌术后局部复发率。近 70 年来，APR 手术一直是低位直肠癌的标准术式[24]。随着 TME 的概念和技巧的逐步发展，更多的结直肠外科医师关注直肠系膜的完整分离，不再强调对肛提肌及坐骨肛门窝内脂肪组织的切除范围。随着直肠癌病理、影像技术的发展，如何确保直肠癌根治术后获得阴性的环周切缘（circumferential resection margin, CRM）日益受到重视[25]。循证医学证据也显示，APR 比保留肛门的 LAR 预后更差，其原因正是

APR 术后环周切缘阳性率高、容易出现局部复发[26]。因此，在 TME 基础上，扩大对肛提肌切除范围的柱状 APR 术逐渐成为结直肠外科医师关注的焦点[27]。

二、APR 的适应证

由于低位吻合技术的成熟，肿瘤下缘距肛缘<6cm 已经不再是 APR 的绝对指征。笔者认为，一般的手术指征为肿瘤距肛门 5cm 以内的直肠癌。确定实施 APR，需要准确的术前分期、良好的术中操作和谨慎的术中决策。

通常 APR 的适应证有以下几种情况：①术前 MRI 判断肿瘤侵犯肛提肌或直肠指检提示肿物与外科肛管上界距离<1cm。②术中盆腔狭窄或肿物巨大，低位直肠难以分离及吻合。③直肠充分游离后，仍无法获得满意的远端切缘（>1cm）或快速病理检查提示切缘阳性。④低位早期直肠癌行局部切除后病理检查提示切缘阳性或为 T_2 期以上病变。

三、APR 的术前准备

（一）常规术前准备

术前全身状态评估及营养支持；备血及必要时输血；女性患者应清洗阴道；会阴及腹部皮肤准备等。

（二）术前肠道准备，留置胃肠减压和导尿管

在经典的外科学中，直肠癌择期手术前需要常规进行为期 3 天的肠道准备，包括口服抗生素和机械性肠道灌洗，进行术前胃肠减压及留置导尿管。然而，近年来的循证医学证据显示，术前口服抗生素和机械性肠道准备并不能降低术后吻合口漏、感染等并发症的发生率[28,29]。常规行肠道灌洗的患者术后吻合口漏、感染等发生率甚至更高[30]。另外，根据目前提倡的快速康复外科理念，术前肠道准备、胃肠减压和留置导尿管，在直肠癌患者中可不常规进行[31]。

（三）永久性结肠造口定位

详见本章第五节。

四、APR 的手术步骤

（一）麻醉，体位及切口选择

APR 手术切除范围较大，时间较长，应采用全身麻醉。体位通常采用截石位以显露会阴，此时应注意：①麻醉后可调整手术床至头低足高位，使小肠置于术野头侧。②患者尾骨应突出床沿，双侧大腿与躯干夹角应<90°，使会阴部操作获得充分显露。③摆放截石位时应调整患者小腿位置，避免挤压腓总神经等。切口通常选择腹部正中绕脐切口，下方应达到耻骨联合，上界可根据患者条件而定。在切开腹壁至切口下段时应注意避免损伤膀胱。女性患者可悬吊子宫以利于显露。

（二）腹、盆腔探查

入腹后应注意是否存在腹水、肝转移、腹膜转移，了解结肠、胃等腹腔脏器情况；探查肠系膜下动脉根部、腹主动脉前方及髂血管走行区是否有肿大淋巴结；女性应特别注意双侧卵巢情况。最后探查肿物，应注意肿瘤游离程度，与周围脏器、盆壁的关系等，术中应结合术前盆腔 MRI 图像综合判断肿瘤局部情况。

（三）直肠血管、肠管的预结扎

腹腔完善探查后，摆头低足高体位，将小肠推挤向头侧。在肿瘤上方于直肠乙状结肠交界处使用纱带结扎肠管。牵拉纱带使乙状结肠系膜具有一定张力，便于触摸辨认直肠上动脉及乙状结肠动脉走行，打开系膜表面腹膜，于直肠上动脉根部进行预结扎。对于乙状结肠长度较短、盆腔狭窄或较肥胖的患者，可在确保近端结肠长度足够提出腹壁的情况下，利用闭合器切断直肠 - 乙状结肠，这样牵引游离的直肠近端更有利于显露直肠后壁。

（四）游离乙状结肠

切断乙状结肠左侧与盆侧壁间的生理性粘连，并用电刀于输尿管内侧打开侧腹膜，此时即可看到直肠系膜起始部的疏松间隙，此平面也是完成 TME 操作的关键平面。沿上述疏松间隙浅层向上方分离，可完全游离左侧的乙状结肠直至降结肠末段。至此可暂停乙状结肠的游离。

（五）下腹神经的保护及直肠后壁的游离

游离乙状结肠后应在腹主动脉分叉处寻找腹下神经丛，并向下在骶骨岬前方确认双侧下腹神经主干起始部。此时通过向前上方牵引直肠，可显露出直肠后壁盆筋膜脏层与壁层间的疏松间隙，即 TME 操作

的平面；在此平面应使用电刀进行精细的锐性分离，层次准确则不会引起出血。锐性分离时需要注意以下几点细节：①此平面以下腹神经主干为界，又可分为前后两层间隙（图21-11），下腹神经主干与盆筋膜壁层间的间隙更为疏松，但沿此平面分离将最终切断下腹神经主干，导致神经保护失败。正确的操作应是在进入疏松间隙起始部分之后，分离并保护双侧主干，在下腹神经主干与盆筋膜壁层（直肠后侧系膜表面的筋膜）之间相对致密的间隙进行分离。②进入正确层次后，电刀分离应偏向直肠系膜一侧，避免对骶前静脉的损伤。③下腹神经主干进入侧方盆壁处最为脆弱、菲薄，成功游离直肠后壁之后仍应对下腹神经主干进行保护，直至直肠侧壁游离完毕。

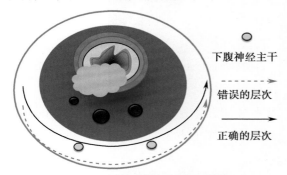

图 21-11　游离直肠后壁示意图

下腹神经主干往往与盆筋膜脏层（直肠系膜后壁筋膜）存在一定粘连，正确的层次并不是最疏松的间隙。

（六）直肠侧壁的游离及盆丛的保护

完成后壁游离，可继续沿游离的间隙向双侧延伸并继续保护下腹神经主干直至其融入侧盆壁。游离至3点、9点方向，通常此间隙逐渐模糊，取而代之的是界线不甚清晰的结缔组织，即所谓的直肠侧韧带。此时应充分显露术野，通过助手拉钩及术者反向推挤直肠肠管，使侧韧带结构具有张力。此时应注意靠近直肠侧锐性分离，避免对盆丛造成损伤。笔者的经验中，加大电刀功率（电凝值60~80）可满意地对直肠中动脉进行电凝，通常无须对直肠中动脉进行单独结扎即可完成直肠侧壁的游离。

（七）直肠前壁的游离

完成前壁及侧壁的游离后，应向后下方牵引直肠，使用电刀于腹膜反折最低点稍靠前方处打开腹膜。助手可使用拉钩将前方组织向耻骨侧推挤，此时

于直肠前壁可见一层较坚韧的由纵行纤维样结构形成的筋膜，即迪氏筋膜（图21-12）。在此筋膜前方分离可保持直肠前方系膜的完整性。在男性患者，如无肿瘤侵犯粘连，通常迪氏筋膜与精囊之间很少出血，而在女性患者，阴道后壁有时血供相对丰富，可使用电刀的氩气喷凝模式达到很好的表面止血效果，并不会对阴道后壁产生灼伤。

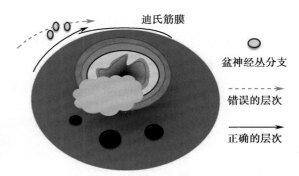

图 21-12　游离直肠前侧壁示意图

分离时应靠近直肠系膜操作，前方应切除迪氏筋膜以确保直肠系膜完整性。

（八）腹部操作中对直肠游离的水平

传统APR中，应在腹部操作中尽可能地对直肠向下方游离，对男性患者，前壁应分离过精囊水平，女性患者则需游离大部分阴道后壁直至会阴中心腱；后壁则需要显露尾骨达到肛提肌平面。

但目前对于局部T分期较晚、侵犯肛提肌的病例则提倡进行柱状APR切除。在前壁只需要分离至精囊水平或阴道后壁中段，后壁则只需要分离至尾骨起始部（尾骨骶骨交界处）。后续分离则由会阴部进行操作。

（九）腹壁永久性结肠造口

详见本章第五节。

（十）会阴部操作

1. **传统APR术**　缝合肛门后，取环绕肛门梭形切口，切口前界为会阴中心腱的表皮投影处，后方应达尾骨尖，侧方则应达到肛门-坐骨结节连线中点的外侧。切开皮肤及皮下脂肪组织直至肛提肌平面。此后应寻找尾骨的骨性标记并切断肛尾韧带。肛提肌在后方主要为髂骨尾骨肌，通常使用电刀结合钳夹结扎的方式处理肌束。将肛提肌后半圈处理结束后，会阴操作组医师与腹部操作组医师可在尾骨附近会

合,将封闭的直肠近端拖出盆腔。此后可通过牵引标本,分别显露左前侧壁及右前侧壁,继续结扎肛提肌束。待标本仅前壁附着后,应逐步切开会阴中心腱处的联合肌腱和耻骨直肠肌。此后需要处理的直肠前壁深方,为 APR 术中最易渗血的部分,此处男性患者前方为前列腺,女性患者为阴道后壁下段,均与直肠前壁间存在血管丛。处理此处的经验是:①分离出少许层次后宜先完善止血,再继续分离,否则术野不清极易导致分离层次出现错误。②此处可使用超声刀或缝扎止血,单纯电刀电凝往往效果不佳。③女性患者可让助手在阴道内进行导向,避免损伤;男性患者

则可在分离中不断用手指感知尿管、前列腺后壁的位置以指向正确层次。完整前壁游离后即可完整移除标本,应重点检查前壁的前列腺及阴道是否存在损伤需要修补。无论前壁出血还是后、侧壁出血,均应继续缝扎止血。

2. **柱状 APR 术** 可进一步分为标准柱状 APR 及联合切除尾骨的柱状 APR。此类术式要求腹部操作时不可将直肠系膜完全游离,后壁只需达到尾骨-骶骨交接处,前壁只需到达精囊或阴道后壁中段水平即可(图 21-13)。会阴部切口及肛提肌平面下方的肛周组织切除范围亦无不同。

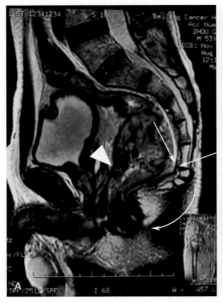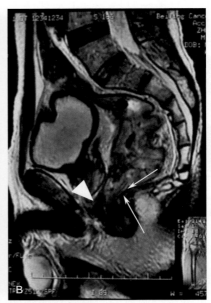

图 21-13 柱状 APR 与传统 APR 对比

A. 柱状 APR;B. 传统 APR。粗箭头为前壁分离终点,柱状切除为精囊水平,而传统切除则尽可能贴近肛提肌;细箭头为腹部与会阴部操作会合处,柱状 APR 为尾骨-骶骨交界处,传统 APR 则为肛管-肛提肌交界处;弧线细箭头为联合切除尾骨的柱状 APR 后方切除范围。

(1)标准柱状 APR:体位与传统 APR 一致,但进入肛提肌水平后,应向侧壁、后壁进一步开放术野,寻找肌束在盆壁的止点并切断(图 21-14)。此时操作位置深在,采用钳夹结扎的方式处理肌束较困难,笔者更习惯用左手牵拉肌束后,右手持超声刀开慢速挡将肌束凝固、切断。前壁的处理与传统 APR 无明显区别。这一术式的优点是术中患者不需要改变体位,操作技术容易掌握;缺点是 APR 手术显露不佳的问题没有得到解决,由于上腹分离范围较小,导致会阴深

部的操作困难。对于肛提肌水平受侵犯,但前壁未受累的病例,以截石位进行标准柱状 APR,可以提高根治程度,同时比较安全。

(2)联合切除尾骨的柱状 APR:经腹部完成乙状结肠、直肠系膜的游离并建立人工造口后,将直肠上段置入盆腔内并重建盆底腹膜,常规逐层关腹。将患者体位由截石位改为分腿折刀位并再次消毒、铺巾。此时切口范围除肛周梭形切口外,还要包括尾骨走行的范围(图 21-15)。切开尾骨表面皮肤筋膜

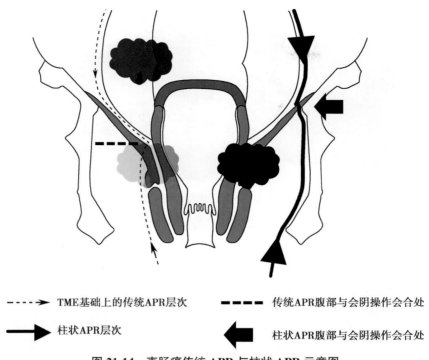

<small>- - - →</small> TME基础上的传统APR层次　　<small>■ ■ ■ ■</small> 传统APR腹部与会阴操作会合处

<small>➡</small> 柱状APR层次　　　　　　　　　　<small>⬅</small> 柱状APR腹部与会阴操作会合处

图 21-14　直肠癌传统 APR 与柱状 APR 示意图
对于极低位合并肛提肌被侵犯的直肠癌,柱状 APR 较传统 APR 可
获得更充分的切除范围,确保环周切缘阴性。

后,切断臀大肌尾骨 - 骶骨处附着的部分肌腱,充分显露尾骨后方间隙。在使用骨膜剥离器钝性离断骶骨 - 尾骨交界处,并使用电刀打开尾骨后方筋膜进入盆腔。此后助手可钳夹并牵引尾骨引导后续操作:由于尾骨为髂尾肌附着点,将尾骨向左侧牵拉可充分显露髂尾肌在盆壁的止点,术者应使用左手示指、中指经原尾骨位置探入盆腔,垫于髂尾肌后方,拇指与示指、中指对合并触摸髂尾肌,判断肌束于盆壁止点的位置。此后陆续用钳夹结扎法或超声刀慢速档凝固,逐步将右侧髂尾肌自盆壁切断。在采用相同手法离断左侧髂尾肌后,肛提肌的后、侧壁可被完全游离,可将直肠自盆腔中拖出。由于患者为分腿折刀位,在切断尾骨及全部后、侧壁肛提肌后,直肠前壁可获得极佳的显露,术者可直视下对前壁进行精细的游离及止血。对于前壁有部分侵犯的病例,术者可直视下进行前列腺部分切除或阴道后壁的切除、修补。通过标本照片可以看出:柱状 APR 不存在传统 APR 中在肛提肌水平的"腰"部,由于系膜只分离到肛提肌水平,因此系膜与肛提肌连为一体被一并切除,形似柱状(图 21-16)。笔者推荐对前壁有

侵犯但可通过扩大切除获得根治的患者,采用联合尾骨切除的柱状 APR。根据笔者经验,通过改变体位,切除尾骨获得良好术野显露可使术中止血非常确切,即使切除前列腺或阴道,会阴部操作仍出血量极少。该术式的缺点主要是术中改变体位将延长手术时间,增加患者的麻醉风险。

(十一) 盆底重建,腹壁及会阴切口闭合

1. 盆底重建　间断缝合侧腹膜避免术后小肠下坠至盆腔,此处针距应稍密,缝带组织不可过多以免损伤输尿管。

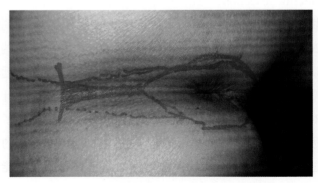

图 21-15　联合尾骨切除的柱状 APR 的切口范围
分腿折刀位切口应包括尾骨走行范围,图中深色锥形
区域为尾骨的体表投影。

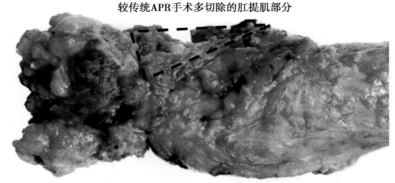

图 21-16 柱状 APR 切除标本的侧后方照片
三角形区域内为较传统 APR 扩大切除的肛提肌部分。

2. **腹壁切口闭合** 以关腹薇乔线关闭腹膜,双股 PDS 线连续关闭前鞘,也可选择 PDS 线将腹膜 + 前鞘进行全层连续缝合。皮肤及皮下组织常规间断缝合后关闭腹部切口。

3. **会阴部切口闭合** 留置骶前引流管后,可采用间断或连续缝合关闭皮下组织,再对皮肤进行间断缝合或钉皮器钉合。对于创面较大、止血不满意或切口张力过大的患者,也可采用纱垫填塞切口,术后 2~3 天移除,通过坐浴可逐步使会阴切口愈合。

第三节 直肠低位前切除术

一、LAR 的发展及适应证

随着双吻合器技术的普遍应用,低位保肛已成为一项成熟的操作[32]。目前对于低位前切除术(low anterior resection,LAR)的主要争议在于肠管远端切缘的长度,NCCN 指南中推荐肠管远切缘应达到 2cm。在部分研究中,对于极低位的肿瘤,1cm 的远端切缘也是可接受的,但需要术中快速病理检查确保远端切缘阴性[33]。另外在 LAR 的基础上,衍生出了针对极低位肿瘤的内括约肌切除,在部分研究中获得了远期满意的疗效[34]。由于上述技术的发展,LAR 的适应证更为灵活,在确保根治性切除和外括约肌功能保留的前提下,只要能完成低位吻合,都应积极尝试 LAR。但能否行 LAR 主要是由肿瘤位置及骨盆条件决定的,如果骨盆条件较差,即使位置高的肿瘤有时也难以保留肛门[35]。

二、LAR 的术前准备

同 APR。

三、LAR 的手术步骤

(一)麻醉,体位及切口选择
同 APR。

(二)腹、盆腔探查
同 APR。

(三)直肠血管、肠管的预结扎
同 APR。

(四)游离乙状结肠
基本原则同 APR。在处理近端结肠时,为确保低位吻合无张力,应充分游离乙状结肠,必要时应松解结肠左曲,切断结扎部分乙状结肠系膜。注意术中对结肠系膜边缘弓的保护,以防止吻合口缺血。

(五)下腹神经的保护及直肠后壁的游离
基本同 APR。但 LAR 中应切断直肠后壁的 Waldeyer's 筋膜,以显露尾骨并使切割层次直达盆底。

(六)直肠侧壁的游离及盆丛的保护
同 APR。

(七)直肠前壁的游离
基本同 APR。对于女性患者,应在直肠远端预切断处充分游离阴道,避免击发吻合器时夹有阴道壁从而诱发直肠阴道瘘。

（八）远端系膜的切除和肌管的裸化

充分游离直肠系膜后，应切开末段系膜，显露直肠肌管以备吻合。此时直肠中动脉往往已被切断，直肠血供来自直肠上动脉，而后者的走行是在直肠上段后方系膜内分叉，向前下方系膜环抱。因此在切开系膜达到肌管的过程中，下段系膜的前侧方较容易出血，而后方出血较少；反之对于中高位直肠癌，如果仅切除远端5cm系膜，则由系膜向肌管靠拢的切开过程中，系膜后侧方较容易出血。切开末段系膜时的出血通常较少，一般可用电刀加以凝固，而中段系膜出血相对较多，有时需要缝扎止血，可在临床实践中对此逐步加深体会。随着医疗器械的发展，超声刀等设备的应用可在处理直肠系膜时发挥很好的效果。

（九）双吻合器法完成低位吻合

使用闭合器闭合远端直肠后，应对残端完善止血。经肛门置入管状吻合器前应充分扩肛、必要时可使用石蜡油润滑肛管。击发吻合器前助手应使用拉钩拉开直肠前方脏器，尤其对女性患者应将阴道后壁与吻合部位隔开，避免损伤。吻合后应检查吻合环的完整性，如吻合不满意应进行充气试验除外吻合口漏，必要时可行保护性回肠造口。吻合结束后留置经骶或经腹的盆腔引流管。

（十）盆底重建及腹壁切口闭合

同APR。

第四节　经括约肌间切除术的发展及适应证

1971年，Kasai等首先报道内括约肌切除术在先天性巨结肠治疗中的应用，Schiessel等于1994年首次用于低位直肠癌[36,37]。针对距肛缘5cm以下的超低位直肠癌，经腹游离后再经肛门途径在肛门内外括约肌间隙分离并切除部分或全部内括约肌，以获得足够的R_0远端切缘并得以保留肠道的连续性（结肛吻合），将直肠连同内括约肌整块从腹部移除，将近端结肠或结肠储袋与肛管齿状线行端端吻合，其本质上仍属于前切除术范畴[38]。适应证为：T_1、T_2期低位直肠癌，

肛门外括约肌未受浸润，排便功能良好。目前研究认为T_3、T_4期直肠癌及括约肌功能差的患者不适合应用经括约肌间切除术（intersphincteric resection，ISR）。

经典的ISR术式存在以下三种：①部分ISR——经括约肌间部分切除术（在齿状线附近离断内括约肌）。②次全ISR——经括约肌间次全切除术（在括约肌间沟和齿状线之间离断内括约肌）。③完全ISR——经括约肌间完全切除术（经括约肌间沟环形切除全部内括约肌）。本手术的要点是离断内括约肌后进入内外括约肌间的无血管区行锐性分离。

ISR手术可获得与APR手术相似的肿瘤生存结果[39,40]。在术后并发症的发生率及术后病死率方面，两者无显著差异。但ISR术后会出现短期的肛门失禁情况，主要与术前肛门功能及术后剩余内括约肌的范围有关。此外，术前放化疗也会影响术后肛门功能。精确的术前分期及术前排便功能评估，才能给患者带来生存获益，提高术后生活质量。

第五节　结肠造口术

结肠造口分为临时性造口和永久性造口，前者造口的肠段通常为横结肠，后者通常为乙状结肠或降结肠。

横结肠造口适应证包括远端结肠梗阻、穿孔、创伤、先天异常、大便失禁及吻合口的保护，造口应一期开放。横结肠造口的特点是可快速解除梗阻，手术难度低，为后续治疗赢得时间。低位直肠癌术后保护性造口已较少选用横结肠造口，一方面，因为横结肠与回肠相比粪便更为成形，不利于护理；另一方面，由于结肠血供较小肠明显减少，造口还纳术后发生吻合口漏的概率明显增加，故保护性横结肠造口多已被回肠造口所取代。对于未做保护性造口而发生吻合口漏或吻合口严重狭窄造成肠梗阻的患者，由于横结肠造口创伤小、见效快，多采用横结肠造口作为补救性转流手术。

横结肠造口手术时机的选择非常重要，并不是术后出现吻合口漏就一定要造口，也并不是造口就一定

能解决吻合口漏。对于症状轻微、引流量少、无合并症的吻合口漏无须手术处理,留置引流管并给予胃肠外营养、适当应用抗生素后,多数漏口可愈合。而对于引流量多,伴有弥漫性腹膜炎、全身中毒症状明显及引流管已拔除,局部处理有困难者应果断采取手术治疗。横结肠造口是常用的手术方式,通常选取活动度大的肠段行袢式双腔造口,将粪便转流,减少肠液和粪便对下游吻合口的刺激,为吻合口的生长愈合创造条件。造口还纳的时间通常为术后 3~5 个月[41]。对于吻合口情况差、盆腔感染严重、单纯造口难以解决问题的吻合口漏,应行 Hartmann 手术[42]。

结肠造口的部位通常选取腹直肌发达的部位,并避开皮肤皱褶、脐、手术切口、骨性突起部[43],以避免造口塌陷、造口旁疝、切口感染等并发症的发生。患者应能看见造口且不影响日常衣物穿戴,以便实现造口的自我护理,提高生活质量。

经腹会阴直肠切除术后的永久性结肠造口应注意:皮肤造口孔直径应略小于拟拖出造口肠管的直径,可采取十字形切开腹直肌前鞘,沿腹直肌方向钝性牵开肌肉,然后切开腹直肌后鞘,将肠管拖出。拖出腹壁的肠段不宜过长,脱出后应对肠系膜做适当修剪,通常在黏膜外翻后造口的高度以 2cm 为宜。间断缝合腹膜和肠壁浆膜层、腹直肌前鞘和肠壁浆肌层、皮内组织和肠管造口缘。

结肠造口后常见的并发症主要有造口内陷(回缩)、造口狭窄、造口旁疝、造口周围炎、造口出血、造口坏死、造口脱垂等,总体发生率约为 25%,其中约 40% 的并发症发生于术后 1 个月内[44]。造口并发症的发生与多种因素有关,既与患者自身因素有关,又与手术及术后护理有关。造口的术后护理十分重要,良好的护理和健康教育可显著降低并发症的发生率,提高患者的生活质量[45,46]。

(顾晋)

参考文献

[1] KVOLS LK. CANCER: Principles & practice of oncology [J]. Am J Clin Oncol, 1986, 9 (1): 90.

[2] ENGSTROM P F, ARNOLETTI J P, BENSON A B 3RD, et al. NCCN clinical practice guidelines in oncology: rectal cancer [J]. J Natl Compr Canc Netw, 2009, 7 (8): 838-881.

[3] LI M, GU J. Changing patterns of colorectal cancer in China over a period of 20 years [J]. World J Gastroenterol, 2005, 11 (30): 4685-4688.

[4] WOLFF B G, FLESHMAN J W, BECK D E, et al. The ASCRS textbook of colon and rectal surgery [M]. New York: springer, 2006.

[5] CHAPUIS P, BOKEY L, FAHRER M, et al. Mobilization of the rectum: anatomic concepts and the bookshelf revisited [J]. Dis Colon Rectum, 2002, 45 (1): 1-9.

[6] MORGADO P J. Total mesorectal excision: a misnomer for a sound surgical approach [J]. Dis Colon Rectum, 1998, 41 (1): 120-121.

[7] LINDSEY I, WARREN B F, MORTENSEN N J. Denonvilliers' fascia lies anterior to the fascia propria and rectal dissection plane in total mesorectal excision [J]. Dis Colon Rectum, 2005, 48 (1): 37-42.

[8] BISSET I P, CHAU K Y, HILL G L. Extrafascial excision of the rectum: surgical anatomy of the fascia propria [J]. Dis Colon Rectum, 2000, 43 (7): 903-910.

[9] HEALD R J, MORAN B J. Embryology and anatomy of the rectum [J]. Semin Surg Oncol, 1998, 15 (2): 66-71.

[10] HEALD R J, MORAN B J, BROWN G, et al. Optimal total mesorectal excision for rectal cancer is by dissection in front of Denonvilliers' fascia [J]. Br J Surg, 2004, 91 (1): 121-123.

[11] LEPOR H, GREGERMAN M, CROSBY R, et al. Precise localization of the autonomic nerves from the pelvic plexus to the corpora cavernosa: a detailed anatomical study of the adult male pelvis [J]. J Urol, 1985, 133 (2): 207-212.

[12] KINUGASA Y, MURAKAMI G, UCHIMOTO K, et al. Operating behind Denonvilliers' fascia for reliable preservation of urogenital autonomic nerves in total mesorectal excision: a histologic study using cadaveric specimens, including a surgical experiment using fresh cadaveric models [J]. Dis Colon Rectum, 2006, 49 (7): 1024-1032.

[13] GORDON P, NIVATVONGS S. Principles and practice of surgery for the colon, rectum, and anus [M]. 3rd ed. Florida: CRC Press, 2007: 971-986.

[14] SATO K, SATO T. The vascular and neuronal composition of the lateral ligament of the rectum and the rectosacral fascia [J]. Surg Radiol Anat, 1991, 13 (1): 17-22.

[15] LANGE M M, BUUNEN M, VAN DE VELDE C J, et al. Level of arterial ligation in rectal cancer surgery: low tie preferred over high tie. A review [J]. Dis Colon Rectum,

2008, 51 (7): 1139-1145.

[16] DIDIO L J, DIAZ-FRANCO C, SCHEMAINDA R, et al. Morphology of the middle rectal arteries. A study of 30 cadaveric dissections [J]. Surg Radiol Anat, 1986, 8 (4): 229-236.

[17] HAVENGA K, DERUITER M C, ENKER W E, et al. Anatomical basis of autonomic nerve-preserving total mesorectal excision for rectal cancer [J]. Br J Surg, 1996, 83 (3): 384-388.

[18] WANG Q Y, SHI W J, ZHAO Y R, et al. New concepts in severe presacral hemorrhage during proctectomy [J]. Arch Surg, 1985, 120 (9): 1013-1020.

[19] HARRISON J L, HOOKS V H, PEARL R K, et al. Muscle fragment welding for control of massive presacral bleeding during rectal mobilization: a review of eight cases [J]. Dis Colon Rectum, 2003, 46 (8): 1115-1117.

[20] NIVATVONGS S, FANG D T. The use of thumbtacks to stop massive presacral hemorrhage [J]. Dis Colon Rectum, 1986, 29 (9): 589-590.

[21] 顾晋. 直肠肛门部恶性肿瘤 [M]. 北京: 北京大学医学出版社, 2007.

[22] HIDA J, YASUTOMI M, FUJIMOTO K, et al. Does lateral lymph node dissection improve survival in rectal carcinoma? Examination of node metastases by the clearing method [J]. J Am Coll Surg, 1997, 184 (5): 475-480.

[23] NAGAWA H, MUTO T, SUNOUCHI K, et al. Randomized, controlled trial of lateral node dissection vs nerve-preserving resection in patients with rectal cancer after preoperative radiotherapy [J]. Dis Colon Rectum, 2001, 44 (9): 1274-1280.

[24] CORMAN M L. Classic articles in colonic and rectal surgery. A method of performing abdominoperineal excision for carcinoma of the rectum and of the terminal portion of the pelvic colon: by W. Ernest Miles, 1869-1947 [J]. Dis Colon Rectum, 1980, 23 (3): 202-205.

[25] NAGTEGAAL I D, QUIRKE P. What is the role for the circumferential margin in the modern treatment of rectal cancer? [J]. J Clin Oncol, 2008, 26 (2): 303-312.

[26] DEN DULK M, MARIJNEN C A, PUTTER H, et al. Risk factors for adverse outcome in patients with rectal cancer treated with an abdominoperineal resection in the total mesorectal excision trial [J]. Ann Surg, 2007, 246 (1): 83-90.

[27] WEST N P, FINAN P J, ANDERIN C, et al. Evidence of the oncologic superiority of cylindrical abdominoperineal excision for low rectal cancer [J]. J Clin Oncol, 2008, 26 (21): 3517-3522.

[28] MIETTINEN R P, LAITINEN S T, MAKELA J T, et al. Bowel preparation with oral polyethylene glycol electrolyte solution vs. no preparation in elective open colorectal surgery: prospective, randomized study [J]. Dis Colon Rectum, 2000, 43 (5): 669-675.

[29] SLIM K, VICAUT E, LAUNAY-SAVARY M V, et al. Updated systematic review and meta-analysis of randomized clinical trials on the role of mechanical bowel preparation before colorectal surgery [J]. Ann Surg, 2009, 249 (2): 203-209.

[30] WILLE-JORGENSEN P, GUENAGA K F, MATOS D, et al. Pre-operative mechanical bowel cleansing or not? an updated meta-analysis [J]. Colorectal Dis, 2005, 7 (4): 304-310.

[31] KEHLET H. Fast-track colorectal surgery [J]. Lancet, 2008, 371 (9615): 791-793.

[32] MORAN B J, BLENKINSOP J, FINNIS D. Local recurrence after anterior resection for rectal cancer using a double stapling technique [J]. Br J Surg, 1992, 79 (8): 836-838.

[33] RUTKOWSKI A, BUJKO K, NOWACKI M P, et al. Distal bowel surgical margin shorter than 1 cm after preoperative radiation for rectal cancer: is it safe? [J]. Ann Surg Oncol, 2008, 15 (11): 3124-3131.

[34] CHAMLOU R, PARC Y, SIMON T, et al. Long-term results of intersphincteric resection for low rectal cancer [J]. Ann Surg, 2007, 246 (6): 916-921.

[35] GU J, BO X F, XIONG C Y, et al. Defining pelvic factors in sphincter-preservation of low rectal cancer with a three-dimensional digital model of pelvis [J]. Dis Colon Rectum, 2006, 49 (10): 1517-1526.

[36] KASAI M, SUZUKI H, WATANABE K. Rectal myotomy with colectomy: a new radical operation for Hirschsprung's disease [J]. J Pediatr Surg, 1971, 6 (1): 36-41.

[37] SCHIESSEL R, KARNER-HANUSCH J, HERBST F, et al. Intersphincteric resection for low rectal tumours [J]. Br J Surg, 1994, 81 (9): 1376-1378.

[38] DENOST Q, RULLIER E. Intersphincteric resection pushing the envelope for sphincter preservation [J]. Clin Colon Rectal Surg, 2017, 30 (5): 368-376.

[39] YAMADA K, SAIKI Y, TAKANO S, et al. Long-term results of intersphincteric resection for low rectal cancer in Japan [J]. Surg Today, 2019, 49 (4): 275-285.

[40] TSUKAMOTO S, MIYAKE M, SHIDA D, et al. Intersphincteric resection has similar long-term oncologic outcomes compared with abdominoperineal resection for low rectal cancer without preoperative therapy: results of propensity score analyses [J]. Dis Colon Rectum, 2018, 61 (9): 1035-1042.

[41] ECKMANN C, KUJATH P, SCHIEDECK T H, et al. Anastomotic leakage following low anterior resection: results of a standardized diagnostic and therapeutic approach [J]. Int J Colorectal Dis, 2004, 19 (2): 128-133.

[42] KANELLOS I, VASILIADIS K, ANGELOPOULOS S, et al. Anastomotic leakage following anterior resection for rectal cancer [J]. Techniques in Coloproctology, 2004, 8 (1 Supplement): S79-S81.

[43] 徐洪莲, 喻德洪, 卢梅芳, 等. 肠造口术前定位的护理 [J]. 中华护理杂志, 2001, 36 (10): 741-742.

[44] DUCHESNE J C, WANG Y Z, WEINTRAUB S L, et al. Stoma complications: a multivariate analysis [J]. Am Surg, 2002, 68 (11): 961-966.

[45] BURCH J. The pre-and postoperative nursing care for patients with a stoma [J]. Br J Nurs, 2005, 14 (6): 310-318.

[46] BRADSHAW E, COLLINS B. Managing a colostomy or ileostomy in community nursing practice [J]. Br J Community Nurs, 2008, 13 (11): 514-518.

第一节　概述

结直肠癌(CRC)是世界范围内发病率位居第三的恶性肿瘤,也是第四大癌症相关死亡原因[1]。在发达国家,结直肠癌的发病率和死亡率均呈稳定或下降趋势,但在许多低收入和中等收入国家,结直肠癌的发病率和死亡率仍呈上升趋势[1]。在美国,50~75岁的成年人结直肠癌发病率每年至少下降4%[2]。而在中国,结直肠癌的标准化发病率从2003年的12.8/10万上升到2011年的16.8/10万,死亡率从5.9/10万上升到7.8/10万[3]。毫无疑问,结直肠癌是多因素导致的,其中包含了工业化过程中伴随的人口老龄化问题和西化的饮食习惯改变[3]。

第二节　腹腔镜结肠癌手术

第一次腹腔镜胃肠道手术是1983年的腹腔镜阑尾切除术,随后在1987年又开展了腹腔镜胆囊切除术[4,5]。虽然首次腹腔镜结肠切除术出现在1991年,但是起初的发展速度非常慢,其原因主要有以下两个。

1. 担心腹腔镜结直肠癌切除术和开放手术相比可能导致更高的复发率和更低的长期生存率。而根据现有的证据,腹腔镜手术治疗恶性肿瘤的复发率和生存率并不比开放手术高,但仍不明确。

2. 技术上的困难也阻碍了腹腔镜结直肠癌手术的进展。与其他腹腔镜手术(如胆囊切除术或胃底折叠术)不同,腹腔镜结肠切除术需要多个步骤,包括在多个腹部象限内进行重要结构的切除、大血管的分离,以及标本的取出和消化道重建。

使用累计和控制图(cumulative sum control chart, CUSUM)分析腹腔镜左、右半结肠切除术的学习曲线,发现右半结肠切除术需要55例,左半需要62例,这说明腹腔镜结肠切除术需要高级的专业知识和充足的培训[6]。然而,随着手术量的增加和经验积累,美国全国住院患者样本(national inpatient sample, NIS)数据库显示,2008—2012年,已经有55%的结肠切除术是通过腹腔镜完成的[7]。

2004年COST(clinical outcomes of surgical therapy)将一个重要的驱动因素的研究结果发表在 *New England Journal of Medicine*。研究中48所医院的872例患者被随机分配并接受开腹手术或腹腔镜手术治疗恶性肿瘤。结果显示,3年总复发率(腹腔镜组16% vs. 开腹组18%)、伤口复发率(腹腔镜组与开腹组均<1%)以及3年总生存率(腹腔镜组86% vs. 开腹组85%)均无差异。同时,腹腔镜组与开腹组术中及术后并发症发生率相似,但腹腔镜组围手术期恢复较快[8]。另一项大型随机对照研究是2007年英国

的 CLASICC(conventional versus laparoscopic assisted surgery in colorectal cancer)研究。来自 27 个英国中心的 794 例患者按照 2∶1 的比例随机分配并接受腹腔镜(526)或开腹(268)结直肠癌手术。结果显示,3 年总生存率(腹腔镜组 68.4% vs. 开放组 66.7%)、3 年无病生存率(腹腔镜组 66.3% vs. 开放组 67.7%)、局部复发、远处复发或穿刺孔/伤口复发均无差异。这项研究再次证实,在复发率和生存率方面,腹腔镜手术治疗结肠癌至少能达到与开腹手术相仿的效果。此外,亚组分析显示,腹腔镜直肠癌切除术与开腹手术相比也有相仿的局部复发率、无疾病生存率和总生存率[9]。第三个大型随机对照研究,欧洲的 COLOR(colon carcinoma laparoscopic or open resection)研究也显示了相似的结果[10]。

2012 年,MRC 小组公布了 CLASICC 研究的长期结果。他们发现腹腔镜组和开腹组在总生存期(82.7个月 vs. 78.3 个月)和无病生存期(77.0 个月 vs. 89.5 个月)方面均差异无统计学意义。因此,CLASICC 研究的长期结果仍然支持腹腔镜结肠癌手术[11]。

2017 年,Dutch 小组也公布了 COLOR 研究的 10 年随访数据。结果显示,腹腔镜组无病生存率为 45.2%,开腹组为 43.2%。腹腔镜组总生存率为 48.4%,开腹组为 46.7%。因此,COLOR 研究提示,腹腔镜手术治疗非转移性结肠癌在无病生存率、总生存率和复发率方面与开腹手术相仿[12]。

其他多项研究也表明,与开腹手术相比,腹腔镜手术具有住院时间短、疼痛轻、出血少、胃肠功能恢复早、总体恢复时间短、伤口及其他并发症发生率低的特点,这使得腹腔镜手术成为结肠癌手术的标准术式[8,13,14]。

第三节　腹腔镜直肠癌手术

与腹腔镜结肠切除术相比,腹腔镜直肠切除术在技术上更具挑战性。对直肠及其系膜的操作受到狭长骨盆的限制,尤其是男性、身高较高的患者和肥胖患者。必须遵循 TME 原则,同时避免损伤输尿管、盆腔自主神经丛和骶前静脉等重要结构。尽管有这些局限性,腹腔镜手术提供的更高放大率的视野,仍然有可能帮助有经验的外科医师更好地完成盆腔解剖。笔者认为,在腹腔镜视野下,至少可以做到与开腹手术一样的解剖平面识别和分离。虽然这些因素可能会提高肿瘤根治效果,降低局部复发率,但是很难通过随机对照研究来证实。一方面,患者、外科医师和手术技术之间存在差异,另一方面,大部分困难的情况都更倾向于选择开腹手术,如既往腹部手术史、肥胖的男性患者等。

对于腹腔镜直肠癌手术,评估肿瘤学结果的研究较少。然而,也有部分研究展示了腹腔镜手术的优异结果。最早的是 Morino 等开展的前瞻性研究评估了连续 100 例腹腔镜 TME 治疗低位和中位直肠肿瘤。结果显示,中转开放率为 12%,吻合口漏发生率为 17%,术后总并发症发生率为 36%,中位随访 46 个月,戳卡孔种植发生率 1.4%,局部复发率为 4.2%。Ⅰ 期、Ⅱ 期、Ⅲ 期的 5 年生存率分别为 92%、79% 和 67%。这些研究结果显示腹腔镜直肠癌手术与开腹手术有相仿的肿瘤学结果[15]。

在 CLASICC 研究中,794 例结直肠癌患者按 2∶1 的比例被随机分配到腹腔镜组或开腹组中,其中约 50% 的患者为直肠癌。直肠癌患者的中转开放率高达 34%。腹腔镜前切除术对比开腹手术的环周切缘阳性率较高(12% vs. 6%),但差异无统计学意义(P=0.19)。另外,腹腔镜组和开腹组的 3 年局部复发率、无病生存率和总生存率均差异无统计学意义[9]。2012 年,MRC 组公布的 10 年长期随访数据,腹腔镜组和开腹组在总生存期(82.7 个月 vs. 78.3 个月)和无病生存期(77.0 个月 vs.89.5 个月)均差异无统计学意义[11]。

2014 年的 COREAN 研究是一项非劣效性随机对照试验,共纳入了 340 例患者,比较了中低位直肠癌新辅助放化疗后的腹腔镜和开腹手术。结果显示,腹腔镜组 3 年无病生存率为 79.2%,开腹组为 72.5%,而两组的总生存率和局部复发率均相似[16]。

2015 年澳大利亚的 ALaCaRT(Australian laparoscopic cancer of the rectum trial)研究,共纳入来自澳大利亚和新西兰的 24 个中心的 475 例患者。所有患者均为

T_1~T_3 直肠腺癌,且肿瘤距肛缘<15cm,随机分配并接受腹腔镜手术和开放手术。该研究未能证明腹腔镜直肠癌手术的非劣效性[17]。这些数据也被用作后续 ACOSOG Z6051 研究的初始数据[18]。2019 年 ACOSOG Z6051 研究的结果显示,腹腔镜组和开腹组的 2 年无病生存率分别为 79.5% 和 83.2%,局部复发率分别为 4.6% 和 4.5%。他们的结论是,腹腔镜直肠癌切除术与开腹手术在局部复发率和无病生存率方面无显著统计学差异[19]。

必须指出的是,参与上述研究的大多数外科医师已经度过了他们的学习曲线,并且在腹腔镜手术方面有相当的专业水平,因此很难认为这些结果是普适的。此外,腹腔镜直肠癌手术的选择率再次强调了这一手术的困难程度。美国 NIS 数据显示,2008—2012 年,所有直肠癌手术中只有不到 10% 是通过腹腔镜完成[7]。

为了克服腹腔镜手术在直肠癌手术中的缺陷,外科医师们开发了新的方法。最常见的两种方法是机器人直肠癌手术和经肛门全直肠系膜切除术(transanal total mesorectal excision,taTME)。

第四节　机器人直肠癌手术

机器人手术系统的优点包括更高的器械自由度、3D 视野、更高的放大倍率和完成更低位吻合的能力。理论上说,这些技术优势可能有助于获得更好的环周切缘和更完整的 TME 标本。

ROLARR 研究是机器人外科领域最新和最重要的研究之一。这是一项多国多中心临床研究,共纳入400 例直肠癌患者,随机分配并接受机器人或腹腔镜手术。主要研究终点是中转开放率,次要终点包括环周切缘阳性率和 3 年局部复发率。40% 的患者曾接受新辅助化疗,68% 的患者行低位前切除术,20% 的患者行 APR 手术。病理学结果显示大多数患者为 T_2 期(27%)或 T_3(49%)期。尽管机器人组的中转开放率略低,但与腹腔镜组相比,没有达到统计学差异。导致中转开放最常见的原因是无法完成盆腔解剖。亚组分析显示,机器人手术有效降低了男性患者和肥胖

患者的中转开放率。此外,两组 CRM 阳性率、术中并发症发生率及术后 30 天内并发症发生率均相似,两组吻合口漏发生率也均在 10% 左右[20]。

机器人手术的讨论一定还要包含对费用和手术时间的考虑。机器人手术系统的购置成本在 165 万 ~ 200 万美元,除了所有一次性用品外,还需要在购买时签署一份维修合同,通常每年约 20 万美元[21]。Tyler 等在一份全国住院患者样本中比较了机器人与腹腔镜结肠切除术,结果显示机器人更多地用于手术量较少的非教学医院,同时,在考虑直接医院成本时机器人的成本要比腹腔镜高得多(19 000 美元 vs. 14 500 美元)。大多数研究均不考虑中转开放的成本[22]。到目前为止,与腹腔镜手术相比,机器人手术在功能保护方面也没有表现出差异。总的来说,现有数据表明机器人手术在肥胖男性患者中的效果可能更好,并且可能降低这一人群的中转开放率,但是避免一次中转开放需要的治疗数量约为 11 例,这意味着避免一次中转开放将花费超过 40 000 美元。此外,机器人手术的时间一般要长 40~60 分钟。

第五节　经肛门全直肠系膜切除术

传统的直肠癌手术,无论是开腹手术还是微创手术,都遵循自上而下原则,即先离断主要血管,再进行 TME。然而,直肠为 L 形结构,TME 对于狭窄骨盆远端 1/3 中的肿瘤是非常困难的,尤其是在肥胖患者中。经肛门全直肠系膜切除术(transanal total mesorectal excision,taTME)从下方开始解剖,首先完成最远端、最困难的部分,这样可能获得更精确的远端边缘以及更完整的 TME 标本。taTME 需要两个操作团队,一个使用合适的平台进行腹腔内操作,另一个使用合适的平台进行经肛操作。这项技术在经验丰富的外科医师中是安全和可行的,且有良好的短期肿瘤学效果[23-25]。然而,taTME 确实有一个陡峭的学习曲线,需要进行全面的培训,起初需要 40 多个病例才能适应,后续还需要每年 20~30 个病例来保持这项能力。taTME 总的术后并发症发生率高达 45%,

与此技术相关的严重并发症包括二氧化碳栓塞和输尿管损伤[26-28]。虽然一些手术量较大的中心已经报道了很好的结果,但是仍有学者担心局部多灶复发的问题。

尽管很多研究显示这些新技术对直肠癌切除术有很好的效果,但是仍需要更多前瞻性的随机研究来准确比较腹腔镜、开腹、机器人和 taTME 直肠癌切除术。

根据笔者的经验,认为腹腔镜手术是快速的、有效的,并且能减少并发症;taTME 最适合肥胖的低位肿瘤男性患者;开腹手术则多用于有腹腔内粘连或需要扩大切除的患者。笔者的部分团队成员出于教育和研究的目的正在研究机器人手术,但是初步分析显示机器人手术需要多花费 45~60 分钟的手术时间,而在考虑了机器人采购、维护和一次性仪器费用后,每例患者需要多花费约 3 500 美元。

一、手术流程

(一)术前准备

腹腔镜结直肠手术患者的术前准备取决于手术的紧迫性和严重性、患者的一般状况及肿瘤病理学结果。外科医师必须准确了解患者的基础状况,包括可能导致患者出现心肺、脑血管或肌肉骨骼并发症的任何合并症。这些合并症需要术前予以纠正或改善。应该纠正水和电解质紊乱,改善营养状态。所有患者都应做肠道准备,以便腹腔镜下的肠道操作。通过肝素和序贯加压装置(sequential compression device,SCD)预防深静脉血栓。对于直肠癌病例,外科医师必须掌握所有关于肿瘤位置、术前肿瘤分期和术前放化疗效果的信息。此外,还必须考虑各种社会因素,包括行为能力、自制力和社会支持等。只有这样,外科医师才能决定一项手术,以最少的并发症和最好的功能效果,为患者提供最佳的治愈机会。

术前一天进行肠道准备,宜软化大便、补充电解质。此外,分次口服新霉素和甲硝唑。笔者已经使用这种方法近 15 年了,而且得到了许多研究、meta 分析、人群分析和 NSQIP 研究的支持。数据显示,伤口、腹腔内感染和吻合口漏发生率都明显降低。

硬膜外麻醉通常被认为是大手术后加速康复程序(enhanced recovery programs,ERP)的必要组成部分,但 Zutshi 等[29]在一项随机对照研究中,将硬膜外麻醉与患者自控阵痛(patient controlled analgesia,PCA)进行比较,结果显示患者满意度或住院时间没有差异,meta 分析和 Cochrane 综述也证实了这一点。笔者在两项针对 1 000 多例连续病例的独立研究中显示,腹腔镜结直肠手术和 ERP 的结合后的平均住院时间为 3.7~4.1 天,此外,术后 72 小时内早期出院,甚至有些时候术后 24 小时出院,都是安全的,与并发症发生率无关,并且可能与较低的再入院率有关[30,31]。

(二)ERP 流程

以下是笔者中心制定并实施的 ERP 流程。

1. 术前阶段

(1)改善基本情况

1)营养情况:①营养不良,如有,则咨询营养师予以改善。②肥胖,对于 BMI>35kg/m² 的非癌症患者,可进行减肥咨询。

2)虚弱情况:进行虚弱情况筛查,鉴别有转至专业护理机构(skilled nursing facility,NSF)风险的患者。可考虑予以预适应训练和病例管理咨询。提供住院患者咨询。

3)造口医师(enterostmal therapist,ET)访视/标记:针对所有可能做造口的患者。

(2)术前一天准备

1)备皮:①氯己定清洗。②标准机械性肠道准备联合口服抗生素。

2)营养:予以 ClearFast 或 Gatorade,所有患者在手术前一晚喝一瓶,在进入手术室前 2 小时喝一瓶。

(3)诱导室

1)预防手术区域感染(surgical site infection,SSI):腹部氯己定消毒;保持患者温暖;糖尿病患者测量血糖。

2)预防性用药:①抗生素(头孢曲松、环丙沙星)。②肝素 5 000U 或序贯加压装置(如弹力袜等)。③对于开腹手术(或大概率中转开腹)并行一期吻合者可用爱维英潘(Alvimopan)。④对有指征的患者应用负荷剂量的糖皮质激素,氢化可的松 100mg 静脉注射。

3）疼痛控制：①对乙酰氨基酚，1 000mg，口服。②加巴喷丁，300~600mg，口服。③塞来昔布，200mg，口服。

4）严重疼痛管理：①外科医师要求的话，行腹横肌平面（transversus abdominis plane，TAP）阻滞麻醉。②在某些情况下考虑硬膜外阵痛，如麻醉依赖、腹部大手术、患者请求等。

2. 术中阶段

（1）麻醉。

（2）患者体温：全程目标温度>36.5℃。预热诱导室或准备室，直到患者铺巾完成或使用取暖器。避免体温过低。限制手术室人员流动。空气加温。如果手术持续时间>4 小时或预期失血量>500ml 或预期输液量>3L，使用液体加热器。

（3）液体管理：限制性液体管理。

（4）避免常规使用鼻胃管（nasogastric tube，NGT）。

3. 术后阶段 使用专门设计的 ERAS 流程。

（1）呼吸：鼓励深呼吸 10 次/h；SPO_2 超过 92% 可停止吸氧。

（2）静脉补液：乳酸林格液，40ml/h，直到能耐受 500ml 口服补液。如果不能耐受口服补液，则增加至 75ml/h。

（3）术后活动：手术当天开始步行活动。

（4）导尿管：术后第 1 天拔除导尿管，除外直肠膀胱瘘、膀胱修补等情况。

（5）多模式镇痛

1）对乙酰氨基酚 1 000mg，口服，每 6 小时 1 次，如果不耐受口服，则静脉注射。

2）术后 48 小时内，酮咯酸（Toradol）15mg，静脉注射，每 6 小时 1 次（除外慢性肾脏病或年龄>70 岁），如果耐受口服，则 48 小时后改用布洛芬 800mg，口服，每 8 小时 1 次。

3）加巴喷丁 300mg，口服，每 8 小时 1 次。

4）羟考酮：对于中度爆发性疼痛（break-through pain，BTP），必要时，5mg 口服，每 4 小时 1 次；对于重度 BTP，必要时，10mg 口服，每 4 小时 1 次。

5）若有抽搐，必要时，地西泮 2mg 口服，每 8 小时 1 次。

6）必要时，盐酸二氢吗啡酮（Dilaudid）0.2mg，静脉注射，每 3 小时 1 次。如果因 BTP 使用超过 3 次，则开始应用 PCA。

7）仅在需要时使用麻醉性镇痛药。

（6）用药

1）肝素 5 000U，皮下注射，每 8 小时 1 次或 Lovenox（依诺肝素）40mg，皮下注射，每日 1 次。

2）若有呕吐，可按需使用昂丹司琼（Zofran）。

3）若有反酸，法莫替丁（Pepcid）40mg，必要时静脉注射。

4）激素逐渐减量。

5）术后第一天恢复术前用药，除外利尿药、口服降糖药等直至出院。

6）行一期吻合者可应用爱维英潘（Alvimopan）。

（7）饮食

1）手术当天开始全流质饮食。

2）若能耐受，术后第一天改为消化道软食，除外恶心者。

3）嚼口香糖，每日 3 次。

（8）患者教育

1）日常护理计划和出院标准、期望。

2）造口教育。

3）消化道软食教育。

4）预防脱水。

（9）实验室检查

1）手术当天和术后第一天测血常规和血压，之后根据需要进行。

2）糖尿病患者：测血糖，每 6 小时 1 次，保持血糖<11.1mmol/L。

3）超过 45 岁的患者，手术当天和术后第一天测肌钙蛋白。

二、手术体位

在笔者的临床实践中，无论何种手术，患者都是以标准体位放置的。患者被固定在手术台的床垫上，床垫允许术中手术台倾斜、成角或者摆放各种位置，以利用重力辅助手术。患者手臂固定在一侧，腿放在脚架上,使膝盖稍微弯曲,臀部伸直,会阴部位于手术台远端边缘,这对经腹会阴直肠切除术尤为重要。对体重较重的患者可以用胸带帮助固定。患者体位放置妥当后置胃管和导尿管,然后按常规进行消毒、铺巾。外科医师和助手通常站在患者的两侧,洗手护士和器械台均位于患者的两腿之间。

三、手术器械

随着腹腔镜手术的不断发展,手术器械也在不断改进。以下的所有器械都是当前可用的,而且很多可以重复使用。

1. **腹腔镜穿刺器**　腹腔镜穿刺器包括一个外套管和一个内芯针,后者可以是尖的或钝的。穿刺器应保证使用舒适,不易在术中移位,并能高效地更换手术器械。穿刺器的大小要根据所用器械的最大尺寸来选择,一般是吻合器,如胃肠道吻合器(GIA)的直径为 12~15mm。

2. **手术钳和牵引器**　用来钳夹肠管的器械既要能保持和操纵肠管又不能撕裂肠管,因此,绝大部分情况下选用无损伤器械,但有时也需要使用有损伤的器械。马里兰抓钳(Maryland)有锯齿状的边缘,可用于夹闭出血的小血管并进行电凝止血。艾丽丝钳(Allis)则特别适合左半结肠切除术,主要用于抓持抵钉座,辅助完成低位直肠吻合。

可用于肠道手术的牵引器有几种,包括扇形牵开器、桨形牵开器、蛇形牵开器等。然而,这些牵引器最初是为肝脏等实质脏器设计,用于小肠的效果并不理想。因此,在结直肠手术中极其依赖重力的辅助,经常通过倾斜手术台来调整小肠位置,而这种方法在大多数情况下都能满足手术要求。值得一提的是,扇形牵引器还可用于骨盆中直肠的牵拉,在极度肥胖患者还可增加一个牵开器来帮助固定小肠。

3. **能量器械**　结直肠手术中常用的能量器械有两种,分别是超声刀和双极电凝。超声刀可通过 5mm 的穿刺器使用,工作时通过高频超声波产生机械振动发挥功能,能够较为安全地处理直径 5mm 以下的血管。

双极电凝的工作机制有所不同,主要通过加压和烧灼产生热量来闭合血管。双极电凝可通过 5mm 或 10mm 的穿刺器使用。LigaSure 可以安全地处理直径 7mm 以下的血管,其工作时对周围组织的热损伤范围仅 2mm 左右。在笔者的临床实践中,常规使用双极电凝离断大血管,如回肠结肠动脉、中结肠动脉和肠系膜下动脉等。实际操作过程中,激发电凝两次,以确保离断血管前确切止血。

虽然上述两种能量器械都是有效的,但笔者大多数情况下仅使用剪刀和单极电凝进行解剖,这不仅是最便捷的解剖技术,而且有助于保持正确的解剖平面。能量器械因其良好的止血效果,可能引导外科医师进入错误的解剖平面。

第六节　腹腔镜右半结肠切除术

对于结直肠癌,腹腔镜下结肠节段切除术的目的是完整地切除病变肠段及其对应系膜,并高位结扎其滋养血管。20 世纪 60 年代,克利夫兰诊所的 Turnbull 等最早提出了这一观点,最近被命名为"全结肠系膜切除术"(complete mesocolic excision, CME),类似于 TME 的概念。

1. **体位和器械**(图 22-1)　患者被固定在手术台的床垫上。麻醉后,放置胃管和导尿管。双腿放在脚架上,手臂固定在患者的一侧。用 5mm 的无损伤器械抓持肠管,借助电剪进行解剖。用 LigaSure 结扎离断回肠动脉(也可以使用血管夹或腔内 GIA)。

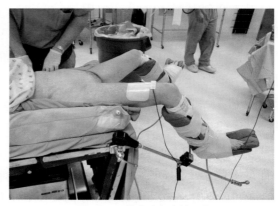

图 22-1　体位(右半结肠)

2. **穿刺器位置**(图 22-2)　先做 10mm 的脐下切

口，逐层打开腹壁筋膜，以 Hasson 法进腹，用荷包缝合和 Rommel 止血带防止漏气。放置穿刺器后注入二氧化碳至腹内压力达到 15mmHg。直视下，在髂前上棘内上方 3cm 处放置一个 5mm 穿刺器，在左上腹再放置一个 5mm 穿刺器。确保所有穿刺器之间至少有一只手的宽度。对于肥胖患者，可以将左侧的穿刺器适当向中间移动。

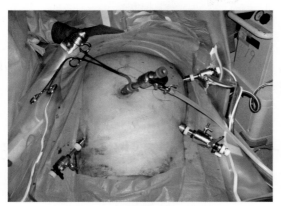

图 22-2　穿刺器位置（右半结肠）

3. **显露手术区域**（图 22-3）　助手站在患者左侧，主刀医师左后方。患者取头低足高位（Trendelenburg 位）并适当左倾。将大网膜推至胃和横结肠上方，再将小肠向内侧和头侧牵引，显露盲肠、回肠末端和回肠结肠蒂。一般情况下，单靠重力便足以保持小肠的位置。

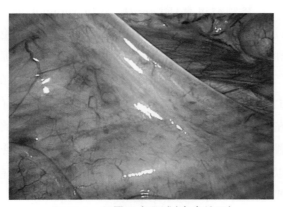

图 22-3　显露手术区域（右半结肠）

4. **识别回结肠动脉，并由内侧向外侧解剖和游离**（图 22-4）　提拉回肠末端的系膜从而显露回结肠动脉，同时显露回结肠蒂内侧和腹膜后之间的陷凹。靠近肠系膜上动脉以电剪打开腹膜。钝性分离并提起

回肠结肠蒂，在回肠动脉的外侧打开系膜，充分显露回肠动脉为后续结扎离断血管做好准备。沿 Toldt's 间隙由内向外逐步游离，以避免损伤输尿管等腹膜后结构。结扎离断血管可以用吻合器、能量器械或血夹。对于肿瘤患者，需行回肠动脉高位结扎。继续从内向外地游离一直延续到盲肠后方，从而可以翻起整个右半结肠。

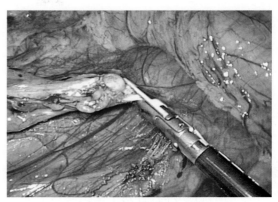

图 22-4　游离回结肠动脉（右半结肠）

5. **游离结肠右曲**（图 22-5）　结扎回肠动脉后，继续沿着升结肠系膜和腹膜后之间的平面继续进行尖锐和钝性分离，外侧到 Toldt's 线，上方到横结肠附着点，从而将肠系膜从十二指肠和胰腺表面游离。然后患者取头高足低位（逆 Trendelenburg 位），将横结肠向下牵引，显露并打开胃结肠韧带，继续向外侧和下方游离，最终与之前解剖的腹膜后相通。从侧面看，Toldt's 线完全被保留在盲升结肠侧。

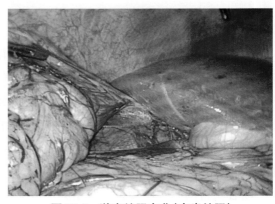

图 22-5　游离结肠右曲（右半结肠）

6. **识别并游离中结肠动脉的右支**（图 22-6）　为便于右结肠外展及无张力吻合，需要识别并游离中结

肠动脉右支。对于结肠右曲结肠癌或右结肠癌患者，应特别注意保持系膜完整性和中结肠动脉骨骼化，以确保充分的淋巴结清扫。

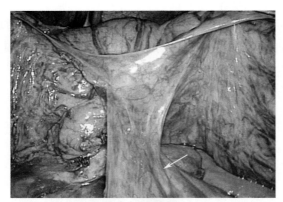

图 22-6　游离中结肠动脉右支（右半结肠）

7. 游离回盲部（图 22-7）　患者取头低足高位，将小肠牵拉至中上腹部。沿着回肠末端肠系膜和腹膜后之间的平面锐性分离，直到十二指肠水平部。这样就可以将右半结肠完全地翻起到中线位置。

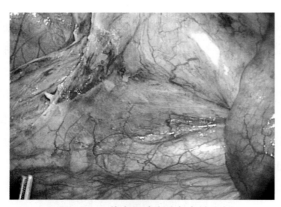

图 22-7　游离回盲部（右半结肠）

8. 取出标本（图 22-8）　在取出标本之前，抓住右半结肠并测试其活动性，并再次确切止血。去除气腹后，于右下腹或右上腹做 3~4cm 的横向切口，放置切口保护器（Alexis，中型或小型）以降低伤口感染的风险，切除并去除标本。在旁边的桌子上解剖标本，确认病理和切缘。

9. 吻合　行回肠结肠吻合。肠系膜不需要关闭。检查吻合口完整无出血后送回腹腔。

10. 关闭切口　以标准方式逐层关闭筋膜。冲洗皮下间隙，并用 4-0 可吸收缝线缝合伤口。

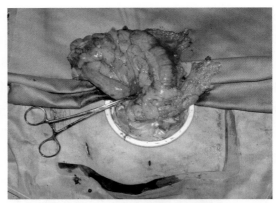

图 22-8　取出标本（右半结肠）

提示：脐部切口使用 Rommel tourniquet；使用能量器械游离回结肠动脉。

第七节　腹腔镜乙状结肠或左结肠切除术

1. 体位和器械　患者被固定在手术台的床垫上。麻醉后，放置胃管和导尿管。双腿放在脚架上，手臂固定在患者的一侧，会阴部位于手术台远端边缘（图 22-1）。用 5mm 的无损伤器械抓持肠管，借助电剪进行解剖。用 Endo GIA 或 LigaSure 结扎并离断肠系膜下动脉。用腹腔镜 Allis 钳抓持抵钉座。

2. 穿刺器位置（图 22-9）　先做 10mm 的脐下切口，逐层打开腹壁筋膜，以 Hasson 法进腹，用荷包缝合和 Rommel tourniquet 防止漏气。放置穿刺器后注入二氧化碳至腹内压力达到 15mmHg。直视下，在髂前上棘内上方 3cm 处放置一个 12mm 穿刺器，在右上和左下象限分别再放置 5mm 穿刺器。可在左上象限放置一个穿刺器用于游离结肠左曲。对于肥胖患者，可以将右侧的穿刺器适当向中间移动。确保所有穿刺器之间至少有一只手的宽度。

3. 显露手术区域（图 22-10）　助手站在患者右侧，主刀医师的头侧。患者取头低足高位并适当右倾。将大网膜推至胃和横结肠上方，再将小肠向右上方牵引，显露出直肠和乙状结肠肠系膜。一般情况下，单靠重力便足以保持小肠的位置。

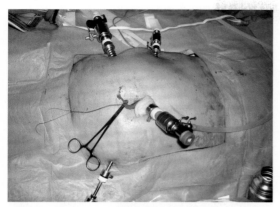

图 22-9　穿刺器位置（乙状结肠）

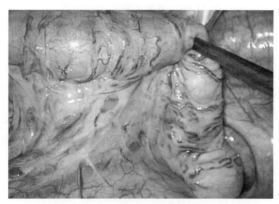

图 22-10　显露手术区域（乙状结肠）

4. 识别肠系膜下血管与左输尿管（图 22-11）　在骶髂关节水平，向上方和头侧提起直肠乙状结肠系膜，抓持位置约位于肠壁和骶髂关节的中点。在骨盆边缘水平显露肠系膜下动脉蒂的轮廓，并确定其右侧或内侧与腹膜后之间的陷凹。沿着 IMA 沟下方切开腹膜，充分牵引直肠乙状结肠系膜可以使二氧化碳进入肠系膜筋膜和 Toldt's 间隙之间的平面，从而有助于解剖和显露平面。从这个切开点开始从肠系膜下动脉可以一直解剖到骶髂关节。使用无损伤器械，如肠钳等，提起肠系膜下动脉，从而显露出 IMA 囊后方的解剖平面，这样可以保证腹下神经和输尿管不受损伤。与腹腔镜右半结肠切除术不同，乙状结肠手术通常要先确定输尿管位置。如果左侧输尿管找不到，可能是解剖层面太深，这是经验不足的外科医师经常遇到的情况。在这种情况下，输尿管通常在肠系膜蒂的背面被一起提起。所以应尽量靠近血管解剖，以避免这种情况。如果仍然找不到输尿管，可以考虑尝试从

外侧到内侧的手术入路。从骶髂关节的远端开始解剖通常是找到正确平面的简单方法。在少数情况下，左侧输尿管可能无法识别，需放置输尿管支架或转为开腹手术。

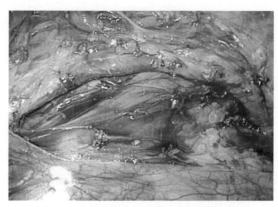

图 22-11　识别肠系膜下血管与左输尿管

5. 离断 IMA（图 22-12）　在 IMA 蒂上用电剪打开腹膜，沿着肠系膜下静脉向上解剖，从而将系膜从腹膜后游离。然后用能量器械、血管夹、闭合器离断 IMA。对肿瘤患者需要进行血管高位结扎（左结肠动脉上方的部分）。高位结扎 IMA 有许多优点，可以清扫尖端淋巴结，还可以保留左结肠动脉升支和降支，为远端吻合提供更好的血供。高位结扎 IMA 还有助于完成无张力吻合，尤其是低位直肠癌。

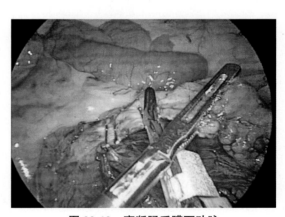

图 22-12　离断肠系膜下动脉

6. 离断肠系膜下静脉（图 22-13）　沿着 IMV 下缘从 IMA 解剖腹膜直至屈氏韧带。在这个水平离断 IMV 有助于左结肠的游离和无张力结直肠吻合术。用能量器械、血管夹、闭合器离断。

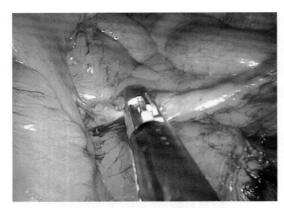

图 22-13 离断肠系膜下静脉

7. 游离左半结肠（图 22-14） 离断肠系膜下血管后，左半结肠与腹膜后进一步游离，从而使左半结肠可以很容易地从腹膜后提起。这个平面可以向侧面一直延伸到 Toldt's 白线（结肠的侧面附着）。上方可游离结肠左曲，从杰罗塔筋膜表面剥离肠道。然后向下继续解剖以游离肠系膜。

完成内侧解剖后，再进行外侧解剖。将直肠乙状结肠连接处向右方牵引。在完全游离结肠前，通常可以看到 Toldt's 白线内侧的创面。沿着乙状结肠和降结肠的外侧一直游离到结肠左曲。完成后，左结肠和乙状结肠即可完成游离。

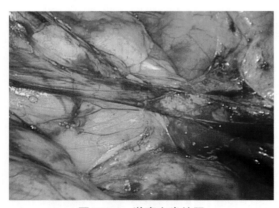

图 22-14 游离左半结肠

8. 离断上段直肠和系膜（图 22-15） 将直肠乙状结肠连接抓住并从骨盆中拉出，显露直肠系膜后表面和骶前间隙。决定远端边缘（如果不容易看到，可以通过术中肠镜来确定肿瘤的位置）。腹膜用电剪打开，系膜用能量平台解剖。这一步骤需要非常仔细地进行，以防止直肠穿孔或小血管撕脱。用腹腔镜线性吻合器离断直肠，如通过 12mm 穿刺器将 ENDO GIA 吻

合器置入右下腹完成操作。

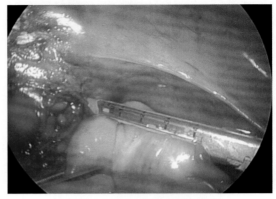

图 22-15 离断上段直肠和系膜

9. 取出标本（图 22-16） 将左下腹扩大切口到 3~4cm 或肿瘤大小。对于结肠癌，应全程使用伤口保护器（Alexis，中型或小型），以降低切口种植机会。裸化近端结肠，并注意检查边缘血管是否有搏动性出血。用巴布科克夹（Babcock）固定近端结肠，以防止其滑回腹部。检查标本，确认切缘。

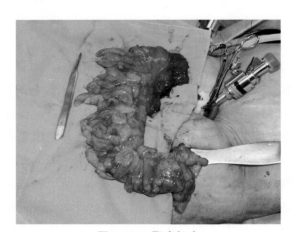

图 22-16 取出标本

10. 吻合（图 22-17） 在结肠近端放置 O 形荷包缝合线，置入抵钉座（在笔者的实践中通常为 28 号）并收紧荷包。将带砧的结肠近端送回腹腔，并缝合切口，再次建立气腹。一定要确保结肠残端够长，以完成无张力吻合。另外，一定要检查肠系膜方向，以避免吻合口扭转。如果结肠残端长度不够，则需要进一步游离结肠左曲。环形吻合器通过肛门插入，并小心地推进到直肠残端，然后在直视下完成吻合。

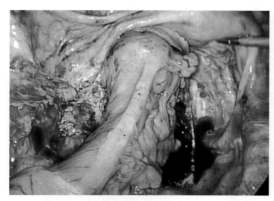

图 22-17　吻合

按以下步骤检查吻合口。首先对吻合环进行检查,确保其全层都完整。然后在盆腔充满水的情况下,夹离近端降结肠,用柔性乙状结肠镜检查。观察吻合口,确认无漏气。如果这些步骤发现吻合不充分,则应重新吻合或缝扎加固。

11. 关腹　取出标本的切口和所有超过 5mm 的穿刺口都需要关闭。冲洗皮下间隙,并用 4-0 可吸收缝线缝合伤口。

提示:脐部切口使用 Rommel 止血带;使用带合成可吸收性缝线 polysorb 的 Carter Thompson 缝合装置进行 "O" 形缝合,关闭任何大于 5mm 的穿刺口;血管根部上血管夹;用 ENDO GIA 或能量器械离断肠系膜下血管;用 ENDO GIA 离断直肠通常需要两次;为了检查是否有足够长的结肠完成吻合,将带砧的结肠放入骨盆,如果它没有掉入腹部则足够长;对肿瘤患者,使用切口保护器。

第八节　腹腔镜下低位前切除术

1. 体位和器械　同腹腔镜乙状结肠切除术。

2. 穿刺器位置　同腹腔镜乙状结肠切除术,但通常放置在更靠近锁骨中线的内侧,如果需要造口,那么可以在回肠造口部位放置下方的穿刺器。

3. 显露手术区域　同腹腔镜乙状结肠切除术。

4. 识别肠系膜下血管与左输尿管　同腹腔镜乙状结肠切除术。

5. 离断肠系膜下动脉　同腹腔镜乙状结肠切除术。

6. 离断肠系膜下静脉　同腹腔镜乙状结肠切除术,肠系膜下静脉解剖到胰腺水平即可。

7. 游离左半结肠　同腹腔镜乙状结肠切除术。

8. 游离结肠左曲　为了完成无张力吻合,这一步通常是必要的。但是亚洲人群的乙状结肠往往较长,可能不需要这样做。左半结肠完全游离至结肠左曲后,进入小网膜囊。将大网膜上移,横结肠下移。识别大网膜和横结肠之间的无血管平面并解剖。从横结肠左侧分离大网膜后,在离断任何剩余的附着点,即可游离结肠左曲。

9. 游离直肠(图 22-18)　患者尽可能取头低足高位,小肠会自行移动到上腹部。抓住直肠乙状结肠并拉出骨盆,然后进行全直肠系膜切除术(TME)。解剖直肠中平面,进入骶前间隙。沿着这个无血管平面向盆底继续解剖。在盆腔解剖中,保持骶前间隙良好的牵拉和反牵拉是避免副交感神经或骶前静脉损伤,显露骶前筋膜与直肠中膜固有筋膜之间疏松结缔组织的关键。后外侧游离完成后,在腹膜反折前切开腹膜,并在迪氏筋膜后方解剖。为了完成全直肠系膜切除术,必须一直解剖到肛管。必须通过直肠指检或直肠镜检查以确定肿瘤有足够的远侧边缘。对于前壁肿瘤,迪氏筋膜需要与标本一起被整体切除。通常情况下,一旦前路解剖完成,即可开始进一步的后路解剖,最后是侧路解剖。解剖继续到肛门直肠环,甚至进入上肛管,在那里直肠系膜逐渐变细直到只剩一个肌肉管道。

10. 离断直肠　确定正确的远端切除部位。远端直肠用线性吻合器(如 ENDO GIA)离断。在某些情况下,如非常肥胖或骨盆狭窄的患者,或者直肠中下部有巨大肿瘤等,不可能通过腹腔镜将吻合器穿过直肠。此时,外科医师有两个选择:一是经肛门解剖,通过肛管取出标本,然后进行手工缝合式结肠肛管吻合术;二是用一个小的开放式切口进行转换,这样可以使用横向吻合器分割直肠。

11. 取出标本　如前所述,标本可以通过左髂窝切口取出,也可以通过普芬南施蒂尔(Pfannenstiel)切口取出。分离左结肠,取出标本并检查切缘。如果进行回肠造口术,可以通过该部位取出标本。

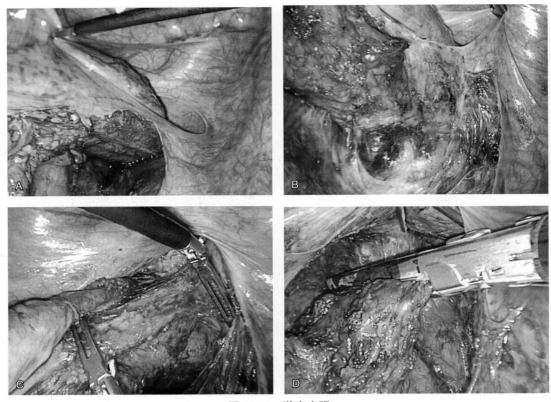

图 22-18　游离直肠

A~C. 游离直肠；D. 切割闭合期离断直肠。

12. 吻合　如前所述,吻合可在腹腔镜下进行。根据外科医师的选择,可以采取直接吻合、结肠成形术或结肠袋。在直肠下 1/3 处或术前放化疗的情况下进行结肠肛管或结肠吻合术时,通常要行回肠造口术。若采用普芬南施蒂尔切口,环形吻合器可在直视下行结肠肛管吻合术。

13. 腹腔镜回肠造口术　如前所述,这一步可选择性进行。患者取头低足高位并左倾,将小肠从手术区推开,识别盲肠和回肠末端。抓住回肠末端并向腹壁抬高。如果有张力,回肠末端不易到达腹壁,则必须游离盲肠和回肠末端(如腹腔镜右半结肠切除术所述)。回肠造口处切除皮肤,腹直肌前筋膜纵向切开。然后撑开直肌。提起并打开腹膜。回肠末端通过造口处,并用巴布科克夹夹持。肠管和肠系膜之间通过一根造口棒来支撑肠管。回肠造口的方向必须在造口打开前确定。

14. 关腹　取出标本的切口和所有超过 5mm 的穿刺口都需要关闭。冲洗皮下间隙,并用 4-0 可吸收缝线缝合伤口。回肠袢式造口术以标准方式完成。

提示:脐部切口使用 Rommel tourniquet;使用带合成可吸收性缝线 polysorb 的 Carter Thompson 缝合装置进行 "O" 形缝合,关闭任何大于 5mm 的穿刺口;在血管根部上血管夹;要避免动脉弓受损,以尽量降低吻合口漏的发生概率;用 ENDO GIA 离断直肠通常需要两次;插入和推进环形吻合器时要非常小心,以免损伤括约肌或穿破肛门直肠残端;对肿瘤患者,使用切口保护器。

第九节　腹腔镜腹会阴直肠切除术

腹会阴联合结肠造口切除术与低位前切除术的选择基于肿瘤学原理、患者意愿和外科医师的经验。腹会阴直肠切除术通常用于肿瘤位于肛门括约肌复合体附近的患者。

1. 体位和器械　同腹腔镜下低位前切除术,注意会阴部一定要放置在手术台边缘。

2. 穿刺器位置　同腹腔镜下低位前切除术。

3. **显露手术区域** 同腹腔镜下低位前切除术。

4. **识别肠系膜下血管与左输尿管** 同腹腔镜下低位前切除术。

5. **离断肠系膜下动脉** 同腹腔镜下低位前切除术。

6. **离断肠系膜下静** 同腹腔镜下低位前切除术。

7. **游离左半结肠** 同腹腔镜下低位前切除术。不需要完全游离左结肠。左结肠的活动度只要满足结肠造口即可。

8. **离断近端左半结肠** 选择左半结肠合适的离断水平来保证健康和功能良好的造口。左结肠系膜在习惯的水平离断。边缘动脉可以被剪断。外科医师也可以使用能量器械将肠系膜分离到结肠边缘,再用腹腔镜线性吻合器离断结肠,但这要等到标本取出前才进行,否则在解剖过程中结肠会一直落在骨盆中。

9. **游离直肠** 同腹腔镜下低位前切除术。全直肠系膜切除术是必要的,但是骨盆解剖不到肛管,只能到尾骨的尖端。上面可以尽可能解剖,以减少会阴分离的距离,因为这是同一个平面。在这个部位的后部放置一块纱布,在会阴解剖时将其取出。肛提肌通常在会阴切开后从下方分开。

10. **造口** 在左髂窝造口处切除皮肤,腹直肌前筋膜纵向切开,然后撑开直肌。左结肠远端通过造口处脱出,用巴布科克夹夹住。结肠造口用可吸收缝线以标准方式完成。

11. **会阴部切除** 患者取高位截石位,有助于显露会阴部。肛门用 2-0 尼龙线缝合,会阴通常需要消毒铺巾。在肛门周围做一个椭圆形的皮肤切口。除非肿瘤在肛管内或延伸到肛管外,否则需要进行最小限度的皮肤切除。从侧面看,解剖平面在肛门外括约肌外,如果术前影像显示有必要获得明确阴性的环周切缘,则解剖平面更宽。沿着切口继续深入双侧坐骨肛门窝。继续横向和后向解剖显露肛提肌。尾骨的尖端是解剖的后部标志,通过其进入骨盆。然而,在一些后壁直肠癌中,尾骨可以与标本一起切除,以确保安全的切除边缘。然后将肛提肌分为后外侧,进入腹部解剖远端的骨盆,取出腹腔镜下放置的纱布。继续分离剩下的组织。从技术上讲,前路解剖往往是最具挑战性的。在前壁解剖中应避免损伤男性尿道和女性阴道后壁。特别注意保持环周切缘。一旦会阴部解剖完成,标本就可以通过会阴取出。然后将会阴伤口彻底冲洗干净,以清除血液和碎组织。盆腔和会阴确切止血,伤口逐层关闭。

12. **关腹** 所有超过 5mm 的穿刺口都需要关闭。冲洗皮下间隙,并用 4-0 可吸收缝线缝合伤口。

提示:脐部切口使用 Rommel tourniquet;使用带合成可吸收性缝线 polysorb 的 Carter Thompson 缝合装置进行 "O" 形缝合,关闭任何大于 5mm 的穿刺口;用能量器械离断肠系膜下血管;会阴部手术结束前,完成左结肠近端切除。因为一旦会阴部剥离到达腹腔,气腹就会消失;腹部手术时,子宫可以用克氏针在腹壁悬吊;会阴部手术时,可以将标本从骨盆中取出,以便分离直肠的任何剩余前附着物;对肿瘤患者,使用切口保护器。

第十节 腹腔镜造口术

当患者出现梗阻性不能切除的直肠癌时,姑息治疗可能对患者有帮助。选择包括内镜下放置直肠支架、直肠肿瘤电灼术和腹腔镜环形结肠造口术。

1. **体位和器械** 同腹腔镜乙状结肠切除术。

2. **穿刺器位置**(图 22-19) 先做 10mm 的脐下切口,逐层打开腹壁筋膜,以 Hasson 法进腹,用荷包缝合和 Rommel tourniquet 防止漏气。放置穿刺器后注入二氧化碳至腹内压力达到 12mmHg。直视下,在髂前上棘内上方 3cm 处放置一个 5mm 穿刺器,在右上象限放置 5mm 穿刺器。如果需要一个额外的穿刺器,可以放置在造口处。确保所有穿刺器之间至少有一只手的宽度。

3. **显露手术区域** 同腹腔镜乙状结肠切除术。

4. **游离乙状结肠** 外科医师抓住乙状结肠,将其向腹壁方向提起。如果乙状结肠在没有张力的情况下不能到达腹壁,那么就必须游离乙状结肠的外侧。

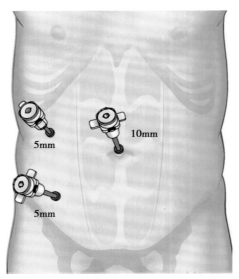

图 22-19　穿刺器位置（乙状结肠袢式造口）

5. **左髂窝造口**　在左髂窝造口处切除皮肤，腹直肌前筋膜纵行切开，然后撑开直肌。左结肠远端通过造口处脱出，用巴布科克夹夹住。肠管和肠系膜之间通过一根造口棒来支撑肠管。

6. **关腹**　所有超过 5mm 的穿刺口都需要关闭。冲洗皮下间隙，并用 4-0 可吸收缝线缝合伤口。

7. **造口完成**　袢式结肠造口用可吸收线以标准方式完成。

（Christopher Mascarenhas，Conor Delaney 著，

郑鹏 译）

参考文献

［1］ARNOLD M, SIERRA M S, LAVERSANNE M, et al. Global patterns and trends in colorectal cancer incidence and mortality [J]. Gut, 2017, 66 (4): 683-691.

［2］CAMPOS F G. Colorectal cancer in young adults: a difficult challenge [J]. World J Gastroenterol, 2017, 23 (28): 5041-5044.

［3］ZHU J, TAN Z, HOLLIS-HANSEN K, et al. Epidemiological trends in colorectal cancer in China: an ecological study [J]. Dig Dis Sci, 2017, 62 (1): 235-243.

［4］DUBOIS F, BERTHELOT G, LEVARD H. Laparoscopic cholecystectomy: historic perspective and personal experience [J]. Surg Laparosc Endosc, 1991, 1 (1): 52-57.

［5］VECCHIO R, MACFAYDEN B V, PALAZZO F. History of laparoscopic surgery [J]. Panminerva Med, 2000, 42 (1): 87-90.

［6］TEKKIS P P, SENAGORE A J, DELANEY C P, et al. Evaluation of the learning curve in laparoscopic colorectal surgery: comparison of right-sided and left-sided resections [J]. Ann Surg, 2005, 242 (1): 83-91.

［7］MOGHADAMYEGHANEH Z, CARMICHAEL J C, MILLS S, et al. Variations in laparoscopic colectomy utilization in the United States [J]. Dis Colon Rectum, 2015, 58 (10): 950-956.

［8］NELSON H, SARGENT D J, WIEAND H S, et al. A comparison of laparoscopically assisted and open colectomy for colon cancer [J]. N Engl J Med, 2004, 350 (20): 2050-2059.

［9］JAYNE D G, GUILLOU P J, THORPE H, et al. Randomized trial of laparoscopic-assisted resection of colorectal carcinoma: 3-year results of the UK MRC CLASICC Trial Group [J]. J Clin Oncol, 2007, 25 (21): 3061-3068.

［10］HAZEBROEK E J. COLOR: a randomized clinical trial comparing laparoscopic and open resection for colon cancer [J]. Surg Endosc, 2002, 16 (6): 949-953.

［11］GREEN B L, MARSHALL H C, COLLINSON F, et al. Long-term follow-up of the Medical Research Council CLASICC trial of conventional versus laparoscopically assisted resection in colorectal cancer [J]. Br J Surg, 2013, 100 (1): 75-82.

［12］DEIJEN C L, VASMEL J E, DE LANGE-DE KLERK E S M, et al. Ten-year outcomes of a randomised trial of laparoscopic versus open surgery for colon cancer [J]. Surg Endosc, 2017, 31 (6): 2607-2615.

［13］ABRAHAM N S, YOUNG J M, SOLOMON M J. Meta-analysis of short-term outcomes after laparoscopic resection for colorectal cancer [J]. Br J Surg, 2004, 91 (9): 1111-1124.

［14］DELANEY C P, KIRAN R P, SENAGORE A J, et al. Case-matched comparison of clinical and financial outcome after laparoscopic or open colorectal surgery [J]. Ann Surg, 2003, 238 (1): 67-72.

［15］MORINO M, PARINI U, GIRAUDO G, et al. Laparoscopic total mesorectal excision: a consecutive series of 100 patients [J]. Ann Surg, 2003, 237 (3): 335-342.

［16］JEONG S Y, PARK J W, NAM B H, et al. Open versus laparoscopic surgery for mid-rectal or low-rectal cancer after neoadjuvant chemoradiotherapy (COREAN trial): survival outcomes of an open-label, non-inferiority, randomised controlled trial [J]. Lancet Oncol, 2014, 15 (7): 767-774.

［17］STEVENSON A R, SOLOMON M J, LUMLEY J W, et al. Effect of laparoscopic-assisted resection vs open resection on pathological outcomes in rectal cancer: the ALaCaRT randomized clinical trial [J]. JAMA, 2015, 314 (13): 1356-1363.

[18] FLESHMAN J, BRANDA M, SARGENT D J, et al. Effect of laparoscopic-assisted resection vs open resection of stage Ⅱ or Ⅲ rectal cancer on pathologic outcomes: the ACOSOG Z6051 randomized clinical trial [J]. JAMA, 2015, 314 (13): 1346-1355.

[19] FLESHMAN J, BRANDA M E, SARGENT D J, et al. Disease-free survival and local recurrence for laparoscopic resection compared with open resection of stage Ⅱ to Ⅲ rectal cancer: follow-up results of the ACOSOG Z6051 randomized controlled trial [J]. Ann Surg, 2019, 269 (4): 589-595.

[20] JAYNE D, PIGAZZI A, MARSHALL H, et al. Effect of robotic-assisted vs conventional laparoscopic surgery on risk of conversion to open laparotomy among patients undergoing resection for rectal cancer: the ROLARR randomized clinical trial [J]. JAMA, 2017, 318 (16): 1569-1580.

[21] BARBASH G I, GLIED S A. New technology and health care costs--the case of robot-assisted surgery [J]. N Engl J Med, 2010, 363 (8): 701-704.

[22] TYLER J A, FOX J P, DESAI M M, et al. Outcomes and costs associated with robotic colectomy in the minimally invasive era [J]. Dis Colon Rectum, 2013, 56 (4): 458-466.

[23] ROODBEEN S X, PENNA M, MACKENZIE H, et al. Transanal total mesorectal excision (TaTME) versus laparoscopic TME for MRI-defined low rectal cancer: a propensity score-matched analysis of oncological outcomes [J]. Surg Endosc, 2019, 33 (8): 2459-2467.

[24] PENNA M, HOMPES R, ARNOLD S, et al. Transanal total mesorectal excision: international registry results of the first 720 cases [J]. Ann Surg, 2017, 266 (1): 111-117.

[25] LACY A M, TASENDE M M, DELGADO S, et al. Transanal total mesorectal excision for rectal cancer: outcomes after 140 patients [J]. J Am Coll Surg, 2015, 221 (2): 415-423.

[26] VELTCAMP HELBACH M, VAN OOSTENDORP S E, KOEDAM T W A, et al. Structured training pathway and proctoring; multicenter results of the implementation of transanal total mesorectal excision (TaTME) in the Netherlands [J]. Surg Endosc, 2020, 34 (1): 192-201.

[27] KOEDAM T W A, VELTCAMP HELBACH M, VAN DE VEN P M, et al. Transanal total mesorectal excision for rectal cancer: evaluation of the learning curve [J]. Tech Coloproctol, 2018, 22 (4): 279-287.

[28] HARNSBERGER C R, ALAVI K, DAVIDS J S, et al. CO_2 embolism can complicate transanal total mesorectal excision [J]. Tech Coloproctol, 2018, 22 (11): 881-885.

[29] KEHLET H. Principles of fast track surgery. Multimodal perioperative therapy programme [J]. Chirurg, 2009, 80 (8): 687-689.

[30] LAWRENCE J K, KELLER D S, SAMIA H, et al. Discharge within 24 to 72 hours of colorectal surgery is associated with low readmission rates when using enhanced recovery pathways [J]. J Am Coll Surg, 2013, 216 (3): 390-394.

[31] DELANEY C P, BRADY K, WOCONISH D, et al. Towards optimizing perioperative colorectal care: outcomes for 1, 000 consecutive laparoscopic colon procedures using enhanced recovery pathways [J]. Am J Surg, 2012, 203 (3): 353-355.

Chapter 22　Laparoscopic resection for colorectal cancer

第二十三章

机器人直肠癌根治术

第一节 概述

一、机器人直肠癌手术的适应证、技术优势和学习曲线

与开腹及腹腔镜手术一样,机器人直肠癌手术应遵循全直肠系膜切除(TME)原则。机器人手术系统作为更智能化、更精细化的微创手术系统,恰当把握手术适应证,选择合适的患者能取得良好的临床疗效[1,2]。国内专家共识认为机器人直肠癌手术适应证与腹腔镜手术类似,即腹部 CT 检查无腹膜广泛转移、无远处器官转移即可[3]。而国外适应证相对保守,国际多中心前瞻性随机对照研究(ROLARR 系列研究)纳入直肠癌患者时,除要求肿瘤位于距肛缘 15cm 以内,另外应行胸腹部 CT、盆腔 MRI、直肠内超声等检查,术前 TNM 分期为 $T_{1-2}N_{0-1}$ 期者直接手术,TNM 分期为 $T_{3-4}N_{1-2}$ 期的患者则术前先行新辅助放疗(剂量约50Gy,共 25 次,疗程 5 周)后再行手术[4]。排除标准为肿瘤性肠梗阻或穿孔,肿瘤侵及邻近器官需联合脏器切除或远处转移。因此,机器人直肠癌手术的受益人群仍存在争议,需要大量临床试验去探究和拓展。

达芬奇机器人是国内外最常用的机器人手术系统,该系统主要由医师控制台、视频系统和机械臂系统三部分组成。机械臂器械尖端拥有 7 个自由度,尖

端可旋转 520°,尤其适用于肥胖、骨盆狭小、直肠肿瘤位置低需要超低位保肛的患者,术中操作更加灵活、精细,且减少术中出血量。与腹腔镜手术比较,机器人手术系统放大倍数更大,提供最高 15 倍的高清晰三维立体图像,且镜头臂固定,视野稳定,更清晰地显示细小解剖结构,更易实现系膜血管的脉络化清扫,对盆筋膜脏壁层之间疏松结缔组织间隙的判断和入路视野更加清楚,确保直肠系膜的完整切除和彻底的淋巴结清扫;同时保护盆腔神经,改善术后性功能及排尿功能恢复,提高了术后生活质量。

腹腔镜技术在结直肠外科领域已被广泛认可与普及。然而,直杆器械操作、盆腔操作空间狭窄、手持镜头的视野抖动和不友好的人体工程学设计等因素增加了腹腔镜手术学习的难度系数,延长了学习曲线。而机器人操作系统在设计上突破了这些不利因素的限制,使机器人直肠癌根治术的难度系数降低。Rosa 等报道,腹腔镜手术从新手到熟练需要完成40~90 例直肠癌根治手术,而机器人手术的熟练过程仅需要 15~25 例,并且前期腹腔镜手术的经验可缩短机器人手术的学习曲线。从设计理念和临床实践上来看,机器人的熟练过程对初学者更友好,也为机器人手术的推广和普及提供了技术学习方面的便利[5]。

二、机器人直肠癌手术的临床疗效

机器人直肠癌手术临床应用的安全性及可行性已

得到证实。多项高质量临床研究表明，与腹腔镜相比，机器人手术可有效减少术中出血、降低中转开腹率，在降低切缘阳性率方面有一定优势[6]。然而，ROLARR研究比较了471例择期机器人和腹腔镜手术，机器人手术比较腹腔镜手术在降低中转开腹率、减少术中出血及降低切缘阳性率方面并没有显著优势，当然该研究也指出机器人手术的操作熟练程度对研究结果影响很大。ROLARR研究发表后，许多经验丰富、操作熟练的外科医师发表的单中心研究依然表明机器人手术在降低中转开腹率和切缘阳性率方面有很大优势。相信随着机器人手术的普及和熟练程度的提高，机器人手术治疗直肠癌的优势会更加显著。

长久以来，手术时间长被认为是机器人手术的潜在缺陷。既往认为机器人手术建立戳卡、机械臂与戳卡对接等过程耗时较长，然而熟练的团队协作可将这些准备工作压缩至10分钟，避免增加手术时长，提高了工作效率。这表明熟练的团队协作是弥补机器人手术时间增加的可行手段。

另外，机器人手术的远期生存结果仍是当前关注的重点。直肠癌TME的质量评价包括直肠系膜的完整性和足够的环周切缘，而这两者恰恰是机器人手术的主要优势所在，遗憾的是当前仍缺乏高质量证据显示机器人直肠癌手术能将更好的TME质量转化为更好的远期生存。即便如此，既往研究至少表明机器人手术的远期疗效与腹腔镜和开腹手术类似。Philippe等回顾性分析了400例择期直肠癌患者的临床资料，机器人TME 3年总生存率达88.4%，与腹腔镜相比差异无统计学意义。Jones等[7]荟萃分析8项研究的2 309例TME术后肿瘤总复发率为15.2%，机器人与腹腔镜TME术后肿瘤复发率相似。Park等[8]的病例对照研究显示机器人辅助TME的5年总生存率、无瘤生存期和局部复发率分别为92.8%、81.9%和2.3%，与腹腔镜TME相比差异无统计学意义。Wang等荟萃分析15项研究中新辅助放疗后2 360例TME，提示机器人、腹腔镜、开腹手术在3年总生存率、3年无瘤生存率、5年生存率及5年无瘤生存率方面的差异无统计学意义。而Kim等[9]的一项病例对照研究中，多因素分析认为机器人手术是

总生存期和肿瘤特异性生存期的独立预后因子（单因素分析 $P=0.004\ 0$，$HR=0.333$；多因素分析 $P=0.016\ 1$，$HR=0.367$）。目前，大部分研究显示机器人与腹腔镜、开腹手术具有相似的肿瘤远期结果。机器人手术能否为直肠癌患者带来更多远期生存获益，仍需要高质量研究验证。

术后生活质量的改善是机器人手术的优势。立体视野及狭窄空间的灵活操作优势均有利于外科医师最大限度地显露和保护盆腔内神经组织，从而在保证直肠TME质量的同时，减少对患者性功能和排尿功能的损害。盆腔自主神经损伤造成排尿功能和性功能障碍常通过国际前列腺症状评分（international prostate symptom score，IPSS）、国际勃起功能指数（international index of erectile function，IIEF）和女性性功能指数问卷调查评估。Kim等[11]比较了机器人和腹腔镜TME术后患者生活质量和功能恢复情况，发现机器人比腹腔镜手术后排尿功能恢复（3个月 vs. 6个月）和男性性功能恢复（6个月 vs. 12个月）方面所需时间更短。

总的来说，与开腹和腹腔镜手术相比，机器人直肠癌根治术的适应证类似，操作者拥有更稳定的视野和操作灵活度，学习曲线更短；临床远期疗效相似，且对患者盆腔自主神经的保护效果更好，改善排尿功能和性功能。但机器人手术时间偏长，有待提高。此外，目前使用机器人创新一系列直肠癌根治术式在逐渐开展[10-13]。

第二节　术前准备

一、患者准备

患者准备包括术前肠道准备、麻醉诱导期预防性应用抗生素等。麻醉方式宜采用气管内插管全身麻醉，并留置导尿管，必要时放置鼻胃管。其他术前准备按常规手术进行。

二、器械准备

1. 机械臂使用专门设计的配套器械，如有助手参

与手术,可使用腹腔镜器械。

2. 机械臂所持器械有多种选择,如热剪(单极电剪)、电钩、超声刀、无损伤抓钳、带双极电凝的无损伤抓钳、带双极电凝的马里兰抓钳、抓持牵开器等。

3. 助手所持器械:主要有腹腔镜无损伤肠钳、剪刀、冲洗吸引器、5mm 结扎速(LigaSure V)、Hemo-lock钳、施夹钳、腔镜直线切割吻合器等。

4. 开放吻合所用器械:切口保护器、管状吻合器。

5. 机械臂专用的一次性无菌套。

三、机器人系统准备

1. 机器人系统开机自检。

2. 检查器械是否齐全,功能是否良好。应特别注意检查机械臂运动是否灵活,专用器械的可转腕有无活动受限,剪刀、抓钳等是否正常开合。

3. 机械臂安装专用的一次性无菌套。

4. 机器人专用镜头连接光源、白平衡、对焦及三维校准确认后,应在热水(不宜超过 55℃)中加温,防止起雾。

5. 注意调整手术台四周及上方设备,妥善固定各设备供电传输线路,避免影响机械臂运动。

6. 若在手术过程中发生机械臂活动相互磕碰,可以及时对机械臂位置进行适当的调整。

7. 主刀医师可以通过调整控制台上的屏幕显示,调整主操控台的目镜高低和倾斜角度、手臂支撑架的高度。

第三节　手术步骤

一、机器人前切除术

(一)患者体位

取剪刀位或改良截石位。患者固定后,调整为头低足高,右倾卧位。适当降低患者左腿高度,防止与机械臂碰撞。

(二)戳卡放置

采用 4 孔或 5 孔法,镜头孔 C,机械臂操作孔 R₁、R_2、R_3,辅助孔 A。若需游离结肠左曲,则需将机械臂操作孔 R_2 更改为机械臂操作孔 R_4(图 23-1)。

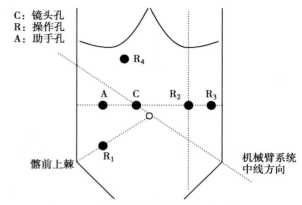

图 23-1　机器人直肠前切除术戳卡位置

1. 镜头孔 C:12mm 口径,置于脐右上方 3~4cm 处。

2. 机械臂操作孔 R_1:8mm 口径,置于右侧麦氏点,即脐与右髂前上棘连线外 1/3 处。

3. 机械臂操作孔 R_2:8mm 口径,置于左锁骨中线,平镜头孔处。

4. 机械臂操作孔 R_3:8mm 口径,置于左腋前线,平镜头孔处,多用于辅助低位直肠的分离。

5. 机械臂操作孔 R_4(用于游离结肠左曲):8mm 口径,置于剑突下方 3~4cm,中线和右锁骨中线中间处。

6. 辅助孔 A:5mm 或 12mm 口径,置于过机械臂操作孔 R_1 的垂线,平镜头孔处。镜头孔的位置相对固定,其余戳卡位置依据肿瘤部位、患者体形及术者习惯进行调整,注意保持操作中心在肿瘤部位。相邻戳卡间距 8~10cm,避免机械臂交叉磕碰。尺寸均应以气腹后有张力的情况为准。游离直肠和乙状结肠时使用操作孔 R_1、R_2 和/或 R_3;游离结肠左曲时使用操作孔 R_1、R_4 和/或 R_3。

(三)腹腔探查

建立气腹,气腹压力 8~15mmHg(1mmHg=0.133kPa)。可使用腹腔镜或机器人镜头进行腹腔探查。探查中若发现有影响戳卡安放的组织粘连,必须先使用腹腔镜器械进行松解,并调整体位,充分显露手术部位,明确机器人手术操作可行后,再连接机器人手术系统。

(四)机器人手术系统的连接

机械臂系统安置于患者左侧,中线与镜头孔 C 和左髂前上棘的连线重合(图 23-1,图 23-2)。各机械臂采取"环抱"姿态:镜头臂居中,双侧机械臂关节向外充分伸展,机械臂上数字应正对前方,以免交叉磕碰。机械臂与戳卡连接时注意高度调整,动作柔和,避免向上提拉戳卡。机械臂固定后,不可再移动患者体位或手术床。

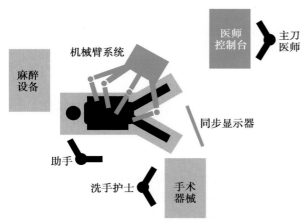

图 23-2　机器人直肠前切除术手术室布置

(五)手术步骤

1. 显露术区　建议采用中间入路手术。女性患者可使用机器人手术系统行子宫悬吊,男性患者也可悬吊膀胱表面腹膜改善手术视野。助手在辅助孔用无损伤肠钳将小肠、大网膜移动至右季肋区。向上外侧牵拉直肠和乙状结肠与后腹膜交界的肠系膜,辨认腹主动脉分叉处。

2. 分离血管　于骶骨岬水平为始,沿脏腹膜与壁腹膜间隙向上剥离肠系膜,裸化肠系膜下动、静脉,清扫淋巴结。先后于根部用 Hemo-lock 钳夹闭并切断动、静脉。

3. 游离侧腹膜　将乙状结肠向右侧牵开,在此游离脏腹膜与壁腹膜间隙向外侧分离,注意避免损伤输尿管。

4. 游离结肠左曲　若需游离结肠左曲,则需要先撤离机械臂,改变机械臂系统位置,更换操作孔,重新连接机械臂(图 23-3)。机械臂系统的中线过镜头位置,与左肩成 15° 角。使用操作孔 R_1、R_4 游离结肠左曲。对乙状结肠较短、术前评估需要行结肠左曲游离的患者,也可先行结肠左曲游离,再更换机械臂位置行直肠游离,以方便一次性完成吻合。

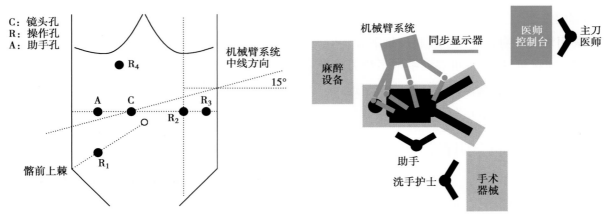

图 23-3　机器人低位直肠前切除术游离结肠左曲时机械臂系统位置

5. 游离降结肠和乙状结肠　沿肾前筋膜与输尿管上方水平游离降结肠及乙状结肠,注意保护神经,防止损伤。根据肿瘤部位可以同时裁剪肠系膜,确定近端切缘。

6. 游离直肠　直肠的游离从骶前开始,以椭圆形的分离模式进行 TME 分离,注意层次,从后壁中央开始,逐步向两侧进行分离,最后分离直肠前壁。部分肥胖患者骨盆狭小,也常在前后间隙均分离明确后再行侧方间隙分离。机械臂 R_3 可辅助进行直肠的牵拉显露。注意机械臂牵拉张力的控制,避免软组织撕脱。根据肿瘤所在位置决定是否打开腹膜反折及游离直肠的长度,必要时可分离直至肛提肌水平,低位游离使用电剪或电钩可能更灵活。

7. 游离直肠远切端　直肠远切端可使用超声刀进行肠壁的裸化,也可使用机器人的电钩或热剪进行裸化。切缘距离肿瘤下缘常规>2cm。

8. **标本取出**　根据肿瘤的大小、位置及患者体形选择标本取出方式，包括经腹和经肛两种。直肠上段和肿瘤较大、骨盆较小的直肠中下段肿瘤，可用腔镜直线切割闭合器离断远端肠管，再在左髂区做切口，开腹拖出近端肠管并离断标本。肿瘤较小、骨盆宽大的直肠中下段肿瘤，充分游离远端肠管后，在腹腔内用腔镜直线切割闭合器离断肿瘤近端肠管后，将标本从肛门拖出，直视下离断标本。

9. **吻合**　①开腹取出标本患者，离断近端肠管后，置入管状吻合器抵钉座，直视下完成吻合，必要时可加缝加固；若肿瘤位置较低，切口小，也可置入抵钉座后，将肠管放回腹腔，缝闭或用巾钳夹闭切口，重新建立气腹，在机器人手术系统直视下吻合。②经肛取出标本患者，在离断标本前，在肿瘤近端肠管切开并置入吻合器抵钉座于腹腔，离断肠管后，在机器人手术系统直视下于近端肠管置入抵钉座，并完成腔内吻合；充气试验或亚甲蓝注入试验检查吻合是否满意，必要时可在机器人手术系统直视下加缝加固。

10. **留置肛管**　完成吻合后，可于肛门内置入肛管，并缝合固定于肛门处，有助于减轻吻合口压力，减少吻合口漏的发生。

11. **关闭切口**　吻合口位于腹膜反折下者，可重新建立气腹，连接机械臂，行机器人手术系统关闭盆底腹膜，并将引流管置于腹膜反折下吻合口附近。适当冲洗（生理盐水或蒸馏水），关闭切口。

二、机器人经腹会阴直肠切除术

（一）患者体位
取截石位。患者固定后，调整为头低足高位。

（二）戳卡放置
同机器人前切除术。

（三）腹腔探查
同机器人前切除术。

（四）机器人手术系统的连接
同机器人前切除术。

（五）手术步骤
1~7. 步骤与机器人前切除术相同。

8. **会阴部手术和肠造口**　行经腹会阴直肠切除术的患者，直肠游离至肛提肌水平后，医师手工进行会阴部手术，手术方法与开腹手术相同。肿瘤标本从会阴部取出。同时撤离机械臂，移开机械臂系统，医师手工行肠造口术。会阴部手术和肠造口术完毕，关闭会阴部切口。

9. **关闭切口**　重新建立气腹，连接机械臂，行机器人手术系统关闭盆底腹膜。适当冲洗（生理盐水或蒸馏水），放置引流，关闭切口。

（许剑民　韦烨）

参考文献

[1] STADERINI F, FOPPA C, MINUZZO A, et al. Robotic rectal surgery: State of the art [J]. World J Gastrointest Oncol, 2016, 8 (11): 757-771.

[2] WANG L, ZHANG Z, GONG L, et al. A systematic review and bayesian network meta-analysis: short-term and long-term outcomes of three surgery procedures following Neoadjuvant chemoradiotherapy for rectal cancer [J]. J Laparoendosc Adv Surg Tech A, 2019, 29 (5): 663-670.

[3] 中国医师协会外科医师分会结直肠外科医师委员会, 中国研究型医院学会机器人与腹腔镜外科专业委员会. 机器人结直肠癌手术专家共识 (2015 版)[J]. 中国实用外科杂志, 2015, 35 (12): 1305-1310.

[4] JAYNE D, PIGAZZI A, MARSHALL H, et al. Effect of robotic-assisted vs conventional laparoscopic surgery on risk of conversion to open laparotomy among patients undergoing resection for rectal cancer: the ROLARR randomized clinical trial [J]. JAMA, 2017, 318 (16): 1569-1580.

[5] JIMÉNEZ-RODRÍGUEZ R M, RUBIO-DORADO-MANZANARES M, DÍAZ-PAVÓN J M, et al. Learning curve in robotic rectal cancer surgery: current state of affairs [J]. Int J Colorectal Dis, 2016, 31 (12): 1807-1815.

[6] ROUANET P, BERTRAND M M, JARLIER M, et al. Robotic versus laparoscopic total mesorectal excision for sphincter-saving surgery: results of a single-center series of 400 consecutive patients and perspectives [J]. Ann Surg Oncol, 2018, 25 (12): 3572-3579.

[7] JONES K, QASSEM M G, SAINS P, et al. Robotic total meso-rectal excision for rectal cancer: A systematic review following the publication of the ROLARR trial [J]. World J Gastrointest Oncol, 2018, 10 (11): 449-464.

[8] PARK E J, CHO M S, BAEK S J, et al. Long-term oncologic outcomes of robotic low anterior resection for rectal cancer:

a comparative study with laparoscopic surgery [J]. Ann Surg, 2015, 261 (1): 129-137.

[9] KIM J, BAEK S J, KANG D W, et al. Robotic resection is a good prognostic factor in rectal cancer compared with laparoscopic resection: long-term survival analysis using propensity score matching [J]. Dis Colon Rectum, 2017, 60 (3): 266-273.

[10] CARMICHAEL H, D'ANDREA A P, SKANCKE M, et al. Feasibility of transanal total mesorectal excision (taTME) using the Medrobotics Flex® System [J]. Surg Endosc,

2020, 34 (1): 485-491.

[11] LIU Z, EFETOV S, GUAN X, et al. A multicenter study evaluating natural orifice specimen extraction surgery for rectal cancer [J]. J Surg Res, 2019, 243: 236-241.

[12] GEORGE E I, BRAND T C, LAPORTA A, et al. Origins of robotic surgery: from skepticism to standard of care [J]. JSLS, 2018, 22 (4): e2018. 00039.

[13] 王国慧, 易波, 刘勇, 等. 国产手术机器人临床 I 期研究 (附 103 例报告)[J]. 中国实用外科杂志, 2019, 39 (8): 840-843.

第二十四章

结直肠癌 NOSES

近年来,我国经自然腔道取标本手术(natural orifice specimen extraction surgery,NOSES)在众多的微创技术中异军突起,并得到越来越多国内外学者的关注和充分认可。据中国 NOSES 数据中心资料显示,截至 2019 年 3 月,全国已有 200 余家中心开展 NOSES 手术,其中 9 家医院开展 NOSES 手术例数超过 100 例,全国总手术例数近 4 000 例。这几个数字直接反映出 NOSES 手术所具有的巨大推广潜力和发展空间。然而,NOSES 手术在我国仍处于发展阶段,还有很多理念性与技术性的问题和挑战需要解决和面对,尤其是手术规范性操作方面,仍有待进一步改善和提高。因此,要想将 NOSES 继续健康有序、科学规范地开展下去,在今后还有很多工作要进行。那么,如何才能真正开展好 NOSES 手术呢?必须要明确回答三个问题,第一,什么是 NOSES?第二,为什么要开展 NOSES?第三,如何规范开展 NOSES?只有将这三个问题理解透彻,才能真正保证 NOSES 手术的规范性及合理性。本章将从这三个方面循序渐进地展示 NOSES 相关理论体系、NOSES 的优势价值及 NOSES 规范化实施的要点与保障。

第一节　NOSES 相关定义及分类

一、NOSES 的定义

正确理解并掌握 NOSES 的定义是开展 NOSES 的基本前提。NOSES 在常规设备平台基础上巧妙结合"无切口"理念,表现出了完美的微创效果及良好的安全性和操作性,该手术也被同行称为"微创中的微创"。NOSES 是指使用腹腔镜器械、TEM 或软质内镜等设备完成腹腔内手术操作,经自然腔道(直肠、阴道或口腔)取标本的腹壁无辅助切口手术[1]。该定义并不是特指某一种组织器官,而是泛指所有经自然腔道取标本手术。该手术的最大特点为标本经自然腔道取出及全腹腔镜下消化道切除与重建。目前,可以开展 NOSES 的组织器官基本涵盖了腹盆腔各个组织器官,包括结直肠、胃小肠、肝胆、胰脾、泌尿及妇科肿瘤等。

在结直肠外科领域,经自然腔道内镜手术(natural orifice transluminal endoscopic surgery,NOTES)与经肛全直肠系膜切除术(taTME)也是两种炙手可热的微创新技术,由于这两种技术也涉及经自然腔道手术操作,导致很多学者将这二者的概念与 NOSES 混淆。因此,很有必要再强调一下 NOTES 与 taTME 的概念,进而能更准确地理解 NOSES 的概念。NOTES 是指经口腔、胃、结直肠、阴道、膀胱、食管等自然腔道进入腹腔、胸腔等,进行各种手术操作,包括探查活检、肿物切除、消化道重建、心包膜开窗等操作[2]。NOTES 的特点是体表无任何可见瘢痕,所有手术操作均经自然腔道完成。taTME 是利用 TEM 或经肛门内镜微创手术(transanal minimally invasive surgery, TAMIS)平台,采用"由下而上"的操作路径,并遵循 TME 原则而实施的经肛腔镜直肠切除手术[3]。taTME 的特点主要为经肛门逆向游离直肠系膜、腹壁无切口瘢痕。

为了建立一个更系统完整的经自然腔道手术体系,笔者将 NOSES、NOTES 与 taTME 三者的关系进行了统一与整合[4]。由于 NOTES 的标本取出途径也是经自然腔道,从这个角度讲 NOTES 也应算作 NOSES 的一部分。NOSES 与 NOTES 是两个广义的外科学概念,适用于各种组织器官,而 taTME 则是仅局限于中低位直肠的狭义外科学概念,taTME 强调的是经肛门入路,并采用自肛门逆向操作来完成全直肠系膜的游离和切除,并经肛门将标本取出,从这个角度讲 taTME 应该是 NOTES 的一部分(图 24-1)。

随着对 NOSES 认识的加深,为了规范相似手术方式的命名,笔者提出了借道 NOSES 与类 -NOSES 概念。借道 NOSES:使用腹腔镜器械、TEM 或软质内镜等设备完成腹腔内所有手术操作,标本取出时,

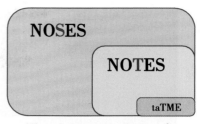

图 24-1 NOSES、NOTES 与 taTME 的关系

借道于必要切口,如直肠标本经回肠保护造口切口取出(图 24-2)、多脏器切除标本经单一切口完成标本取出,这类手术也体现了 NOSES 的微创理念,最大限度地减少了患者的腹壁创伤。类 -NOSES:使用腹腔镜器械、TEM 或软质内镜等设备完成腹腔内手术操作,包括标本切除与消化道重建等,在无法避免腹壁取标本的辅助切口时,可以任意选择经腹壁隐蔽切口(脐部切口、下腹部横形小切口等)、原手术切口(剖宫产、阑尾手术切口)等腹壁隐蔽切口取标本的手术(图 24-3)。该手术与 NOSES 具有相似的微创效果,并表现出疼痛轻、恢复快、美容效果好等多个优点,故名类 -NOSES。

二、NOSES 的分类

根据取标本的不同途径,NOSES 主要分为三种,即经肛门 NOSES、经阴道 NOSES 及经口 NOSES,结直肠 NOSES 包括经肛门和经阴道两种途径[1]。经肛门取标本主要用于标本小的患者,经阴道取标本主要适用于标本大、经肛门取出困难的女性患者。经口取标本也是 NOSES 的一种,但在临床中的开展相对局限,主要用于胃间质瘤切除术、胆囊切除术、肝活检术等手术操作。

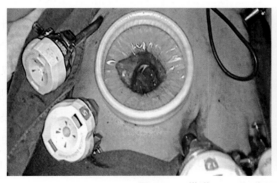
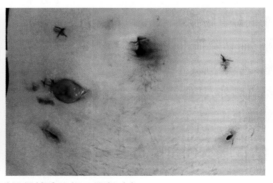

图 24-2 借道 NOSES 切口(经保护造口切口取标本)

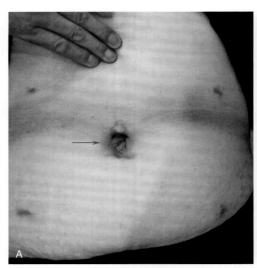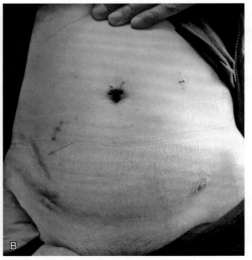

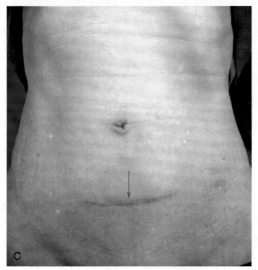

图 24-3 类 -NOSES 切口

A. 经脐窗隐蔽切口取标本；B. 经原阑尾切口取标本；C. 经下腹外横内纵切口取标本（如右半结肠、胃标本）。

根据取标本的不同方式，NOSES 又可分为三类，分别是标本外翻体外切除（外翻切除式）、标本拉出体外切除（拉出切除式）、标本体内切除拖出体外（切除拖出式）[1]。每种方式有其独特的操作方法，不用手术方式选择的主要决定因素是肿瘤位置。外翻切除式主要适用于低位直肠肿瘤，拉出切除式主要适用于中位直肠肿瘤，而切除拖出式的适应范围最为广泛，包括高位直肠、乙状结肠、左半结肠、右半结肠及全结肠肿瘤。除结直肠外，其他组织器官标本的取出方式都是采用切除拖出式。

三、结直肠 NOSES 的手术方式及命名

结直肠是最早开展 NOSES 的器官，也是手术方式最多的器官。截至目前，笔者共提出总结了 10 种结直肠 NOSES 术式[1]，具体的手术方式及命名详见表 24-1。其中 NOSES Ⅰ式又包括 5 种方法，A 法、B 法为外翻法，C 法为结肠肛管吻合术（Parks）、D 法为经括约肌间隙切除术（ISR）、E 法为结肠经肛管拉出术（Bacon）[5]。在结直肠手术中，除上述常见 NOSES 术式外，还有一些罕见的 NOSES 术式，如横结肠 NOSES 术（经直肠或阴道取标本）、右半结肠 NOSES 术（经直肠取标本）、联合脏器切除 NOSES 术、直肠癌侧方淋巴结清扫 NOSES 术等，尽管这些 NOSES 术在临床中很少开展，但作为一种外科技术，也是对结直肠 NOSES 手术体系的进一步完善。

表 24-1　结直肠肿瘤 NOSES 术命名

术式简称	手术名称	取标本途径	肿瘤位置
CRC-NOSES Ⅰ式（A~E 法）	腹部无辅助切口经肛门取标本的腹腔镜下低位直肠癌根治术	直肠	低位直肠
CRC-NOSES Ⅱ式	腹部无辅助切口经直肠拉出切除标本的腹腔镜下中位直肠癌根治术	直肠	中位直肠
CRC-NOSES Ⅲ式	腹部无辅助切口经阴道拉出切除标本的腹腔镜下中位直肠癌根治术	阴道	中位直肠
CRC-NOSES Ⅳ式	腹部无辅助切口经直肠拖出标本的腹腔镜下高位直肠癌根治术	直肠	高位直肠 / 乙状结肠远端
CRC-NOSES Ⅴ式	腹部无辅助切口经阴道拖出标本的腹腔镜下高位直肠癌根治术	阴道	高位直肠 / 乙状结肠远端
CRC-NOSES Ⅵ式	腹部无辅助切口经肛门拖出标本的腹腔镜下左半结肠癌根治术	直肠	左半结肠 / 乙状结肠近端
CRC-NOSES Ⅶ式	腹部无辅助切口经阴道拖出标本的腹腔镜下左半结肠癌根治术	阴道	左半结肠 / 乙状结肠近端
CRC-NOSES Ⅷ式	腹部无辅助切口经阴道拖出标本的腹腔镜下右半结肠癌根治术	阴道	右半结肠
CRC-NOSES Ⅸ式	腹部无辅助切口经肛门拖出标本的腹腔镜下全结肠切除术	直肠	全结肠
CRC-NOSES Ⅹ式	腹部无辅助切口经阴道拖出标本的腹腔镜下全结肠切除术	阴道	全结肠

第二节　NOSES 的优势与价值

为什么要开展 NOSES 手术？与很多昙花一现的微创技术不同，NOSES 自开展以来，经受住了所有的质疑、反对与挑战，并赢得了越来越多学者同道的支持、认可和推崇。之所以 NOSES 能有今天如此迅猛的发展势头，一方面是因为它更加符合当下微创时代的发展趋势和需要，更主要的原因是 NOSES 本身的巨大优势和价值，可以让医师和患者两个群体都感到满意，这也是 NOSES 能够蓬勃发展的主要原因。

一、腹壁美容与心理优势

与常规腹腔镜手术相比，NOSES 最直观的优势就体现在避免了腹壁取标本切口。开腹手术患者的腹壁上是一个 20cm 左右的切口瘢痕，常规腹腔镜手术也要在腹壁上留下一个 5~10cm 的切口瘢痕，而 NOSES 术后患者腹壁仅存留几处微小的穿刺孔瘢痕（图 24-4）。对于医师来说，腹壁切口只是手术留下的一个"微小痕迹"，甚至是一个"无关紧要"的手术环节。但对于患者来说，腹壁切口却是患者对手术感知的全部来源，也是患者内心永远无法抹去的伤痕。切口的刺痛会给患者带来精神上的压力，时刻提醒患者这段痛苦的经历，从潜意识里把思绪拉回到患者的角色，这些负面的影响对于患者术后生活的困扰绝对不容小觑，尤其对于未婚的年轻女性或从事特殊职业者，如舞蹈演员、体操运动员等，腹壁切口瘢痕更是对他们的巨大打击，也可能使患者很难再融入正常生活，或者改变患者的职业生涯。因此，切口并不是一个可有可无的小问题，而是一个影响患者身心健康的主要根源。如果少个切口可以让患者找回生活的信心和勇气，重新回归生活、回归社会，这个努力值得每一位外科医师去尝试。

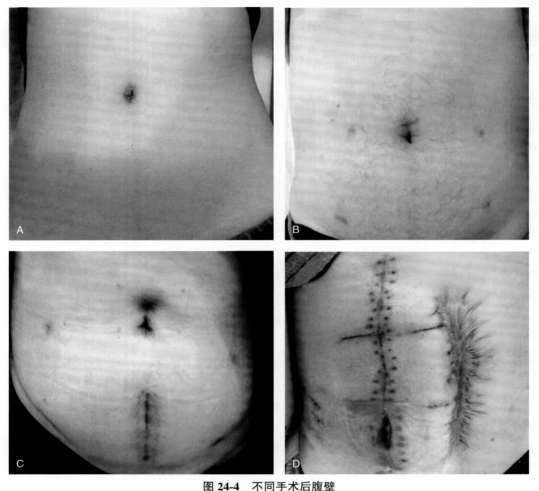

图 24-4　不同手术后腹壁

A. 直肠癌 NOTES 术后腹壁；B. 直肠癌 NOSES 术后腹壁；C. 常规腹腔镜直肠癌根治术后腹壁；
D. 开腹复发直肠癌根治术后腹壁（切口感染）。

二、加速康复外科优势

　　加速康复外科的核心理念是"减少手术创伤应激，加快患者术后康复"。主要包括两方面内容：一个是疼痛管理，另一个就是微创。NOSES 的核心理念是"微创中的微创"，该手术的主要目标是无切口、无疼痛，最大限度保护患者机体功能，促进患者快速康复。

　　患者术后疼痛最主要的来源就是体表切口，切口大小与疼痛和恢复时间成正比，即切口越大，疼痛越重，恢复时间越长。由于 NOSES 没有腹壁切口，因此患者疼痛感明显减少，甚至消失[6,7]。疼痛减轻后，患者术后可以更早离床活动，有助于肠蠕动恢复，促进术后早期排气排便，避免因长期卧床引起的压疮、肺感染、下肢深静脉血栓等并发症的发生，进而达到快速康复的最终目的。既往已有多项研究在这方面

进行了报道，均表明 NOSES 手术在术后恢复方面展现出的巨大优势。因此，从这个角度讲，快速康复与 NOSES 具有异曲同工之妙，在现代外科迅猛发展的今天，二者相辅相成，共性统一。只有通过二者不断融合完善，才能在真正意义上实现 NOSES 无切口、无疼痛、保护器官功能、快速康复的最终目标，同时也进一步将快速康复理念得以不断延伸和发展。

三、低位 / 超低位保肛价值

　　近年来，随着对直肠癌生物学特性认识的不断加深及保肛技术水平的提高，低位 / 超低位保肛手术的指征逐渐放宽，更多低位直肠癌患者有理由接受保肛手术[8]。然而，在腹腔镜平台下保肛手术仍面临很多技术性难题，如安全下切缘距离判定、远端直肠的闭合、吻合口漏等，仍不能有效解决。

在 NOSES Ⅰ 式 A、B 法（腹壁无辅助切口经肛门外翻切除标本的腹腔镜下低位直肠癌根治术）中，其中一个最主要的技术特点就是经肛门将直肠标本翻出体外，在体外直视下一次性闭合肿瘤远端直肠。与常规腹腔镜低位直肠癌手术相比，NOSES Ⅰ 式 A、B 法主要包括以下几个优势：①直肠外翻至体外后，肠管内壁即可显露于直视下，进而可以准确判断肿瘤下切缘位置，避免了下切缘阳性的发生。②直肠远切端可以一次性完成闭合。在低位/超低位保肛手术中，由于直肠远切端的位置深在，盆腔空间狭小（尤其是男性），使直线切割闭合器很难顺利置入盆腔直肠远端的预定切线处。同时，直肠远端肠管的闭合离断往往需要两次或多次闭合才能完成，这种多次切割闭合也会大大增加吻合口漏的发生风险。相反，将直肠外翻至体外后，这一问题就会得到有效解决。直肠翻出体外后，操作空间变大，术者可以在体外用闭合器一次性完成直肠远端的离断（图 24-5）。因此，NOSES Ⅰ 式外翻法降低了低位/超低位保肛手术的难度，使一部分因操作困难无法保肛的患者拥有了保肛的机会。

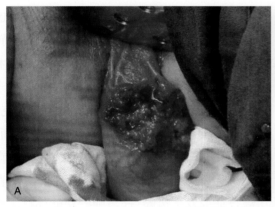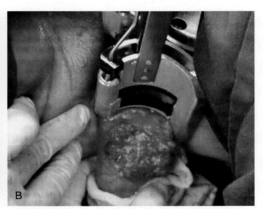

图 24-5　直肠外翻至体外操作
A. 充分显露肿瘤；B. 用凯途闭合器一次性闭合直肠远端。

四、卫生经济学价值

由于 NOSES 术后疼痛轻、恢复快，患者在围手术期的麻醉药物及镇痛药物应用就会相应减少；术后肠道功能恢复快，早期可以恢复经口进食，缩短肠外营养应用的时间、减少剂量[9]；术后快速康复也会缩短住院时长[10,11]，加快床位周转，增加床位使用率，降低患者医疗成本。同时，由于患者不适感轻微，术后自我护理能力也会有所增加，间接降低护理成本。因此，NOSES 在节约医疗成本、加快床位周转、降低护理成本等方面也表现出了潜在的卫生经济学价值。

第三节　NOSES 的规范开展

如何完成一台规范的 NOSES 手术？这是所有外科医师最关心的问题，也是高质量完成 NOSES 最关键的一个环节。要保证 NOSES 的规范性，笔者建议在以下几个方面详细准备：第一，明确 NOSES 适应证，选择合适的患者及合理的术式；第二，术中规范操作，尤其是经自然腔道取标本及消化道重建，必须要严格实施无菌操作与无瘤操作；第三，注重围手术期并发症的预防及管理。只有做到以上三点才能保障 NOSES 安全、规范地开展。

一、NOSES 适应证的把控

在 NOSES 的临床开展中，合理选择适应人群是保证 NOSES 顺利完成的重要前提。为了建立 NOSES 行业标准，规范 NOSES 适应人群选择，中国首部《结直肠肿瘤 NOSES 专家共识》（以下简称《共识》）对这一问题进行了详细分析和阐述。

NOSES 是基于常规微创设备平台完成的，因此，其适应证首先要满足常规微创手术的基本要求。在最新版美国 NCCN 指南中明确指出,开展腹腔镜等微创手术需要满足以下条件:①手术医师对腹腔镜技术具有经验。②不能用于局部晚期肿瘤。③不适用于肿瘤引起的急性肠梗阻和肠穿孔。④需要进行全腹腔探查。⑤需考虑术前对病灶进行定位。以上要求是 NOSES 的基本要求[12]。

针对经自然腔道取标本这一操作,NOSES 也有特殊的适应证要求,主要涉及三方面因素,即标本大小、肿瘤浸润深度和患者身体质量指数(BMI)。《共识》中明确指出:肿瘤浸润深度以 $T_2 \sim T_3$ 为宜,经肛门 NOSES 的标本环周直径 <3cm 为宜,经阴道 NOSES 标本环周直径以 3~5cm 为宜。相对禁忌证包括肿瘤局部病期较晚、病灶较大、肥胖患者(BMI ≥ 30kg/m²)。由于目前尚无法证实阴道切口是否会影响女性生育功能,因此不建议对未婚、未育或已婚计划再育的女性开展经阴道 NOSES 术。此外,对于自然腔道存在解剖结构异常或伴有其他病变者,也不建议开展 NOSES 手术[1]。

对于结直肠肿瘤伴有远处转移或其他病变,需进行多脏器切除或扩大切除的患者,也可以选择 NOSES 进行治疗。但在多脏器切除术中,NOSES 适应证的选择更为严格,不仅要满足结直肠 NOSES 适应证的基本要求,还要确保其他部位病变也满足经自然腔道取标本的指征。对于结直肠肿瘤局部病期晚、病灶大,或标本无法经自然腔道取出的患者,不建议选择 NOSES。目前,国内有多个中心开展了多脏器切除 NOSES 手术,包括右半结肠联合直肠经肛门取出(图 24-6)、结直肠癌伴肝转移的同期手术切除、直肠癌伴子宫肌瘤的同期手术切除、直肠癌伴肺转移的同期手术切除、右半结肠癌联合胰十二指肠的同期手术切除(图 24-7)、直肠癌侧方淋巴结扩大清扫(王氏入路)(图 24-8)等。由于这类手术操作难度大、手术切除范围广、手术风险高,因此术前需要对各个器官功能进行充分评估,从而判断患者是否能够耐受手术打击。此外,还需进行多学科的充分合作,选择最佳的手术方案,这样才能确保手术的安全性。

在选择不同结直肠 NOSES 术式时,也要注意术式选择的规范性。由于直肠解剖位置的特殊性,以及直肠 NOSES 术式的多样性,常导致直肠术式选择存在不合理性。例如,外翻切除式主要应用于低位直肠肿瘤,其操作要点是将直肠系膜向盆底充分游离,以便直肠及系膜顺利经肛门翻出体外。然而,如将外翻切除式用于中、高位直肠肿瘤,这将导致直肠系膜过度游离,增加盆丛神经的损伤风险,加大直肠前切除综合征的发生风险,这与肿瘤功能外科原则严重相悖(图 24-9)。因此,笔者再次强调,NOSES 术式选择一定要严格区别不同手术方式的适用范围,否则将给患者带来更大的打击和损伤。

二、NOSES 规范操作的实施

与常规结直肠腹腔镜手术相比,NOSES 的最大区别在于消化道重建方式及标本取出。其他操作步

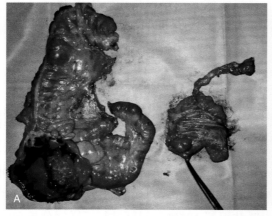
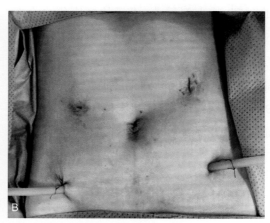

图 24-6　右半结肠联合直肠经肛门取出
A. 标本图片;B. 术后腹壁照片。

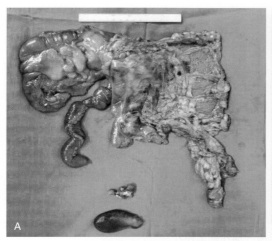
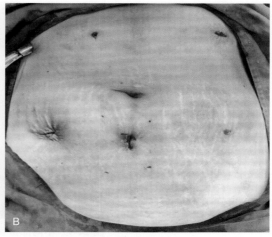

图 24-7 右半结肠癌联合胰十二指肠的同期手术切除经直肠取标本
A. 标本图片;B. 术后腹壁照片(照片由于刚教授提供)。

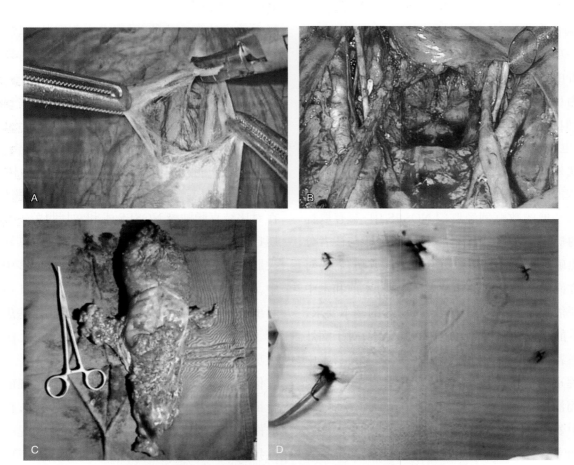

图 24-8 直肠癌侧方淋巴结扩大清扫(王氏入路)经肛门取标本
A. 侧方淋巴结清扫(髂外血管入路);B. 侧方淋巴结清扫后盆腔展示;C. 标本图片;D. 术后腹壁照片。

骤,包括系膜游离层次、肠管切除范围、淋巴结清扫范围等,均与常规腹腔镜手术一致[5]。由于篇幅所限,常规手术步骤在此不做赘述,本节重点强调经自然腔道取标本及消化道重建的操作要点及注意事项。

(一)经肛门取标本操作要点

经自然腔道取标本是 NOSES 的一个特有操作,也是决定 NOSES 成败至关重要的一个环节。对于结直肠肿瘤,经肛门取标本是首选途径,也更加符合

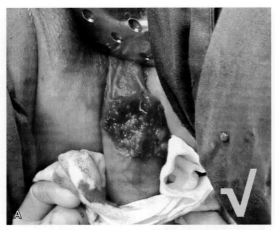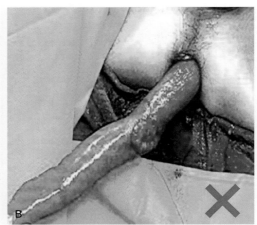

图 24-9　不同部位直肠肿瘤外翻至体外

A. 低位直肠肿瘤外翻至体外；B. 高位直肠肿瘤外翻至体外。

损伤效益比原则。由于肛管直肠解剖的特殊性，经肛门取标本也存在一定难度和技巧性。Karagul 等[13]开展的一项研究表明，在 67 例行腹腔镜结直肠癌手术的患者中，37 例患者可完成经肛门取标本，标本平均直径为（3.5±3.1）cm，经肛门取标本的成功率仅为55.2%。但在这个研究中，所有病例并没有进行严格筛选，这也是导致经肛门取标本失败率高的一个重要因素。此外，该研究结果也表明男性患者、结肠肿瘤患者、肿瘤病灶大的患者标本更不易取出。

笔者开展的数百例经肛门 NOSES 中，罕有取标本失败的病例。在此，笔者将取标本的经验与读者分享。要想确保术中经自然腔道取标本的成功，需要对以下几方面进行充分准备和考虑。第一，术前和术中要充分评估肿瘤大小，这是开展 NOSES 的基本要求，也是标本能否成功取出的最主要影响因素，对于病灶较大的患者，切忌强行开展 NOSES 手术。第二，术中需要掌握适当的操作技巧，包括取标本前充分扩肛、适量使用润滑剂、必要时术中配合麻醉肌肉松弛、牵拉过程中要轻柔缓慢等一系列措施，这些都是提高取标本成功率的必要手段。第三，使用合理的取标本辅助工具可以降低取标本难度，关于 NOSES 取标本辅助工具的研发和探索一直也是该领域探讨的热点问题[14]。目前，取标本辅助工具主要包括硬质和软质两大类型，二者均各有优缺点，术者需结合患者实际情况及手术经验进行选择。目前，笔者习惯采用无菌塑料套协助标本取出，具有很好的效果，也没有增加患

者额外费用。综上，只有充分做到这几点才能保证取标本的成功率。此外，对于术中判定肿瘤较大，取标本确实有困难者，不建议强行尝试 NOSES，以免使手术操作陷入被动局面。

经肛门取出标本是否会引起肛门括约肌损伤，是否影响患者术后排便功能等都是需要考虑的问题。近年来，经肛门取标本 NOSES 报道逐渐增多，但患者术后肛门功能异常或括约肌损伤的报道却十分少见。Wolthuis 等[11]开展了一项前瞻性随机对照研究，旨在对比结直肠肿瘤 NOSES 术和常规腹腔镜手术的短期疗效，结果表明两组患者术后的大便失禁评分及最大肛压均无显著差别。此外，笔者开展的多中心研究中，649 例经肛门取标本 NOSES 术，仅有 11 例患者术后出现了不同程度的肛门功能障碍，且这些患者均进行了低位、超低位直肠保肛手术，因此也无法证实肛门功能障碍是由取标本所致[15]。事实上，绝大多数低位保肛手术和左半结肠切除手术均会出现前切除综合征。根据开展 NOSES 的临床经验可知，在经肛门取标本的过程中，标本对肛门的牵拉刺激是一种一过性扩张，持续时间十分短暂，以"秒"来计算。相反，TEM、taTME、TAMIS 等手术通过使用扩肛器、肛管支架等器械长时间持续扩肛，是按"小时"来计算的。相比这些经肛手术，NOSES 对肛门功能的影响非常轻微，甚至可以忽略不计。

（二）经阴道取标本操作要点

掌握阴道局部解剖是开展经阴道 NOSES 手术

的必要前提。阴道是位于直肠、膀胱和尿道之间一个富有弹性的管状器官。阴道上端宽阔并包绕子宫颈，在阴道壁与子宫颈之间形成一处环形腔隙，称为阴道穹。阴道穹根据位置分为前部、后部及两个侧部，其中阴道穹后部位置最深，并与腹腔内的直肠子宫陷凹紧密相邻，中间仅以阴道壁和一层腹膜相隔。因此，阴道穹后部也成为阴道通向腹腔最直接、最可行的突破点。正常状态下，阴道宽度可容纳两指，分娩过程中，直径达 10cm 的胎头也能通过阴道娩出。由此可知阴道的延展力是十分巨大的，这也为其成为取标本途径提供了强有力的先天条件。此外，阴道各段对性刺激的反应不同。阴道下段 1/3 是由外胚层分化而来，分布大量神经纤维末梢，是感受性刺激的最主要部位。阴道上 2/3 段来自中胚层，此处无神经末梢分布，阴道穹后部处阴道壁对性刺激的感知远不及阴道下段。因此，从理论上讲，选择阴道穹后部作为切口并不会对患者性功能产生影响。

1. **阴道准备**　对于常规结直肠手术，无须对阴道进行消毒。但在经阴道 NOSES 术中，需要对阴道进行充分术前准备和严格消毒。在美国，只有聚维酮碘批准在阴道中使用。由于聚维酮碘是水溶性的，可减少对皮肤和黏膜的刺激，也很少引起疼痛或过敏反应。对于拟行经阴道 NOSES 的患者，可采用如下方案进行阴道准备：术前 3 天使用 3‰ 碘附冲洗阴道，每天 1 次；手术当日，冲洗阴道后，再用 3‰ 碘附仔细对宫颈进行消毒；术区消毒时，外阴、阴道及肛门周围等部位需要在原有基础上再消毒 2 次[5]。结合以上操作可以确保阴道无菌环境。

2. **阴道切开技巧**（图 24-10）　直肠子宫陷凹是寻找阴道穹后部的重要解剖学标志。首先，助手将子宫挑起，充分显露直肠子宫陷凹，体外助手将膀胱拉钩经阴道外口置入阴道内，用其尖端顶起阴道穹后部的阴道壁。术者于腹腔镜下横行切开阴道穹后部，切口长度为 2~3cm。由于阴道具有很强的延展性，在切口处上下牵拉扩展，可将切口扩大至 4~5cm，可满足取标本的要求。

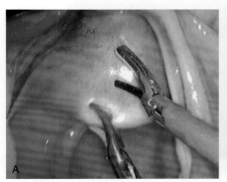
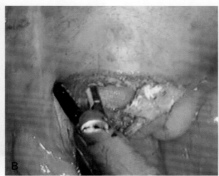
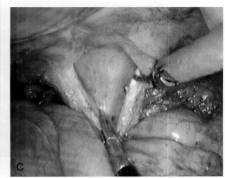
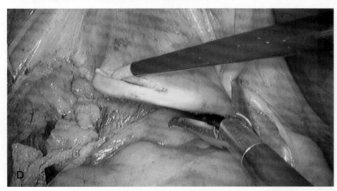
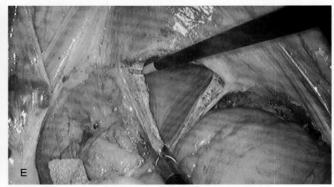

图 24-10　阴道切开技巧
A. 用超声刀在阴道穹后部中点切开阴道；B. 超声刀横行切开阴道穹后部；C. 纵向牵拉阴道；
D. 用电钩在阴道穹后部中点切开阴道；E. 用电钩向两侧扩大阴道切口。

3. **阴道缝合技巧**　阴道切口缝合可选择经阴道外口缝合，也可选择腹腔镜下缝合。①经阴道外口缝合：由于阴道穹后部位置深在，进行体外缝合时需充分显露切口。笔者常选用阴道窥器或膀胱拉钩将阴道外口拉开，充分显露阴道切口，再用两把艾丽丝钳夹持阴道切口上下缘并向外牵拉，最后再进行间断或连续阴道缝合（图 24-11）。②腹腔镜下缝合：镜下缝合阴道需使用专用的阴道倒刺缝合线，缝合过程中需要将阴道切口上下缘向腹腔内牵拉，术者从阴道切口远端向近端连续缝合（图 24-12）。切口缝合后行阴道指诊检查切口是否缝合确切，并在阴道内填塞碘附纱团一块，术后 48 小时取出。

阴道切口并发症情况及对患者性功能的影响是非常值得关注的问题。Palanivelu 等[16]开展的一项研究显示，术后 1 年对 11 例经阴道取标本的结直肠肿瘤患者进行随访，所有患者并没有出现任何性功能方面的异常。Kim 等[17]进行了一项研究对比经阴道与经腹取标本在结直肠手术中的安全性，术后长期随访结果显示，在 58 例经阴道取标本的患者中，并没有发现直肠阴道瘘与性功能障碍的病例。此外，笔者开展的多中心研究中，69 例患者采用了经阴道取标本手术，术后患者均未发生直肠阴道瘘，随访结果也并没有性功能障碍的报道[15]。

（三）无菌术与无瘤术的应用

自 NOSES 在临床中开展以来，如何确保无菌操作和无瘤操作，一直都是 NOSES 最受质疑与挑战的难题。当然，在开腹手术和常规腹腔镜手术中，也同样会面临无菌术与无瘤术的挑战，但外科医师对开腹手术和常规腔镜手术的把控会更强一些，主要是因为术者已经熟练掌握了这些操作技术，进而最大限度地降低手术风险。同样，NOSES 的无菌、无瘤操作也是一个熟练的过程。尽管 NOSES 对无菌术和无瘤术提出挑战，但并不代表两者有必然联系，这一点还需理性面对。

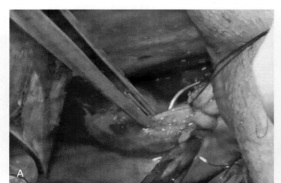
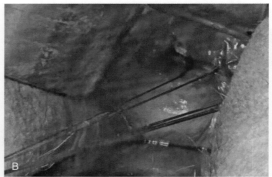

图 24-11　经阴道外口缝合
A. 充分显露阴道切口；B. 间断缝合阴道穹后部。

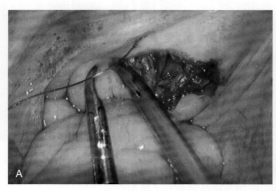
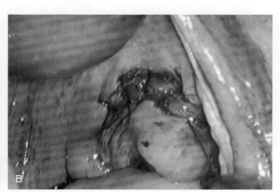

图 24-12　腹腔镜下缝合阴道
A. 充分显露阴道切口；B. 从切口远端向近端连续缝合。

如何确保 NOSES 的无菌操作与无瘤操作。首先,术者要具有良好的无菌和无瘤观念,这是任何手术都要具备的基本前提。其次,要掌握术中操作技巧,尤其是消化道重建及标本取出环节,这是高质量完成 NOSES 的必要条件。此外,确保 NOSES 的无菌与无瘤操作需要注意以下几个问题。第一,术前充分肠道准备是 NOSES 无菌操作的基础,包括口服泻剂及术前清洁灌肠。第二,充分掌握手术操作技巧,如腹腔镜下碘附纱布条的运用(图 24-13)、吸引器的密切配合(图 24-14A)、大量碘附蒸馏水冲洗术区(图 24-14B)、经肛注入碘附水灌洗肠腔(图 24-14C)、取标本保护套的使用等一系列操作技巧(图 24-15),均能有效控制腹腔感染和肿瘤种植的发生。此外,笔者开展的多中心研究表明,NOSES 术后腹腔感染的发生率仅为 0.8%,这也表明只要做到术前充分准备、术中掌握操作技巧,NOSES 术的感染风险是完全可控的[15]。

为了确保手术的规范,术前进行充分的肠道准备是 NOSES 手术无菌操作的基本前提条件。此外,在剖开肠管之前,助手可经肛门注入大量碘附盐水冲洗肠腔,尽可能减少肠腔内的粪便和肠内容物,防止其进入腹腔引起腹腔感染。术中的无菌操作更是至关重要,包括术中用大量碘附盐水冲洗盆腔、碘附纱布条的妙用及吸引器的密切配合等。此外,笔者开展的一项多中心研究结果表明,仅有 0.8% 的患者术后出现了腹腔感染,这一结果也能证明,只要做好充分的准备,熟练掌握手术技巧,NOSES 术完全可以做到无菌操作原则[15]。

NOSES 术对无瘤操作也提出了很高的要求,在 NOSES 临床实践中,无瘤操作技术也在不断完善:①在 NOSES Ⅰ式 A 法中,抵钉座需置入肿瘤近端肠管,在此过程中需使用无菌保护套,将保护套置入直肠肠腔并超过肿瘤上方,并将抵钉座从肿瘤对侧滑入肠腔,最大限度地减少抵钉座与肿瘤接触的可能性。②对中位直肠癌,无论经直肠还是经阴道拉出标本,均有可能挤压肿瘤造成播散,可对肠段淋巴、血管进行完全游离,此时既无血液供应,又无回流通路。③通过无菌保护套将预切除肠段拉出体外,充分起到无菌无瘤的保护作用。④经肛门或经阴道拉出标本往往阻力不大,挤压作用轻微,时间一般为 2~3 秒,因此肿瘤细胞没有可能瞬间进入上段肠壁。⑤完成体内消化道重建后,应用碘附盐水或 42℃蒸馏水充分冲洗腹盆腔。⑥对于符合适应证的患者,也可选择络铂、雷替曲塞等腹腔化疗药物等。

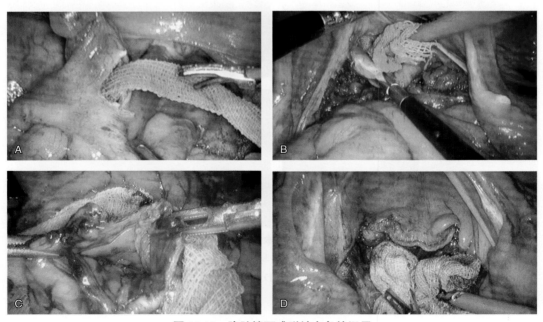

图 24-13　腹腔镜下碘附纱布条的运用
A. 碘附纱条消毒肠腔;B. 碘附纱条消毒阴道切口;C. 碘附纱条保护肠腔切口;D. 碘附纱条消毒肠管断端。

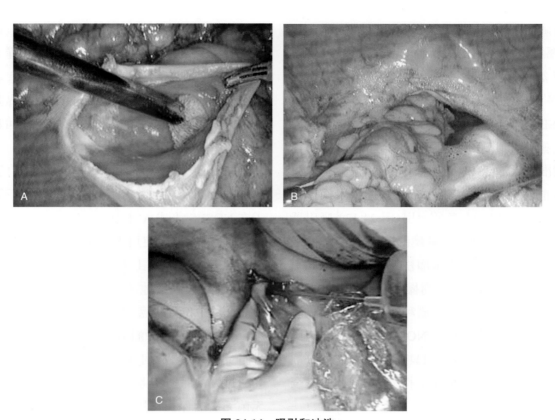

图 24-14　吸引和冲洗

A. 吸引器的密切配合；B. 大量碘附蒸馏水冲洗盆腔；C. 碘附水冲洗肠管。

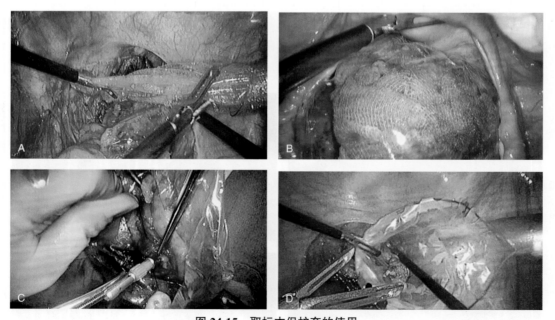

图 24-15　取标本保护套的使用

A. 经戳卡置入无菌保护套；B. 将纱布条与标本置入保护套内一同经阴道取出；

C. 在保护套的隔离下进行体外操作；D. 用取物袋将直肠残端经戳卡取出。

如今，NOSES 术在国内和国际各个领域确实取得了突飞猛进的进步。用唯物主义观点反观外科学的发展，开放手术仍是外科学的基石，以"冷兵器"为主。近 30 年来，随着电学、光学、器械工艺学的发展，外科学正在朝着"无创""微创"的方向快速前进。随着以腹腔镜为代表的各类设备平台和"热兵器"的研发应用，外科学的许多理念和技术发生了很大变化。展望未来 30 年、50 年，创新的微创技术一定具有更大的优势和市场，这才符合历史的发展规律，也是发展的大势所趋，这种趋势不会因个人意志而发生改变。

因此，当我们无法抗拒发展趋势时，唯有改变自己、提高自己才能真正跟得上时代的步伐。在现阶段，我们仍无法找到哪一种微创技术能完美至极、无可挑剔。因此，在面对一项新技术时，哪怕它只有一点点创新和改进，也值得我们去学习和掌握[18,19]。最后，笔者呼吁：对于 NOSES 这一微创技术，要以认真的态度看待它，以严谨的态度完善它，以科学的态度提高它，以发展的眼光推广它，以务实的态度开展它，以实践的真知体会它，无论是理论体系还是技术细节，都能让 NOSES 更加完善，从而造福更多患者。

（王锡山）

参考文献

[1] 王锡山. 结直肠肿瘤经自然腔道取标本手术专家共识 (2017)[J]. 中华结直肠疾病电子杂志, 2017, 6 (4): 266-272.

[2] 王锡山. 经自然腔道内镜外科手术 [J]. 中华胃肠外科杂志, 2011, 14 (5): 317-318.

[3] 康亮. 如何规范开展经肛全直肠系膜切除术 [J]. 中华胃肠外科杂志, 2017, 20 (8): 862-864.

[4] 王锡山. 经自然腔道取标本手术和经自然腔道内镜手术及经肛全直肠系膜切除术的应用前景与挑战 [J]. 中华胃肠外科杂志, 2018, 21 (8): 856-861.

[5] 王锡山. 胃肠肿瘤经自然腔道取标本手术学 [M]. 北京: 人民卫生出版社, 2018.

[6] KANG J, MIN B S, HUR H, et al. Transanal specimen extraction in robotic rectal cancer surgery [J]. Br J Surg, 2012, 99 (1): 133-136.

[7] FENG X, MORANDI A, BOEHNE M, et al. 3-Dimensional (3D) laparoscopy improves operating time in small spaces without impact on hemodynamics and psychomental stress parameters of the surgeon [J]. Surg Endosc, 2015, 29 (5): 1231-1239.

[8] 王锡山. 低位及超低位吻合保肛手术及功能评价 [J]. 中华胃肠外科杂志, 2011, 14 (1): 19-20.

[9] HISADA M, KATSUMATA K, ISHIZAKI T, et al. Complete laparoscopic resection of the rectum using natural orifice specimen extraction [J]. World J Gastroenterol, 2014, 20 (44): 16707-16713.

[10] XINGMAO Z, HAITAO Z, JIANWEI L, et al. Totally laparoscopic resection with natural orifice specimen extraction (NOSE) has more advantages comparing with laparoscopic-assisted resection for selected patients with sigmoid colon or rectal cancer [J]. Int J Colorectal Dis, 2014, 29 (9): 1119-1124.

[11] WOLTHUIS A M, FIEUWS S, VAN DEN BOSCH A, et al. Randomized clinical trial of laparoscopic colectomy with or without natural-orifice specimen extraction [J]. Br J Surg, 2015, 102 (6): 630-637.

[12] MISKOVIC D, FOSTER J, AGHA A, et al. Standardization of laparoscopic total mesorectal excision for rectal cancer: a structured international expert consensus [J]. Ann Surg, 2015, 261 (4): 716-722.

[13] KARAGUL S, KAYAALP C, SUMER F, et al. Success rate of natural orifice specimen extraction after laparoscopic colorectal resections [J]. Tech Coloproctol, 2017, 21 (4): 295-300.

[14] 王锡山. 结直肠肿瘤 NOSES 术关键问题的思考与探索 [J]. 中华结直肠疾病电子杂志, 2018, 7 (4): 315-319.

[15] 关旭, 王贵玉, 周主青, 等. 79 家医院 718 例结直肠肿瘤经自然腔道取标本手术回顾性研究 [J]. 中华结直肠疾病电子杂志, 2017, 6 (6): 469-477.

[16] PALANIVELU C, RANGARAJAN M, JATEGAONKAR P A, et al. An innovative technique for colorectal specimen retrieval: a new era of "natural orifice specimen extraction" (N. O. S. E)[J]. Dis Colon Rectum, 2008, 51 (7): 1120-1124.

[17] KIM H J, CHOI G S, PARK J S, et al. Transvaginal specimen extraction versus conventional minilaparotomy after laparoscopic anterior resection for colorectal cancer: mid-term results of a case-matched study [J]. Surg Endosc, 2014, 28 (8): 2342-2348.

[18] 王锡山. 中国 NOSES 面临的挑战与展望 [J]. 中华结直肠疾病电子杂志, 2018, 7 (1): 2-7.

[19] 王锡山. 结直肠肿瘤类-NOTES 术之现状及展望 [J]. 中华结直肠疾病电子杂志, 2015, 4 (4): 11-16.

第二十五章

经肛全直肠系膜切除术

第一节　概述

长期以来,低位直肠癌始终是结直肠外科手术治疗的难点,在根治性切除和功能保存之间始终存在着相互制约和矛盾的问题。近十年来,随着腹腔镜技术的发展,腹腔镜全直肠系膜切除术(TME),以及经肛内镜显微外科手术(TEM)、经肛微创外科手术(TAMIS)等精确化手术技术的发展,在保证肿瘤根治性切除需求基础上,又获得了最大限度的脏器保留和神经功能保护,进一步改善了患者的生活质量。腹腔镜及经肛内镜手术的放大效应,使盆底的精细操作得以实现,肛管的外科解剖得以明朗化。上述技术的发展,为经肛全直肠系膜切除术(taTME)的诞生奠定了基础。

第二节　taTME 概念的提出及发展

2010 年,西班牙的 Antonio M.Lacy、美国的 Patricia Sylla[1,2]在世界上率先完成并报道腹腔镜辅助下经自然腔道内镜外科手术(NOTES)理念的经肛内镜直肠癌根治术,这种全新的术式逐渐成为结直肠外科的一个热点。2012—2013 年,中国广东的张浩医师及 Antonio M.Lacy 陆续报道了完全 NOTES 理念下的"自下而上"经肛全直肠系膜切除手术(taTME)[2,3]。TME 术

式和理念的提出者 Bill Heald 教授评价这种术式是"利用自下而上的独特视角,可能成为解决老问题的新方法"[4]。随后,国内外多个中心陆续开展并报道了 taTME 的临床实践和经验[5-21]。

第三节　taTME 的定义、分类及共识

taTME 是利用经肛内镜显微外科手术(TEM)或经肛微创外科手术(TAMIS)平台,采用"由下而上"的操作路径,并遵循 TME 原则而实施的经肛内镜直肠切除手术。

根据是否有腹腔镜的辅助,taTME 可分为完全 taTME(pure-NOTES taTME)和腹腔镜辅助 taTME(laparoscopic-assisted taTME)。完全 taTME 虽然在技术上是可行的,且更加符合 NOTES 理念,但是技术难度相对较大,且学习曲线较长;更为主要的是,完全 taTME 由于"先处理肿瘤再离断血管",且无法彻底探查腹腔,有悖于直肠癌根治术的基本原则,目前在国内外开展得越来越少。

2017 年 9 月,中华医学会外科学分会结直肠外科学组及腹腔镜与内镜外科学组,组织国内结直肠外科及微创外科领域内的知名专家,结合前期开展 taTME 经验较为丰富的中心的临床实践和研究结果,撰写并发布了《直肠癌经肛全直肠系膜切除专家共识及手术操作

指南(2017 版)》[22],以便国内的外科同道规范化地开展 taTME 的临床实践,亦为了指导新开展 taTME 的手术医师的规范化培训,以及为规范化地开展国内 taTME 的多中心临床研究,提供理论依据和技术参考。

中国专家就 taTME 的手术入路达成如下共识:在遵循直肠癌根治术的基本原则及 TME 理念的前提下,基于当前的腹腔镜设备及手术器械,更倾向于腹腔镜辅助 taTME。腹腔镜辅助 taTME 可发挥经腹和经肛入路的各自优势,分别完成经腹和经肛手术的操作部分,学习曲线相对更短,更易实施和推广。

传统腹腔镜或开腹 TME,对于男性、前列腺肥大、肥胖、肿瘤巨大、骨盆狭窄等中低位直肠癌患者,较难显露直肠系膜周围间隙,而且分离越接近盆底,手术操作越困难;难以准确判断标本的远端切缘,或者可能造成全直肠系膜切除的完整性不佳,或者标本的环周切缘(circumferential resection margin,CRM)阳性等风险,甚至无法保留肛门。

taTME 可以在直视或内镜的辅助下,从直肠腔内精确地离断远端直肠并保证手术标本远端切缘的安全性;taTME 采用经肛进入盆腔的入路方式,可以更直接地进入低位直肠系膜的周围间隙,相对简便地完成远端直肠系膜的游离切除,可能更有利于确保手术标本环周切缘的安全性,得到更高质量的 TME 切除标本,可能会降低直肠癌患者的局部复发率;taTME 无须为取出标本在腹部做额外切口,可以经肛取出标本并完成消化道重建,符合 NOTES 的理念,具有更好的微创和美容效果;taTME 避免了经腹离断直肠所需的多次击发腔镜直线切割闭合器,部分专家认为可能会降低吻合口漏的发生率;taTME 因为减少了机械吻合手术器械的使用,也意味着降低患者的经济负担,具有良好的经济效益。

第四节　taTME 的适应证和禁忌证

现阶段,taTME 主要适用于需要准确解剖和切除中下段直肠及系膜的恶性肿瘤,具体如下:① taTME 用于治疗直肠恶性肿瘤的适应证应该限于中低位直

肠癌,尤其是低位直肠癌;对于男性、前列腺肥大、肥胖、肿瘤直径超过 4cm、直肠系膜肥厚、低位直肠前壁肿瘤、骨盆狭窄、新辅助放疗引起的组织平面不清晰等"困难骨盆"的直肠癌患者,taTME 可能更具优势。对于超低位及部分低位直肠癌患者,taTME 可以与括约肌间切除术(intersphincteric resection,ISR)联合实施。② taTME 用于治疗结直肠良性疾病的适应证可能有[23]:中低位直肠巨大良性肿瘤,无法进行局部切除者;需要进行直肠切除的炎症性肠病;家族性腺瘤性息肉病;放射性直肠炎。

taTME 的禁忌证为有肛门狭窄或损伤史者,余同腹腔镜辅助 TME。目前不考虑将 taTME 应用于高位直肠癌患者。

第五节　腹腔镜辅助 taTME 的操作步骤

一、特殊设备和器械

taTME 可以选择传统腹腔镜手术器械,但选择前端有弯曲的手术器械(TEM 或单孔腹腔镜手术)可能更有帮助。经肛使用二氧化碳充气装置时,通常给予盆腔内二氧化碳灌注压为 8~10mmHg(1mmHg=0.133kPa),压力过大可能产生腹腔后气肿,建议使用定速、恒压气腹机,以便获得稳定的经肛手术操作视野。taTME 可选择经肛开放手术、TEM 或 TAMIS 操作平台,术者可以组合选择使用。

二、麻醉、体位及手术站位

通常为气管插管,全身麻醉。患者采用头低足高截石位,双侧下肢需抬高并外展,以充分显露肛门。经腹手术操作时,术者站位与常规腹腔镜辅助 TME 相同;经肛手术操作时,术者坐在患者两腿之间。

三、手术操作步骤

(一)经腹手术操作

采用常规腹腔镜辅助 TME 的四孔法或五孔法

操作。腹腔镜探查，肠系膜下动脉或直肠上动脉根部离断，解剖游离直肠系膜，均与常规腹腔镜辅助 TME 相同。

腹腔镜下依照 TME 原则游离直肠系膜至盆底，经腹手术的建议止点：直肠前方切开腹膜反折达精囊或阴道穹后部水平，直肠后方系膜游离至第 5 骶椎或尾椎水平。但如果经腹操作在达到该水平之前，手术操作已经很困难，可以终止腹部手术，转为经肛手术。

为了保证后续的经肛手术标本拖出时无张力，有时需要游离结肠左曲。术中应该充分游离并裁剪乙状结肠系膜。

（二）经肛手术操作

会阴区消毒，碘附水冲洗肠腔，经过充分扩肛后置入经肛手术操作平台和手术器械。在开放视野或经肛腔镜视野下，在肿瘤下缘的安全距离做荷包缝合，紧密关闭肠腔以隔离肿瘤并建立直肠腔内的操作空间。

在荷包缝合的远端，环形逐层切开直肠壁全层，进入盆底。按照"后方 - 前方 - 侧方"的顺序，循盆腔筋膜脏层与壁层间的"神圣平面"自下向上游离直肠系膜，直到与腹部操作平面会合，完成全直肠系膜的切除。在直肠后方，须注意此处直肠、系膜与肛管形成较大角度，游离骶尾骨前方层面的视野及操作均相对困难，建议使用弯头的腹腔镜手术器械，应该尽量避免损伤骶前静脉；直肠前方的层面——迪氏筋膜需仔细辨认，男性患者须注意保护尿道、前列腺和精囊，女性患者须避免损伤阴道后壁；在直肠侧方，游离直肠系膜时需仔细解剖直肠侧韧带和血管神经束，以避免损伤盆腔神经丛。

（三）标本移出及消化道重建

术者应该根据肿瘤标本的大小及乙状结肠 - 直肠系膜的长度等，综合判断选择经腹切口还是经肛移出标本。在标本移出过程中，建议使用切口保护装置，切勿使用暴力拖出标本以避免标本穿孔。

移出标本后，若使用圆形吻合器完成消化道重建，则将抵钉座置入乙状结肠断端并完成荷包缝合。然后，经肛做直肠残端的全层荷包缝合，关闭直肠残端。经肛置入圆形吻合器的中心杆部分，与抵钉座部

分连接，在腹腔镜辅助下完成肠管的端端吻合。

对于超低位及部分低位直肠癌患者，多难以使用圆形吻合器重建肠管的连续性，可在直视下完成结肠 - 直肠、结肠 - 肛管的手工吻合。

腹腔镜下冲洗并放置盆腔引流管。视患者肛门功能的节制性及吻合口的安全性，选择是否需要行末端回肠或横结肠造瘘术。

（四）术后注意事项

术后注意事项基本同腹腔镜辅助 TME。注意观察患者术后排尿功能的恢复情况，警惕术后腹腔、盆腔感染。此外，建议监测和评估直肠及肛门括约肌功能。

对手术切除标本进行病理学检查时，建议重点评估 TME 标本的切除质量——环周切缘（CRM）、全直肠系膜切除的完整性、肠管的远端切缘。

第六节　taTME 的发展和前景

一、taTME 的培训

taTME 作为一种新兴的外科技术，能够解决传统开放手术和腹腔镜手术的一些难题，并能够取得不错的短期临床效果，越来越受到国内广大结直肠外科医师的青睐。鉴于现阶段开展此项技术的各中心在手术适应证、操作流程和手术器械的使用等方面存在较大的异质性，在全国范围内推广普及此项技术之前，出于安全操作、标本质量控制、肿瘤学疗效和缩短学习曲线的考虑，有必要建立高效的培训体系，设立结构化的培训课程（尤其是使用新鲜冷冻尸体的 taTME 操作培训[24]），兼顾理念和技术，达到流程的标准化。课程内容应由前期开展 taTME 经验较为丰富的临床中心联合制定，推行"导师制"，并根据 taTME 开展的例数和手术完成质量综合评选出具有培训资格的临床中心，建立一支配合密切的教师队伍。

二、taTME 的全国性病例登记数据库

目前，关于 taTME 的近期手术疗效、远期肿瘤学

疗效(尤其是局部复发率),尚缺乏高级别的循证医学证据,无论在国外还是国内,对于 taTME 治疗效果的单中心研究常常受限于其较小的病例样本量;目前,除国际 taTME 登记研究组的报道外[13,25],鲜见大样本量的报道。

2017 年 8 月,中华医学会外科学分会结直肠外科学组成立了"中国 TaTME 临床研究协作组(Chinese taTME clinical research task force,C-TaTME)",并于 2017 年 11 月 15 日牵头建立了"中国 TaTME 病例登记协作研究数据库(Chinese taTME registry collaborative,CTRC)"网络系统(www.Chinese-TaTME.cn),旨在组织全国开展 taTME 的医学中心及术者,在 CTRC 数据库中回顾性和前瞻性登记 taTME 病例的临床病理学资料,评估中国外科医师实施 taTME 的安全性、有效性,并为开展 taTME 的结构化培训、临床研究及制定规范、指南,提供循证医学证据。

2018 年 7 月 13—15 日,在沈阳举办的"中华医学会外科学分会第十三届全国结直肠外科学术年会"期间,中华医学会外科学分会结直肠外科学组发布了《中国经肛全直肠系膜切除术(TaTME)病例登记协作研究网络系统 2018 年报》的学术壁报[26],随后又详细撰文报道了"CTRC 数据库的 2018 年度报告"以及"CTRC 数据库的手术并发症报告及吻合口漏危险因素分析"[27-28]。对于中国 TaTME 病例登记协作研究数据库(CTRC)的登记病例,需要加强数据质量控制和随访管理,同时通过数据收集的标准化培训,提高数据录入的质量,在大样本基础上评估 taTME 的近期和远期疗效。

三、taTME 相关的临床研究

目前,已有数个全国性的前瞻性临床研究项目在开展中,如 LATERAL-01 研究(Clinical Trials 注册号 NCT03253302)、TALAR 研究(Clinical Trials 注册号 NCT)等。上述前瞻性研究的数据质量将优于 CTRC 数据库,但前瞻性研究尤其是 RCT 研究的难点在于研究的质量控制。期待中国高级别的 taTME 临床研究结果。

国际上最为知名的 taTME 临床研究为 COLOR

Ⅲ,该研究的主要目的是比较 taTME 与腹腔镜 TME 治疗中低位直肠癌的远期疗效[29]。COLOR Ⅲ 研究设计为非劣效性的 RCT 研究(非劣效边界值为 4%),目前正处在国际多中心入组病例研究阶段。值得特别注意的是,来自全球的研究者们在参加正式的 COLOR Ⅲ 研究之前,都需要参加预试验(pre-trial)的研究质量预评估(包括至少 40 例 taTME 经验,以及上传 TME 和 taTME 录像等集中审查步骤),以确保满足研究者所需的腹腔镜 TME 和 taTME 能力水平,以及 taTME 手术质量的一致性。在试验实施期间,影像学、外科手术及病理学等核心临床数据将得到集中审查,以确保研究质量的统一,以及研究结果的可信性。

笔者相信,通过 CTRC 数据库的不断改善与更新,国内 taTME 的手术安全性和有效性将会稳步提高,基于 CTRC 数据库平台开展的中国高质量 taTME 相关多中心研究亦将不断呈现,并将为 taTME 的手术安全性、有效性提供高级别循证医学证据。

(姚宏伟　张忠涛)

参考文献 ‥‥‥‥‥‥‥‥‥‥‥‥‥‥‥‥‥‥▶

[1] SYLLA P, RATTNER D W, DELGADO S, et al. NOTES transanal rectal cancer resection using transanal endoscopic microsurgery and laparoscopic assistance [J]. Surg Endosc, 2010, 24 (5): 1205-1210.

[2] ZHANG H, ZHANG Y S, JIN X W, et al. Transanal single-port laparoscopic total mesorectal excision in the treatment of rectal cancer [J]. Tech Coloproctol, 2013, 17 (1): 117-123.

[3] DE LACY A M, RATTNER D W, ADELSDORFER C, et al. Transanal natural orifice transluminal endoscopic surgery (NOTES) rectal resection: "down-to-up" total mesorectal excision (TME)--short-term outcomes in the first 20 cases [J]. Surg Endosc, 2013, 27 (9): 3165-3172.

[4] HEALD R J. A new solution to some old problems: transanal TME [J]. Tech Coloproctol, 2013, 17 (3): 257-258.

[5] LEROY J, BARRY B D, MELANI A, et al. No-scar transanal total mesorectal excision: the last step to pure NOTES for colorectal surgery [J]. JAMA Surg, 2013, 148 (3): 226-230; discussion 231.

［6］ ATALLAH S, MARTIN-PEREZ B, PINAN J, et al. Robotic transanal total mesorectal excision: a pilot study [J]. Tech Coloproctol, 2014, 18 (11): 1047-1053.

［7］ FERNÁNDEZ-HEVIA M, DELGADO S, CASTELLS A, et al. Transanal total mesorectal excision in rectal cancer: short-term outcomes in comparison with laparoscopic surgery [J]. Ann Surg, 2015, 261 (2): 221-227.

［8］ CAHILL R A, HOMPES R. Transanal total mesorectal excision [J]. Br J Surg, 2015, 102 (13): 1591-1593.

［9］ LACY A M, TASENDE M M, DELGADO S, et al. Transanal total mesorectal excision for rectal cancer: outcomes after 140 patients [J]. J Am Coll Surg, 2015, 221 (2): 415-423.

［10］ ROTTOLI M, HANNA L, KUKREJA N, et al. Is transanal total mesorectal excision a reproducible and oncologically adequate technique？A pilot study in a single center [J]. Int J Colorectal Dis, 2016, 31 (2): 359-363.

［11］ CHEN C C, LAI Y L, JIANG J K, et al. Transanal total meso-rectal excision versus laparoscopic surgery for rectal cancer receiving Neoadjuvant chemoradiation: a matched case-control study [J]. Ann Surg Oncol, 2016, 23 (4): 1169-1176.

［12］ MARKS J H, MONTENEGRO G A, SALEM J F, et al. Transanal TATA/TME: a case-matched study of taTME versus laparoscopic TME surgery for rectal cancer [J]. Tech Coloproctol, 2016, 20 (7): 467-473.

［13］ PENNA M, HOMPES R, ARNOLD S, et al. Transanal total mesorectal excision: international registry results of the first 720 cases [J]. Ann Surg, 2017, 266 (1): 111-117.

［14］ ARROYAVE M C, DELACY F B, LACY A M. Transanal total mesorectal excision (taTME) for rectal cancer: step by step description of the surgical technique for a two-teams approach [J]. Eur J Surg Oncol, 2017, 43 (2): 502-505.

［15］ YAO H W, WU G C, YANG Y C, et al. Laparoscopic-assisted transanal total mesorectal excision for middle-low rectal carcinoma: a clinical study of 19 cases [J]. Anti-cancer Res, 2017, 37 (8): 4599-4604.

［16］ 练磊, 汪建平. 经肛门全直肠系膜切除术的应用前景 [J]. 中华胃肠外科杂志, 2014, 17 (6): 616-619.

［17］ 张忠涛. 完全经肛门全直肠系膜切除——腹腔镜直肠癌手术未来的方向？ [J]. 中国实用外科杂志, 2015, 35 (8): 844-846.

［18］ 杨盈赤, 金岚, 张忠涛. 完全经肛门全直肠系膜切除 8 例报告 [J]. 中国实用外科杂志, 2015, 35 (8): 850-856.

［19］ 康亮, 陈文豪, 蔡永华, 等. 单孔腹腔镜辅助经肛门全直肠系膜切除临床应用价值及展望 [J]. 中国实用外科杂志, 2016, 36 (1): 71-74.

［20］ 邱辉忠, 肖毅, 徐徕, 等. 经肛门内镜联合腹腔镜全直肠系膜切除治疗低位直肠癌的安全性和可行性 [J]. 中华胃肠外科杂志, 2016, 19 (1): 41-44.

［21］ 姚宏伟, 杨盈赤, 张忠涛. 经肛门全直肠系膜切除的利与弊 [J]. 中国实用外科杂志, 2017, 37 (6): 601-604.

［22］ 中华医学会外科学分会结直肠外科学组, 中华医学会外科学分会腹腔镜与内镜外科学组. 直肠癌经肛全直肠系膜切除专家共识及手术操作指南 (2017 版)[J]. 中国实用外科杂志, 2017, 37 (9): 978-984.

［23］ MOTSON R W, WHITEFORD M H, HOMPES R, et al. Current status of trans-anal total mesorectal excision (TaTME) following the Second International Consensus Conference [J]. Colorectal Dis, 2016, 18 (1): 13-18.

［24］ 李俊, 安勇博, 吴国聪, 等. 冰冻尸体标本手术操作的经肛全直肠系膜切除术结构化培训效果分析 [J]. 中华消化外科杂志, 2018, 17 (8): 848-855.

［25］ PENNA M, HOMPES R, ARNOLD S, et al. Incidence and risk factors for anastomotic failure in 1594 patients treated by transanal total mesorectal excision: results from the international taTME registry [J]. Ann Surg, 2019, 269 (4): 700-711.

［26］ 中华医学会外科学分会结直肠外科学组. 中国经肛全直肠系膜切除术 (TaTME) 病例登记协作研究网络系统 2018 年报 [R]. 沈阳: 2018 年中华医学会外科学分会第十三届全国结直肠外科学术会议, 2018.

［27］ 姚宏伟, 陈建志, 张宏宇, 等. 中国经肛全直肠系膜切除手术病例登记协作研究数据库 2018 年度报告: 一项全国性登记研究 [J]. 中国实用外科杂志, 2019, 39 (1): 85-91.

［28］ 姚宏伟, 陈建志, 于刚, 等. 腹腔镜辅助经肛全直肠系膜切除术后并发症报告及吻合口漏危险因素分析: 一项全国性登记数据库研究 [J]. 中华胃肠外科杂志, 2019, 22 (3): 279-284.

［29］ DEIJEN C L, VELTHUIS S, TSAI A, et al. COLOR Ⅲ: a multicentre randomised clinical trial comparing transanal TME versus laparoscopic TME for mid and low rectal cancer [J]. Surg Endosc, 2016, 30 (8): 3210-3215.

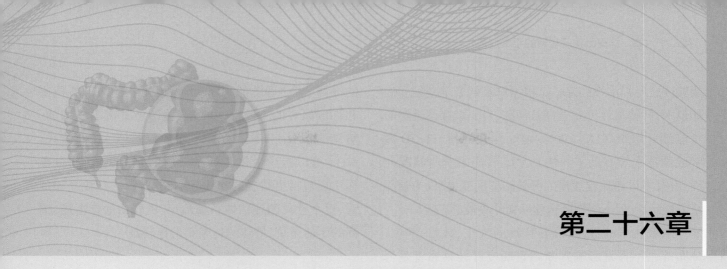

第一节 概述

结直肠癌肝转移是影响结直肠癌预后的主要因素。约 25% 的患者在确诊结直肠癌时已伴有肝转移，而 40%~50% 的患者在结直肠癌术后 3 年内出现肝转移[1]。外科治疗是唯一可能获得根治的手段。随着外科技术的提高，术后 5 年生存率已由 20 世纪 90 年代的 30%~35% 提升至目前的 45%~60%[2]。

第二节 手术适应证及禁忌证

手术切除为结直肠癌肝转移患者提供了长期生存的机会，因此是可切除的结直肠癌肝转移患者的首选治疗。确定患者是否适合行手术切除必须考虑患者的全身情况、肿瘤学因素及技术因素。

美国肝胆胰协会（American hepato-pancreato-biliary association, AHPBA）于 2012 年共识会议上制定的指南就可切除的结直肠癌肝转移列出了如下标准[3]。

肿瘤学标准：①在考虑切除肝转移之前，需要进行放射学分期，以评估肝内、肝外疾病的存在和程度。②对于肝外病变手术可以切除，或辅助治疗可长期控制的患者，可以考虑进行肝脏切除术。③在接受最佳术前化疗期间，转移性疾病有明显进展的患者（现有肝转移

灶增长超过 3 个和 / 或出现多个新病灶），应推迟手术切除，直到通过二线全身治疗或局部治疗实现疾病控制。

技术性标准：①达到 R_0 切除。②切除后剩余肝脏达到如下 4 个标准：a. 预期保留两个连续的肝段；b. 保留的肝段能保证足够的血管流入、流出和胆汁引流；c. 预计能够保留足够的 FLV（正常肝脏 20%，化疗后肝脏 30%）；d. FLV 不足和 / 或有潜在肝病的患者，经过门静脉栓塞治疗后，预计手术切除后剩余肝脏功能足够。

2016 年，欧洲肿瘤内科学会年会（European society for medical oncology, ESMO）[4,5]针对结直肠癌肝转移切除术的指南列出如下禁忌证。

技术性因素：①绝对禁忌证：R_0 切除后 FLV<30%；存在不可切除的肝外病灶。②相对禁忌证：只有在复杂的手术（门静脉栓塞、两步法肝切除术、肝切除术结合消融术）下才可能进行的 R_0 切除；R_1 切除。

肿瘤学因素：①伴随肝外病灶（不可切除）。②病灶数量 ≥ 5 个。③肿瘤进展。

中华医学会外科学分会胃肠外科学组和结直肠外科学组、中国抗癌协会大肠癌专业委员会于 2018 年编写的《结直肠癌肝转移诊断和综合治疗指南（V2018）》[6]中，将结直肠癌肝转移的手术适应证和禁忌证的全身情况、肿瘤学及技术性因素进行了整合，具体如下。

适应证：是否适合手术切除的标准一直在演变，但主要应从以下 3 个方面进行判断。①结直肠癌原发灶

能够或已经根治性切除。②根据肝脏解剖学基础和病灶范围,肝转移灶可完全(R₀)切除,且要求保留足够的功能性肝组织(FLV≥30%~40%,采用三维CT、3D数字成像技术等有助于评估FLV)。③患者全身状况允许,没有不可切除或毁损的肝外转移病变,或仅为肺部结节性病灶,但不影响肝转移灶切除决策的患者。

随着技术的进步,肝转移灶的大小、数目、部位、分布等已不再是影响判断结直肠癌肝转移患者是否适宜手术的单一决定因素。另外,当前的文献资料已经将切缘不足 1cm、可切除的肝门淋巴结转移、可切除的肝外转移病灶(包括肺、腹腔)等也纳入了适宜手术切除的范畴。

禁忌证:①结直肠癌原发灶不能取得根治性切除。②出现不能切除的肝外转移。③预计术后 FLV不够。④患者全身状况不能耐受手术。

第三节　临床风险评分

临床上常用临床风险评分(CRS)系统评估患者行切除术后的复发风险及生存获益。目前肝切除采用的评分模型较多[7-9],但这些评分系统均不能准确预测疾病的特异生存率,只能用于讨论患者的治疗方案及术后生存。

《结直肠癌肝转移诊断和综合治疗指南(V2018)》[6]推荐的临床风险评分模型包括以下 5 项参数,每符合一项计 1 分(0~2 分为 CRS 低评分,3~5 分为 CRS 高评分):①原发肿瘤淋巴结阳性。②同时性肝转移或原发灶切除后无病生存时间<12 个月。③肝转移肿瘤数目>1 个。④术前 CEA>200ng/ml。⑤转移肿瘤最大直径>5cm。

第四节　MDT 联合制定治疗策略的重要性

结直肠癌肝转移的复杂性决定了它是一个需要多学科团队(MDT)共同参与诊治的疾病。随着治疗药物的增多、治疗手段的增加、肝脏外科切除技术

的提高、治疗理念的不断更新、治疗经验的不断积累和临床研究的不断深入,可获益的患者将不断增加。对结直肠癌肝转移的治疗均建议进入 MDT 模式。MDT 可以减少个体医师做出的不完善决策,其重要作用还包括更精确的疾病分期、较少的治疗混乱和延误、更个性化的评估体系和治疗、更好的治疗衔接、更高的生活质量、最佳的临床和生存获益[6]。

第五节　术前评估

术前评估的内容包括肝转移灶及肝外转移灶切除可能性、肝功能及全身状态等。术前影像学检查可用于确定肝转移灶的数量、范围及其解剖学分布,有助于制定手术计划,还可用于发现肝外转移灶。《结直肠癌肝转移诊断和综合治疗指南(V2018)》[6]推荐行腹部增强 CT 或超声检查,增强 CT 不能确诊的肝转移瘤患者需加行 MRI 平扫及增强检查,病情需要时可行 PET/CT,不推荐常规进行。在实践中,笔者首选 MRI。增强 CT 有助于明确病变性质,了解转移灶的大小、数目、位置、与肝内胆管和血管的毗邻关系,并可以测定肿瘤、拟切除肝脏及 FLV。MRI 对检测直径<1cm 的病灶具有优势,增强 MRI 检查肝转移灶的灵敏度为 80%~90%,且特异度较高。PET/CT 检查在灵敏度和特异度方面优势明显,并且有助于发现肝外转移,是进展期结直肠癌分期最准确的方法。Kong等[10]比较了 PET/CT、增强 CT 和增强 MRI 对结直肠癌肝转移灶的检测效果,以每个病灶为单位统计,增强 MRI 能发现更小的转移灶,PET/CT 能够发现更多的转移灶。以患者为单位统计,PET/CT 和增强 MRI 的灵敏度和特异度均达到 98% 和 100%。PET/CT 在检测肝外病灶方面,具有 CT 无法比拟的优势,改变了 17% 患者的手术方案。然而,由于新辅助化疗会降低肝转移灶对 ^{18}F-FDG 的摄取,使得 PET/CT 扫描的敏感度降低,因此建议在新辅助化疗之前行 PET/CT 扫描[11]。需要注意的是,高达 80% 的转移灶在化疗后缩小甚至消失以致术中难以发现,但它们可能还包含一些肿瘤成分,并导致术后复发[12],因此术前评估时

需要将化疗前后的历次影像学检查结果进行比较,以防遗漏病灶。

结直肠癌肝转移患者很少合并肝硬化,肝功能较好,但必须重视化疗药物对肝脏的毒性作用。Vauthey等[13]报道22.7%接受化疗的患者有肝损伤,术后肝衰竭、90天病死率增高,其中依立替康与脂肪性肝炎有关,奥沙利铂则常致肝窦损伤[14]。在一篇报道中[15],化疗超过12周或手术距离化疗结束间隔4周或更短时间的患者,围手术期预后更差。因此,建议停用化疗后4周再进行肝脏手术。贝伐珠单抗可能妨碍伤口愈合和肝脏再生,影响手术的安全性,尤其是在应用贝伐珠单抗后不久就实施手术时。一项观察性队列研究指出[16],521例应用贝伐珠单抗后接受手术的患者中,在术前<2周、2~4周、4~6周、6~8周或≥8周接受最后一剂贝伐珠单抗,严重伤口并发症发生率分别为10%、3%、3%、6%和2%。由于贝伐珠单抗的半衰期长(20日),通常推荐手术距离最后一剂贝伐珠单抗至少4周,但最好应距离6~8周。

肝储备功能评估方法包括:①常规肝功能检查:包括血清胆红素、白蛋白及白球比例、转氨酶、前白蛋白、凝血功能测定等。一般认为Child-Pugh分级A级的患者手术耐受性良好;B级患者手术有一定限制,充分术前准备情况下可耐受肝叶切除等;C级患者对各类手术耐受性极差,应严格限制。②定量肝储备功能检测:目前公认吲哚菁绿(indocyanine green,ICG)排泄试验是估计肝脏储备功能的灵敏指标,一般认为$ICGR_{15}<20\%$是行肝叶切除的安全界限;$ICGR_{15}$为20%~29%者,可行肝段切除;$ICGR_{15}$为30%~39%者,可行局部切除。

第六节　手术时机

一、先化疗与先切除

对于可切除的结直肠癌肝转移患者是否应该应用新辅助化疗尚无定论。研究认为,新辅助化疗可获得客观缓解率,消灭微转移灶,从而提高无病生存时间[17]。EORTC 40983研究也表明,对于初始可切除的肝转移患者,围手术期化疗虽不能提高OS,但可以延长患者的无进展生存时间[18]。但也有研究不支持该观点,认为新辅助化疗会引起肝损伤或化疗无效的肿瘤进展,错过了"手术机会的窗口期",极少数情况下也可能因为化疗获得完全缓解而无法确定手术切除范围[19]。

《结直肠癌肝转移诊断和综合治疗指南(V2018)》[6]推荐:对于结直肠癌确诊时合并肝转移的患者,在原发灶无出血、无梗阻症状或无穿孔时,除肝转移灶在技术上切除容易且不存在不良预后因素的患者(CRS<3分)外,可考虑应用新辅助治疗,尤其是肝转移灶体积较大、转移灶数量较多或原发灶淋巴结可疑存在转移的患者。为减少化疗对肝脏手术的不利影响,新辅助化疗原则上不超过6个周期,一般建议2~3个月完成并进行手术。

对于结直肠癌根治术后发生的肝转移,如原发灶切除术后未接受过化疗,或者发现肝转移12个月前已完成化疗的患者,可采用新辅助治疗(方法同上),时间2~3个月。而肝转移发现前12个月内接受过化疗的患者,一般认为新辅助化疗作用可能较为有限,宜考虑直接切除肝转移灶,继而术后辅助治疗。

二、肝肠同期切除与分期切除

结直肠癌合并肝转移患者的治疗通常涉及多学科、多方法,包括化疗、放化疗(有时,原发肿瘤位于直肠的患者)、外科手术,还可能涉及其他局部区域性治疗。此类患者无标准治疗方法。

对于结直肠癌合并肝转移患者选择同时切除还是分期手术存在争议。20世纪90年代,对同时切除有以下顾虑:①结直肠癌切除和肝切除手术切口不同。②结直肠癌切除可能污染腹腔引起肝断面或膈下感染。③结直肠癌切除同时行肝切除,手术创伤大,并发症发生率及病死率高。因此,国内外一般采取先切除结直肠原发灶,术后化疗3~4个月再行肝切除术。近年来随着围手术期处理和手术技术的进步,这一观念已改变。Capussotti等[20]回顾性研究显示,同时切除组和分期切除组的病死率、手术并发症和吻合口漏发生率相似,同时切除组的住院时间及血制品的使用率高于分期切除组,但分期切除组的住院时间长于同时切除组,随访两组的 10 年生存率没有差别。Martin 等[21]对 230 例结直肠癌肝转移手术切除患者进行回顾性分析后,得到类似结果。目前认为肝转移灶和原发病灶同时切除是安全的,但应根据每例患者的具体情况决定。《结直肠癌肝转移诊断和综合治疗指南(V2018)》推荐[6]:在肝转移灶小、且多位于周边或局限于半肝,肝切除量低于 50%,肝门部淋巴结、腹腔或其他远处转移均可手术切除的患者,可建议一期同步切除。但急诊手术由于缺少完备的术前检查资料和较高的感染发生机会,不推荐一期同步切除。

三、肝肠分期切除时先切肠与先切肝

术前评估不能满足一期同步切除条件的患者,可以选择分期切除。分期切除时,又可选择结直肠优先模式或肝脏优先模式。原发病灶出现症状,如出血、梗阻或穿孔,应首先切除原发病灶。如果此时选择肝脏优先的方法,则会推迟原发肿瘤切除,增加原发肿瘤相关并发症的风险。如原发病灶无任何症状,可先行肝切除术。通常认为肝脏优先切除有如下优势:①先行肝转移灶切除联合或不联合全身化疗,几乎不会降低原发病灶的可切除性,反之则可能导致肝转移进展而无法切除[22]。②结直肠手术如发生严重的术后并发症会拖延进一步的治疗,继而导致肝转移进展。③系统评价和 meta 分析显示,无论选择结直肠优先模式还是肝脏优先模式,患者的结局均无差异[23,24],主要取决于症状紧急程度和疾病负担。

四、肝转移合并肝外转移灶的切除

同时存在肝转移和肝外转移(肺和腹腔等)是不良预后特征[25],但同时切除肝转移及肝外转移能有效改善患者生存,且是目前唯一可能治愈的方法[26,27]。一项研究纳入 785 例有结直肠癌肺转移灶的患者,接受了以治愈为目的的肺转移灶切除术,发现 5 年 OS 为 68%[28];而仅接受化疗患者的 5 年 OS 最多为 20%[29]。基于这些观察结果,对于经恰当挑选的患者,如果肝外转移病灶可完全切除,也应进行同步或分阶段切除[30,31]。随着微创技术的进步,同时行多脏器切除亦安全可行[32]。

第七节　手术技巧

一、肿瘤定位

结直肠癌肝转移常表现为多发,其中 10%~40% 的转移灶无法触及,甚至术中超声也难以定位[33]。另一个问题是,转移灶在化疗后缩小甚至消失以致术中难以发现,术中发现新发病灶可能会改变原定手术方式,并改善患者总体生存。因此,除术前仔细评估定位肿瘤外,术中探查对结直肠癌肝转移手术也同样重要。目前常用的术中肿瘤定位辅助手段有术中超声及 ICG 荧光定位。

(一) 术中超声

术中超声能帮助手术医师发现病灶和鉴别诊断。与术前影像学评估相比,术中超声能更直观地帮助手术医师定位肿瘤,分辨其与重要管道的关系,从而验证并调整手术方式,是结直肠癌肝转移手术的常规操作。但术中超声受操作者的技术、经验及外科手法的影响,更重要的,受肿瘤回声的影响。结直肠癌肝转移的低、等、高回声所占比例分别为 40%、40% 及 20%[34],其中等回声肿瘤极易漏诊,尤其需要术中超声造影的帮助。

目前常用的超声造影剂有由磷脂包裹的六氟化硫微气泡(声诺维,Bracco,Milan,Italy)及十氟丁烷(Sonazoid,GE Healthcare,Norway)。声诺维是第二代微气泡造影剂,其内含高密度的惰性气体六氟化硫,稳定性好,能够在动脉期和延迟期进行连续观察,从而鉴别常规超声无法发现或鉴别的病灶。Sonazoid 不仅能够像声诺维一样提供肝脏肿瘤的血供信息,还具有特异性的库普弗细胞聚集性,因此能提供库普弗细胞成像[35]。在库普弗期,微气泡聚集在库普弗细胞内,从而清晰地显示出缺乏库普弗细胞的恶性病变。这一效应可以持续 2 小时,因此可以在肝切除过程中多次重复定位肿瘤[36]。Sonazoid 在结直肠癌肝转移中的应用价值显得尤为重要。东京大学医院对 102 例结直肠癌肝转移行切除的患者进行了一项

对比 Sonazoid 术中超声造影与常规术中超声的前瞻性临床研究显示[37]：Sonazoid 的库普弗期共显示 370 个肝转移灶，其中仅有 23 个病灶在常规超声中显示。Sonazoid 的灵敏度、特异度和准确度分别为 97.1%、59.1% 和 93.2%。对于接受过术前化疗的患者更易发生手术方案的更改（22% vs. 10%，P=0.070）。

（二）吲哚菁绿（ICG）荧光

近来 ICG 被越来越多地用于在腹腔镜手术中定位肿瘤。ICG 是一种近红外荧光染料，可被波长 750~810nm 的外来光激发，发射波长 850nm 左右的近红外光，这种红外光可被荧光显像系统接受，并在显像设备中显示出来。ICG 在人体内由肝摄取，以原形排泄于胆汁并排出体外，不参与肠肝循环。结直肠癌肝转移本身并不摄取 ICG，但其周围肝组织因胆管受压导致排泄不畅，从而表现为肿瘤显像。Ishizawa 等[38]报道 ICG 荧光显像对结直肠癌肝转移的诊断灵敏度高达 93%。术前 3~5 天外周静脉给予 ICG，术中使用特殊的荧光显像仪可轻易定位距肝脏表面或切缘 1cm 以内的结直肠癌肝转移，防止遗漏，并能很好地帮助判断切缘[39]。

二、切缘

获得阴性切缘（R₀）是肿瘤手术的关键原则之一。对于结直肠癌肝转移来说，无法通过前瞻性随机对照临床研究评估阳性切缘对生存率的影响，只能通过系统评价和 meta 分析来评估[40]。Margonis 等[41]的 meta 分析纳入 34 项队列研究共 11 000 例患者，发现切缘>10mm 的患者 5 年 OS 高于切缘≤10mm 的患者（RR=0.91，95% 置信区间为 0.85~0.97）；切缘>1mm 比 R₁ 切除的预后更好。一项纳入 2 368 例接受结直肠癌肝转移切除患者的研究发现[42]，切缘为 0mm（R₁）、0.1~0.9mm、1~9mm 和>10mm 患者的中位 OS 分别为 32 个月、40 个月、53 个月和 56 个月。与 R₁ 切除相比，所有切缘宽度（包括<1mm 的切缘）都与 OS 延长相关，且 1~9mm 切缘组和>10mm 切缘组患者的生存率差异无统计学意义。在分子水平，对切除转移灶周围的正常肝组织进行病理检查和 DNA 分析发现，几乎所有的微转移灶和存活癌细胞均见于肿瘤边缘 4mm 内，即使在新辅助治疗后肿瘤缩小的患者中仍是如此[43]。

这些数据表明，应尝试获得更宽的切缘，但只要能保证切缘阴性，即使切缘较窄也应行切除术。

肿瘤的生物学特性也是影响手术方式及预后的重要因素之一，如 *RAS* 或 *BRAF* 突变的结直肠癌肝转移更具侵袭性，且与切缘阳性率较高和切除术后生存情况较差相关。一项纳入 633 例接受结直肠癌肝转移手术的回顾性研究显示[44]，*RAS* 突变型肿瘤患者的切缘阳性率（<1mm）是无 *RAS* 突变患者的 2 倍（11% vs. 5%），*RAS* 突变（HR=1.6）和阳性切缘（HR=3.4）是 OS 较差的独立预测因子。研究者因此建议，有 *RAS* 突变的结直肠癌肝转移患者可能需行解剖性肝切除术和 / 或需要更宽切缘（如>10mm）。另一项针对 *KRAS* 的研究纳入 411 例患者，结果显示[45]，对于 *KRAS* 野生型肿瘤，1~4mm 切缘患者的生存率高于阳性切缘（<1mm 或 R₁）患者，但更宽的切缘并不会进一步提高生存率。但对于 *KRAS* 突变型肿瘤，即便是阴性切缘（包括 1cm 的切缘），也不会提高生存率。

三、解剖性切除与非解剖性切除

解剖性切除以肝段为肝切除基本单位，包括肝叶或肝段切除；非解剖性切除不以肝段解剖界线为切线，如楔形切除。解剖性切除的优点是完整切除肝脏的功能单位，切缘阳性率低于非解剖性切除；而非解剖性切除保留了较多肝实质，术后化疗耐受性更好，复发后再次肝切除机会大。最新的系统评价研究显示，两种手术方式在失血量、围手术期并发症发生率、切缘阳性率、复发率或生存率方面并无显著统计学差异[46,47]。因此，目前更倾向于保留肝实质的非解剖切除性。

对 *RAS* 突变型和 *BRAF* 突变型肿瘤患者应予以特殊考虑，因为这些患者接受标准手术时，生存率较低，切缘阳性率较高，解剖性肝切除术可能对该人群有益。

四、开放切除与微创切除

随着微创技术的不断进步，腹腔镜和机器人技术越来越多地应用于结直肠癌肝转移的手术治疗中，并取得了较好的疗效[48]。微创手术具有创伤小、恢复快等特点，已逐渐成为结直肠癌肝转移的重要治疗手段之一[49-51]。另外，三维重建、腔镜超声、荧光腹腔镜的广泛应用使得腹腔镜肝切除更精准,在保证足够切缘的前提下提高了微创肝切除的安全性[52]。目前,微创肝切除已逐渐成熟并在国内逐步推广。对于符合指征的患者,微创手术近期效果优于开腹手术,远期效果与开腹手术相当,可达到"既消灭肿瘤,又最大限度保存机体"的目的[51]。

随着技术的进步、手术经验的积累,微创治疗的适应证及应用范围必将越来越广泛。对于临床中的每一个病例,应充分考虑患者的整体情况和疾病的具体情况,经过 MDT 讨论,合理应用微创手术方式,给更多的结直肠癌肝转移患者带来更大的获益。

五、机器人手术与腹腔镜手术

随着达芬奇机器人手术系统的引入,借助其立体放大的三维手术视野及灵活稳定的手术器械,极大地提高了腹腔镜手术在深部空间内操作的精确性和灵活性,尤其在精细的手术解剖和稳定准确的缝合操作方面,机器人手术比传统的腹腔镜手术更加安全、可控。机器人肝脏手术已经从最初的左外叶切除进展到扩大右半肝切除、活体肝移植供肝获取等[53]。复旦大学附属中山医院肝癌研究所曾对达芬奇机器人与腹腔镜肝切除进行比较后发现,达芬奇机器人手术的手术时间显著缩短,而在术中出血量、并发症发生率等方面的差异均无统计学意义[48]。但达芬奇机器人手术系统高昂的使用维护费用限制了其在肝脏切除方面的广泛应用。另外,由于机器人手臂较普通腹腔镜器械粗大,给在身材矮小的患者身上施展带来了极大的不便。

第八节　提高手术切除率的策略

手术完全切除肝转移灶仍是目前能治愈结直肠癌肝转移的最佳方法,故符合条件的患者均应在适当的时候接受手术治疗。以下简要介绍目前常用的将不可切除的病例转化为可切除病例的策略。

一、转化治疗

转化治疗(conversion therapy)是指对不可切除的肝转移病例行诱导化疗,从而转化为可切除病例。有研究指出,12%~33% 的不可切除肝转移癌患者经转化治疗可获得客观缓解,从而接受根治性切除,其 5 年生存率为 30%~35%,结果远优于单纯化疗(即使最有效的方案,5 年生存率也仅 10%)[54-56]。转化治疗的目的并不是彻底清除微小病灶,而是为了使肉眼可见的转移灶缩小,降低肿瘤负荷并增加 FLV,进而争取获得切除的机会。但化疗药物的相关毒性仍值得注意,故肝脏手术距离新辅助化疗必须保证足够的时间,FLV 也应保证在 40% 以上。

二、手术联合局部治疗

对于某些多发和 / 或解剖位置不佳的肝转移灶(如位置较深或毗邻重要脉管),手术切除可能导致 FLV 不足,可以考虑通过手术切除联合局部治疗达到根治效果。一项关于术中消融联合切除术治疗结直肠癌肝转移的多中心研究显示[57],患者的 5 年 OS 为 37%,消融病灶的局部无复发生存率为 78%,术后病死率为 1%,总体并发症发生率为 35%。局部治疗(射频、微波等)可作为手术切除的替代方案,具有创伤小、安全性高的优点,但局部复发率较高。既往的研究显示[58],射频治疗局部复发率为 5.2%~8.8%,显著高于手术切除后局部复发率。

三、门静脉栓塞 + 切除

门静脉栓塞(portal vein embolization,PVE)术通过经皮肝穿刺完成,具有微创、操作方便和安全的优点,患者并发症少,围手术期病死率低,在国内外的应用日益增多。一项纳入 267 例无法一期手术而行 PVE 术的结直肠癌肝转移患者的 meta 分析结果显示[59],267 例患者中有 197 例获得肝切除机会(73.8%),7 例因肝体积增生不足无法手术(2.6%),63 例在 PVE 后因肿瘤进展无法手术(23.6%)。

对结直肠癌肝转移患者行 PVE 术也存在一些质疑。这些患者通常已接受了新辅助治疗,剩余肝脏中可能存在转移灶。患者 PVE 术后肝脏代偿增生相对较慢,等待期间可能发生肿瘤转移,以致失去手术机会。但一篇系统评价纳入 6 项研究[60],比较了因结直肠癌肝转移而接受大范围肝切除术的患者的结局,分析发现,无论是否行 PVE,患者肝切除术后肝脏复发率比较差异无统计学意义。

四、二步肝切除

对于 FLV 不足的结直肠癌肝转移患者,可通过分期手术的方法来确保切除术后的肝脏体积充足[61]。Adam René 于 1996 年最早尝试二步肝切除法治疗结直肠癌肝转移[61,62]:即当单次切除不能达到完全切除肿瘤时,先切除部分肿瘤,术后联合化疗、PVE 或射频治疗,再通过第二次序贯切除完全切除。2008 年 Adam 等[63]回顾性分析了 262 例最初不可切除的结直肠癌肝转移患者的治疗经过,其中 59 例(23%)有计划进行二步肝切除,其中 41 例(69%)成功实行,另 18 例患者因疾病进展(n=17)或一般情况差(n=1)未能完成第二次肝切除术。41 例成功治疗的患者平均有 9.1 个转移灶,两次肝切除术之间的平均延迟时间为 4.2 个月。第一次和第二次肝切除术后的病死率分别为 0 和 7%(3/41)。在中位随访 24.4 个月后,完成两期肝切除术的患者 3 年和 5 年 OS 分别为 60% 和 42%,明显优于其他治疗方法。

由于行二步肝切除的结直肠癌肝转移多为两叶多发,因此既要考虑第一次肝切除术后肿瘤生长的可能性,又要考虑因肝肿瘤广泛存在而预后不良的患者的实际生存获益,因此对患者的选择非常严格,必须是经过全身化疗后肿瘤达到稳定或已降期的患者才可考虑,如经化疗后肿瘤仍进展,则不适合二步肝切除[61]。

五、联合肝脏离断和门静脉结扎的二步肝切除术

联合肝脏离断和门静脉结扎的二步肝切除术(associating liver partition and portal vein ligation for staged hepatectomy,ALPPS)可使 FLV 在较短时间内明显增大而获得更高的二期肝切除的机会[64]。来自国际 ALPPS 登记中心的数据显示,截至 2020 年 2 月共登记了 1 228 例 ALPPS 手术,其中超过半数的患者是结直肠癌肝转移。Schadde 等[65]总结了国际 ALPPS 登记中心的数据显示:ALPPS 对小于 60 岁的结直肠癌肝转

移患者生存获益最大,1 年和 2 年总体存活率分别达到 88% 和 74%,无瘤存活率分别为 55% 和 36%,且手术病死率与传统分期手术无差异,表明中青年结直肠癌肝转移患者是 ALPPS 的最佳适应证。

ALPPS 肝脏增生效率高但对患者创伤较大,PVE 微创易行但肝脏增生效率相对低,在两者之间如何取舍一直备受研究者关注。一项对比 ALPPS 和 PVE 治疗初始不可切除晚期结直肠癌肝转移患者的研究结果显示,ALPPS 组剩余肝脏的增生率为 PVE 组的 11 倍,且二期手术切除的比例明显升高;但 ALPPS 组围手术期病死率(15%)明显高于 PVE 组(6%),两组患者术后 1 年复发率比较差异无统计学意义[66]。

通过严格把握手术指征,不断改进技术,特别是腹腔镜手术在 ALPPS 中的应用,ALPPS 的围手术期并发症发生率和病死率已显著降低[67]。在现阶段对手术指征及手术操作进一步规范的基础上,在技术成熟的肝外科中心实施 ALPPS 治疗结直肠癌肝转移安全、可行,疗效确切,值得进一步探索和推广。

六、肝静脉系统栓堵术

肝静脉系统栓堵术(liver venous deprivation,LVD)是一种诱导肝脏再生的微创手术新理念,通过介入的方式同时栓塞拟切除肝脏的门静脉和肝静脉。相比传统的 PVE 和 ALPPS,LVD 同时具有 PVE 的微创和 ALPPS 高效的优点。

2009 年,HWANG 等[68]对 12 例拟行手术的肝肿瘤患者行 PVE 术,但术后 2 周患者 FLV 仍不到 40%,随后又为患者施行经皮穿刺肝静脉栓塞术(hepatic vein embolization,HVE),术后 2 周 FLV 为(44.2 ± 1.1)%,其中 9 例患者成功接受了二期肝切除。2016 年 Guiu 等[69]对患者同时进行 PVE 和 HVE 术,并正式命名为肝静脉系统栓堵术(LVD)。他们对 7 例结直肠癌肝转移患者行 LVD 术后 20 天,FLV 由 28.2% 增长到 40.9%,手术成功率 100%,无严重并发症。LVD 术阻断门静脉血流的同时阻断了肝静脉回流,造成肝静脉引流区域的肝脏组织淤血,肝动脉血流量减少,从而使肝组织萎缩较单纯 PVE 更明显[69,70]。LVD 术后患者不良反应与 PVE 相似,其最大的风险就

是栓堵肝静脉的栓塞材料存在移位可能,可随血流进入心肺循环系统造成异位栓塞。随着血管塞(vascular plug)的广泛应用,异位栓塞的发生率已大大降低[71]。2020年复旦大学附属中山医院首次采用腹腔镜下门静脉及肝静脉联合结扎的方法替代LVD,避免了异位栓塞可能,此外,肝短静脉处理彻底,术后2周FLV即增生至安全界限并成功完成二期手术。

七、结直肠癌肝转移切除术后复发再切除

结直肠癌肝转移初次切除术后的复发率高达57%[2],在全身状况和肝脏条件允许的情况下,对于可切除的复发病灶,可进行二次、三次甚至多次肝转移灶切除。文献报道显示再切除术后的5年OS为33%~73%,且无围手术期死亡病例[72,73],是安全可行的。无复发时间超过1年的患者再次行肝切除术的结局较好,与结局不良相关的因素还包括首次肝转移切除时存在多个病变、初始最大肝转移灶直径>5cm和首次切除时切缘阳性[74,75]。

八、肝移植治疗结直肠癌肝转移

肝移植治疗结直肠癌肝转移的研究大多来自欧洲。维也纳的一个较大的单中心研究[76]探讨了对转移瘤仅局限于肝脏的结直肠癌肝转移患者行肝移植的疗效,结果显示,移植后1年无瘤生存率为68%,该研究中未复发的19例患者,其中位生存时间也未超过13.1个月,疗效并未优于手术及化疗,因此该中心在纳入28例患者后终止了该"单纯手术"研究。

近来,挪威的一个研究小组用十余年的时间持续研究肝移植治疗结直肠癌肝转移的疗效,取得了令人振奋的结果。2013年该中心报道[77]肝移植联合多模式(包括新辅助治疗、辅助化疗、多次手术切除及mTOR抑制剂的应用)治疗结直肠癌肝转移,术后1年生存率超过90%,16例患者的2年生存率达94%,且伴有较高的生活质量。但从肿瘤学角度来看,10例患者出现了肿瘤复发。

2015年,该中心报道了[78]最新的5年生存率数据,结果显示,1年、3年、5年生存率分别为95%、68%和60%,在中位时间为27个月的观察期中,肿瘤复发率为67%。值得一提的是,该研究中6例在所有标准化疗线上都有进展且不可切除,从而接受肝移植的患者,移植后中位OS为41个月,5年OS为44%,明显优于文献报道的其他任何治疗方案。

2020年,该中心的一项前瞻性(SECA-Ⅱ)研究中[79],通过CT、MRI、PET/CT排除了潜在的肝外转移,并且要求入组患者对化疗至少有10%的反应,从诊断到肝移植的时间要求在1年以上,其1年、3年和5年的OS分别为100%、83%和83%,较2015年有了明显提升。

尽管这些只是单中心研究,且术后高达67%的复发率被认为是姑息性治疗,但肝移植为不可切除的结直肠癌肝转移患者提供了最长的OS报道,值得进一步研究。

(樊嘉 王晓颖 朱凯)

参考文献

[1] XU J, FAN J, QIN X, et al. Chinese guidelines for the diagnosis and comprehensive treatment of colorectal liver metastases (version 2018)[J]. J Cancer Res Clin Oncol, 2019, 145 (3): 725-736.

[2] DE JONG M C, PULITANO C, RIBERO D, et al. Rates and patterns of recurrence following curative intent surgery for colorectal liver metastasis: an international multi-institutional analysis of 1669 patients [J]. Ann Surg, 2009, 250 (3): 440-448.

[3] ADAMS R B, ALOIA T A, LOYER E, et al. Selection for hepatic resection of colorectal liver metastases: expert consensus statement [J]. HPB (Oxford), 2013, 15 (2): 91-103.

[4] ADAM R, DE GRAMONT A, FIGUERAS J, et al. The oncosurgery approach to managing liver metastases from colorectal cancer: a multidisciplinary international consensus [J]. Oncologist, 2012, 17 (10): 1225-1239.

[5] VAN CUTSEM E, CERVANTES A, ADAM R, et al. ESMO consensus guidelines for the management of patients with metastatic colorectal cancer [J]. Ann Oncol, 2016, 27 (8): 1386-1422.

[6] 许剑民, 任黎. 结直肠癌肝转移诊断和综合治疗指南 (V2018)[J]. 中华胃肠外科杂志, 2018, 21 (6): 601-626.

[7] FONG Y, FORTNER J, SUN R L, et al. Clinical score for predicting recurrence after hepatic resection for metastatic colorectal cancer: analysis of 1001 consecutive cases [J]. Ann

Surg, 1999, 230 (3): 309-321.

[8] NAGASHIMA I, TAKADA T, ADACHI M, et al. Proposal of criteria to select candidates with colorectal liver metastases for hepatic resection: comparison of our scoring system to the positive number of risk factors [J]. World J Gastroenterol, 2006, 12 (39): 6305-6309.

[9] KONOPKE R, KERSTING S, DISTLER M, et al. Prognostic factors and evaluation of a clinical score for predicting survival after resection of colorectal liver metastases [J]. Liver Int, 2009, 29 (1): 89-102.

[10] KONG G, JACKSON C, KOH D M, et al. The use of 18F-FDG PET/CT in colorectal liver metastases—comparison with CT and liver MRI [J]. Eur J Nucl Med Mol Imaging, 2008, 35 (7): 1323-1329.

[11] VAN KESSEL C S, BUCKENS C F, VAN DEN BOSCH M A, et al. Preoperative imaging of colorectal liver metastases after neoadjuvant chemotherapy: a meta-analysis [J]. Ann Surg Oncol, 2012, 19 (9): 2805-2813.

[12] BENOIST S, BROUQUET A, PENNA C, et al. Complete response of colorectal liver metastases after chemotherapy: does it mean cure？ [J]. J Clin Oncol, 2006, 24 (24): 3939-3945.

[13] VAUTHEY J N, PAWLIK T M, RIBERO D, et al. Chemotherapy regimen predicts steatohepatitis and an increase in 90-day mortality after surgery for hepatic colorectal metastases [J]. J Clin Oncol, 2006, 24 (13): 2065-2072.

[14] ROBINSON S M, WILSON C H, BURT A D, et al. Chemotherapy-associated liver injury in patients with colorectal liver metastases: a systematic review and meta-analysis [J]. Ann Surg Oncol, 2012, 19 (13): 4287-4299.

[15] WELSH F K, TILNEY H S, TEKKIS P P, et al. Safe liver resection following chemotherapy for colorectal metastases is a matter of timing [J]. Br J Cancer, 2007, 96 (7): 1037-1042.

[16] KOZLOFF M, YOOD M U, BERLIN J, et al. Clinical outcomes associated with bevacizumab-containing treatment of metastatic colorectal cancer: the BRiTE observational cohort study [J]. Oncologist, 2009, 14 (9): 862-870.

[17] CHUA T C, SAXENA A, LIAUW W, et al. Systematic review of randomized and nonrandomized trials of the clinical response and outcomes of neoadjuvant systemic chemotherapy for resectable colorectal liver metastases [J]. Ann Surg Oncol, 2010, 17 (2): 492-501.

[18] NORDLINGER B, SORBYE H, GLIMELIUS B, et al. Perioperative FOLFOX4 chemotherapy and surgery versus surgery alone for resectable liver metastases from colorectal cancer (EORTC 40983): long-term results of a randomised, controlled, phase 3 trial [J]. Lancet Oncol, 2013, 14 (12): 1208-1215.

[19] BENSON A B 3RD, VENOOK A P, CEDERQUIST L, et al. Colon cancer, version 1. 2017, NCCN clinical practice guidelines in oncology [J]. J Natl Compr Canc Netw, 2017, 15 (3): 370-398.

[20] CAPUSSOTTI L, VIGANO L, FERRERO A, et al. Timing of resection of liver metastases synchronous to colorectal tumor: proposal of prognosis-based decisional model [J]. Ann Surg Oncol, 2007, 14 (3): 1143-1150.

[21] MARTIN R C 2ND, AUGENSTEIN V, REUTER N P, et al. Simultaneous versus staged resection for synchronous colorectal cancer liver metastases [J]. J Am Coll Surg, 2009, 208 (5): 842-850.

[22] MENTHA G, MAJNO P E, ANDRES A, et al. Neoadjuvant chemotherapy and resection of advanced synchronous liver metastases before treatment of the colorectal primary [J]. Br J Surg, 2006, 93 (7): 872-878.

[23] FENG Q, WEI Y, ZHU D, et al. Timing of hepatectomy for resectable synchronous colorectal liver metastases: for whom simultaneous resection is more suitable—a meta-analysis [J]. PLoS One, 2014, 9 (8): e104348.

[24] LYKOUDIS P M, O'REILLY D, NASTOS K, et al. Systematic review of surgical management of synchronous colorectal liver metastases [J]. Br J Surg, 2014, 101 (6): 605-612.

[25] HISHIDA T, TSUBOI M, OKUMURA T, et al. Does repeated lung resection provide long-term survival for recurrent pulmonary metastases of colorectal cancer？ Results of a retrospective Japanese multicenter study [J]. Ann Thorac Surg, 2017, 103 (2): 399-405.

[26] MISE Y, IMAMURA H, HASHIMOTO T, et al. Cohort study of the survival benefit of resection for recurrent hepatic and/or pulmonary metastases after primary hepatectomy for colorectal metastases [J]. Ann Surg, 2010, 251 (5): 902-909.

[27] GONZALEZ M, ROBERT J H, HALKIC N, et al. Survival after lung metastasectomy in colorectal cancer patients with previously resected liver metastases [J]. World J Surg, 2012, 36 (2): 386-391.

[28] OKUMURA T, BOKU N, HISHIDA T, et al. Surgical outcome and prognostic stratification for pulmonary metastasis from colorectal cancer [J]. Ann Thorac Surg, 2017, 104 (3): 979-987.

[29] HEINEMANN V, VON WEIKERSTHAL L F, DECKER T, et al. FOLFIRI plus cetuximab versus FOLFIRI plus bevacizumab as first-line treatment for patients with metastatic colorectal cancer (FIRE-3): a randomised, open-label, phase 3 trial [J]. Lancet Oncol, 2014, 15 (10): 1065-1075.

[30] SHAH S A, HADDAD R, AL-SUKHNI W, et al. Surgical

resection of hepatic and pulmonary metastases from colorectal carcinoma [J]. J Am Coll Surg, 2006, 202 (3):468-475.

[31] CARPIZO D R, D'ANGELICA M. Liver resection for metastatic colorectal cancer in the presence of extrahepatic disease [J]. Lancet Oncol, 2009, 10 (8): 801-809.

[32] 陈竟文, 常文举, 何国栋, 等. 机器人手术系统结直肠癌肝转移同期切除术的临床应用 [J]. 中华消化外科杂志, 2016, 15 (2): 180-184.

[33] AGRAWAL N, FOWLER A L, THOMAS M G. The routine use of intra-operative ultrasound in patients with colorectal cancer improves the detection of hepatic metastases [J]. Colorectal Dis, 2006, 8 (3): 192-194.

[34] VAN VLEDDER M G, PAWLIK T M, MUNIREDDY S, et al. Factors determining the sensitivity of intraoperative ultrasonography in detecting colorectal liver metastases in the modern era [J]. Ann Surg Oncol, 2010, 17 (10): 2756-2763.

[35] HATANAKA K, KUDO M, MINAMI Y, et al. Differential diagnosis of hepatic tumors: value of contrast-enhanced harmonic sonography using the newly developed contrast agent, Sonazoid [J]. Intervirology, 2008, 51 Suppl 1: 61-69.

[36] WATANABE R, MATSUMURA M, CHEN C J, et al. Grayscale liver enhancement with Sonazoid (NC100100), a novel ultrasound contrast agent; detection of hepatic tumors in a rabbit model [J]. Biol Pharm Bull, 2003, 26 (9): 1272-1277.

[37] TAKAHASHI M, HASEGAWA K, ARITA J, et al. Contrast-enhanced intraoperative ultrasonography using perfluorobutane microbubbles for the enumeration of colorectal liver metastases [J]. Br J Surg, 2012, 99 (9): 1271-1277.

[38] ISHIZAWA T, FUKUSHIMA N, SHIBAHARA J, et al. Real-time identification of liver cancers by using indocyanine green fluorescent imaging [J]. Cancer, 2009, 115 (11): 2491-2504.

[39] 张雅敏, 侯建存, 史源, 等. 吲哚菁绿荧光显像技术在术中确定肝脏肿瘤边界的应用 [J]. 中华肝胆外科杂志, 2016, 22 (7): 487-488.

[40] QADAN M, D'ANGELICA M I. Extending the limits of resection for colorectal liver metastases: positive resection margin and outcome after resection of colorectal cancer liver metastases [J]. J Gastrointest Surg, 2017, 21 (1): 196-198.

[41] MARGONIS G A, SERGENTANIS T N, NTANASIS-STATHOPOULOS I, et al. Impact of surgical margin width on recurrence and overall survival following R_0 hepatic resection of colorectal metastases: a systematic review and meta-analysis [J]. Ann Surg, 2018, 267 (6): 1047-1055.

[42] SADOT E, GROOT KOERKAMP B, LEAL J N, et al. Resection margin and survival in 2368 patients undergoing hepatic resection for metastatic colorectal cancer: surgical technique or biologic surrogate？[J]. Ann Surg, 2015, 262 (3): 476-485.

[43] HOLDHOFF M, SCHMIDT K, DIEHL F, et al. Detection of tumor DNA at the margins of colorectal cancer liver metastasis [J]. Clin Cancer Res, 2011, 17 (11): 3551-3557.

[44] BRUDVIK K W, MISE Y, CHUNG M H, et al. RAS mutation predicts positive resection margins and narrower resection margins in patients undergoing pesection of colorectal liver metastases [J]. Ann Surg Oncol, 2016, 23 (8): 2635-2643.

[45] MARGONIS G A, SASAKI K, ANDREATOS N, et al. KRAS mutation status dictates optimal surgical margin width in patients undergoing resection of colorectal liver metastases [J]. Ann Surg Oncol, 2017, 24 (1): 264-271.

[46] SARPEL U, BONAVIA A S, GRUCELA A, et al. Does anatomic versus nonanatomic resection affect recurrence and survival in patients undergoing surgery for colorectal liver metastasis？[J]. Ann Surg Oncol, 2009, 16 (2): 379-384.

[47] MORIS D, RONNEKLEIV-KELLY S, RAHNEMAI-AZAR A A, et al. Parenchymal-sparing versus anatomic liver resection for colorectal liver metastases: a systematic review [J]. J Gastrointest Surg, 2017, 21 (6): 1076-1085.

[48] 叶青海, 柳双. 腹腔镜及机器人手术在结直肠癌肝转移治疗中的合理应用及评价 [J]. 中国实用外科杂志, 2016, 36 (4): 399-403.

[49] LEE W, PARK J H, KIM J Y, et al. Comparison of perioperative and oncologic outcomes between open and laparoscopic liver resection for intrahepatic cholangiocarcinoma [J]. Surg Endosc, 2016, 30 (11): 4835-4840.

[50] OKUNO M, GOUMARD C, MIZUNO T, et al. Operative and short-term oncologic outcomes of laparoscopic versus open liver resection for colorectal liver metastases located in the posterosuperior liver: a propensity score matching analysis [J]. Surg Endosc, 2018, 32 (4): 1776-1786.

[51] ROBLES-CAMPOS R, LOPEZ-LOPEZ V, BRUSADIN R, et al. Open versus minimally invasive liver surgery for colorectal liver metastases (LapOpHuva): a prospective randomized controlled trial [J]. Surg Endosc, 2019, 33 (12): 3926-3936.

[52] 王晓颖, 高强, 朱晓东, 等. 腹腔镜超声联合三维可视化技术引导门静脉穿刺吲哚菁绿荧光染色在精准解剖性肝段切除术中的应用 [J]. 中华消化外科杂志, 2018, 17 (5): 452-458.

[53] GIULIANOTTI P C, SBRANA F, CORATTI A, et al. Totally robotic right hepatectomy: surgical technique and outcomes [J]. Arch Surg, 2011, 146 (7): 844-850.

[54] BARONE C, NUZZO G, CASSANO A, et al. Final analysis of colorectal cancer patients treated with irinotecan and 5-fluorouracil plus folinic acid neoadjuvant chemotherapy for unresectable liver metastases [J]. Br J Cancer, 2007, 97 (8): 1035-1039.

［55］ ADAM R, WICHERTS D A, DE HAAS R J, et al. Patients with initially unresectable colorectal liver metastases: is there a possibility of cure？［J］. J Clin Oncol, 2009, 27 (11): 1829-1835.

［56］ WANG Z M, CHEN Y Y, CHEN F F, et al. Peri-operative chemotherapy for patients with resectable colorectal hepatic metastasis: A meta-analysis [J]. Eur J Surg Oncol, 2015, 41 (9): 1197-1203.

［57］ EVRARD S, POSTON G, KISSMEYER-NIELSEN P, et al. Combined ablation and resection (CARe) as an effective parenchymal sparing treatment for extensive colorectal liver metastases [J]. PLoS One, 2014, 9 (12): e114404.

［58］ ABITABILE P, HARTL U, LANGE J, et al. Radiofrequency ablation permits an effective treatment for colorectal liver metastasis [J]. Eur J Surg Oncol, 2007, 33 (1): 67-71.

［59］ 李华驰, 刘佩, 陈双倩, 等. 结直肠癌肝转移肝切除术前门静脉栓塞临床疗效的 Meta 分析 [J]. 中华实验外科杂志, 2015, 32 (6): 1418-1420.

［60］ GIGLIO M C, GIAKOUSTIDIS A, DRAZ A, et al. Oncological outcomes of major liver resection following portal vein embolization: a systematic review and meta-analysis [J]. Ann Surg Oncol, 2016, 23 (11): 3709-3717.

［61］ ADAM R, LAURENT A, AZOULAY D, et al. Two-stage hepatectomy: a planned strategy to treat irresectable liver tumors [J]. Ann Surg, 2000, 232 (6): 777-785.

［62］ BISMUTH H, ADAM R, LÉVI F, et al. Resection of nonresectable liver metastases from colorectal cancer after neoadjuvant chemotherapy [J]. Ann Surg, 1996, 224 (4): 509-520; discussion 520-502.

［63］ WICHERTS D A, MILLER R, DE HAAS R J, et al. Long-term results of two-stage hepatectomy for irresectable colorectal cancer liver metastases [J]. Ann Surg, 2008, 248 (6): 994-1005.

［64］ 周俭, 王征, 孙健, 等. 联合肝脏离断和门静脉结扎的二步肝切除术 [J]. 中华消化外科杂志, 2013 (7): 485-489.

［65］ SCHADDE E, ARDILES V, ROBLES-CAMPOS R, et al. Early survival and safety of ALPPS: first report of the International ALPPS Registry [J]. Ann Surg, 2014, 260 (5): 829-836.

［66］ SCHADDE E, ARDILES V, SLANKAMENAC K, et al. ALPPS offers a better chance of complete resection in patients with primarily unresectable liver tumors compared with conventional-staged hepatectomies: results of a multicenter analysis [J]. World J Surg, 2014, 38 (6): 1510-1519.

［67］ SPAMPINATO M G, MANDALÁ L, QUARTA G, et al. One-stage, totally laparoscopic major hepatectomy and colectomy for colorectal neoplasm with synchronous liver metastasis: safety, feasibility and short-term outcome [J]. Surgery, 2013, 153 (6): 861-865.

［68］ HWANG S, LEE S G, KO G Y, et al. Sequential preoperative ipsilateral hepatic vein embolization after portal vein embolization to induce further liver regeneration in patients with hepatobiliary malignancy [J]. Ann Surg, 2009, 249 (4): 608-616.

［69］ GUIU B, CHEVALLIER P, DENYS A, et al. Simultaneous trans-hepatic portal and hepatic vein embolization before major hepatectomy: the liver venous deprivation technique [J]. Eur Radiol, 2016, 26 (12): 4259-4267.

［70］ KOBAYASHI K, YAMAGUCHI T, DENYS A, et al. Liver venous deprivation compared to portal vein embolization to induce hypertrophy of the future liver remnant before major hepatectomy: a single center experience [J]. Surgery, 2020, 167 (6): 917-923.

［71］ LOPERA J E. The amplatzer vascular plug: review of evolution and current applications [J]. Semin Intervent Radiol, 2015, 32 (4): 356-369.

［72］ PETROWSKY H, GONEN M, JARNAGIN W, et al. Second liver resections are safe and effective treatment for recurrent hepatic metastases from colorectal cancer: a bi-institutional analysis [J]. Ann Surg, 2002, 235 (6): 863-871.

［73］ ADAM R, PASCAL G, AZOULAY D, et al. Liver resection for colorectal metastases: the third hepatectomy [J]. Ann Surg, 2003, 238 (6): 871-883.

［74］ ANDREOU A, BROUQUET A, ABDALLA E K, et al. Repeat hepatectomy for recurrent colorectal liver metastases is associated with a high survival rate [J]. HPB (Oxford), 2011, 13 (11): 774-782.

［75］ ISHIGURO S, AKASU T, FUJIMOTO Y, et al. Second hepatectomy for recurrent colorectal liver metastasis: analysis of preoperative prognostic factors [J]. Ann Surg Oncol, 2006, 13 (12): 1579-1587.

［76］ KAPPEL S, KANDIOLER D, STEININGER R, et al. Genetic detection of lymph node micrometastases: a selection criterion for liver transplantation in patients with liver metastases after colorectal cancer [J]. Transplantation, 2006, 81 (1): 64-70.

［77］ HAGNESS M, FOSS A, LINE P D, et al. Liver transplantation for nonresectable liver metastases from colorectal cancer [J]. Ann Surg, 2013, 257 (5): 800-806.

［78］ DUELAND S, HAGNESS M, LINE P D, et al. Is liver transplantation an option in colorectal cancer patients with nonresectable liver metastases and progression on all lines of standard chemotherapy？[J]. Ann Surg Oncol, 2015, 22 (7): 2195-2200.

［79］ DUELAND S, SYVERSVEEN T, SOLHEIM J M, et al. Survival following liver transplantation for patients with nonresectable liver-only colorectal metastases [J]. Ann Surg, 2020, 271 (2): 212-218.

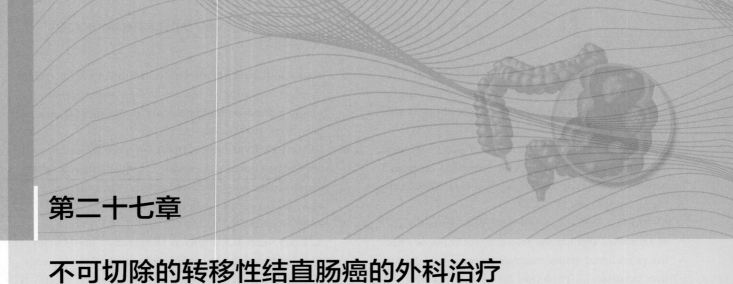

第二十七章

不可切除的转移性结直肠癌的外科治疗

第一节 概述

全世界每年有 140 万结直肠癌（CRC）新发病例，超过 60 万死亡病例，其中 2/3 与肝转移相关[1]。结直肠癌确诊后，40%~50% 的患者会发生肝转移。首次手术时，20%~30% 的患者会出现同时性肝转移，此外，15%~20% 的患者在后续随访中会发生肝转移[2]。

手术切除结直肠癌肝转移灶（CRLM）是唯一能实现长期生存的治疗方法。目前，潜在治愈手术后的 5 年生存率和 10 年生存率分别为 21%~51% 和 12%~36%[3]。相比之下，不能手术的患者的生存极差，10 年生存患者极为罕见，报道 10 年生存率低于 5%[4]。过去，仅少数（15%~25%）新确诊的结直肠癌肝转移患者能从手术中获益，因为多数患者存在肝多发病灶或肝外转移等不可切除的疾病。为了改善这些患者的预后，外科医师和肿瘤学专家制定化疗和手术等策略，以提高肿瘤可切除率，从而改善他们的预后。最近治疗 CRLM 的新方法使这些患者能够进行肝切除，其 5 年生存率已达到 33%~50%[5-7]。因此，针对 CRLM 的治疗策略，无论是初始可切除还是不可切除，都应该围绕其潜在的可切除性进行。

过去的 20 年里，外科手术适应证、系统性化疗的发展及提高不可切除 CRLM 患者可切除性的外科手术步骤都发生了模式的转变。第一，从外科角度来看，不可切除 CRLM 患者的手术适应证发生了转变，这一旧标准的转变扩大了可切除 CRLM 的人群[4,8-10]。几项研究均显示了这种转变的有效性和安全性，如转移灶的数目、肝外疾病（extrahepatic disease，EHD）、手术切缘和老年患者[11-15]。第二，系统性化疗联合或不联合靶向治疗的发展通过缩小肿瘤体积实现外科手术治疗不可切除的 CRLM。目前，这一策略已在许多研究中显示出临床效益，最近的一项系统性综述报道显示，客观缓解率和 R_0 切除率分别为 64% 和 87%[7]。第三，外科手术步骤的发展扩大了有生存获益的不可切除 CRLM 患者的手术适应证[4,16]。CRLM 患者肝切除的原则是切除所有肝脏病灶并且组织学切缘阴性，保留至少 30% 的未来残余肝脏（future liver remnant，FLR）和血供良好的肝实质。为实现这一目的，发展了许多外科创新技术，如射频消融（radiofrequency ablation，RFA）[17]、门静脉栓塞（portal vein embolization，PVE）[18,19]、二步肝切除术（two-stage hepatectomy，TSH）[20-22]以及联合肝脏离断和门静脉结扎的二步肝切除术（ALPPS）[23,24]，以提高可切除性并防止严重的术后肝功能衰竭。

在存在导致不可切除疾病的不利因素的情况下，最好的治疗策略是联合肿瘤 - 外科方法，包括化疗和最终的多阶段肝脏治疗。这种联合治疗的目的是提高初始被认定不可切除的 CRLM 患者的切除率。此外，在不降低生存率的情况下扩大 CRLM 切除的适应证，也受到一种新的多步骤治疗策略的影响，这一策略的共同目的也是治愈不可切除的病灶。

第二节　患者评估

一、手术患者的选择

肝切除治疗 CRLM 的可行性取决于患者的一般情况、转移灶的数目和位置、EHD 的存在和 FLR 体积等因素。尽管年龄与围手术期风险增加相关，但其与预后不良无关[25]。即使考虑到 80 岁以上的患者，长期生存也是有价值的[15,26]。美国麻醉医师协会（American Society of Anesthesiologists，ASA）评分或术前急性生理学和慢性健康评估评分对术后并发症的发生率有显著影响。与 ASA 评分为 1 分的患者相比，ASA 评分大于 1 分的患者的病死率和发病率分别是前者的 3 倍和 2 倍以上[27]。

在过去 30 年发表的 CRLM 手术系列中，3 个以上的转移灶、切缘阳性及 EHD 的存在被认为是肝切除的禁忌证[8]。现在，切除多发双叶肝转移瘤和伴发 EHD 已显示出生存效益，即使转移灶超过 10 个或伴发 EHD 的患者，肝切除术后的 5 年生存率也分别达到 30% 和 37.6%[13,28]。当然，对于可治愈性，CRLM 肝切除的金标准是切除所有病灶且组织学切缘阴性。然而，由于肿瘤触及血管，有时不可能获得足够的手术切缘，必要时 R$_1$ 切除是值得的。在目前有效化疗的时代，手术切缘状态对接受围手术期化疗患者的生存状态没有影响，特别是化疗反应良好的患者[29-31]。因此，许多手术禁忌证已经改变，CRLM 的手术指征也在不断发展。

二、术前影像学评估

确定可切除性的复杂决定需要详细的影像学检查来确定肿瘤的位置，排除不可切除的肝外转移，并评估术后肝脏体积的是否充足。尽管有许多成像方式（三维 CT 扫描、CT 血管造影、MR 血管造影和 CT 容积法），但仍存在困难，特别是在区分肝转移灶和良性病变或检测小的转移灶时。目前解决这些问题的方法是使用多模式策略[31]，如尽管螺旋 CT 扫描在一次屏气时提供了整个胸部和腹部的信息，但仍有高达 25% 的病变会被忽略[32]。

MRI 是目前检测肝脏病变最有效的成像方式，由于它对检测小病变具有更高的灵敏度，因此通常在肝切除前用以检测在 CT 扫描中看到的不确定病变[33]。使用肝脏特异性造影剂，MRI 与 CT 血管造影具有同等的敏感度[34]。正电子发射断层扫描（PET）是另一种检测肝转移灶的有效方法，特别是与 CT 扫描相结合时，但其检测灵敏度并不比 MRI 高，且缺乏特殊的分辨率和对病变的表征能力。

三、肝功能储备评估

功能性肝储备可以通过 Child-Pugh 评分和肝脏生物血液测试来评估，但是迄今为止，唯一被证明具有良好预测价值的测试是吲哚菁绿（ICG）清除率测试[35]。对于在 15 分钟内 ICG 保留率低于 20% 的准备肝切除的患者，可以切除多达 60% 的肝实质。应特别注意术前化疗后逐渐观察到的肝实质的特殊病理变化（血管变化和 / 或化疗相关脂肪性肝炎）。

四、手术类型的选择

CRLM 肝切除的目的是切除所有转移灶，且组织学切缘阴性。肝切除术治疗 CRLM 应尽可能保留非肿瘤肝实质，考虑到复发后再次进行手术治疗的可能性。因此，应根据转移灶的大小、数目和位置、与主要血管蒂的关系及未来残余肝实质的体积，对特定患者个性化选择手术类型。从这些观点来看，与更广泛的解剖切除术相比，保留实质的肝切除术具有相当的安全性和有效性，并且不会影响 CRLM 患者的肿瘤学预后[36]。此外，关于 CRLM 手术边缘的最新共识是认为大于 1mm 的无癌边缘比亚毫米的生存率更高[11,12]。此外，自从腹腔镜肝切除术（laparoscopic liver resection，LLR）问世以来，微创技术在肝脏手术中的应用越来越广泛，包括 CRLM。一些研究表明，与开放性肝切除术（open liver resection，OLR）相比，LLR 有相似的肿瘤学预后，并且具有一些临床优势（如失血少、发病率低、住院时间短）[37,38]。因此，在选定的患者中，LLR 治疗 CRLM 似乎是一种安全可行的替代 OLR 的治疗方法。

第三节　不可切除的肝转移灶的处理

一、降期化疗

（一）系统性新辅助化疗

化疗药物疗效的提高使得一部分初始不可切除的患者在"肿瘤缩小"后接受肝脏手术（图 27-1）。FOLFOX（5-氟尿嘧啶、奥沙利铂和亚叶酸钙）和 FOLFIRI（5-氟尿嘧啶、伊立替康和亚叶酸钙）的疗效已在大型单中心研究中得到证实。在选择后的初始不可切除的患者中，这些方案对于肝切除被认为是有效的。然而，越来越多的趋势是使用两种细胞毒性药物和一种生物制剂的组合。例如，在纳入 1 217 例患者的 III 期 CRYSTAL 试验中，FOLFIRI 联合西妥昔单抗治疗提高了 KRAS 野生型（wt）肿瘤患者的反应率（59% vs. 43%，P=0.004）和 PFS（HR=0.68，95% 置信区间为 0.50~0.94，P=0.02）；提高了初始不可切除 CRLM 患者的 R_0 切除率［FOLFIRI+ 西妥昔单抗组为 4.8%，FOLFIRI 组为 1.7%，（包括 KRAS 野生型和突变肿瘤）］[39]。在 OPUS 试验中也得到了类似的结果（FOLFOX ± 西妥昔单抗与标准单纯化疗相比），

KRAS 野生型肿瘤患者对联合西妥昔单抗治疗的反应率为 61%，而对标准化疗的反应率为 37%[40]。另一项 FOLFOX6 联合西妥昔单抗对比 FOLFIRI 联合西妥昔单抗用于新辅助治疗不可切除的局限肝内转移 CRC 患者的随机 II 期多中心研究（CELIM 研究）发现，FOLFOX6 组和 FOLFIRI 组的反应率分别为 68% 和 57%。在对两组患者的联合分析中，KRAS 野生型肿瘤患者的反应率为 70%。34% 的患者接受了 R_0 切除术[41]。最近，5-FU 加奥沙利铂和伊立替康的三药联合方案（FOLFOXIRI）有更高的反应率和可切除率[42]。尽管如此，在这些方案中加入靶向治疗，如抗 EGFR 或抗 VEGF 单抗，已经实现了高反应率（>50%）和长中位生存期（最长至 30 个月）[43]。关于最佳一线化疗的靶向治疗的选择，FIRE-3 试验比较了 FOLFIRI+ 西妥昔单抗和 FOLFIRI+ 贝伐珠单抗，结果表明，与贝伐珠单抗相比，西妥昔单抗的反应率、生存率、早期肿瘤缩减和中位反应深度的提高更显著[44]。

（二）动脉灌注化疗

为了进一步提高可切除率或对全身化疗失败的患者进行治疗，学者们对动脉灌注化疗应用于转化治疗的兴趣也逐渐增加，因为其在一线和二线治疗中都有很高的反应率。Clavein 等对 23 例先前接受过治疗的患者进行研究，6 例（26%）使用肝动脉灌注（hepatic arterial infusion，HAI）联合以氟尿苷（FUDR）为基础的诱导化疗后，其肝转移灶由不可切除转为可切除。新辅助治疗应答者的 3 年实际生存率为 84%，而非应答

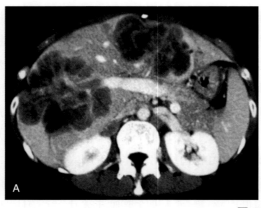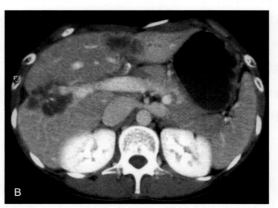

图 27-1　化疗结果（CT 显示）
A. 化疗前肿瘤负荷；B. 化疗后肿瘤负荷。

者的 3 年实际生存率为 40%[45]。欧洲的一项 RCT 研究[46]证实了这一可行性,研究显示,在 *RAS* 野生型肝转移灶中位数为 10 个的患者中,应用肝动脉灌注 5-FU、奥沙利铂和伊立替康三药,并全身应用西妥昔单抗,即使这些患者一线、二线系统性化疗失败,也达到了 30% 的患者可接受了 R₀~R₁ 肝切除术的主要终点和高反应率。对于广泛的不可切除 CRLM 或全身化疗无效的患者,HAI 可能是实现肝切除并延长生存期的一个好选择。

二、采用辅助技术减少肝脏切除体积

使用肿瘤消融技术可以避免切除肿瘤周围的健康肝实质,从而可治疗转移灶数目更多的病变。局部消融技术的疗效被认为优于单纯化疗。

射频消融术(radiofrequency ablation,RFA)使用热量(200~2MHz)来破坏实体器官肿瘤,被认为是治疗直径<3cm 的肝细胞肝癌的有效方法,也被证明是治疗结直肠癌肝转移的有效方法(图 27-2)。RFA 失败的危险因素是肿瘤最大直径>3cm、中心部位转移、接近大血管[47,48]、年龄 55 岁以上和经皮穿刺法。尽管 RFA 失败的发生率很低(0~33%),但一旦发生,可能是非常危险的。对于单纯肝切除不能治愈的患者,RFA 联合手术可提高可切除性和治愈率。据报道,在肝切除术中加用 RFA 具有良好的耐受性,其围手术期发病率和病死率与单纯切除术后相当[49]。Imai 等[17]指出,对于肿瘤负担较大的患者,RFA 联合肝切除术在倾向性评分匹配后可获得与单独肝切除术相当的结果。因此,肝切除术联合 RFA 应被认为是实现治愈的一种选择。

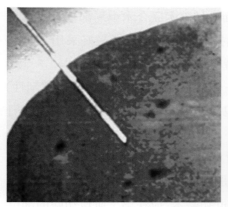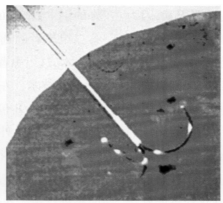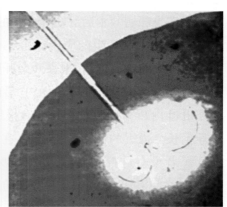

图 27-2　肿瘤射频消融术(RFA)作为肝外科辅助手术演示图

三、提高残余肝体积的技术

(一)术前门静脉栓塞

肝切除术后死亡的最主要原因是肝衰竭。当残余肝脏体积过小而不能满足术后代谢需要时,就会发生肝衰竭。当残余肝脏体积<30% 正常肝实质或<40% 病理肝实质时,肝衰竭的风险是相当大的。在这种情况下,栓塞一侧门静脉系统会导致对侧肝叶(未来残余肝脏)肥大,这种肥大可以降低术后肝衰竭的发生率。

单侧肥大的现象最初在肝内胆管癌中观察到,门静脉分支受压导致该分支下游肝段萎缩和残余肝脏代偿性肥大。Makuuchi 是第一个应用这一观察结果的人,在右肝切除前阻断门静脉右支[18],将要切除的

肝脏萎缩,而未来残余的肝脏变大。虽然许多产品被用来阻塞门静脉,包括明胶海绵、线圈、氰基丙烯酸酯和乙醇,但没有一种产品在诱导肝萎缩或肥大方面显示出优势。有几种阻断门静脉的方法。PVE 可以在射线引导下经皮穿刺至需栓塞的门静脉对侧支(门静脉左前支)完成(图 27-3),该产品是在血流相同的方向上注射或推送到对侧(门静脉右前支)。同侧入路是另一种替代方法,通过穿刺右侧门静脉并反向注射产品。手术方法也被描述。回肠结肠静脉入路有时通过小切口进行。导管通过回肠结肠静脉、肠系膜上静脉被推送到所需的门静脉分支。其结果与射线引导或剖腹 PVE 结果相当。PVE 造成死亡是罕见的,主要并发症是栓塞后综合征,其特点是恶心和呕吐。

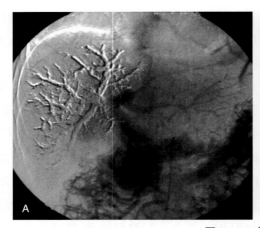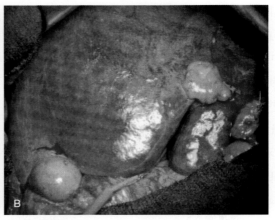

图 27-3　术前门静脉栓塞

A. 经皮门静脉栓塞的影像学表现；B. 肝右叶萎缩伴对侧肝叶肥大的术中表现。

　　PVE 术后肝切除的时机变化很大,最常见的情况是间隔 3~6 周。吲哚菁绿清除率和三维 CT 扫描是代偿性肝肥大的有效监测手段。PVE 术后肝再生障碍可作为肝切除术后肝功能衰竭的预测因素,因为PVE 术是测试肝再生的应激试验。有一些研究强调在肝脏肥大的等待期内,未来残余肝脏有肿瘤生长的风险。Elias 等首次报道了在 PVE 后的时间间隔内非栓塞肝叶内转移灶生长。其他有报道栓塞肝叶内转移灶生长。最近的荟萃分析显示,在 PVE 后,30% 的栓塞患者没有进行肝切除,其中 84% 是由于疾病进展[50]。在间隔期,必须恢复化疗以防止未来残余肝脏内转移灶生长。先前的研究表明,标准化疗不能延缓PVE 后的肝肥大,可能阻止癌症的进展,并改善肿瘤学预后[51]。

（二）二步肝切除术

　　1. 原则　二步肝切除术(two-stage hepatectomy,TSH)是为了治疗标准肝切除术难以治疗的多结节、双叶性疾病,通常需要切除 70% 以上的功能性肝实质。这一策略的主要原则是两期肝切除术的序贯切除。第一次肝切除术的目的是使最终残余的肝实质内肿瘤消失,从而使第二次肝切除术可行且成为潜在的治疗方法。该手术的成功取决于两次干预措施之间的肝脏再生,这反过来又使第二次切除在可接受的风险下进行。通常,患者可以分为 3 组(图 27-4):多结节、单叶转移,需要切除多达 70% 的功能性肝实质的患者;多结节、双叶转移性,切除后残余肝内不超过

3 个结节的患者;多发双叶病变,计划切除后残余肝内可存活 3 个以上结节或任一结节直径>3cm 的患者。对于第一组患者,术前门静脉栓塞术后肝切除术是最好的手术治疗,而肝切除术联合术中局部消融治疗是第二组患者的选择。最后一组患者最好采用二步肝切除术,这组患者将从中获益最大。

　　2. 技术　左侧转移灶切除(解剖性或非解剖性)联合右侧 PVE 包括左半肝转移灶切除联合右半肝门静脉栓塞。此外,未切除原发灶的患者在这次干预(第一阶段)中进行结直肠癌原发灶切除术。该手术的初始步骤与标准肝切除术相同。然而,考虑到最终目的是进行第二次肝切除术,应在第二阶段切除的部位进行最少的解剖,以尽量减少纤维组织粘连。因此,避免了三角韧带的分离和对侧肝叶门结构的过度分离。在游离肝脏相关部位和肝门结构后,开始切除转移灶,目的不仅是达到肿瘤根治(显微镜下游离切缘阴性),还要最大限度地保存无肿瘤肝实质。肝切除术通常采用超声刀或 Kelly 夹间断性阻断血流并联合低中心静脉压麻醉。主要供血血管沿着实质横切面结扎,注意最大限度地减少失血,这已被证明是影响术后结果的独立危险因素[52]。沿肝十二指肠韧带的游离缘侧向操作获得手术显露。了解门静脉的位置有助于解剖并最大限度地减少组织过度破坏。在分叉处远端解剖出门静脉右支,然后结扎、分离,并在远端注射无水乙醇(15~20ml)。这一步骤有两个目的,首先,触发左叶残余实质生长,其次,阻止右门静脉系

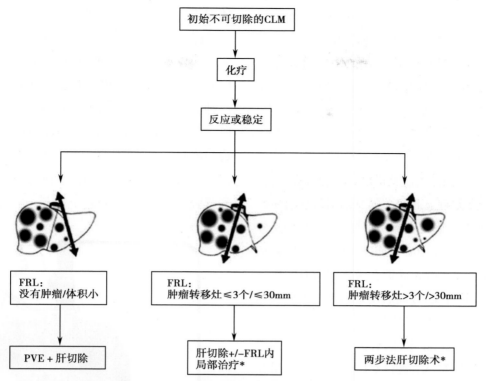

图 27-4　不可切除结直肠癌肝转移的治疗决策

CLM. 结直肠癌肝转移;FRL. 未来残余肝脏;PVE. 门静脉栓塞;*. 如果未来残余肝体积<30% 联合门静脉栓塞。

的海绵状变化[53]。这个操作的要点是在注射前结扎静脉,以防止乙醇从近端溢出,从而导致门静脉主干血栓形成。笔者的做法是用超声多普勒检查术中栓塞的结果。显示门静脉系统中没有血流及新血栓形成证实该手术结果。栓塞形成后手术结束。肝脏切除处留有引流管,腹部用不可吸收缝线间断缝合。随后,在 3~4 周(允许肝再生的间隔)后开始化疗,随后进行第二次切除(第二阶段),通过切除右叶或个别肝段切除剩余转移灶以达到完全清除转移灶的目的。根据肝再生情况和化疗对残余肿瘤的控制,确定二次肝切除的最佳时机。尽管这项技术局限于肝蒂的解剖,但它的适用性有时会受到肿瘤体积的限制,通常需要使用局部消融(RFA,冷冻疗法)。

3. 间期辅助化疗　化疗是这一治疗策略的重要组成部分。笔者的方法包括在两个阶段之前和之间进行化疗。已有研究证明,术前化疗降期是术后结局和疗效的决定因素[5]。两个阶段之间的化疗通常在第一次切除 3~4 周后开始,以避免抑制切除后的肝再生。化疗方案与术前相同,除非肿瘤大小或肿瘤标志物水平增加,在这种情况下需更换新的化疗方案。虽

然化疗(两个阶段之间)对生存率、发病率和死亡率的影响还有待更好地评估,但可抑制肿瘤生长。

4. 手术结局　最近报道中,第二次切除后的病死率和发病率分别为 0~7% 和 20%~59%[54]。TSH 术后中位总生存期(OS)为 37 个月(24~44 个月),5 年生存率为 42%(32%~64%),这是由于患者的选择非常谨慎,以及两个手术之间的化疗。阶段间化疗率为 37%(0~100%)。采用非常选择性方法,笔者的经验表明,第二阶段肝切除术的完成率为 63.4%(BJS 2016)。在其他研究中,完成率为 66%~100%[54,55]。虽然外科技术和化疗药物均有发展,但仍有约 1/3 打算接受 TSH 的患者未能完成序贯程序。失败的主要原因是两种手术之间的肿瘤进展,不完全 TSH 患者的 5 年 OS 率明显低于完全 TSH 患者。在笔者的研究中,发现了 TSH 失败的预测因子:血清 CEA 水平>30ng/ml,肿瘤大小>40mm,化疗周期数>12,一线化疗期间肿瘤进展,这有助于更好地选择接受 TSH 治疗的患者[22]。

(三)联合肝脏离断和门静脉结扎的二步肝切除术(ALPPS)

1. 原则　如前所述,TSH 的风险是肿瘤在等待期

进展和肝肥大不足,使得准备接受 TSH 的患者无法进行手术。为了防止这种情况,一个德国小组提出了肝切除的新概念——ALPPS。这项新的手术可以诱导其他技术无法比拟的大量肝肥大。通过在第一阶段的未来肝切除计划中增加肝分裂,他们证明在仅仅 9 天的时间内残余肝的体积增加了 74%,允许在患者住院期间进行第二次肝切除[23,24]。

2. **技术** 剖腹探查后,游离肝脏,识别并显露腔静脉。在特殊的分支附近显露相关的肝门结构(胆总管、门静脉和肝总动脉)。确定右侧门静脉分支后,将其分离并充分显露。然后,在中心显露左侧门静脉,以识别 I 段和/或 IV 段分支。沿圆韧带右缘找到所有的 IV 段门静脉、动脉和胆管分支,分离后用金属夹子夹住或标记。肝右叶在原位裂前从腔静脉完全游离。随后,进行完全或几乎全实质切除术,然后关闭腹部。几天后(中位数 9 天,范围 5~28 天),进行 CT 容量测定,如果肝脏肥大足够,则后续完成扩大右半肝切除术[23,24]。

3. **手术结局** 虽然 ALPPS 的优点是其使肝脏快速肥大的可行性高,但也存在严重并发症和围手术期病死率高的问题,其长期结果也存在争议。在最初的研究中,68% 的患者出现并发症,手术病死率为 12%。最近,来自北欧的一项评估 ALPPS 和 TSH 早期结局的随机对照试验表明,发病率和病死率是相近的,因此 ALPPS 的可行性仍然较高[56]。此外,在以前的系列报道中,ALPPS 的治愈性切除率很高,为 83%~100%[55]。然而,尽管无复发生存率是相当的,但 ALPPS 的 OS 明显低于 TSH;2 年 OS 分别为 42% 和 77%(P=0.006)[57]。为了阐明 ALPPS 在肿瘤预后中的作用,仍需进一步研究。

(四)极端肝脏手术

当转移灶直接位于或侵犯下腔静脉或肝静脉汇合处时,肝切除术非常危险,大量出血和气体栓塞的风险很高,很多情况下都无法切除。然而,目前技术上的进步使肝脏外科医师能够对此类患者进行手术治疗。

术前评估对于确定需要血管重建(再植入或移植物置换)的患者至关重要。最终,是否对这些患者进行手术的最终决定将完全取决于风险收益率。因此,仅在外科医师预计执行此类手术收益大于风险的

情况下,才进行干预。全肝脏血管切除(total hepatic vascular exclusion,TVE)需要阻断流入道和流出道来实现。钳夹肝门部是此过程的第一步,然后通过夹闭肝静脉或肝脏上方和下方腔静脉来中断流出道。第一种方法是首选方法,因为它不会中断静脉回流到心脏。另一方面,当该策略不适用时(即肿瘤太靠近肝或门静脉),通过钳住肝上和肝下腔静脉来阻断肝脏血流,在这种情况下进行门体静脉旁路移植以防止心脏和肾脏并发症(图 27-5)。

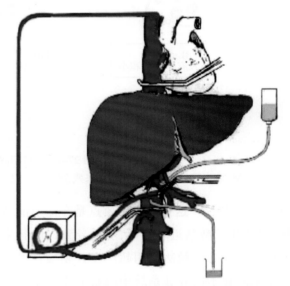

图 27-5 肝切除联合全血管切除、门体静脉旁路移植和低温灌注示意图

估计肝脏最长缺血时间为 60 分钟。超过此限制,必须使用原位低温技术以避免残留肝实质的局部缺血。可以根据情况进行局部降温或低温灌注。通过在肝门部钳夹的下游放置导管进行原位灌注,并置于 4℃冷却液。在这方面,笔者团队[58]确定了 TVE>60 分钟(肿瘤>10cm,门静脉栓塞,预期的血管重建)的三个预测因素,这些因素可作为标准,在术前阶段尽早为需要大面积切除肝脏并需要进行血管重建以治疗结直肠肝转移的患者进行低温灌注。

第四节 小结

在过去的 20 年中,更有效的化疗方法及新手术

方式的发展极大改善了不可切除的结直肠癌肝转移患者的预后。不良预后因素的存在不再限制肝切除的指征。治疗不可切除的结直肠癌肝转移患者时,肿瘤学家和外科医师之间的密切合作至关重要。联合有效的化学疗法与靶向治疗,可以显著改善转移性肝病灶,实现根治性切除,从而提高长期生存率。为了实现可切除,如今广泛使用 RFA、PVE、TSH、ALPPS 等外科技术。总体而言,应在肝转移灶被认为可切除后立即进行手术。

（René Adam,Yuki Kitano 著,刘天宇 译）

参考文献

［1］ FERLAY J, SOERJOMATARAM I, DIKSHIT R, et al. Cancer incidence and mortality worldwide: sources, methods and major patterns in GLOBOCAN 2012 [J]. Int J Cancer, 2015, 136 (5): E359-386.

［2］ JAECK D, BACHELLIER P, GUIGUET M, et al. Long-term survival following resection of colorectal hepatic metastases. Association Française de Chirurgie [J]. Br J Surg, 1997, 84 (7): 977-980.

［3］ ABBAS S, LAM V, HOLLANDS M. Ten-year survival after liver resection for colorectal metastases: systematic review and meta-analysis [J]. ISRN Oncol, 2011, 2011: 763245.

［4］ ADAM R, DE GRAMONT A, FIGUERAS J, et al. The oncosurgery approach to managing liver metastases from colorectal cancer: a multidisciplinary international consensus [J]. Oncologist, 2012, 17 (10): 1225-1239.

［5］ ADAM R, DELVART V, PASCAL G, et al. Rescue surgery for unresectable colorectal liver metastases downstaged by chemotherapy: a model to predict long-term survival [J]. Ann Surg, 2004, 240 (4): 644-657.

［6］ ADAM R, WICHERTS D A, DE HAAS R J, et al. Patients with initially unresectable colorectal liver metastases: is there a possibility of cure？[J]. J Clin Oncol, 2009, 27 (11): 1829-1835.

［7］ LAM V W, SPIRO C, LAURENCE J M, et al. A systematic review of clinical response and survival outcomes of downsizing systemic chemotherapy and rescue liver surgery in patients with initially unresectable colorectal liver metastases [J]. Ann Surg Oncol, 2012, 19 (4): 1292-1301.

［8］ EKBERG H, TRANBERG K G, ANDERSSON R, et al. Determinants of survival in liver resection for colorectal secondaries [J]. Br J Surg, 1986, 73 (9): 727-731.

［9］ FONG Y, FORTNER J, SUN R L, et al. Clinical score for predicting recurrence after hepatic resection for metastatic colorectal cancer: analysis of 1001 consecutive cases [J]. Ann Surg, 1999, 230 (3): 309-321.

［10］ MARGONIS G A, BUETTNER S, ANDREATOS N, et al. Prognostic factors change over time after hepatectomy for colorectal liver metastases: a multi-institutional, international analysis of 1099 patients [J]. Ann Surg, 2019, 269 (6): 1129-1137.

［11］ HAMADY Z Z, LODGE J P, WELSH F K, et al. One-millimeter cancer-free margin is curative for colorectal liver metastases: a propensity score case-match approach [J]. Ann Surg, 2014, 259 (3): 543-548.

［12］ SADOT E, GROOT KOERKAMP B, LEAL J N, et al. Resection margin and survival in 2368 patients undergoing hepatic resection for metastatic colorectal cancer: surgical technique or biologic surrogate？[J]. Ann Surg, 2015, 262 (3): 476-485.

［13］ ALLARD M A, ADAM R, GIULIANTE F, et al. Long-term outcomes of patients with 10 or more colorectal liver metastases [J]. Br J Cancer, 2017, 117 (5): 604-611.

［14］ IMAI K, CASTRO BENITEZ C, ALLARD M A, et al. Potential of a cure in patients with colorectal liver metastases and concomitant extrahepatic disease [J]. J Surg Oncol, 2017, 115 (4): 488-496.

［15］ DE BLASI V, MEMEO R, ADAM R, et al. Major hepatectomy for colorectal liver metastases in patients aged over 80: a propensity score matching analysis [J]. Dig Surg, 2018, 35 (4): 333-341.

［16］ TORZILLI G, ADAM R, VIGANÒ L, et al. Surgery of colorectal liver metastases: pushing the limits [J]. Liver Cancer, 2016, 6 (1): 80-89.

［17］ IMAI K, ALLARD M A, CASTRO BENITEZ C, et al. Long-term outcomes of radiofrequency ablation combined with hepatectomy compared with hepatectomy alone for colorectal liver metastases [J]. Br J Surg, 2017, 104 (5): 570-579.

［18］ MAKUUCHI M, THAI B L, TAKAYASU K, et al. Preoperative portal embolization to increase safety of major hepatectomy for hilar bile duct carcinoma: a preliminary report [J]. Surgery, 1990, 107 (5): 521-527.

［19］ WICHERTS D A, DE HAAS R J, ANDREANI P, et al. Impact of portal vein embolization on long-term survival of patients with primarily unresectable colorectal liver metastases [J]. Br J Surg, 2010, 97 (2): 240-250.

［20］ ADAM R, LAURENT A, AZOULAY D, et al. Two-stage hepatectomy: a planned strategy to treat irresectable liver tumors [J]. Ann Surg, 2000, 232 (6): 777-785.

[21] WICHERTS D A, MILLER R, DE HAAS R J, et al. Long-term results of two-stage hepatectomy for irresectable colorectal cancer liver metastases [J]. Ann Surg, 2008, 248 (6): 994-1005.

[22] IMAI K, BENITEZ C C, ALLARD M A, et al. Failure to achieve a 2-stage hepatectomy for colorectal liver metastases: how to prevent it？[J]. Ann Surg, 2015, 262 (5): 772-779.

[23] DE SANTIBAÑES E, CLAVIEN P A. Playing Play-Doh to prevent postoperative liver failure: the "ALPPS" approach [J]. Ann Surg, 2012, 255 (3): 415-417.

[24] SCHNITZBAUER A A, LANG S A, GOESSMANN H, et al. Right portal vein ligation combined with in situ splitting induces rapid left lateral liver lobe hypertrophy enabling 2-staged extended right hepatic resection in small-for-size settings [J]. Ann Surg, 2012, 255 (3): 405-414.

[25] MENTHA G, HUBER O, ROBERT J, et al. Elective hepatic resection in the elderly [J]. Br J Surg, 1992, 79 (6): 557-559.

[26] ADAM R, FRILLING A, ELIAS D, et al. Liver resection of colorectal metastases in elderly patients [J]. Br J Surg, 2010, 97 (3): 366-376.

[27] BELGHITI J, HIRAMATSU K, BENOIST S, et al. Seven hundred forty-seven hepatectomies in the 1990s: an update to evaluate the actual risk of liver resection [J]. J Am Coll Surg, 2000, 191 (1): 38-46.

[28] BOLTON J S, FUHRMAN G M. Survival after resection of multiple bilobar hepatic metastases from colorectal carcinoma [J]. Ann Surg, 2000, 231 (5): 743-751.

[29] DE HAAS R J, WICHERTS D A, FLORES E, et al. R1 resection by necessity for colorectal liver metastases: is it still a contraindication to surgery？[J]. Ann Surg, 2008, 248 (4): 626-637.

[30] HOSOKAWA I, ALLARD M A, GELLI M, et al. Long-term survival benefit and potential for cure after R_1 resection for colorectal liver metastases [J]. Ann Surg Oncol, 2016, 23 (6): 1897-1905.

[31] SICA G T, JI H, ROS P R. CT and MR imaging of hepatic metastases [J]. AJR Am J Roentgenol, 2000, 174 (3): 691-698.

[32] SCOTT D J, GUTHRIE J A, ARNOLD P, et al. Dual phase helical CT versus portal venous phase CT for the detection of colorectal liver metastases: correlation with intra-operative sonography, surgical and pathological findings [J]. Clin Radiol, 2001, 56 (3): 235-242.

[33] KAMEL I R, BLUEMKE D A. MR imaging of liver tumors [J]. Radiol Clin North Am, 2003, 41 (1): 51-65.

[34] BIPAT S, VAN LEEUWEN M S, COMANS E F, et al. Colorectal liver metastases: CT, MR imaging, and PET for diagnosis--meta-analysis [J]. Radiology, 2005, 237 (1): 123-131.

[35] OZAWA K. Hepatic function and liver resection [J]. J Gastroenterol Hepatol, 1990, 5 (3): 296-309.

[36] MORIS D, RONNEKLEIV-KELLY S, RAHNEMAI-AZAR A A, et al. Parenchymal-sparing versus anatomic liver resection for colorectal liver metastases: a systematic review [J]. J Gastrointest Surg, 2017, 21 (6): 1076-1085.

[37] CIPRIANI F, RAWASHDEH M, STANTON L, et al. Propensity score-based analysis of outcomes of laparoscopic versus open liver resection for colorectal metastases [J]. Br J Surg, 2016, 103 (11): 1504-1512.

[38] XIE S M, XIONG J J, LIU X T, et al. Laparoscopic versus open liver resection for colorectal liver metastases: a comprehensive systematic review and meta-analysis [J]. Sci Rep, 2017, 7 (1): 1012.

[39] VAN CUTSEM E, KÖHNE C H, HITRE E, et al. Cetuximab and chemotherapy as initial treatment for metastatic colorectal cancer [J]. N Engl J Med, 2009, 360 (14): 1408-1417.

[40] BOKEMEYER C, BONDARENKO I, MAKHSON A, et al. Fluorouracil, leucovorin, and oxaliplatin with and without cetuximab in the first-line treatment of metastatic colorectal cancer [J]. J Clin Oncol, 2009, 27 (5): 663-671.

[41] FOLPRECHT G, GRUENBERGER T, BECHSTEIN W, et al. Survival of patients with initially unresectable colorectal liver metastases treated with FOLFOX/cetuximab or FOLFIRI/cetuximab in a multidisciplinary concept (CELIM study)[J]. Ann Oncol, 2014, 25 (5): 1018-1025.

[42] FALCONE A, RICCI S, BRUNETTI I, et al. Phase Ⅲ trial of infusional fluorouracil, leucovorin, oxaliplatin, and irinotecan (FOLFOXIRI) compared with infusional fluorouracil, leucovorin, and irinotecan (FOLFIRI) as first-line treatment for metastatic colorectal cancer: the Gruppo Oncologico Nord Ovest [J]. J Clin Oncol, 2007, 25 (13): 1670-1676.

[43] ADAM R, DE GRAMONT A, FIGUERAS J, et al. Managing synchronous liver metastases from colorectal cancer: a multidisciplinary international consensus [J]. Cancer Treat Rev, 2015, 41 (9): 729-741.

[44] STINTZING S, MODEST D P, ROSSIUS L, et al. FOLFIRI plus cetuximab versus FOLFIRI plus bevacizumab for metastatic colorectal cancer (FIRE-3): a post-hoc analysis of tumour dynamics in the final RAS wild-type subgroup of this randomised open-label phase 3 trial [J]. Lancet Oncol, 2016, 17 (10): 1426-1434.

[45] CLAVIEN P A, SELZNER N, MORSE M, et al. Down-

staging of hepatocellular carcinoma and liver metastases from colorectal cancer by selective intra-arterial chemotherapy [J]. Surgery, 2002, 131 (4): 433-442.

［46］LÉVI F A, BOIGE V, HEBBAR M, et al. Conversion to resection of liver metastases from colorectal cancer with hepatic artery infusion of combined chemotherapy and systemic cetuximab in multicenter trial OPTILIV [J]. Ann Oncol, 2016, 27 (2): 267-274.

［47］BERBER E, SIPERSTEIN A. Local recurrence after laparoscopic radiofrequency ablation of liver tumors: an analysis of 1032 tumors [J]. Ann Surg Oncol, 2008, 15 (10): 2757-2764.

［48］VAN DUIJNHOVEN F H, JANSEN M C, JUNGGEBURT J M, et al. Factors influencing the local failure rate of radio-frequency ablation of colorectal liver metastases [J]. Ann Surg Oncol, 2006, 13 (5): 651-658.

［49］ABDALLA E K, VAUTHEY J N, ELLIS L M, et al. Recurrence and outcomes following hepatic resection, radiofrequency ablation, and combined resection/ablation for colorectal liver metastases [J]. Ann Surg, 2004, 239 (6): 818-825.

［50］IRONSIDE N, BELL R, BARTLETT A, et al. Systematic review of perioperative and survival outcomes of liver resections with and without preoperative portal vein embolization for colorectal metastases [J]. HPB (Oxford), 2017, 19 (7): 559-566.

［51］FISCHER C, MELSTROM L G, ARNAOUTAKIS D, et al. Chemotherapy after portal vein embolization to protect against tumor growth during liver hypertrophy before hepatectomy [J]. JAMA Surg, 2013, 148 (12): 1103-1108.

［52］JARNAGIN W R, GONEN M, FONG Y, et al. Improvement in perioperative outcome after hepatic resection: analysis of 1, 803 consecutive cases over the past decade [J]. Ann Surg, 2002, 236 (4): 397-406.

［53］AZOULAY D, CASTAING D, KRISSAT J, et al. Percutaneous portal vein embolization increases the feasibility and safety of major liver resection for hepatocellular carcinoma in injured liver [J]. Ann Surg, 2000, 232 (5): 665-672.

［54］LAM V W, LAURENCE J M, JOHNSTON E, et al. A systematic review of two-stage hepatectomy in patients with initially unresectable colorectal liver metastases [J]. HPB (Oxford), 2013, 15 (7): 483-491.

［55］MORIS D, RONNEKLEIV-KELLY S, KOSTAKIS I D, et al. Operative results and oncologic outcomes of associating liver partition and portal vein ligation for staged hepatectomy (ALPPS) versus two-stage hepatectomy (TSH) in patients with unresectable colorectal liver metastases: a systematic review and meta-analysis [J]. World J Surg, 2018, 42 (3): 806-815.

［56］SANDSTRÖM P, RØSOK B I, SPARRELID E, et al. ALPPS improves resectability compared with conventional two-stage hepatectomy in patients with advanced colorectal liver metastasis: results from a scandinavian multicenter randomized controlled trial (LIGRO Trial) [J]. Ann Surg, 2018, 267 (5): 833-840.

［57］ADAM R, IMAI K, CASTRO BENITEZ C, et al. Outcome after associating liver partition and portal vein ligation for staged hepatectomy and conventional two-stage hepatectomy for colorectal liver metastases [J]. Br J Surg, 2016, 103 (11): 1521-1529.

［58］AZOULAY D, ESHKENAZY R, ANDREANI P, et al. In situ hypothermic perfusion of the liver versus standard total vascular exclusion for complex liver resection [J]. Ann Surg, 2005, 241 (2): 277-285.

Chapter 27　Surgery for non resectable metastatic colorectal cancer

第二十八章

结直肠癌肝转移靶向治疗

第一节　概述

　　肝转移是结直肠癌患者的最主要死亡原因。约20%的患者在初诊时即合并肝转移,另外在结直肠癌术后人群的随访中,会有20%~45%的患者出现肝转移,这意味着,至少有一半的结直肠癌患者,在其疾病发生发展的过程中会出现肝脏转移。

　　外科手术切除肝转移灶是结直肠癌肝转移唯一的根治手段。但是,在初次发现的结直肠癌肝转移患者中,仅有15%可以直接接受以根治为目的的肝脏手术;另外85%的初始不可切除患者,在经过合理的治疗后,有10%~30%能够转化为可以切除的结直肠癌肝转移[1-2]。

第二节　初始可切除的肝转移

　　NEW EPOC 研究将 *KRAS* 第 2 外显子野生的初始可切除的肝转移患者 1:1 随机分组,分别接受术前12周的化疗联合或不联合西妥昔单抗(CET)、手术、术后 12 周的化疗联合或不联合 CET。纳入分析的人群中,CET 组和化疗组分别为 119 例和 117 例,两组中未接受手术的比例分别为 13% 和 9%。接受手术的人群中,CET 组有 33% 的患者未达到完全切除,而化

疗组中这一比例为 0。CET 组的 PFS 明显短于单纯化疗组(14.1 个月 vs. 20.5 个月,P=0.03),两组的 OS 分别为 39.1 个月和未达到(P=0.14)[3]。

　　贝伐珠单抗(BEV)在新辅助治疗方面缺乏前瞻性的证据。一项回顾性的小样本研究中,单因素分析发现术前使用 FOLFOX+BEV(n=27)比单纯使用 FOLFOX(n=15)能够显著提高 DFS,但多因素分析却未能证明 BEV 的优势[4]。

　　鉴于以上研究,NCCN 指南[5]、ESMO 指南[6]、CSCO 指南[7]均未推荐靶向治疗用于初始可切除的肝转移的围手术期治疗。但是,部分专家认为,NEW EPOC 研究入组患者多为生物学行为较好的人群,且两组间基线不完全平衡和西妥昔单抗组手术质量稍差,因而在预后较差的人群中,不能断然否定靶向药物在围手术期治疗中的地位。另一方面,预后较差的人群中,超过 80% 会在 3 年内出现复发[8],因而术前治疗应尽可能地缩小肝转移灶,从而保留更多的肝实质,为复发后的再次切除打好基础。

第三节　初始不可切除的肝转移

　　对于初始状态不能手术的结直肠癌肝转移,通过术前药物治疗能够使部分患者获得手术治疗机会,从而获得长期的无病生存。近年来研究表明,结直肠癌

肝转移患者的化疗缓解率越高，切除率就越高。2005年 Folprecht 等[9] 在 *Annals of Oncology* 发表了一篇重要的综述。在文中研究者总结了既往众多关于不可切除肝转移患者新辅助治疗的 Ⅱ～Ⅲ 期临床研究，结果显示对于不可切除的单纯肝转移患者，缓解率与切除率显著正相关（$r=0.96$，$P=0.002$）。不仅如此，该研究结果还显示，即使是对于初始未经选择的肝转移患者，缓解率与切除率也是明确相关的（$r=0.74$，$P<0.001$）。

因此，选择合理的药物治疗方案，在较短的时间内达到尽可能高的化疗缓解率，成为不可切除或潜在可切除的结直肠癌肝转移的重要治疗目标。三大类药物的强强联合方案 FOLFOXIRI，在结直肠癌肝转移的治疗中获得高效，比两药联合获得了更高的手术切除率，但更高的不良反应，使医师们对其应用于临床还有许多担忧。那么，什么样的方案能在现有化疗的基础上进一步提高缓解率呢？

近年来，靶向药物主要是表皮生长因子受体（EGFR）单抗和血管内皮生长因子单抗与化疗联合，应用于晚期结直肠癌患者，明显改善了患者的生存获益。同时，由于靶向药物尤其是 EGFR 单抗的不良反应比较轻微，从而使得靶向药物成为结直肠癌肝转移新辅助治疗研究的新方向。

一、表皮生长因子受体（EGFR）单抗

一项 Ⅱ 期随机临床研究 CELIM 将不可切除的肝转移患者随机分为 CET 联合 FOLFOX 或 FOLFIRI，结果发现 FOLFOX 组（$n=53$）和 FOLFIRI 组（$n=53$）的 R_0 切除率分别为 38% 和 30%[10]，提示 CET 和奥沙利铂为基础的方案或联合伊立替康为基础的方案对于转化率的提高作用相当。

一项 Ⅲ 期随机对照研究将 *KRAS* 野生型的不可切除的肝转移患者 1:1 分为单纯化疗组和化疗联合 CET 组，结果显示化疗联合 CET 组（$n=68$）较单纯化疗组（$n=70$）有更高的肝转移 R_0 切除率（25.7% vs. 7.4%，$P<0.01$）以及更长的 PFS（10.2 个月 vs. 5.8 个月，$P=0.004$）和及 OS（30.9 个月 vs. 21.0 个月，$P=0.013$）[11]。

一项 meta 分析回顾性分析了 4 项随机对照研

究中的肝转移患者的数据，其中 3 项为 CET，1 项为帕尼单抗（PANI）。其中术前化疗 +EGFR 单抗组（$n=241$）的肝转移 R_0 切除率为 18%，明显高于单纯化疗组（$n=243$）的 11%（$P=0.04$）；EGFR 单抗的加入能够带来 PFS 的获益（$HR=0.68$，$P=0.002$），但无 OS 获益（$P=0.42$）[12]。

近期，三药化疗方案在肠癌姑息治疗领域的应用研究有所进展，也有 *KRAS* 野生型患者使用三药化疗联合 EGFR 单抗的数据报道。一项 Ⅱ 期研究 POCHER 对 43 例初始不可切除的肝转移患者使用时辰化疗（5-FU/ 亚叶酸钙 + 伊立替康 + 奥沙利铂）联合 CET，最终 60% 的患者接受了肝转移灶的 R_0 切除，PFS 为 14 个月，OS 为 37 个月。该研究由于最初不良反应较大，故进行了剂量调整，调整后 3~4 级腹泻、乏力、恶心 / 呕吐的发生率分别为 36%、12% 和 10%[13]。

一项多中心随机 Ⅱ 期研究 VOLFI 对 *RAS* 野生型的初始不可切除组（未限定为肝转移人群）比较了 FOLFOXIRI+PANI（A 组）和 FOLFOXIRI（B 组）的疗效，共分为不可切除队列（队列 1）和潜在可切除队列（队列 2）。队列 1 中，A 组和 B 组的 R_0 切除率分别为 14%（6/43）和 0（0/22）；队列 2 中，A 组和 B 组的 R_0 切除率分别为 75%（15/20）和 36.4%（4/11）。两组治疗相关的 3~5 级不良反应发生率分别为 81.3% 和 66.7%，3~5 级非血液学毒性分别为 71.9% 和 39.4%（$P=0.003\,9$）[14]。

这些研究均提示，在 *KRAS* 或 *RAS* 野生型的肿瘤中，EGFR 单抗能够在化疗的基础上提高转化成功率。三药化疗联合 EGFR 单抗可能带来更高的转化率，但其不良反应明显增多，临床上需要谨慎选择治疗人群。

二、血管内皮生长因子抗体——贝伐单抗

一项多中心随机开放的 Ⅱ 期研究 OLIVIA 将初始不可切除的肝转移患者随机分为 FOLFOXIRI+BEV 组（$n=41$）和 FOLFOX+BEV 组（$n=39$），两组的 ORR 分别为 81% 和 62%，R_0 切除率分别为 49% 和 23%。3~5 级不良反应在 FOLFOXIRI+BEV 组比在 FOLFOX+BEV 组中更常见，中性粒细胞减少发生率为 50% 及 35%，腹

泻发生率为30%及14%。该研究证实三药化疗联合BEV在转化治疗中优于两药联合BEV[15]。也有meta分析汇总了11项FOLFOXIRI+BEV研究,结果显示ORR为69%,最终R_0切除率为28.1%[16],提示该方案是转化治疗的选择之一。

然而,关于BEV是否能够在化疗的基础上进一步提高肝转移的切除率,目前仍缺乏随机对照研究。如前所述,药物治疗的缓解率越高,切除率就越高,考虑在姑息治疗中,BEV与伊立替康联用可以提高缓解率,NCCN指南推荐,将BEV用于转化治疗时与伊立替康联用[5]。

BEV是否能与奥沙利铂联用进行"转化治疗",目前仍缺乏充分证据。XELOX 1/NO16966是一项Ⅲ期开放性研究(两个治疗组),最初是为了评估XELOX方案与FOLFOX 4方案作为转移性结直肠癌一线治疗方案的安全性和有效性。此试验方案后来进行了改良,加用了贝伐单抗,变成一项随机安慰剂对照试验,采用2×2部分盲法,结果显示加用BEV并未提高ORR[17]。关于该研究单纯肝转移患者的回顾性数据显示,贝伐单抗组R_0切除率为12.3%,单纯化疗组为11.5%,两组没有显著性差异[18]。

First BEAT是一项Ⅳ期、开放的临床研究,目的是评价在未经选择的状态下,转移性结直肠癌患者经过贝伐单抗联合化疗一线药物治疗后接受手术的安全性和有效性。回顾性分析发现,单纯肝转移患者中,BEV联合奥沙利铂治疗在拟行根治性肝转移切除的比例(20.3% vs. 14.3%)和最终R_0切除的比例方面(15.4% vs. 11.7%),数值上均优于BEV联合IRI治疗[18]。如果认为BEV和IRI可以用于转化治疗,FIRST BEAT研究提示BEV也可以与奥沙利铂联合。

三、左半结直肠与右半结直肠

尽管部分患者经过适当的治疗后能够转化为"可切除的状态",但是大多数患者的肝转移灶始终无法切除,且无法提前预知哪部分患者可以成功转化。因而,在对初始不可切除的肝转移患者制定治疗决策时,应该兼顾ORR(尽可能保证最大限度缩瘤、增加转化可能)和OS(确保转化失败后不会因为初始治疗的选择不恰当而导致生存受损)两个方面。

此外,随着结直肠癌原发灶部位和靶向治疗疗效之间的关系的提出,需要对初始不可切除的肝转移患者进行分层管理,才能保证每位患者能够接受合适的治疗,而不至于错过转化为可切除状态的机会,也不至于接受过分强烈的治疗而增加不良反应。但上述的大多数研究均未能提供肿瘤部位的信息。因此,需要借助姑息治疗中的数据来帮助确定最合适的治疗方案。

对于 RAS/BRAF 野生型的左半结直肠癌患者,使用两药联合西妥昔单抗较联合BEV的ORR高(FIRE3中,CET组和BEV组分别为68.8% vs. 61.8%,P=0.19;在CALGB 80405中,CET组和BEV组分别为69.4% vs. 57.9%,P=0.005),且OS明显延长[19]。而三药化疗联合BEV和两药联合BEV的ORR(63.8% vs. 65.4%)和OS(40.0个月 vs. 37.7个月)均类似[20];三药联合PANI的有效率高达90.6%,但生存数据不详[14]。综合考虑,首先推荐双药联合CET治疗,也可以考虑双药化疗联合BEV;当亟须缩瘤时考虑三药化疗联合EGFR单抗或BEV。

对于 RAS/BRAF 野生型的右半结直肠癌患者,两药化疗联合CET的ORR仅数值上略高于联合BEV,但OS显著劣于BEV[19]。尽管FOLFOXIRI+BEV方案较FOLFIRI+BEV有ORR(81.3% vs. 66.3%,P=0.584)和OS的优势[20],但样本量较小,结论尚需进一步验证。FOLFOXIRI+PANI的ORR为75%(n=18),缺乏生存数据。综合考虑,首先推荐双药联合BEV治疗,对于肿瘤负荷大者或转化可能性高者,可以考虑三药联合BEV。

对于 RAS 突变型 /BRAF 野生型的患者,不建议使用抗EGFR单抗联合化疗。三药化疗联合BEV在ORR和OS方面可能优于两药化疗联合BEV(差异无统计学意义),但左半结直肠癌患者从三药联合BEV中的获益不如右半结直肠癌患者明显[20],所以对于左半结直肠癌推荐两药化疗联合BEV,右半结直肠癌推荐两药或三药化疗联合BEV。

对 于 BRAF V600 突 变 型 且 MSS/pMMR 的 患

者,治疗效果有限,预后极差。TRIBE 研究的回顾性分析[21]显示,FOLFOXIRI+BEV(n=16)数值上优于FOLFIRI+BEV(n=12),但 ORR 56% vs. 42%,OS 19 个月vs. 10.7 个月,均不具统计学差异。而 FOLFOXIRI+PANI(n=7,ORR=85.7%) 的 ORR 明显优于 FOLFOXIRI(n=9,ORR=22.2%)。此外,标准治疗失败后的 *BRAF V600* 突变型患者,接受康奈非尼(encorafenib,是 BRAF 抑制剂)+CET+ 比美替尼(binimetinib,是 MEK 抑制剂)(n=29)能达到 48% 的 ORR 和 15.3 个月的 OS,但尚无该方案的一线治疗数据[22]。对于该部分患者,若身体能够耐受,建议首选 FOLFOXIRI+BEV 治疗,三药化疗联合PANI 还需要更多的临床数据。

（李健　沈琳）

参考文献

[1] NORDLINGER B, VAN CUTSEM E, ROUGIER P, et al. Does chemotherapy prior to liver resection increase the potential for cure in patients with metastatic colorectal cancer？ A report from the European Colorectal Metastases Treatment Group [J]. Eur J Cancer, 2007, 43 (14): 2037-2045.

[2] VAN CUTSEM E, NORDLINGER B, ADAM R, et al. Towards a pan-European consensus on the treatment of patients with colorectal liver metastases [J]. Eur J Cancer, 2006, 42 (14): 2212-2221.

[3] PRIMROSE J, FALK S, FINCH-JONES M, et al. Systemic chemotherapy with or without cetuximab in patients with resectable colorectal liver metastasis: the New EPOC randomised controlled trial [J]. Lancet Oncol, 2014, 15 (6): 601-611.

[4] UMEHARA M, UMEHARA Y, TAKAHASHI K, et al. Preoperative chemotherapy with Bevacizumab extends disease-free survival after resection of liver metastases from colorectal cancer [J]. Anticancer Res, 2016, 36 (4): 1949-1954.

[5] National Comprehensive Cancer Network. NCCN Clinical Practice Guidelines in Oncology: Colon Cancer (Version 2. 2019)[EB/OL].[2019-05-15]. https://www. nccn. org/ guidelines/guidelines-detail？ category=1&id=1428.

[6] VAN CUTSEM E, CERVANTES A, ADAM R, et al. ESMO consensus guidelines for the management of patients with colorectal cancer [J]. Ann Oncol, 2016, 27 (8): 1386-1422.

[7] 中国临床肿瘤学会指南工作委员会. 中国临床肿瘤学会 (CSCO) 结直肠癌诊疗指南 2019 [M]. 北京: 人民卫生出版社, 2019.

[8] LAM V W, SPIRO C, LAURENCE J M, et al. A systematic review of clinical response and survival outcomes of downsizing systemic chemotherapy and rescue liver surgery in patients with initially unresectable colorectal liver metastases [J]. Ann Surg Oncol, 2012, 19 (4): 1292-1301.

[9] FOLPRECHT G, GROTHEY A, ALBERTS S, et al. Neoadjuvant treatment of unresectable colorectal liver metastases: correlation between tumour response and resection rates [J]. Ann Oncol, 2005, 16 (8): 1311-1319.

[10] FOLPRECHT G, GRUENBERGER T, BECHSTEIN WO, et al. Tumour response and secondary resectability of colorectal liver metastases following neoadjuvant chemotherapy with cetuximab: the CELIM randomised phase 2 trial [J]. Lancet Oncol, 2010, 11 (1): 38-47.

[11] YE L C, LIU T S, REN L, et al. Randomized controlled trial of cetuximab plus chemotherapy for patients with KRAS wild-type unresectable colorectal liver-limited metastases [J]. J Clin Oncol, 2013, 31 (16): 1931-1938.

[12] PETRELLI F, BARNI S. Resectability and outcome with anti-EGFR agents in patients with KRAS wild-type colorectal liver-limited metastases: a meta-analysis [J]. Int J Colorectal Dis, 2012, 27 (8): 997-1004.

[13] GARUFI C, TORSELLO A, TUMOLO S, et al. Cetuximab plus chronomodulated irinotecan, 5-fluorouracil, leucovorin and oxaliplatin as neoadjuvant chemotherapy in colorectal liver metastases: POCHER trial [J]. Br J Cancer, 2010, 103 (10): 1542-1547.

[14] GEISSLER M, KLINGLER T, KNORRENSCHILD J R, et al. 1st-line mFOLFOXIRI + panitumumab vs FOLFOXIRI treatment of RAS wt mCRC: A randomized phase Ⅱ VOLFI trial of the AIO (KRK-0109)[J]. Annals of Oncology, 2018, 29 (suppl_8): 453PD.

[15] GRUENBERGER T, BRIDGEWATER J, CHAU I, et al. Bevacizumab plus mFOLFOX-6 or FOLFOXIRI in patients with initially unresectable liver metastases from colorectal cancer: the OLIVIA multinational randomised phase Ⅱ trial [J]. Ann Oncol, 2015, 26 (4): 702-708.

[16] TOMASELLO G, PETRELLI F, GHIDINI M, et al. FOLFOXIRI plus Bevacizumab as conversion therapy for patients with initially unresectable metastatic colorectal cancer: a systematic review and pooled analysis [J]. JAMA Oncol, 2017, 3 (7): e170278.

[17] SALTZ L B, CLARKE S, DIAZ-RUBIO E, et al. Bevacizumab in combination with oxaliplatin-based chemotherapy as first-line therapy in metastatic

colorectal cancer: a randomized phase Ⅲ study [J]. J Clin Oncol, 2008, 26 (12): 2013-2019.

［18］ OKINES A, PUERTO O D, CUNNINGHAM D, et al. Surgery with curative-intent in patients treated with first-line chemotherapy plus bevacizumab for metastatic colorectal cancer First BEAT and the randomised phase- Ⅲ NO16966 trial [J]. Br J Cancer, 2009, 101 (7): 1033-1038.

［19］ ARNOLD D, LUEZA B, DOUILLARD J Y, et al. Prognostic and predictive value of primary tumour side in patients with RAS wild-type metastatic colorectal cancer treated with chemotherapy and EGFR directed antibodies in six random-ized trials [J]. Ann Oncol, 2017, 28 (8): 1713-1729.

［20］ CREMOLINI C, ANTONIOTTI C, LONARDI S, et al. Primary tumor sidedness and benefit from FOLF-OXIRI plus bevacizumab as initial therapy for metastatic colorectal cancer. Retrospective analysis of the TRIBE trial by GONO [J]. Ann Oncol, 2018, 29 (7): 1528-1534.

［21］ CREMOLINI C, LOUPAKIS F, ANTONIOTTI C, et al. FOLFOXIRI plus bevacizumab versus FOLFIRI plus bevacizumab as first-line treatment of patients with meta-static colorectal cancer: updated overall survival and molecular subgroup analyses of the open-label, phase 3 TRIBE study [J]. Lancet Oncol, 2015, 16 (13): 1306-1315.

［22］ K O P E T Z S , G R O T H E Y A , Y A E G E R R , e t al. Updated results of the BEACON CRC safety lead-in: Encorafenib (ENCO) + binimetinib (BINI) + cetuximab (CETUX) for BRAFV600E-mutant meta-static colorectal cancer (mCRC)[J]. Journal of Clinical Oncology, 2019, 37 (4_suppl): 688.

第一节 动脉灌注化疗和动脉栓塞

动脉灌注化疗术（transcatheter arterial infusion，TAI）和动脉栓塞术（transcatheter arterial embolization，TAE）对多种实体瘤均有较好疗效，尤其治疗肝脏肿瘤效果更为显著。后者包括载药微球动脉化疗栓塞术（drug-eluting beads transcatheter arterial chemoembolization，DEB-TACE）及放射性微球动脉栓塞术（trans-arterial radioembolization，TARE）[1-4]。目前，上述几种治疗方法在结直肠癌肝转移的预防、术前新辅助治疗、转化治疗及挽救性治疗中占有重要地位。

一、理论基础

① TAI 的局部化疗药物浓度较静脉化疗明显增高，肿瘤治疗效果也显著提高，进入体循环的药量减少，不良反应较静脉化疗减轻。研究表明，去氧氟尿苷（FUDR）经肝动脉灌注时，肝脏摄取率可达到 95%，肝内肿瘤组织的药物浓度是静脉滴注的 16 倍。②直径>3mm 的结直肠癌肝转移灶血供的 95% 来自肝动脉，正常肝组织血供约 75% 由门静脉供应。TAI 或 TAE 可以有效杀伤肿瘤细胞，正常肝细胞损伤可以得到恢复。③ TAE 能阻断肿瘤供血动脉，使肿瘤缺血缺氧而发生坏死，并且增加对化疗药物的敏感性。以往观点认为肝转移性肿瘤多为少血供肿瘤，治疗时以 TAI 为主。由于数字减影血管造影（digital subtraction angiography，DSA）的发展，发现消化道来源的肿瘤，尤其是结直肠癌肝转移病灶的血供较多为中等丰富，少数为富血供，TAE 对这些转移灶的治疗非常重要（图29-1）。④部分栓塞材料可以携带化疗药物，起到缓释作用，持续杀伤肿瘤，该方法又称作经导管动脉栓塞化疗（transcatheter arterial chemoembolization，TACE）。

二、适应证和禁忌证

（一）适应证

1. 无法手术切除的结直肠癌肝转移。
2. 结直肠癌肝转移外科术前的新辅助化疗。
3. 结直肠癌肝转移外科术后预防复发。
4. 结直肠癌肝转移灶破裂出血。

（二）禁忌证

1. 有血管造影禁忌证。
2. 瘤/肝比>75%。
3. 肝、肾功能不全。
4. 严重的骨髓抑制。
5. 无法纠正的凝血功能障碍。
6. 未能控制的严重感染。
7. 颅内转移。
8. 终末期患者。

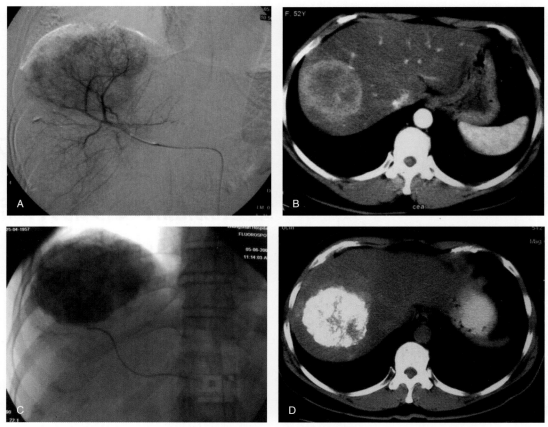

图 29-1　富血供的结直肠癌肝转移

A. 女,52 岁,结肠癌术后肝转移,动脉晚期;B. 肝动脉造影示病灶为富血供肝右叶膈顶强化灶;C. 碘油表
柔比星乳剂化疗栓塞后,碘油沉积;D. 术后 CT 平扫显示碘油沉积情况良好。

三、术前准备

（一）术前检查

术前 3 天内行肝肾功能、血尿粪常规、凝血功能、电解质及肿瘤标志物（CEA）检查。术前 2 周内完成肝脏 MR 或 CT 检查,如同时伴有其他部位转移,应进行相应影像学检查。

（二）患者准备

告知患者及家属手术过程、术后反应和可能发生的并发症,签署手术同意书。术前 4 小时禁食,术前 30 分钟地西泮 10mg 肌内注射,穿刺部位皮肤准备。

（三）药物准备

1. 常规药物　局部麻醉药（如 1% 利多卡因）,肝素生理盐水,非离子型造影剂等。

2. 急救药物　介入手术室内应备有急症抢救药物,如肾上腺素、阿托品、尼可刹米、多巴胺、氢化可的松、地塞米松、硝酸甘油、毛花苷 C 等。

3. 化疗药物　TAI 常用药物为去氧氟尿苷（FUDR）/氟尿嘧啶（5-FU）、顺铂 / 卡铂 / 奥沙利铂、伊立替康、表柔比星（EADM）/ 吡柔比星（THP）、丝裂霉素（MMC）等。通常 2~3 种药物联合灌注;对于富血供病灶,将其中部分药物和超液化碘油混合成乳剂行 TACE。

4. 栓塞剂

（1）超液化碘油:为末梢栓塞剂,与肿瘤有特殊的亲和性,不易被肿瘤组织清除,是富血供肿瘤常用的栓塞剂。一般认为碘油"导向性"栓塞的作用机制是:肿瘤组织内新生血管丰富,血流量大,碘油可因虹吸作用而流向肿瘤区;肿瘤血管扭曲、不规则,缺乏肌层和弹力层,缺乏神经调节,血流缓慢,不能有效冲刷附着的碘油;肿瘤组织缺乏能清除碘油的网状内皮系统。碘油常与化疗药物混合成乳剂行化疗性栓塞,不仅使肿瘤缺血、缺氧,还能缓释化疗药物,持续性杀伤肿瘤。

（2）药物洗脱微球:主要成分是聚乙烯醇或乙酸

乙烯酯和丙烯酸甲酯混合物,通过离子键和氢键与抗肿瘤药物结合。在肿瘤供氧血管内通过血浆剥离作用平稳释放化疗药物,使得肿瘤局部维持较高的血药浓度,而全身血药浓度较低,从而降低副作用。目前上市的产品中微球粒径最小的是 75μm,最大的有 700μm。通常一瓶微球可以装载 50~80mg 蒽环类药物或 100mg 伊立替康,局部药物释放有效浓度可维持 3~7 天。

(3)明胶海绵:安全、无毒、价格低廉,是 TAE 中最常用的栓塞剂。可以根据需要剪成不同大小的条状或颗粒状,加入造影剂进行注射。仅对血管部分栓塞时,7~12 天即可吸收,血管再通;如栓塞完全,可以导致永久性栓塞。常用于减少肿瘤血供或肿瘤出血。

(4)放射性核素微球:国外上市的主要是钇 -90 核素微球,载体是树脂微球或玻璃微球,平均直径 20~60μm,微球滞留在肿瘤血管床发出射线,使局部放射剂量高达 100~150Gy,对肿瘤组织产生强大的杀伤作用。其特点是发射纯 β 射线,能量高,射程短(约 2.5mm),半衰期 6 小时至 7 天。目前中国还没有产品上市。

(5)其他栓塞剂:不锈钢圈、微球、白及胶等,较少使用。

(四)器械准备

18G 穿刺针、4F 或 5F 血管鞘、0.035 或 0.038in(1in=25.4mm)顺滑导丝、4F 或 5F 各种预成形导管,如腹腔动脉、肝动脉、胃左动脉和 3F 微导管等(Cobra、RH、RLG、Simmons-Ⅰ、Simmons-Ⅱ、Multipurpose 等)。

四、治疗方法

采用 Seldinger 法穿刺股动脉,置入血管鞘,通常选用 RH 导管选择性进入肝总动脉进行造影,明确转移灶的数目、大小、位置、血供多少、有无动静脉瘘等情况。如肝总动脉走行变异,或有其他动脉(肠系膜上动脉、胃左动脉、膈下动脉)参与肝脏供血,应选用相应导管选择性进入这些动脉造影。把导管头端置于肝固有动脉,将化疗药物稀释后灌注。给药方式有一次冲击性灌注和持续性灌注两种。前者适用于细胞周期非特异性化疗药物给药,灌注后即拔除导管和血管鞘,操作较为简便。后者适用于细胞周期特异性

化疗药物给药,需留置导管,患者需卧床数天,会增加血栓形成等并发症的发生率。对于富血供转移灶,将部分化疗药物和超液化碘油混合成乳剂后进行化疗栓塞。如可以超选择插管,使导管头端尽可能接近病灶,减少正常肝组织损伤。栓塞前应注意避开胃右动脉、胆囊动脉等空腔脏器的供血动脉,防止异位栓塞。整个栓塞过程应在透视监视下完成,既可以观察碘油在病灶内沉积情况,又能及时发现碘油反流。用碘油乳剂进行化疗栓塞后,如病灶供血动脉血流仍较快,可以酌情使用明胶海绵细条或颗粒加强栓塞,进一步减少肿瘤血供。用碘油乳剂化疗栓塞的病例,术后拍摄肝区 X 线片,记录碘油沉积情况。

药物洗脱微球栓塞:术前需要将药物(一般选用伊立替康)和微球按说明书指导混合(不同品牌载药微球转载药物的方式和时间略有不同),并用造影剂稀释后备用。根据肿瘤大小和肿瘤供氧血管的粗细选择微球的粒径,建议使用小直径的微球栓塞,可使肿瘤坏死更明显,但可能会增加栓塞并发症的发生率。术中对于血供比较丰富的大病灶,微导管超选择插入供血动脉,用 1ml 注射器缓慢注入造影剂稀释的载药微球,整个栓塞过程必须在透视监视下完成,注射速度建议 1ml/min,注意防止微球反流造成异位栓塞。栓塞终点以肿瘤染色基本消失即可,或以造影剂滞留在责任血管持续 5 分钟为宜。建议保留肝段肝动脉血管显影,栓塞过度易造成严重不良反应。

五、术后处理

1. 患者仰卧,穿刺侧下肢制动至少 6 小时,观察穿刺部位有无出血、血肿形成,以及足背动脉搏动,肢体皮色、温度、感觉等情况。

2. 监测生命体征,高危患者使用心电监护。

3. 术后 3~5 天予保肝、制酸、止吐、抗感染、对症支持治疗。

4. 栓塞后综合征是 TAE 后的常见反应,包括恶心、呕吐、发热、上腹部疼痛、胃肠道动力减弱、肝功能损害等表现,多为一过性。其中发热系肿瘤坏死代谢产物影响体温调节中枢所致,可持续数天至数周,常使用非甾体抗炎药对症处理。腹痛为栓塞后内脏缺血、肿瘤邻近

肝包膜等因素引起。现代医学对于肿瘤性疼痛或肿瘤治疗伴随疼痛的治疗目的是持续、有效地消除疼痛，最大限度提高患者生活质量，因此，应正确掌握三阶梯镇痛原则，及时缓解患者疼痛。但在处理过程中应注意与急腹症引起的疼痛鉴别。胃肠道动力减弱应适当使用胃肠道动力药物，鼓励患者下床活动及进食。

5. 术后 3~5 天后，复查肝肾功能、血常规，决定是否继续保肝、支持和对症治疗。术后 6~8 周随访 CT/MR 和 CEA，观察疗效。

六、疗效

（一）无法手术切除的结直肠癌肝转移

与静脉化疗治疗结直肠癌肝转移的发展历史相似，5-FU/FUDR+LV 是经动脉治疗中研究最为广泛和深入的药物。从 20 世纪 80 年代开始，很多机构开展了大量 5-FU/FUDR+LV 经动脉给药和静脉给药的随机对照研究，有学者[5,6]对其中 7 组经典研究进行了荟萃分析。分析结果显示：经动脉给药和静脉给药的有效率分别为 41% 和 14%，有显著差异，但两者的生存期无显著差异。他们认为两者生存期相仿的原因是：静脉给药组中部分患者病灶进展后交叉到动脉给药组，而动脉给药组中部分患者因药盒导管系统置入失败或出现并发症等因素交叉到静脉给药组；动脉给药组的肝外转移灶未得到很好控制。Kemeny 等[7]将 135 例结直肠癌肝转移患者随机分为 2 组，分别于动脉和静脉给予 FUDR 和 LV，动脉给药组的有效率为 47%，明显高于静脉给药组的 24%，P=0.012；前者的中位生存期（P=0.003 4）和肿瘤无进展时间（P=0.034）明显较后者延长。

20 世纪 90 年代，奥沙利铂和伊立替康的问世，使结直肠癌化疗走上了一个新台阶，结直肠癌肝转移患者的化疗有效率明显提高，生存期也明显延长。较多学者对这两种药物的经动脉用药进行了研究。Dzodic 等[8]对 VX2 兔模型分别经动脉和静脉途径给予奥沙利铂，经动脉给药的外周血峰值浓度明显低于经静脉给药，表明经动脉给药有较高的治疗指数。伊立替康属前体药物，在人体内需经羧酸酯酶催化形成活性产物 7-乙基-10-羟喜树碱（SN-38），才能发挥药理作用。由于肝内羧酸酯酶含量高于其他脏器，因此经肝动脉

给药的 SN-38 的转化率明显高于静脉给药（P=0.015），从而使经肝动脉给药的肝内 SN-38 浓度高于后者[9]。伊立替康、奥沙利铂和 FUDR 对结直肠癌肝转移均有良好疗效，而且三种化疗药物的作用机制不同、剂量限制性毒性不同，使三种药物联合用药有了理论基础。目前，多项体外药物敏感试验已证实以上三种药物两两之间有协同作用，如奥沙利铂和伊立替康活性代谢产物 SN-38 抑制人 HT29 结肠癌细胞株有协同作用；奥沙利铂和氟尿嘧啶抑制人 LoVo 结肠癌细胞株有协同作用；SN-38 和 5-FU 抑制多种人结肠癌细胞株有协同作用。Falcone 等[10]报道了含伊立替康、奥沙利铂、FuDR 的 FOLFOXIRI 方案和 FOLFOX 方案的随机对照研究结果，证实 FOLFOXIRI 组的有效率明显高于后者，中位生存期和中位进展时间均显著较后者延长。因此，FOLFOXIRI 方案成为目前结直肠癌化疗研究的热点。复旦大学附属中山医院介入科采用伊立替康、奥沙利铂和 FUDR 作为一线或二线方案经动脉联合治疗 32 例无法手术切除的结直肠癌肝转移患者，总有效率达到 46.9%，中位生存期 17.7 个月，取得良好效果（图 29-2）。

2006 年药物洗脱微球进入临床，Martin[11]报道了装载伊立替康微球（DEBIRI）治疗奥沙利铂和伊立替康耐药的肠癌肝转移患者，6 个月影像学反应率为 66%，12 个月为 75%，中位生存时间为 19 个月，中位 PFS 为 11 个月。Aliberti[12]研究显示 3 个月有效率达 78%，中位生存时间可达 25 个月。Fiorentini[13]报道首个随机对照研究比较介入 DEBIRI 和静脉化疗 FOLFIRI 对 2~3 线化疗失败肠癌肝转移患者的结果显示，DEBIRI 组中位 OS 为 22 个月，FOLFIRI 组为 15 个月；DEBIRI 组客观肿瘤反应率为 68.6%，FOLFIRI 组为 20%。之后 Martin[14]报道了一线 DEBIRI 联合系统化疗对比化疗联合靶向治疗肠癌肝转移的随机对照研究结果，DEBIRI 联合化疗组比化疗靶向组有更好的转化切除率（35% vs. 6%，P=0.05），但 PFS 两组没有明显差别，OS 没有报道。系统回顾分析 13 项研究，药物洗脱微球化疗栓塞（DEB-TACE）加权平均肿瘤反应率为 56.2%，加权平均 PFS 为 8.1 个月，加权平均 OS 为 16.8 个月[15]（图 29-3）。

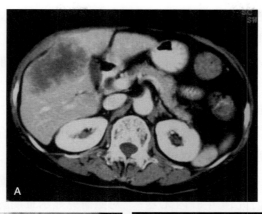

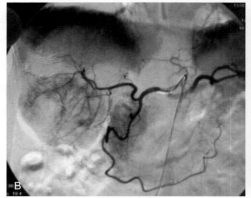
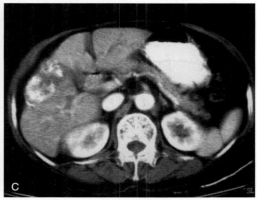

图 29-2 伊立替康、奥沙利铂和 FUDR 经动脉联合治疗结直肠癌肝转移

A. 女,74 岁,结肠癌术后肝转移;B. 采用伊立替康、奥沙利铂和 FUDR 方案行 TAI 和 TAE;C. 经 2 次治疗后,病灶明显缩小,达到 PR。

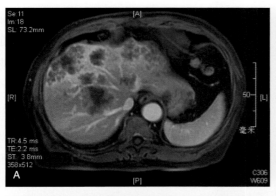
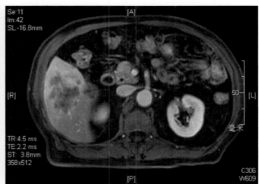

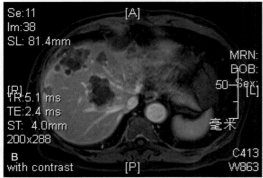
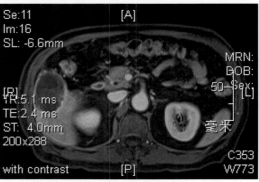

图 29-3 伊立替康载药微球联合 Xelox+ 安维汀治疗直肠癌肝转移

A. 男,71 岁,直肠癌肝肺多发转移,肝内病灶肿瘤负荷大,DEB-TACE 联合系统化疗;B. 综合治疗 9 个月后(3 次 DEB-TACE 治疗)肝内病灶明显缩小坏死。

放射性微球 ^{90}Y 在国外主要用于挽救性治疗,在多线化疗耐药的肠癌肝转移患者中,多项研究结果显示客观有效率为 35%~40%,中位生存时间为 8~14.5 个月[16-20]。

(二) 结直肠癌肝转移的辅助治疗

肝转移病灶切除后进行 TAI,不仅可以控制肝内未能发现的微小转移灶,还能防止肝内复发。Kemeny 等[21]将结直肠癌肝转移术后接受动脉灌注化疗的患者与不接受治疗的患者进行对照研究,4 年肝内无复发率分别为 67% 和 43%,有显著差异。在另一项研究中把 156 例结直肠癌肝转移切除术后的患者随机分为两组[22],一组动脉给予 FUDR,静脉给予 5-FU 和 LV,另一组仅静脉给予 5-FU 和 LV,均治疗 6 个疗程。静脉给药组和动、静脉联合用药组的 2 年生存率分别为 72% 和 86%(P=0.03),两组的中位生存期分别为 62.7 个月和 72.2 个月,静脉给药组的死亡风险是动、静脉联合用药组的 2.34 倍。

(三) 结直肠癌肝转移的新辅助治疗

经动脉新辅助治疗的优点有:①控制、缩小肝内转移灶,降低肿瘤分期,使不能切除的肿瘤变为可以切除,提高治愈性手术切除率,降低复发率。②控制术前存在的微小病灶,减少术后复发。③防止术后肿瘤血供改变,影响化疗效果。④防止切除原发肿瘤引起的肿瘤增殖刺激,控制医源性转移。⑤作为化疗敏感性试验,合理选择敏感药物,并可协助判断预后。⑥剔除不宜手术治疗的患者。

有关无法手术的结直肠癌经静脉化疗后获得根治性切除的报道很多[23],但结直肠癌肝转移经动脉新辅助治疗的经验较少。Zelek 等[24]采用静脉给予伊立替康和 5-FU 结合动脉给予表柔比星的方法治疗了 31 例无法手术切除的结直肠癌肝转移患者,其中 11 例接受了根治术。Pulitano[25]对 100 例可切除肝转移患者进行肝动脉灌注化疗的新辅助研究,50 例患者术前行 FUDR 肝动脉灌注化疗后再行手术,50 例直接手术。随访结果动脉灌注化疗组 1 年和 3 年无病生存率(DFS)为 77.5% 和 57.5%,对照组为 62.9% 和 37%(P=0.036),5 年的总生存率动脉灌注化疗组为 49%,对照组 35%(P=0.097),尤其对于有较高危险因素的患者生存获益更明显,中位生存率可提高 6 个月以上(P=0.031)。

(四) 结直肠癌肝转移的预防性治疗

对于术前分期为 Ⅲ 期,且不伴有出血、梗阻症状或无穿孔的患者,在有条件的单位可考虑应用肝动脉和肿瘤区域动脉联合灌注化疗。5-FU(或其前体药物)并可联合奥沙利铂,经肝动脉、肿瘤区域动脉分别灌注,化疗后 7~10 天施行根治性切除术。多中心随机对照研究显示 Ⅲ 期肠癌患者术前接受动脉灌注化疗的患者 3 年发生肝转移比例为 8%,对照组为 15%,5 年肝转移发生率为 8% 而对照组为 18%(P<0.001),总生存率方面 3 年 OS 化疗组为 89%,对照组为 79%,5 年 OS 化疗组为 81%,对照组为 72%(P=0.003)。目前的临床研究表明该方案虽不能明显降期,但对 Ⅲ 期结直肠癌患者有预防肝转移的作用[26,27]。

七、并发症

(一) 穿刺插管相关并发症

1. **穿刺部位血肿、假性动脉瘤形成**　患者凝血功能差、压迫止血手法不当均可造成穿刺点出血,引起血肿,甚至形成假性动脉瘤。血肿形成后应注意血肿范围有无扩大、有无局部膨胀性搏动。如血肿进行性增大,需要重新加压包扎,并使用止血药物。血肿形成早期可用带粗针头的注射器穿刺入血肿进行抽吸,尽量抽出淤血。穿刺点附近局部有膨胀性搏动,应进行彩超检查,明确有无假性动脉瘤形成。如发现假性动脉瘤,通过彩超标记瘘口位置,并加压包扎。如上述措施无效,根据情况在超声导引下注射凝血酶原复合物或外科手术干预。

2. **动脉夹层**　由导丝、导管进入动脉内膜下,掀起内膜所致,常见于有动脉硬化基础或血管走行迂曲的病例,表现为血流无法到达动脉远端,局部造影剂呈条状淤滞。可尝试用导丝软头探过夹层,但大多数情况需要终止介入手术。

3. **动脉痉挛**　与导管、导丝、化疗药物对动脉壁的刺激有关,多发生于动脉纤细、走行迂曲的病例。轻微痉挛一般不影响进一步操作,较严重的痉挛使动脉管腔变小,进入痉挛段远端的血流明显减少,影响后续治疗。术中轻柔操作导丝、导管,缓慢灌注化疗药物,对于易出现动脉痉挛的患者使用微导管,可以避免这一并发症的发生。如出现痉挛,立即停止导丝、导管操作,用2%利多卡因缓慢注射,若无效可将罂粟碱30mg用10ml生理盐水稀释后缓慢注射。如较严重痉挛对上述治疗措施均无效时,应考虑终止手术。

4. 动脉损伤或穿孔　导丝操作过程中损伤动脉壁,造影剂速率过大,均会导致动脉壁损伤、穿孔,表现为造影剂外渗。如损伤轻微,可局部和全身使用止血药物;严重损伤和穿孔,需用明胶海绵、不锈钢圈栓塞,甚至手术修补。

5. 迷走反射　可能与导丝、导管刺激动脉壁上感受器有关,表现为心率和血压同时下降,严重者出现意识丧失。必须立即静脉注射阿托品,必要时可重复注射。同时给予其他相应处理。

6. 导丝、导管打折或断裂　与血管扭曲、术者操作不熟练、未在透视监视下操作等因素有关。导丝打折可在透视监视下通过导管小心取出;导管打折应将打折段撤至管径较宽的血管内(如腹主动脉),用导丝软头探过打折段后,在透视监视下一并退出。导丝、导管断裂首先用抓捕器尝试取出,如不能成功则需外科手术取出。

(二)药物相关并发症

经动脉化疗灌注、化疗栓塞时,肝脏和胃肠道血药浓度显著高于外周血药浓度,因此肝脏和上消化道的局部不良反应较明显,骨髓抑制、脱发、腹泻等全身不良反应的发生率较静脉化疗低。除化疗药物的不良反应外,常见的还有以下并发症。

1. 肝功能衰竭　肝功能储备差、门静脉受累都是术后发生肝功能衰竭的高危因素。因此,术前全面评估患者肝功能状况,对于高危病例术中注意超选择插管和减量化疗可以预防这一并发症的发生。

2. 肾功能衰竭　不仅与化疗药物的肾毒性有关,还与化疗栓塞后短期内大量肿瘤细胞坏死产生的代谢产物损伤、堵塞肾小管相关。可采取的预防措施有尽量避免使用肾毒性较大的化疗药物以及术后充分水化、碱化尿液。

3. 异位栓塞　主要指TAE时液态栓塞剂反流入胆囊动脉、胃右动脉、胃十二指肠动脉,引起胆囊或胃损伤或穿孔。术中导管头避开上述动脉,化疗栓塞中避免反流可起到预防作用。

4. 胆管硬化和胆汁瘤　由于胆管系统由肝动脉供血,经肝动脉给药可造成胆管并发症。胆管硬化西方国家报道较多,且多出现于经动脉使用FUDR的病例,发生率高达3%~26%,临床症状类似原发性硬化性胆管炎。给药同时动脉给予地塞米松或换用5-FU,可以降低这一并发症的发生率。胆汁瘤形成可能与局部胆管壁缺血坏死后胆汁外渗有关。体积较小的胆汁瘤无须处理,如较大产生压迫症状时可行穿刺引流。

5. 肝脓肿　胆道手术史是TAI或TAE术后肝脓肿形成的高危因素,胆道手术可导致肠道内细菌逆行进入肝脏,化疗药物的细胞毒性作用和栓塞后肝组织局部缺血均可引起抗感染免疫力下降,导致肝脓肿。脓肿形成后需联合使用敏感抗生素,待脓肿成熟后行穿刺引流。

八、展望

近年来,靶向治疗药物发展迅速,并在临床取得良好疗效。疗效明确的结直肠癌靶向治疗药物有针对表皮生长因子受体的西妥昔单抗和针对血管内皮生长因子的贝伐单抗[28,29]。因此,以分子生物学为基础的治疗模式联合传统化疗药物是结直肠癌肝转移治疗的新方向。TAI可以增加肿瘤的局部血药浓度,减少药物对全身的毒副作用,起到器官靶向作用。TAI作为器官靶向导入途径,增强分子靶向药物的疗效,也值得深入研究。

第二节　经皮导管药盒系统置入术

经皮导管药盒系统(port-catheter system,PCS)置入术,是指经皮穿刺将留置导管置入靶血管内,其末端与埋置在皮下的药盒相连,建立长期血管内给药途径的介入技术。PCS置入术具备以下优点:通过一次手术,为 TAI 建立了可长期使用的血管通道,避免反复插管;给药方法简单,只需穿刺进入药盒即可给药,可在门诊治疗;降低均次治疗费用。1981 年经皮 PCS 置入术在美国问世,国内首先于 1994 年报道经皮锁骨下动脉 PCS 置入术,其后在国内介入领域广泛开展。经皮 PCS 置入术与外科置入术相比,损伤小、并发症少;不破坏动脉解剖结构,通畅期长[30];必要时可调整或拔除 PCS[31]。PCS 提供了一个治疗途径,本身并无治疗肿瘤作用,经 PCS 行 TAI 的疗效主要与化疗方案、肿瘤分化程度、导管留置位置、患者的身体状况等因素相关[32,33]。

一、适应证和禁忌证

(一)适应证

1. 需行多次 TAI 的少血供转移灶。

2. 肝固有动脉为肝内病灶的唯一供血动脉,如有其他内脏动脉参与供血,应对这些血管进行栓塞。

(二)禁忌证

除 TAI 和 TAE 的禁忌证外,还有以下方面禁忌。

1. 药盒置入部位有可能会接受热疗或放疗。

2. 药盒置入部位有感染、瘢痕或肿大淋巴结。

二、术前准备

(一)术前检查

术前 3 天内进行肝肾功能、血尿粪常规、凝血功能、电解质及肿瘤标志物(CEA)检查。术前 1 周完成肝脏 MR 或 CT 检查,如伴有其他部位转移,应进行相应的影像学检查。

(二)患者准备

告知患者及家属手术过程、术后反应和可能发生的并发症,签署手术同意书。此外,应告知置入化疗药盒的大小、形状,置入位置,置入后是否会对日常生活有影响及药盒护理等,让患者在心理上有足够准备。

(三)药物准备

见本章第一节。

(四)器械准备

1. **常规介入器械**　21G 穿刺套盒〔包括 21G 穿刺针、0.018in(1in=25.4mm)细导丝及 4F 外套管〕或 18G 穿刺针、180cm 长的 0.035in 或 0.038in 顺滑导丝、4F 或 5F 各种预成形导管(以 Cobra 和 RH 最为常用)。

2. **导管药盒系统**　由药盒、接口螺帽、留置导管和隧道针组成。药盒壳体由硬质塑料或金属制成。穿刺膜由高密度硅胶制成,位于壳体上部,可耐受数百次穿刺不会渗漏。药盒一侧有外径为 0.038in 的不锈钢金属管,将留置管套入后,拧上接口螺帽,即可将留置导管与壳体紧密固定。留置导管外径常为 5F,内径可通过 0.038in 的导丝。

3. **其他器械**　包括切开缝合的常用外科手术器械,如手术刀、血管钳、外科镊、持针器、缝针及缝线等。

三、操作技术

(一)动脉造影

通常先从股动脉途径插管行数字减影血管造影,通过造影了解肿瘤病灶血供多少、供氧动脉情况,判断是否适合 PCS 置入,并通过这一途径行 TAI 和 TAE。

(二)入路选择

行 PCS 置入术时,入路血管可为左锁骨下动脉和股动脉[34,35]。相应的药盒置入部位为左前胸壁、下腹壁或腹股沟下方大腿前内侧。一般首选左锁骨下动脉入路,这样埋置药盒后对患者术后生活影响较小,护理方便,且留置管在主动脉内是顺血流方向,不易移位。但左锁骨下动脉穿刺和导管操作难度较高,术者需有相应经验。股动脉入路穿刺和导管操作较为方便,但留置管在主动脉内是逆血流方向,较易移位,由于药盒接近腹股沟,护理要求更高,否则易引起感染。

(三)左锁骨下动脉穿刺技术

左锁骨下动脉直接起自主动脉弓,沿肺尖内侧,出胸廓上口到颈根部,斜越胸膜顶的前面,经第 1 肋上面穿过斜角肌间隙,至第 1 肋外缘,移行为腋动脉。通常穿刺的部位为左锁骨下动脉外段,以及第 1 肋外缘外侧 1~2cm 处的腋动脉起始段。进针点多选在锁骨下窝顶部下方 3~4cm 处，偏瘦者可触及腋动脉搏动。用 21G 穿刺针向锁骨中点处穿刺，深度 4~5cm，针尾接注射器，边退针边回抽。有回血时移去注射器，如针尖位于左锁骨下动脉内，可见针尾有鲜红色血液快速滴出。若穿刺不中，将针尖每次向下移动约 0.5cm，直至穿刺针与身体横断面平行。穿刺中若患者感左上肢发麻，说明穿中臂丛神经，针尖偏上；若穿中锁骨下静脉，说明针尖偏下；若穿中胸膜腔，证明穿刺过深及偏下。穿刺过程中移去枕头，让患者放松双肩可以提高穿刺成功率。穿中后在透视监视下送入 0.018in 导丝至升主动脉，沿导丝送入 4F 外套管，拔除内芯和 0.018in 导丝后送入 0.035in 或 0.038in 顺滑导丝，遂建立穿刺通道。

另一种方法是通过建立的股动脉途径送入 0.035in 导丝至左锁骨下动脉作为导引，透视下对准 0.035in 导丝穿刺。通常 PCS 置入术时都会通过股动脉途径行 TAI，而且这种方法穿刺成功率高，并发症少，因此成为目前最常用的左锁骨下动脉穿刺方法。

（四）放置留置导管

沿导丝送入导管（Cobra 导管最为常用），避免使用血管鞘，防止交换留置导管后渗血。在导丝帮助下将导管选择性插入肝固有动脉，如导管不能越过胃十二指肠动脉，可以用不锈钢圈闭塞胃十二指肠动脉后将导管头留置于肝总动脉。造影证实导管位置后，送入导丝使导丝头端到达动脉远端分支，以便提供良好支撑。透视监视下固定导丝，回撤导管直至导管完全退出体外，同时压迫穿刺点防止渗血。沿导丝送入留置导管至预定位置，留置导管透视下显影较差，必要时可放大图像辨认留置导管头位置，并注射造影剂证实。留置导管到位后应嘱患者深呼吸或咳嗽，使脏器位置移动幅度加大，观察留置导管头端位置有无移位。如有移位，应再行调整。

（五）药盒连接和置入

于左前胸壁、穿刺点内下 2~3cm 局部麻醉，切开皮肤约 3cm，分离皮下组织。向切口内侧钝性分离皮下组织，做一皮下囊腔，大小以能容纳药盒为准。将隧道针经穿刺点穿透皮下组织至囊腔切口，针尾端连接留置导管，将留置导管引至囊腔切口外。剪去多余

的留置导管，与药盒的金属管连接，拧紧接口螺帽。用头皮针穿刺药盒试注肝素生理盐水，观察接口有无渗漏；再注射造影剂，证实留置导管头端无移位后将药盒送入皮下囊腔内。再次注射造影剂，确认留置导管体外部分无打折后逐层缝合皮下组织和皮肤。注射肝素生理盐水，使之充满药盒与留置导管内，防止药盒导管系统内血栓形成。

经股动脉留置者，药盒既可置入穿刺点内下方 3~4cm 处，也可置入同侧下腹壁。如穿刺点距药盒留置位置较远，可在留置导管行径中做多个皮肤小切口，用隧道针分次将留置导管引至囊腔切口处。

（六）给药方法

显露药盒留置部位，常规消毒铺巾。用左手拇指、示指及中指，触摸药盒边缘，明确药盒中心位置，用头皮针垂直穿透药盒穿刺膜，直到针尖触及药盒底部。先用肝素盐水注射，观察是否通畅，有无渗漏。然后经药盒注射化疗药物，注射结束后，用肝素生理盐水封管。第一次经药盒化疗时应在透视下注射少量造影剂证实导管头位置。每月用肝素生理盐水冲洗 PCS 一次。

四、术后处理

1. 患者平卧位，左上肢和 / 或穿刺侧下肢制动，观察穿刺与药盒留置部位有无出血、血肿形成，左侧桡动脉和穿刺侧足背动脉搏动，肢体皮色、温度、感觉等情况。

2. 术后 3~5 天给予保肝、制酸、止吐、抗感染、支持和对症治疗。

3. 术后 7 天拆线，如切口张力较高或愈合欠佳，应延长拆线时间或间断拆线，必要时用蝶形胶布固定，减轻切口张力。尽量减少左上肢活动，保持药盒置入处皮肤的清洁干燥，尤其是经股动脉置入者。

五、并发症

与穿刺插管有关的并发症详见本章第一节，与 PCS 置入术相关的近期并发症主要有气胸、切口感染、血肿形成、延迟愈合。远期并发症包括留置导管移位、阻塞、肝动脉闭塞、皮肤坏死等。

（一）气胸

气胸多因穿刺锁骨下动脉时进针偏深、偏下，刺穿壁胸膜引起。一般少量气胸可自行吸收，无须特殊处理。大量气胸引起明显临床症状时应行胸腔闭式引流。穿刺时通过股动脉途径留置导丝至左锁骨下动脉作为导引，可以有效避免气胸的发生。如不借助导丝导引，术前应熟悉左锁骨下动脉的解剖、走行、相邻结构及体表投影。穿刺时避免进针太深，透视下针尖不要超过第 1 肋圈内缘。

（二）血肿形成

血肿常出现于凝血功能较差的患者，局部可见皮肤肿胀、瘀斑，按压有波动感。术前应纠正高危患者的凝血功能；术前、术后使用止血药物；术中注意小血管出血的处理；尽量减少残腔间隙；伤口渗血较多者，皮下囊腔内留置引流皮条，可以防止血肿形成。如有血肿形成，可用注射器接粗针头抽吸积血，必要时切开引流。

（三）切口感染

PCS 置入切口属无菌切口，通常不会发生感染。术中严格无菌操作，缝合前清除伤口内积血，术后常规应用抗感染药物是防止感染发生的关键。一旦出现感染，应及时换用有效抗生素，必要时酌情予局部处理。如伤口经久不愈，需取出 PCS。

（四）切口延迟愈合或开裂

切口延迟愈合或开裂常与患者营养状况较差和切口张力较大有关。囊腔偏小、药盒位于切口下方均可引起切口张力过大。药盒应埋于深、浅筋膜之间，如位置过浅会使药盒表面皮肤过薄，张力增加。应予延迟拆线或间断拆线，改善患者营养状况，促进伤口愈合。当伤口无法愈合时，应及时取出 PCS 系统。

（五）留置导管移位

留置导管移位可分为向近端移位和向远端移位，以向近端移位更为常见。导管头部向近端移位至胃十二指肠动脉开口近端或腹腔干，化疗灌注时肝内药物浓度降低，影响治疗效果，同时增加胃肠道不良反应。导管头部向远端移位，越过肝固有动脉分叉部，会使部分病灶得不到治疗。以下措施可以防止留置导管移位：导管在靶血管内保留一定长度；整个留置导管体内段不应绷得过紧或过度松弛；与药盒连接前让患者深呼吸或咳嗽，观察导管头位置有无移动，并做适当调整。也可以通过多种留置导管固定技术防止移位，但操作较为复杂、费时[36]。一旦术后发生移位，可重新切开，分离导管与药盒，重新放置留置导管。

（六）留置导管阻塞

留置导管阻塞通常发生于较长时间未用肝素生理盐水冲洗的病例。可用 2ml 注射器加压注射尿激酶溶液，部分可获再通。

（七）肝动脉闭塞

肝动脉闭塞与化疗药物或导管头端对血管内膜的刺激有关。PCS 置入时，留置导管头端不要顶住血管壁，否则易引起血管内膜损伤[37]。

（八）化疗药物渗漏

穿刺针针头未完全进入药盒或留置导管与药盒接口处连接不紧密，会导致化疗灌注时化疗药物渗漏。穿刺时针头仅穿过药盒穿刺膜，当注射压力较高时，有时穿刺针会后退，使针头端孔退至薄膜内，从而导致渗漏。因此，应使针头接触到药盒后壁，再灌注化疗药物。如发生渗漏，可局部冷敷或用普鲁卡因局封，局部刺激严重的药物（如丝裂霉素），往往需要取出药盒。

第三节　消融治疗

近十几年来，肝脏肿瘤的局部治疗技术发展迅猛，并取得良好的临床疗效，这些局部治疗技术包括射频消融术（RFA）、微波治疗（microwave therapy）、激光诱导间质肿瘤热疗术（laser-induced interstitial thermotherapy，LIIT）、高强度聚集超声治疗（high intensity focused ultrasound therapy，HIFU therapy）、冷冻消融（cryoablation）等。本节就常用的射频消融、微波消融和冷冻消融做简单介绍。

一、射频消融术

（一）作用机制

RFA 系统由 RF 发生器、电极针及皮肤电极组成。

治疗时在 B 超、CT 等影像学方法导引下将电极针插入瘤体内。皮肤电极为一块或两块大的电极板,置于电和热传导相对较好的体表部位,如大腿或背部。这样,RF 发生器、电极针、皮肤电极和人体形成一个循环通路,当 RF 发生器工作时,电极针和皮肤电极之间在患者体内产生射频电流。电极针周围组织在电流作用下出现离子振荡,产生热量,组织温度升高[38]。据文献报道[39],细胞在 40℃时仍可保持稳态;当温度升高到 42~45℃时,极易受外界刺激引起损伤;>46℃时细胞开始出现不可逆性损伤;60~100℃时发生凝固性坏死;当温度超过 105℃时,组织成分出现炭化,这时炭化的组织会影响热能传导。因此 60~100℃是 RFA 治疗肿瘤的最佳温度范围。高温灭活的肿瘤组织不同于体内缺血坏死的肿瘤组织,后者的肿瘤细胞抗原很快液化降解。RFA 治疗后,经过高温固定处理的肿瘤组织可保留在体内,这些灭活的肿瘤组织在相当长时间内与机体免疫系统相互作用,可产生持久免疫作用,可能有利于机体杀灭微小的播散或转移灶,从而发挥异位抗肿瘤效应[40]。

(二) 适应证[41,42]

病灶直径 ≤4cm,数目不超过 3 个,且无肝外转移是 RFA 的最佳适应证,可以达到根治的效果;如病灶直径或数目超过上述标准或已有肝外转移,可以酌情进行姑息性治疗。

(三) 禁忌证[43]

1. 有肝脏穿刺的禁忌证,如严重的凝血功能障碍、败血症等。

2. 肝门区肿瘤。肝动脉和门静脉内的血流可以带走热量,使肝动脉和门静脉壁不受高热损伤,但胆汁流动极为缓慢无法带走热量,如对肝门区肿瘤施行 RFA 会损伤较大的胆管分支,引起胆瘘或胆管狭窄。

3. 肿瘤邻近胆囊、胃、肠等空腔脏器为相对禁忌证,可以通过开腹行 RFA 治疗。

4. 肝功能 Child-Pugh 分级 C 级。

5. 终末期患者。

(四) 术前准备

1. **术前检查**　术前 3 天内进行肝肾功能、血尿粪常规、凝血功能、电解质及肿瘤标志物(CEA)检查。术前 1 周内完成肝脏 MR 或 CT 检查,如伴有其他部位转移,应进行相应的影像学检查。

2. **患者准备**　告知患者及家属手术过程、术后反应和可能发生的并发症,签署手术同意书。术前 4 小时禁食、术前 30 分钟地西泮 10mg 肌内注射。

3. **药物准备**

(1)常规药物:局部麻醉药、镇痛药、生理盐水等。

(2)急救药物:见本章第一节。

4. **器械准备**

(1)射频消融仪:电极针、射频发生器、导线和皮肤电极。不同厂家生产的射频消融仪主要是电极针不同,目前常用的电极针主要有以下 4 种。

1)伞形电极针[44]:伞形电极针的绝缘针杆内有多枚弧形电极丝,根据生产厂家和设备型号不同,电极针内电极丝数目为 4~12 枚。将电极针穿刺入瘤体后,针杆内的电极丝伸出,呈伞样打开,增大了 RFA 的治疗范围。

2)双电极针[45]:为两枚并行的电极针,工作时射频电流即在两枚电极之间产生,无须使用皮肤电极板,相当于两枚单电极针同时进行治疗。

3)自冷却电极针[46]:针内有两个并行的中空管腔,管腔中流动的液体可以带走电极针周围的热量,防止电极针周围组织温度过高引起炭化,从而增强射频电流和热能传导。

4)可灌注电极针[47]:电极针的针尖带有侧孔,与针尾注射孔相通。治疗时从针尾注射生理盐水,可以经侧孔在治疗区域内弥散,能够增加组织的电传导性,从而增强射频电流,增强热效应;而且液体热能传导性优于固体,可以防止电极针邻近组织炭化。

(2)CT 或超声等影像导引设备:超声和 CT 是RFA 常用的影像学导引方法,两者各有优缺点。CT 的空间分辨率和密度分辨率远高于超声,对人体组织和电极针的图像显示较超声清晰、精确。射频治疗过程中产生的大量微气泡会形成很多声学界面,干扰超声对病灶治疗情况的观察。但超声导引操作简便,可以实时显示穿刺过程,及时调整电极针的方向和深度。CT 导引操作较为复杂,图像获取和进针分开进行,且患者会受一定剂量的辐射影响。

（五）操作方法

1. 根据病灶位置和操作需要让患者采用仰卧位、俯卧位或侧卧位,将皮肤电极置于患者大腿或背部并固定,治疗过程中使用心电监护。

2. 穿刺点用利多卡因局部麻醉,做 2~3mm 皮肤切口。超声或 CT 导引下进针,电极针进入肝包膜时,让患者平静呼吸下屏住气,减轻肝包膜损伤。用超声导引时应实时监测电极针进入人体至到达病灶内的整个过程,注意避开大血管。用 CT 导引时,应事先根据 CT 或 MRI 图像计算进针角度和进针深度,根据需要间歇使用 CT 扫描,确认针尖位置,直至针尖到达预定部位。

3. 开启射频发生器进行射频治疗,治疗时间根据不同机器设置的治疗参数而定。目前使用最多的伞形电极针,应在治疗前打开子针至所需直径,使消融范围超出病灶边缘 0.5cm。治疗过程中间断向患者皮肤和皮肤电极之间注入少量冷水,防止皮肤灼伤。如患者出现较剧烈疼痛,可使用吗啡或布桂嗪镇痛;如患者出现迷走反射,可使用阿托品。

4. 射频治疗结束后,使用电凝功能,让患者屏气后缓慢退出电极针,伞形电极针在退针前应确保子针完全收拢。穿刺点纱布覆盖,腹带加压包扎。

（六）术后处理

1. 手术当天保持平卧位,监测生命体征,观察有无出血、气胸等并发症。

2. 手术当天可酌情给予止血药,防止出血;术后 3 天内予保肝、抗感染、对症治疗。

3. 术后 1 周复查肝功能、血常规,术后 4~6 周行 CT 或 MR 检查,根据肿瘤坏死情况决定是否需要再行 RFA 或其他治疗。

（七）并发症

RFA 的并发症主要与穿刺操作或热损伤有关,有学者总结了 41 组经皮 RFA 病例,共 2 320 例患者,认为 RFA 治疗肝脏肿瘤的并发症如下[48]。

1. 轻微并发症

（1）肝区疼痛:通常在术中和术后几天内出现,病灶位于肝包膜者多见。

（2）发热:与肿瘤组织坏死后被机体吸收清除有关。

（3）胸腔积液:可在穿刺道经过胸膜腔和病灶位于膈顶的病例中出现,术后 1~2 周内会自行吸收。

（4）皮肤灼伤:由皮肤电极引起。

（5）胆管分支狭窄:热灼伤细小胆管分支所致,表现为损伤段远端分支扩张,一般不引起临床症状。

2. 严重并发症

（1）穿刺道种植:发生率为 0.5%。

（2）腹腔内出血:发生率为 0.5%,多出现在肝包膜下病灶,出血量较大时需要输血和肝动脉栓塞。

（3）肝脓肿:发生率为 0.3%。

（4）消化道穿孔（不包括后述死亡病例）:发生率为 0.2%,绝大多数都有腹腔外科手术史,引起胃肠道固定粘连。

（5）血气胸:发生率为 0.1%。

（6）其他:肌红蛋白血症、膈肌穿孔、急性肾功能衰竭等仅见个例报道[31-43]。

3. 死亡　RFA 的病死率为 0.3%,其中约半数因正常组织器官（如结肠、大的胆管分支等）热损伤产生的严重并发症所致。

（八）疗效

1. 无法切除的病灶　目前,RFA 治疗无法切除的结直肠癌肝转移已得到广泛应用[49,50]。但文献报道的治疗效果差异较大,1 年、2 年和 3 年生存率分别为 80%~93%、50%~75% 和 21%~53%,这是因为不同研究的病例入选标准不同、使用 RFA 器械不同、不同程度接受其他姑息性治疗。很多学者对 RFA 治疗无法切除的结直肠癌肝转移疗效的影响因素进行分析研究,为判断预后提供依据。Siperstein 等[51]治疗了 234 例结直肠癌肝转移患者,转移病灶数目 ≤3 个的患者中位生存期为 27 个月,较病灶数目>3 个的患者 17 个月中位生存期明显延长（$P=0.001\,8$）;CEA 低于 200ng/ml 的中位生存期（26 个月）较 CEA 高于 200ng/ml（16 个月）明显延长（$P=0.003$）。Veltri[52]的研究表明,RFA 治疗后最大病灶直径 ≤3cm 的完全坏死率为 66.7%,最大病灶直径>3cm 的完全坏死率仅为 33.3%（$P<0.000\,1$）,平均生存期分别为 36.2 个月和 23.2 个

月,有显著差异。总之,肿瘤负荷越大,RFA 的疗效随之降低。RFA 在无法手术的结直肠癌肝转移的综合治疗中也占据重要地位。Siperstein 的研究结果表明[51],RFA 联合全身化疗组的生存期为 28 个月,较单纯全身化疗组的 19 个月明显延长。近期 EORTC-CLOCC 的 II 期临床研究也表明,RFA 联合全身化疗组的无病进展时间为 16.8 个月,单纯全身化疗组为10 个月,前者明显优于后者[53]。

2. **可切除病灶**　对于手术可切除的结直肠癌肝转移是否可以用 RFA 代替外科手术,一直存在争议。RFA 损伤小、并发症少、患者所需住院天数少等特点是外科手术无法比拟的,但 RFA 对于可切除的结直肠癌肝转移的治疗效果与外科手术相比如何,不同学者持有不同观点。RFA 的局部复发率较高,Livraghi 等[54]报道,接受 RFA 的 88 例可切除结直肠癌患者经33 个月(中位值)随访,复发率高达 40%。而外科手术切除后 29 个月,肝内局部复发率为 3.8%~10.4%[55,56]。外科手术可以发现术前影像学检查未能发现的小病灶、腹腔转移灶和淋巴结,并及时更改治疗方案[56,57]。但外科手术会影响机体的免疫功能,降低对肿瘤的免疫应答[58];而实验和临床治疗均显示 RFA 后 T 细胞对肿瘤的应答增强[59,60]。

目前,绝大多数病灶可切除的肝转移患者都接受外科手术,还没有 RFA 和手术切除对照的前瞻性研究。部分学者进行了回顾性研究,所得结果并不一致。Oshowo 等[61]回顾性分析了 45 例肝内单个转移灶患者,其中 20 例接受外科手术切除,25 例因病灶邻近大血管、有手术高危因素或同时伴有肝外转移等原因接受 RFA 治疗。手术组和 RFA 组的中位生存期分别为 41 个月和 37 个月、3 年生存率分别为 55.4% 和52.6%,均无显著差异。Abdalla 等[62]分别采用手术切除、RFA 结合手术切除或单纯 RFA 治疗了 3 组病例,3 组中仅肿瘤位置不同,其余临床情况均无显著差异。手术组、RFA 结合手术组及单纯 RFA 组的 4 年生存率分别为 65%、35% 和 22%,手术切除的疗效明显高于 RFA。因此,RFA 对于可切除结直肠癌肝转移的疗效与手术相比究竟如何,需要严格的前瞻性随机对照研究才能得出结论[63]。

二、微波消融术

(一) 作用机制

微波是一种波长为 1mm~1m,频率为 300MHz~300GHz 的高频电磁波。在微波消融中主要依靠偶极分子的旋转来产生热量。水分子是偶极子并且有不平衡的电荷分布,微波聚能凝固灭活肿瘤的过程是组织内的极性分子在微波场的作用下高速运动磨擦产生热量,当温度升高到 60℃以上时,肿瘤细胞的蛋白质变性凝固,导致其不可逆性坏死。灭活的肿瘤组织可产生热激蛋白,刺激机体的免疫系统,提高机体的免疫功能,起到抑制肿瘤细胞扩散的作用。微波消融术具有热效率高、升温速度快、热场均匀等优点。相比射频治疗,微波的传导不受组织干燥炭化的限制,使肿瘤内部在较短的时间内就可产生较高的温度和更大的消融带,而使肿瘤细胞的坏死更彻底。

(二) 适应证和禁忌证

微波消融的适应证和禁忌证与射频消融基本相同,微波消融范围会随时间延长而扩大,单针消融有效范围可以扩大到 5cm,更大的病灶可以考虑双针消融并联合其他有效治疗手段(同步或续贯动脉化疗栓塞)。消融可以作为减少肿瘤负荷的有效手段。

(三) 手术方法

微波消融术前准备和操作方法基本与射频治疗相同。术中在影像学导引下穿刺病灶并确认针尖范围后开始治疗,选择合适的时间和功率,可以达到满意的消融范围。需要注意的是,微波消融范围会受时间长短和功率大小及肿瘤位置影响,需要术中密切监测,防止损失周围脏器。

(四) 疗效和不良反应

一项研究比较微波治疗与手术切除的疗效,结果显示对于多发肝转移,微波治疗的中位生存时间为27 个月,而手术治疗为 25 个月[64]。一项回顾性配对队列研究显示,在 254 例患者中,接受微波消融的患者局部复发率(6%)要明显低于射频消融治疗(30%)(P<0.01)[65]。1994—2010 年的系统回顾分析显示,射频消融复发率为 10%~31%,微波消融复发率为5%~13%[66]。2015 年 meta 分析显示微波消融在 6 年

生存率方面优于射频消融,而 1~5 年生存率、无瘤生存率、局部复发率和不良反应方面两者相同[67]。

三、冷冻消融术

(一)作用机制

冷冻消融的原理主要是降温后细胞内和细胞外迅速形成冰晶,导致肿瘤细胞脱水、破裂。同时冷冻使微血管收缩,血流减缓,微血栓形成,阻断血流,导致肿瘤组织缺血坏死。肿瘤细胞反复冻融后,细胞破裂、细胞膜溶解,促使细胞内和处于遮蔽状态的抗原释放,刺激机体产生抗体,提高免疫能力。与微波、射频消融治疗手段相比,冷冻消融能够更清晰地显示消融边界,便于术中实时监测治疗过程和治疗效果,同时冷冻消融没有热沉效应,不受肿瘤靠近大血管的影响。冷冻消融的术中疼痛反应比热消融治疗轻。

(二)适应证和禁忌证

冷冻消融的适应证和禁忌证与射频及微波消融基本相同,一般患者病灶最大直径不超过 7cm,最多不超过 5 枚病灶[68]。

(三)手术方法

治疗时一般在 B 超、CT、磁共振引导下进行穿刺,实时监测穿刺的全过程。手术方式有经皮穿刺、外科手术直视下穿刺、腔镜下穿刺。治疗时,将探针刺入肿瘤内,开通氩气,冷冻 10 分钟,停顿 3 分钟,再开通氦气,升温 1 分钟,这样的治疗过程再重复一次,治疗过程便结束,一般耗时 25 分钟。

(四)疗效和不良反应

研究显示,冷冻消融患者的中位生存时间为 23.6 个月,3 年生存率为 30%[68],严重不良反应发生率为 8%(9/111),局部复发率为 12%(18/151)。

(王建华　周波　陈颐)

参考文献

[1] KELLY R J, KEMENY N E, LEONARD G D. Current strategies using hepatic arterial infusion chemotherapy for the treatment of colorectal cancer [J]. Clin Colorectal Cancer, 2005, 5 (3): 166-174.

[2] PASETTO L M, MERENDA R, PILATI P, et al. Hepatic metastases of colorectal cancer: locoregional intra-arterial treatment [J]. Anticancer Res, 2006, 26 (6c): 4785-4792.

[3] DIZON D S, SCHWARTZ J, KEMENY N. Regional chemotherapy: a focus on hepatic artery infusion for colorectal cancer liver metastases [J]. Surg Oncol Clin N Am, 2008, 17 (4): 759-771.

[4] TSUTSUMI S, YAMAGUCHI S, TSUBOI K, et al. Hepatic arterial infusion combined with oral UFT/UZEL systemic chemotherapy for unresectable liver metastasis of colorectal cancer [J]. Hepatogastroenterology, 2008, 55 (85): 1419-1422.

[5] PIEDBOIS P, BUYSE M, KEMENY N, et al. Reappraisal of hepatic arterial infusion in the treatment of nonresectable liver metastases from colorectal cancer [J]. J Natl Cancer Inst, 1996, 88 (5): 252-258.

[6] HARMANTAS A, ROTSTEIN L E, LANGER B. Regional versus systemic chemotherapy in the treatment of colorectal carcinoma metastatic to the liver. Is there a survival difference ? Meta-analysis of the published literature [J]. Cancer, 1996, 78 (8): 1639-1645.

[7] KEMENY N E, NIEDZWIECKI D, HOLLIS D R, et al. Hepatic arterial infusion versus systemic therapy for hepatic metastases from colorectal cancer: a randomized trial of efficacy, quality of life, and molecular markers (CALGB 9481)[J]. J Clin Oncol, 2006, 24 (9): 1395-1403.

[8] DZODIC R, GOMEZ-ABUIN G, ROUGIER P, et al. Pharmacokinetic advantage of intra-arterial hepatic oxaliplatin administration: comparative results with cisplatin using a rabbit VX2 tumor model [J]. Anticancer Drugs, 2004, 15 (6): 647-650.

[9] VAN RIEL J M, VAN GROENINGEN C J, KEDDE M A, et al. Continuous administration of irinotecan by hepatic arterial infusion: a phase Ⅰ and pharmacokinetic study [J]. Clin Cancer Res, 2002, 8 (2): 405-412.

[10] FALCONE A, RICCI S, BRUNETTI I, et al. Phase Ⅲ trial of infusional fluorouracil, leucovorin, oxaliplatin, and irinotecan (FOLFOXIRI) compared with infusional fluorouracil, leucovorin, and irinotecan (FOLFIRI) as first-line treatment for metastatic colorectal cancer: the Gruppo Oncologico Nord Ovest [J]. J Clin Oncol, 2007, 25 (13): 1670-1676.

[11] MARTIN R C, ROBBINS K, TOMALTY D, et al. Transarterial chemoembolisation (TACE) using irinotecan-loaded beads for the treatment of unresectable metastases to the liver in patients with colorectal cancer: an interim report [J]. World J Surg Oncol, 2009, 7: 80.

[12] ALIBERTI C, FIORENTINI G, MUZZIO P C, et al. Transarterial chemoembolization of metastatic colorectal

carcinoma to the liver adopting DC Bead®, drug-eluting bead loaded with irinotecan: results of a phase Ⅱ clinical study [J]. Anticancer Res, 2011, 31 (12): 4581-4587.

[13] FIORENTINI G, ALIBERTI C, TILLI M, et al. Intra-arterial infusion of irinotecan-loaded drug-eluting beads (DEBIRI) versus intravenous therapy (FOLFIRI) for hepatic metastases from colorectal cancer: final results of a phase Ⅲ study [J]. Anticancer Res, 2012, 32 (4): 1387-1395.

[14] MARTIN R C 2ND, SCOGGINS C R, SCHREEDER M, et al. Randomized controlled trial of irinotecan drug-eluting beads with simultaneous FOLFOX and bevacizumab for patients with unresectable colorectal liver-limited metastasis [J]. Cancer, 2015, 121 (20): 3649-3658.

[15] AKINWANDE O, DENDY M, LUDWIG J M, et al. Hepatic intra-arterial injection of irinotecan drug eluting beads (DEBIRI) for patients with unresectable colorectal liver metastases: a systematic review [J]. Surg Oncol, 2017, 26 (3): 268-275.

[16] MULCAHY M F, LEWANDOWSKI R J, IBRAHIM S M, et al. Radioembolization of colorectal hepatic metastases using yttrium-90 microspheres [J]. Cancer, 2009, 115 (9): 1849-1858.

[17] KENNEDY A S, COLDWELL D, NUTTING C, et al. Resin 90Y-microsphere brachytherapy for unresectable colorectal liver metastases: modern USA experience [J]. Int J Radiat Oncol Biol Phys, 2006, 65 (2): 412-425.

[18] CIANNI R, URIGO C, NOTARIANNI E, et al. Selective internal radiation therapy with SIR-spheres for the treatment of unresectable colorectal hepatic metastases [J]. Cardiovasc Intervent Radiol, 2009, 32 (6): 1179-1186.

[19] EVANS K A, RICHARDSON M G, PAVLAKIS N, et al. Survival outcomes of a salvage patient population after radioembolization of hepatic metastases with yttrium-90 microspheres [J]. J Vasc Interv Radiol, 2010, 21 (10): 1521-1526.

[20] LEWANDOWSKI R J, THURSTON K G, GOIN J E, et al. 90Y microsphere (TheraSphere) treatment for unresectable colorectal cancer metastases of the liver: response to treatment at targeted doses of 135-150 Gy as measured by [18F] fluorodeoxyglucose positron emission tomography and computed tomographic imaging [J]. J Vasc Interv Radiol, 2005, 16 (12): 1641-1651.

[21] KEMENY M M, ADAK S, GRAY B, et al. Combined-modality treatment for resectable metastatic colorectal carcinoma to the liver: surgical resection of hepatic metastases in combination with continuous infusion of chemotherapy—an intergroup study [J]. J Clin Oncol, 2002, 20 (6): 1499-1505.

[22] KEMENY N, HUANG Y, COHEN A M, et al. Hepatic arterial infusion of chemotherapy after resection of hepatic metastases from colorectal cancer [J]. N Engl J Med, 1999, 341 (27): 2039-2048.

[23] YCHOU M, VIRET F, KRAMAR A, et al. Tritherapy with fluorouracil/leucovorin, irinotecan and oxaliplatin (FOLFIRINOX): a phase Ⅱ study in colorectal cancer patients with non-resectable liver metastases [J]. Cancer Chemother Pharmacol, 2008, 62 (2): 195-201.

[24] ZELEK L, BUGAT R, CHERQUI D, et al. Multimodal therapy with intravenous biweekly leucovorin, 5-fluorouracil and irinotecan combined with hepatic arterial infusion pirarubicin in non-resectable hepatic metastases from colorectal cancer (a European Association for Research in Oncology trial)[J]. Ann Oncol, 2003, 14 (10): 1537-1542.

[25] PULITANÒ C, ARRU M, CATENA M, et al. Results of preoperative hepatic arterial infusion chemotherapy in patients undergoing liver resection for colorectal liver metastases [J]. Ann Surg Oncol, 2008, 15 (6): 1661-1669.

[26] XU J, ZHONG Y, WEIXIN N, et al. Preoperative hepatic and regional arterial chemotherapy in the prevention of liver metastasis after colorectal cancer surgery [J]. Ann Surg, 2007, 245 (4): 583-590.

[27] XU J, XIA J, GU Y, et al. Effect of preoperative hepatic and regional arterial chemotherapy on metachronous liver metastasis after curative colorectal cancer resection: A prospective, multicenter, randomized controlled trial [J]. Journal of Clinical Oncology, 2015, 33 (3_suppl): 511.

[28] VAN CUTSEM E, KöHNE C H, HITRE E, et al. Cetuximab and chemotherapy as initial treatment for metastatic colorectal cancer [J]. N Engl J Med, 2009, 360 (14): 1408-1417.

[29] KABBINAVAR F F, HURWITZ H I, YI J, et al. Addition of bevacizumab to fluorouracil-based first-line treatment of metastatic colorectal cancer: pooled analysis of cohorts of older patients from two randomized clinical trials [J]. J Clin Oncol, 2009, 27 (2): 199-205.

[30] RICKE J, HILDEBRANDT B, MIERSCH A, et al. Hepatic arterial port systems for treatment of liver metastases: factors affecting patency and adverse events [J]. J Vasc Interv Radiol, 2004, 15 (8): 825-833.

[31] IGUCHI T, INABA Y, ARAI Y, et al. Radiologic removal and replacement of port-catheter systems for hepatic arterial infusion chemotherapy [J]. AJR Am J Roentgenol, 2006, 187 (6): 1579-1584.

[32] TONO T, UKEI T, MASUTANI S, et al. Management of hepatic arterial infusion port following prophylactic regional chemotherapy in patients who have undergone curative resection of colorectal liver metastases [J]. Surg

Today, 2003, 33 (9): 679-683.

［33］SAMESHIMA S, HORIKOSHI H, MOTEGI K, et al. Outcomes of hepatic artery infusion therapy for hepatic metastases from colorectal carcinoma after radiological placement of infusion catheters [J]. Eur J Surg Oncol, 2007, 33 (6): 741-745.

［34］ZANON C, GROSSO M, CLARA R, et al. Percutaneous implantation of arterial Port-a-cath via trans-subclavin access [J]. Anticancer Res, 1999, 19 (6c): 5667-5671.

［35］HERRMANN K A, WAGGERSHAUSER T, SITTEK H, et al. Liver intraarterial chemotherapy: use of the femoral artery for percutaneous implantation of catheter-port systems [J]. Radiology, 2000, 215 (1): 294-299.

［36］YAMAGAMI T, TERAYAMA K, YOSHIMATSU R, et al. Use of N-butyl cyanoacrylate in implantation of a port-catheter system for hepatic arterial infusion chemotherapy with the fixed-catheter-tip method: is it necessary？ [J]. AJR Am J Roentgenol, 2008, 191 (5): 1523-1529.

［37］HAMADA A, YAMAKADO K, NAKATSUKA A, et al. Repeated hepatic arterial infusion chemotherapy using an implanted port system in patients with unresectable malignant liver neoplasms: significant factors affecting early hepatic arterial occlusion [J]. Oncol Rep, 2003, 10 (6): 1821-1827.

［38］WOOD B J, RAMKARANSINGH J R, FOJO T, et al. Percutaneous tumor ablation with radiofrequency [J]. Cancer, 2002, 94 (2): 443-451.

［39］NAHUM GOLDBERG S, DUPUY D E. Image-guided radiofrequency tumor ablation: challenges and opportunities--part Ⅰ [J]. J Vasc Interv Radiol, 2001, 12 (9): 1021-1032.

［40］RACHBAUER F, MANGAT J, BODNER G, et al. Heat distribution and heat transport in bone during radiofrequency catheter ablation [J]. Arch Orthop Trauma Surg, 2003, 123 (2/3): 86-90.

［41］DUPUY D E, GOLDBERG S N. Image-guided radiofrequency tumor ablation: challenges and opportunities--part Ⅱ [J]. J Vasc Interv Radiol, 2001, 12 (10): 1135-1148.

［42］LAU W Y, LEUNG T W, YU S C, et al. Percutaneous local ablative therapy for hepatocellular carcinoma: a review and look into the future [J]. Ann Surg, 2003, 237 (2): 171-179.

［43］ALLGAIER H P, GALANDI D, ZUBER I, et al. Radiofrequency thermal ablation of hepatocellular carcinoma [J]. Dig Dis, 2001, 19 (4): 301-310.

［44］ROSSI S, BUSCARINI E, GARBAGNATI F, et al. Percutaneous treatment of small hepatic tumors by an expandable RF needle electrode [J]. AJR Am J Roentgenol, 1998, 170 (4): 1015-1022.

［45］HAEMMERICH D, WRIGHT A W, MAHVI D M, et al. Hepatic bipolar radiofrequency ablation creates coagulation zones close to blood vessels: a finite element study [J]. Med Biol Eng Comput, 2003, 41 (3): 317-323.

［46］DE BAERE T, DENYS A, WOOD B J, et al. Radiofrequency liver ablation: experimental comparative study of water-cooled versus expandable systems [J]. AJR Am J Roentgenol, 2001, 176 (1): 187-192.

［47］KETTENBACH J, KÖSTLER W, RÜCKLINGER E, et al. Percutaneous saline-enhanced radiofrequency ablation of unresectable hepatic tumors: initial experience in 26 patients [J]. AJR Am J Roentgenol, 2003, 180 (6): 1537-1545.

［48］LIVRAGHI T, SOLBIATI L, MELONI M F, et al. Treatment of focal liver tumors with percutaneous radiofrequency ablation: complications encountered in a multicenter study [J]. Radiology, 2003, 226 (2): 441-451.

［49］MCGRANE S, MCSWEENEY S E, MAHER M M. Which patients will benefit from percutaneous radiofrequency ablation of colorectal liver metastases？ Critically appraised topic [J]. Abdom Imaging, 2008, 33 (1): 48-53.

［50］SOLBIATI L, LIVRAGHI T, GOLDBERG S N, et al. Percutaneous radio-frequency ablation of hepatic metastases from colorectal cancer: long-term results in 117 patients [J]. Radiology, 2001, 221 (1): 159-166.

［51］SIPERSTEIN A E, BERBER E, BALLEM N, et al. Survival after radiofrequency ablation of colorectal liver metastases: 10-year experience [J]. Ann Surg, 2007, 246 (4): 559-565.

［52］VELTRI A, SACCHETTO P, TOSETTI I, et al. Radiofrequency ablation of colorectal liver metastases: small size favorably predicts technique effectiveness and survival [J]. Cardiovasc Intervent Radiol, 2008, 31 (5): 948-956.

［53］RUERS T, PUNT C J A, COEVORDEN F V, et al. Radiofrequency ablation (RFA) combined with chemotherapy for unresectable colorectal liver metastases (CRC LM): long-term survival results of a randomized phase Ⅱ study of the EORTC-NCRI CCSG-ALM Intergroup 40004 (CLOCC) [J]. Annals of Oncology, 2015, 33 (15_suppl): 3501.

［54］LIVRAGHI T, SOLBIATI L, MELONI F, et al. Percutaneous radiofrequency ablation of liver metastases in potential candidates for resection: the "test-of-time approach" [J]. Cancer, 2003, 97 (12): 3027-3035.

［55］KOKUDO N, MIKI Y, SUGAI S, et al. Genetic and histological assessment of surgical margins in resected liver metastases from colorectal carcinoma: minimum surgical margins for successful resection [J]. Arch Surg, 2002, 137 (7): 833-840.

［56］ PAWLIK T M, SCOGGINS C R, ZORZI D, et al. Effect of surgical margin status on survival and site of recurrence after hepatic resection for colorectal metastases [J]. Ann Surg, 2005, 241 (5): 715-722.

［57］ MULIER S, NI Y, JAMART J, et al. Local recurrence after hepatic radiofrequency coagulation: multivariate meta-analysis and review of contributing factors [J]. Ann Surg, 2005, 242 (2): 158-171.

［58］ OKA M, HAZAMA S, SUZUKI M, et al. Depression of cytotoxicity of nonparenchymal cells in the liver after surgery [J]. Surgery, 1994, 116 (5): 877-882.

［59］ WISSNIOWSKI T T, HÄNSLER J, NEUREITER D, et al. Activation of tumor-specific T lymphocytes by radio-frequency ablation of the VX$_2$ hepatoma in rabbits [J]. Cancer Res, 2003, 63 (19): 6496-6500.

［60］ ZERBINI A, PILLI M, PENNA A, et al. Radiofrequency thermal ablation of hepatocellular carcinoma liver nodules can activate and enhance tumor-specific T-cell responses [J]. Cancer Res, 2006, 66 (2): 1139-1146.

［61］ OSHOWO A, GILLAMS A, HARRISON E, et al. Comparison of resection and radiofrequency ablation for treatment of solitary colorectal liver metastases [J]. Br J Surg, 2003, 90 (10): 1240-1243.

［62］ ABDALLA E K, VAUTHEY J N, ELLIS L M, et al. Recurrence and outcomes following hepatic resection, radiofrequency ablation, and combined resection/ablation for colorectal liver metastases [J]. Ann Surg, 2004, 239 (6): 818-825.

［63］ MULIER S, NI Y, JAMART J, et al. Radiofrequency ablation versus resection for resectable colorectal liver metastases: time for a randomized trial ? [J]. Ann Surg Oncol, 2008, 15 (1): 11-13.

［64］ SHIBATA T, NIINOBU T, OGATA N, et al. Microwave coagulation therapy for multiple hepatic metastases from colorectal carcinoma [J]. Cancer, 2000, 89 (2): 276-284.

［65］ CORREA-GALLEGO C, FONG Y, GONEN M, et al. A retrospective comparison of microwave ablation vs. radiofrequency ablation for colorectal cancer hepatic metastases [J]. Ann Surg Oncol, 2014, 21 (13): 4278-4283.

［66］ PATHAK S, JONES R, TANG J M, et al. Ablative therapies for colorectal liver metastases: a systematic review [J]. Colorectal Dis, 2011, 13 (9): e252-265.

［67］ HUO Y R, ESLICK G D. Microwave Ablation Compared to Radiofrequency Ablation for Hepatic Lesions: A Meta-Analysis [J]. J Vasc Interv Radiol, 2015, 26 (8): 1139-1146.

［68］ BANG H J, LITTRUP P J, CURRIER B P, et al. Percutaneous Cryoablation of Metastatic Lesions from Colorectal Cancer: Efficacy and Feasibility with Survival and Cost-Effectiveness Observations [J]. ISRN Minim Invasive Surg, 2012, 2012: 942364.

第三十章

晚期结直肠癌的后线及维持治疗

第一节　后线治疗

70%~90% 的结直肠癌肝转移患者无法进行外科根治手术[1]。大多数晚期结直肠癌患者经过综合治疗能够有效提高中位生存时间。结直肠癌肝转移的综合治疗包括系统性化疗、介入化疗、分子靶向治疗及针对肝脏病灶的局部治疗。全身治疗方案通常由骨架化疗药物和靶向药物组成。骨架化疗药物包括奥沙利铂、伊立替康和氟尿嘧啶类药物，靶向药物包括抗 VEGF 单抗和抗 EGFR 单抗。多数不可切除的转移性结直肠癌（mCRC）患者都面临着一线治疗后出现疾病进展或不可耐受的毒性，因此后线治疗的方案选择值得讨论。

一、二线治疗

（一）化疗药物的选择

晚期结直肠癌二线药物的选择取决于一线治疗的化疗方案。GERCOR 研究表明在转移 mCRC 患者的全身治疗中，无论奥沙利铂和伊立替康在一线、二线治疗中的使用顺序，患者的中位 OS 均无明显差异，且均超过 20 个月[2]。因此，含奥沙利铂和含伊立替康的化疗方案互为 mCRC 的一二线治疗。

AXEPT 研究是针对晚期肠癌二线化疗方案的一项开放性、随机的大型 III 期非劣效研究，该研究主要

在中日韩三国开展[3]，目的是比较 FOLFIRI ± 贝伐珠单抗与 mXELIRI ± 贝伐珠单抗的疗效及安全性。该研究证实，在晚期肠癌的二线治疗中，mXELIRI ± 贝伐珠单抗的总生存期（OS）非劣效于 FOLFIRI ± 贝伐珠单抗（15.4 个月 vs. 16.8 个月，$HR=0.85$，$P<0.001$），且不良反应可耐受，mXELIRI ± 贝伐珠单抗与 FOLFIRI ± 贝伐珠单抗相比，3~4 级不良事件更少（53.9% vs. 72.3%，$P<0.000\,1$）。因此在亚洲人群中可推荐 mXELIRI 替代 FOLFIRI 作为二线基础化疗方案。

（二）靶向药物的选择

1. **RAS/BRAF 野生型**　对于初始未接受过贝伐单抗治疗的患者，一项随机 III 期临床试验（E3200 研究），纳入 829 例一线接受过 FOLFIRI 方案化疗的 mCRC 患者[4]。研究比较 FOLFOX4 联合或不联合贝伐珠单抗或单用贝伐珠单抗在二线 mCRC 患者中的疗效。与单纯接受 FOLFOX4 化疗方案的患者相比，FOLFOX4 联合贝伐珠单抗的死亡危险降低了 26%，两组患者中位 OS 分别为 12.9 个月和 10.8 个月（$P=0.001\,1$），中位无病进展期（PFS）分别为 7.3 个月和 4.7 个月（$P<0.001$）。尽管联合治疗组 3、4 级不良反应相比化疗组增多，但贝伐珠单抗联合化疗在 mCRC 的二线治疗中有效。

对于初始接受贝伐珠单抗治疗的患者，不少研究支持二线治疗中继续使用贝伐珠单抗。BRiTE 研究是一项大样本观察性研究，该研究纳入了 1 445 例

一线接受贝伐珠单抗治疗后进展的患者,并分为不治疗(n=253)、单用化疗(n=531)和贝伐珠单抗联合化疗(n=642)[5]。三组的 OS 分别为 12.6 个月、19.9 个月和 31.8 个月,并且贝伐珠单抗联合化疗与单用化疗相比明显延长 OS,并具有统计学差异($P<0.001$)。一项随机Ⅲ期 ML1817 研究,纳入一线选择化疗联合贝伐珠单抗治疗的 mCRC 患者,在疾病进展后,一组延续贝伐珠单抗联合另外一种化疗方案治疗,另外一组仅接受化疗[6]。研究结果显示,贝伐珠单抗跨线治疗组较单纯化疗组的中位 OS(11.2 个月 vs. 9.8 个月,$P=0.006\ 2$)和中位 PFS(5.7 个月 vs. 4.1 个月,$P<0.000\ 1$)均获益更多。该研究中两组生存获益之间的差异,给肠癌治疗带来了靶向药物跨线治疗的新理念。

贝伐珠单抗一线治疗后进展的患者,二线治疗中选择贝伐珠单抗跨线还是换用西妥昔单抗,近期发表的 PRODIGE18 研究有相关提示[7]。这是一项前瞻性、开放标签、多中心、随机Ⅱ期临床试验,纳入贝伐珠单抗联合 mFOLFOX6 或 FOLFIRI 方案治疗进展的 mCRC 患者。试验随机分为两组,A 组应用贝伐珠单抗联合 mFOLFOX6 或 FOLFIRI 化疗,B 组应用西妥昔单抗联合 mFOLFOX6 或 FOLFIRI 化疗。贝伐珠单抗联合化疗对比西妥昔单抗联合化疗,中位 PFS 分别为 7.1 个月和 5.6 个月($HR=0.71$,$P=0.06$),中位 OS 分别为 15.8 个月和 10.4 个月($HR=0.69$,$P=0.08$),客观缓解率(ORR)分别为 24.6% 和 31.8%。在 RAS/BRAF 野生型的肿瘤亚组分析中,A 组和 B 组的中位 PFS 分别为 8.2 个月和 5.7 个月,中位 OS 分别为 21.1 个月和 12.6 个月。该研究提示对于在一线贝伐珠单抗联合化疗后首次出现进展的 KRAS 野生型 mCRC 患者,继续使用贝伐珠单抗联合化疗治疗可能是更优选择,但仍然需要更多的循证医学证据。

对于初始未接受西妥昔单抗治疗的患者,二线推荐使用西妥昔单抗联合化疗。一项随机Ⅲ期 EPIC 研究,纳入了 1 298 例表达 EGFR、初始 FOLFOX 治疗失败的 mCRC 患者,将其随机分为伊立替康 + 西妥昔单抗组和伊立替康单药治疗组[8]。虽然两组间 OS 差异无统计学意义(10.7 个月 vs. 10 个月),但联合治疗组的 ORR 是单药治疗组的 4 倍(16.4% vs. 4.2%,$P<0.000\ 1$),同时联合治疗组的 PFS 显著延长(4 个月 vs. 2.6 个月,$P<0.001$)。在 RAS 野生型的亚组分析中,联合治疗组的 ORR 和 PFS 较单药治疗组也明显改善(29.4% vs. 5%,$P<0.000\ 1$;12.3 个月 vs. 12 个月,$P<0.000\ 1$)。部分单药组患者的后线治疗中予以西妥昔单抗可能是该研究 OS 未显示出差异的原因。

对于初始接受过西妥昔单抗治疗的患者,使用西妥昔单抗跨线治疗的证据尚不充足。意大利研究者开展的 CAPRI-GOIM 研究发现,一线西妥昔单抗联合 FOLFIRI 方案治疗后进展的患者,二线对比 FOLFOX 方案联合或不联合西妥昔单抗,联合治疗组 PFS 有一定优势,但差异无统计学意义(6.4 个月 vs. 4.5 个月,$P=0.19$),而对其中 KRAS/NRAS/BRAF/PIK3CA 野生型患者的进一步研究表明,联合治疗较单纯化疗 PFS 有获益(6.9 个 vs. 5.3 个月,$P=0.025$)[9]。此外,还有一项回顾性研究提出早期肿瘤缩小的概念,在这一部分一线使用西妥昔单抗并出现早期肿瘤缩小的患者中,跨线使用西妥昔单抗有一定疗效[10]。目前无证据显示西妥昔单抗跨线治疗优于贝伐珠单抗联合二线化疗,该治疗策略尚需进一步探索研究。

2. RAS 野生型、BRAF 突变型　BRAF V600E 突变的患者预后不良,目前最佳的一线治疗模式是含贝伐珠单抗的强烈治疗,根据患者身体情况选择联合单药、两药或三药化疗。

SWOG1406 是一项Ⅱ期试验,研究纳入 BRAF 突变并且 RAS 野生型的 mCRC 患者,至少一线治疗失败且未接受过抗 EGFR 靶向治疗[11],随机分为伊立替康 + 西妥昔单抗组和伊立替康 + 西妥昔单抗 + 维莫非尼组,两组的 PFS 分别为 2 个月和 4.4 个月($P=0.001$),ORR 分别为 4% 和 16%($P=0.08$),疾病控制率(disease control rate,DCR)分别为 22% 和 67%($P<0.001$),并且在未曾接受过伊立替康的患者中 PFS 差距更大,分别为 6.1 个月和 1.9 个月。

一项纳入 43 例 BRAF V600E 突变型 mCRC 的Ⅰ/Ⅱ期临床研究,给予患者达拉非尼 + 曲美替尼 + 西妥昔单抗联合治疗。研究显示 ORR 为 12%,其中包含 1 例完全缓解和 4 例部分缓解的患者,另有 24 例患者(56%)疾病稳定[12]。另外一项 NCT01750918 临床研究中,纳入既往经过化疗的 *BRAF* 突变 mCRC 患者,随机分组三组:达拉非尼 + 帕尼单抗组、曲美替尼 + 帕尼单抗组、达拉非尼 + 曲美替尼 + 帕尼单抗组。三药联合方案 ORR 为 21%,远高于两药联合的 10%,DCR 为 86%[13]。2020 年新版 CSCO 指南在 mCRC 二线及二线以后增加了达拉非尼 + 曲美替尼 + 西妥昔单抗这 3 种靶向药的联合使用,由于研究数据不够特别充分,暂时只放到Ⅲ级专家推荐。

BEACCON 研究也是一项探索 *BRAF V600E* 突变型 mCRC 中使用 *BRAF/MEK* 抑制剂联合靶向治疗的Ⅲ期临床试验。该研究发现,不论三靶向(西妥昔单抗 +BRAF 抑制剂康奈非尼 +MEK 抑制剂比美替尼)还是双靶向(西妥昔单抗 +BRAF 抑制剂康奈非尼)治疗,对比标准治疗伊立替康或 FOLFIRI 均能改善患者 OS(9 个月 vs. 8.4 个月 vs. 5.4 个月),并显著提高 ORR(26% vs. 20% vs. 2%)。三靶向与标准治疗相比明显延长 OS,并具有统计学差异($P < 0.000\,1$)。但三靶向治疗组有更高的 3~4 级不良反应发生。2020 年 ASCO GI 的报道显示,三靶向和双靶向治疗组已无生存差异,未来基于临床研究结果,考虑药物毒性、患者经济能力等,双靶向治疗可能成为主流。

(三)免疫检查点抑制剂

临床数据表明,13%~14% 的结直肠癌病例存在微卫星高度不稳定(MSI-H)/ 错配修复基因缺陷(dMMR)[14]。当 MSI-H/dMMR 患者疾病进展时,可在二线或二线以后选择免疫治疗。KEYNOTE-164 和 158 研究证实,帕博利珠单抗用于经治晚期 MSI-H CRC 患者的 ORR 为 33%,且有长期生存获益[15,16]。另外一项 CheckMate 142 研究,纳入三组患者分别为纳武利尤单抗组、纳武利尤单抗 + 伊匹木单抗双免疫治疗组和未经治疗的一线使用纳武利尤单抗 + 低剂量伊匹木单抗组[17],在经治患者中,单免疫治疗和双免疫治疗的 ORR 分别为 31% 和 55%;在一线治疗中双免疫治疗的 ORR 为 60%。因此目前 CSCO 指南批准免疫检查点抑制剂用于治疗二线及二线以后 MSI-H/dMMR 的 mCRC。

二、三线治疗

对于从未接受过西妥昔单抗治疗的 *RAS/RAF* 野生型,三线方案可以选择西妥昔单抗 + 伊立替康。此外,一项前瞻性、开放标签、多中心的单臂Ⅱ期 CRICKET 试验,探索西妥昔单抗联合伊立替康再挑战三线治疗的疗效[18]。该研究共入组 28 例已接受过含西妥昔单抗治疗的 *KRAS* 野生型 mCRC 患者,经过治疗其中 6 例患者部分缓解、9 例患者疾病稳定,ORR 和 DCR 分别为 21%、54%,达到了研究的主要终点。CRICKET 试验在基线时收集患者 ctDNA 进行分析,肿瘤液体活检技术有助于为患者提供个体化治疗,研究提示化疗联合抗 EGFR 再挑战的三线方案对于部分患者可能有效。

瑞戈非尼是一种多靶点 TKI(酪氨酸激酶抑制剂)。一项国际多中心的Ⅲ期 CORRECT 临床试验,研究纳入目前标准治疗失败的患者,760 例患者随机分配(2:1)到瑞戈非尼组和安慰剂组[19]。OS 是该研究的主要终点,两组的中位 OS 分别为 6.4 个月和 5 个月($P=0.005\,2$),两组的中位 PFS 分别为 1.9 个月和 1.7 个月($P < 0.000\,1$),但是两组的 ORR 都非常低,分别为 1% 和 0.4%($P=0.19$)。另一项在亚洲人群中评估瑞戈非尼疗效的 CONCUR 试验,是第二个证明瑞戈非尼能够改善难治性 mCRC 患者生存期的Ⅲ期临床试验[20]。瑞戈非尼组相比于安慰剂组的中位 OS(8.8 个月 vs. 6.3 个月,$P=0.000\,16$)和 PFS(3.2 个月 vs. 1.7 个月,$P < 0.000\,1$)显著延长。2019 年 ASCO 摘要发表了一项Ⅰ期 RIGONIVO 研究,发现瑞戈非尼联合纳武利尤单抗,后线治疗晚期胃癌或结直肠癌患者,具有良好的抗肿瘤活性[21]。该研究一共纳入 50 例晚期胃癌或结直肠癌患者,其中胃癌和结直肠癌各 25 例,既往接受的中位治疗线数为 3 线。研究发现,19 例患者观察到客观缓解,ORR 为 38%,其中 MSS 结直肠癌患者 ORR 为 29%。该研究提示小分子 TKI 联合免疫治疗在 mCRC 患者的后线治疗中具有较好的抗肿瘤活性,并可能逆转部分 MSS 型 mCRC 的免疫耐受,值得在更大的人群样本中进行进一步的研究。

呋喹替尼也是一种多靶点 TKI,能够高度选择性抑制 VEGFR$_{1\sim3}$。FRESCO 试验是一项随机、双盲、安慰剂对照、国内多中心的呋喹替尼治疗晚期结直肠癌的Ⅲ期研究[22]。对二线或以上标准化疗失败的 mCRC 癌患者进行筛选,共筛选 519 例,随机 2:1 分配到呋喹替尼组(n=278)和安慰剂组(n=138),两组的 OS 分别为 9.3 个月和 6.57 个月(HR=0.65,P<0.001),PFS 分别为 3.71 个月和 1.84 个月(HR=0.65,P<0.001),ORR 分别为 4.7% 和 0(P=0.012)。呋喹替尼也被批准为晚期结直肠癌三线治疗的标准治疗之一。

曲氟尿苷替匹嘧啶(TAS-102)是由两种化合物三氟尿苷和盐酸替吡嘧啶组合而成的口服化疗药物,2020 年新版 CSCO 指南中首次在 mCRC 的三线治疗中增加 TAS-102(1A 类证据)。此药物在国内上市主要基于在亚洲患者中开展的一项随机、双盲、安慰剂对照、Ⅲ期 TERRA 研究[23],研究纳入 406 例既往至少接受过二线的标准化疗方案治疗后的 mCRC 患者。研究结果显示 TAS-102 组(n=271)对比安慰剂组(n=135)延长了 OS(7.8 个月 vs. 7.1 个月)和 PFS(2.0个月 vs. 1.8 个月)。TAS-102 的不良反应主要以骨髓抑制为主,手足综合征等自觉症状的不良反应发生率低。

第二节　维持治疗

一、维持治疗的概念

晚期结直肠癌的药物治疗主要可分为三种模式。①持续治疗:持续应用有效的化疗方案,或化疗联合靶向药物的治疗方案,直至出现疾病进展或不可耐受的毒性。②维持治疗:指患者在完成一线或二线治疗方案的既定周期数后,肿瘤达到最大限度的客观缓解或维持稳定,此时可以考虑停用某些毒性明显的药物,而采用原方案中的一种或两种药物,或与原方案无交叉耐药的另一种药物持续治疗,并将上述药物的剂量维持在相对较低的水平,即通过低剂量、低毒性的药物治疗维持当前的治疗效果,延长患者的无进展生存期,并提高生活质量。③间歇治疗:指患者在完成一线或二线治疗方案的既定周期数后,肿瘤达到最大限度的客观缓解或维持稳定,此时完全停用之前应用的化疗和靶向药物,直至肿瘤进展再次启用。多项临床研究探索了上述三种治疗模式的优劣,其中维持治疗展现出其低毒性且治疗效果非劣于持续治疗的优势,在临床应用中获得广泛认可。

二、维持治疗的优势

(一)维持治疗与持续治疗的比较

OPTIMOX1 是首个在晚期结直肠癌中探索应用一种化疗药物维持治疗的Ⅲ期临床研究,620 例晚期结直肠癌患者随机接受持续治疗(接受 FOLFOX4 方案化疗直至疾病进展)或维持治疗(接受 FOLFOX7治疗 6 周期后停用奥沙利铂,给予 5-FU/LV 维持治疗,至疾病进展后再次引入奥沙利铂),结果显示,两组患者的中位无进展生存期(mPFS)和总生存期(OS)无显著差异,但维持治疗组 3 级以上的神经毒性明显减轻,患者的生活质量得到改善[24]。至此,结直肠癌维持治疗的理念得以形成,该研究也开启了对晚期结直肠癌维持治疗探索的新篇章。

STOP & GO 研究是首个评估贝伐珠单抗联合卡培他滨维持治疗的研究,结果证实,与 CapeOx 联合贝伐珠单抗持续治疗至疾病进展相比,在接受 CapeOx联合贝伐珠单抗治疗 6 个周期后使用卡培他滨联合贝伐珠单抗维持治疗的 mPFS 更优(11.0 个月 vs. 8.3个月,P=0.002)[25]。

(二)维持治疗与停药观察的比较

OPTIMOX2 研究则在 OPTIMOX1 的基础上进一步比较了维持治疗和间歇治疗的疗效差异。该研究中 202 例晚期结直肠癌患者被随机分配到维持治疗组(接受 mFOLFOX7 方案 6 周期后应用 5-FU/LV 维持治疗,至病情进展后再次接受 mFOLFOX7 方案治疗)或间歇治疗组(接受 mFOLFOX7 方案 6 周期后停药观察,至病情进展后再次接受 mFOLFOX7 方案治疗),结果显示维持治疗组患者的疾病控制时间、疾病进展时间和总生存期均优于间歇治疗组,显示出维持治疗的优越性[26]。

CAIRO3 研究比较了对于 CapeOx 联合贝伐珠单

抗诱导治疗 6 个周期后获疾病稳定（SD）及以上疗效的患者，卡培他滨联合贝伐珠单抗维持治疗和停药观察的疗效差异，结果显示维持治疗组较停药观察组显著延长 PFS_2（第 2 次疾病进展时间，11.7 个月 vs. 8.5 个月，$P<0.0001$），OS 比较差异无统计学意义，但维持治疗组也有延长趋势（21.6 个月 vs. 18.1 个月）。虽然维持治疗组手足综合征的发生率增加，但总体耐受性良好，维持治疗组患者的生活质量并未受到明显影响[27]。

上述研究证实，标准一线治疗后的维持治疗对于大多数患者而言是一种安全且有效的治疗策略。因此国内外专家已达成共识，对于在一线治疗中获益的晚期结直肠癌患者有必要进行维持治疗。

三、维持治疗的药物选择

（一）化疗药物用于晚期结直肠癌的维持治疗

OPTIMOX1[24] 和 OPTIMOX2[26] 研究分别证实了氟尿嘧啶单药作为维持治疗的有效性。卡培他滨是口服的氟尿嘧啶类药物，口服给药方便，患者的依从性更好。在中山大学附属肿瘤医院发起的一项前瞻性Ⅲ期临床研究[5]中，患者在接受 FOLFOX 或 XELOX 方案诱导治疗 18~24 周后，获益患者分别接受卡培他滨维持治疗或停药观察，结果显示维持治疗组的 PFS 明显长于观察组（6.4 个月 vs. 3.4 个月，$P<0.001$），维持治疗组的 OS 也较观察组有延长趋势，但未达显著性差异。维持治疗组最常见的 3~4 级毒性为中性粒细胞减少症、手足综合征和黏膜炎，但因不可耐受的毒性反应而停止治疗的比例仅为 1.5%，且卡培他滨单药维持治疗因减少了患者暴露于奥沙利铂的时间，从而减少了神经毒性，同时也较为方便，更易被患者接受，目前已成为晚期结直肠癌一线化疗后维持治疗的常用模式。

（二）靶向药物用于晚期结直肠癌的维持治疗

贝伐珠单抗是 VEGF 抑制剂，也是第一个被批准用于治疗晚期结直肠癌的单克隆抗体。MACRO TTD 研究对比了 CapeOx+ 贝伐珠单抗持续治疗与 CapeOx+ 贝伐珠单抗化疗 6 周期后，使用贝伐珠单抗维持治疗的疗效，结果显示，持续治疗和维持治疗组的 PFS 与 OS 的差异均无统计学意义，但持续治疗组

不良事件的发生率高于维持治疗组[28]。该研究显示了贝伐珠单抗维持治疗的有效性。

西妥昔单抗是 EGFR 的单克隆抗体，目前用于 RAS/RAF 野生型的左半结肠癌的一线治疗。MACRO-2 研究评估了 FOLFOX 联合西妥昔单抗持续治疗与诱导治疗后西妥昔单抗维持治疗的疗效，结果提示持续治疗组和维持治疗组的 PFS 和 OS 均无明显差异[29]，这提示西妥昔单抗单药作为晚期结直肠癌一线治疗后的维持治疗是可行的，但 MACRO-2 为小样本Ⅱ期研究，仍需要更高级别的证据加以证实。

DREAM 研究评估了 2 种靶向药物维持治疗是否优于单一靶向药物维持治疗[30]。在该研究中，所有入组患者在化疗联合贝伐珠单抗诱导治疗 6 个周期后，获益患者随机接受贝伐珠单抗维持治疗，或贝伐珠单抗联合厄洛替尼维持治疗。结果显示双靶联合治疗组无论是 PFS（5.4 个月 vs. 4.9 个月，$P=0.023$）还是 OS（24.9 个月 vs. 22.1 个月，$P=0.035$）均较单药组延长，且 PFS 的改善更为显著。就安全性而言，联合治疗组皮疹和腹泻的发生率更高，但仍可接受。值得注意的是，随后的两项研究 Nordic ACT[31] 和 Nordic ACT2[32] 的设计均与 DREAM 研究相似，但均未能获得阳性结果，反而增加了毒性反应，且双靶药物联合治疗对于患者而言经济负担较重，临床选择中仍需谨慎。

（三）化疗联合靶向药物用于维持治疗

STOP & GO 研究[25] 和 CAIRO3 研究[27] 均证实了贝伐珠单抗 + 卡培他滨维持治疗方案的有效性和安全性，AIO 0207 研究[11] 则进一步比较了不同维持治疗方案的疗效。入组人群接受 FOLFOX 方案联合贝伐珠单抗或 CapeOx 方案联合贝伐珠单抗诱导治疗 24 周后，按 1:1:1 的比例随机接受贝伐珠单抗联合氟尿嘧啶 / 卡培他滨维持治疗、贝伐珠单抗维持治疗，或停药观察。结果显示三组患者的至疾病进展时间分别为 6.9 个月、6.1 个月和 6.4 个月，贝伐珠单抗单药维持组不劣于联合维持组，但联合维持组的 PFS 显著优于单药维持组（6.3 个月 vs. 4.6 个月，$P<0.0001$），且联合维持组患者的生活质量并不劣于单药维持和停药观察组，提示氟尿嘧啶类药物 + 贝伐珠单抗的联

合维持治疗方案可能是 FOLFOX/CapeOx 联合贝伐珠单抗诱导治疗后的优先选择。

（四）免疫药物用于肠癌维持治疗的探索

MODUL 研究是一项 II 期研究（NCT02291289），患者在接受 8 个周期的 FOLFOX 方案联合贝伐珠单抗诱导治疗后，根据生物标志物指导维持治疗的方案选择。2018 年的 ESMO 会议报道了队列 2（BRAF 野生型患者，随机分配至 FP/BEV+PD-L1 抑制剂阿替利珠单抗组或 FP/BEV 组）的初步分析结果，中位随访 10.5 个月后，主要研究终点 PFS 未达到（HR=0.92，95% 置信区间 0.72~1.17，P=0.48），次要研究终点 OS 未成熟，最佳总体反应率（ORR）、疾病控制率（DCR）、治疗反应时间（TTR）、应答持续时间（DoR）倾向于实验组更优，但数值差异较小。总体而言，将 PD-L1 单抗阿替利珠添加到 FP/BEV 的标准维持治疗方案中并未改善 mCRC 患者的预后，免疫药物在肠癌维持治疗中的应用仍处于探索阶段。

（五）维持治疗存在的问题

尽管与持续治疗或停药观察相比，维持治疗显示出非劣或延长 PFS、低毒并改善生活质量等优势，但值得注意的是，前述的各项临床研究几乎均未观察到 OS 的显著差异。在当前转移性结直肠癌多线治疗的时代，仅凭一线治疗 + 维持治疗的干预很难显示出绝对的 OS 优势，在基因分型指导治疗的大趋势下，仍需要进一步探索真正能够从维持治疗中获益的人群。AIO0207 研究[33]的亚组分析中，与 RAS/RAF 野生型患者相比，RAS/RAF 突变型患者接受 FP+BEV 方案的 PFS 比接受 BEV 单药维持治疗的 PFS 更长，提示 RAS/RAF 突变型患者可能更适合化疗 + 靶向药物维持治疗方案。CAIRO3 研究[27]的亚组分析中，诱导治疗后达完全或部分缓解的患者中，维持治疗组的 OS 优于停药观察组（24.1 个月 vs. 18.8 个月，P=0.000 2）；此外，相比停药观察，存在同时性转移性病灶但原发灶已切除的患者也能在维持治疗中获得 OS 获益（25.0 个月 vs. 18.0 个月，P<0.000 1）。OPAL 研究的患者在接受 FOLFOXIRI+BEV 诱导治疗 12 周期后[34]，疗效达 SD 或以上的患者继续接受 5-FU/CF+BEV 维持治疗，亚组分析中，基因 VEGFR2_FLK_KDR_305_

C_T 多态性为 CT 的患者 OS 显著短于 TT 的患者（18.7 个月 vs. 30.1 个月，P=0.038）；KRAS 基因突变型（密码子 12，13 或 61）患者的 OS 明显短于野生型患者（21.7 个月 vs. 36.9 个月，P=0.027）。由此可见，根据患者的分子生物学特征进行分层，并决定如何选择维持治疗方案是未来研究的主要方向。

（刘天舒）

参考文献

[1] KEMENY N. Management of liver metastases from colorectal cancer [J]. Oncology, 2006, 20 (10): 1161-1176.

[2] TOURNIGAND C, ANDRE T, ACHILLE E, et al. FOLFIRI followed by FOLFOX6 or the reverse sequence in advanced colorectal cancer: a randomized GERCOR study [J]. J Clin Oncol, 2004, 22 (2): 229-237.

[3] XU R H, MURO K, MORITA S, et al. Modified XELIRI (capecitabine plus irinotecan) versus FOLFIRI (leucovorin, fluorouracil, and irinotecan), both either with or without bevacizumab, as second-line therapy for metastatic colorectal cancer (AXEPT): a multicentre, open-label, randomised, non-inferiority, phase 3 trial [J]. Lancet Oncol, 2018, 19 (5): 660-671.

[4] GIANTONIO B J, CATALANO P J, MEROPOL N J, et al. Bevacizumab in combination with oxaliplatin, fluorouracil, and leucovorin (FOLFOX4) for previously treated metastatic colorectal cancer: results from the Eastern Cooperative Oncology Group Study E3200 [J]. J Clin Oncol, 2007, 25 (12): 1539-1544.

[5] GROTHEY A, SUGRUE M M, PURDIE D M, et al. Bevacizumab beyond first progression is associated with prolonged overall survival in metastatic colorectal cancer: results from a large observational cohort study (BRiTE)[J]. J Clin Oncol, 2008, 26 (33): 5326-5334.

[6] BENNOUNA J, SASTRE J, ARNOLD D, et al. Continuation of bevacizumab after first progression in metastatic colorectal cancer (ML18147): a randomised phase 3 trial [J]. Lancet Oncol, 2013, 14 (1): 29-37.

[7] BENNOUNA J, HIRET S, BERTAUT A, et al. Continuation of Bevacizumab vs Cetuximab plus chemotherapy after first progression in KRAS wild-type metastatic colorectal cancer: the UNICANCER PRODIGE18 randomized clinical trial [J]. JAMA Oncol, 2019, 5 (1): 83-90.

[8] SOBRERO A F, MAUREL J, FEHRENBACHER L, et al. EPIC: phase III trial of cetuximab plus irino-

tecan after fluoropyrimidine and oxaliplatin failure in patients with metastatic colorectal cancer [J]. J Clin Oncol, 2008, 26 (14): 2311-2319.

[9] CIARDIELLO F, NORMANNO N, MARTINELLI E, et al. Cetuximab continuation after first progression in metastatic colorectal cancer (CAPRI-GOIM): a randomized phase Ⅱ trial of FOLFOX plus cetuximab versus FOLFOX [J]. Ann Oncol, 2016, 27 (6): 1055-1061.

[10] FENG Q, WEI Y, REN L, et al. Efficacy of continued cetuximab for unresectable metastatic colorectal cancer after disease progression during first-line cetuximab-based chemotherapy: a retrospective cohort study [J]. Oncotarget, 2016, 7 (10): 11380-11396.

[11] KOPETZ S, GUTHRIE K A, MORRIS V K, et al. Randomized trial of irinotecan and cetuximab with or without vemurafenib in BRAF-mutant metastatic colorectal cancer (SWOG 1406)[J]. J Clin Oncol, 2021, 39 (4): 285-294.

[12] CORCORAN R B, ATREYA C E, FALCHOOK G S, et al. Combined BRAF and MEK inhibition with Dabrafenib and Trametinib in BRAF V600-mutant colorectal cancer [J]. J Clin Oncol, 2015, 33 (34): 4023-4031.

[13] CORCORAN R B, ANDRE T, ATREYA C E, et al. Combined BRAF, EGFR, and MEK inhibition in patients with BRAF (V600E)-mutant colorectal cancer [J]. Cancer Discov, 2018, 8 (4): 428-443.

[14] LI S K H, MARTIN A. Mismatch repair and colon cancer: mechanisms and therapies explored [J]. Trends Mol Med, 2016, 22 (4): 274-289.

[15] LE D T, KIM T W, VAN CUTSEM E, et al. Phase Ⅱ open-label study of Pembrolizumab in treatment-refractory, microsatellite instability-high/mismatch repair-deficient metastatic colorectal cancer: KEYNOTE-164 [J]. J Clin Oncol, 2020, 38 (1): 11-19.

[16] DIAZ L, LE D, MAIO M, et al. Pembrolizumab in microsatellite instability high cancers: Updated analysis of the phase Ⅱ KEYNOTE-164 and KEYNOTE-158 studies [J]. Annals of Oncology, 2019, 30 (Supplement_5): v475.

[17] OVERMAN M J, MCDERMOTT R, LEACH J L, et al. Nivolumab in patients with metastatic DNA mismatch repair-deficient or microsatellite instability-high colorectal cancer (CheckMate 142): an open-label, multicentre, phase 2 study [J]. Lancet Oncol, 2017, 18 (9): 1182-1191.

[18] CREMOLINI C, ROSSINI D, DELL'AQUILA E, et al. Rechallenge for patients with RAS and BRAF wild-type metastatic colorectal cancer with acquired resistance to first-line Cetuximab and Irinotecan: a phase 2 single-arm clinical trial [J]. JAMA Oncol, 2019, 5 (3): 343-350.

[19] GROTHEY A, VAN CUTSEM E, SOBRERO A, et al. Regorafenib monotherapy for previously treated metastatic colorectal cancer (CORRECT): an international, multicentre, randomised, placebo-controlled, phase 3 trial [J]. Lancet, 2013, 381 (9863): 303-312.

[20] LI J, QIN S, XU R, et al. Regorafenib plus best supportive care versus placebo plus best supportive care in Asian patients with previously treated metastatic colorectal cancer (CONCUR): a randomised, double-blind, placebo-controlled, phase 3 trial [J]. Lancet Oncol, 2015, 16 (6): 619-629.

[21] FUKUOKA S, HARA H, TAKAHASHI N, et al. Regorafenib plus nivolumab in patients with advanced gastric or colorectal cancer: an open-label, dose-finding, and dose-expansion phase 1b trial (REGONIVO, EPOC1603)[J]. J Clin Oncol, 2020, 38(18): 2053-2061.

[22] LI J, QIN S, XU R H, et al. Effect of fruquintinib vs placebo on overall survival in patients with previously treated metastatic colorectal cancer: the FRESCO randomized clinical trial [J]. JAMA, 2018, 319 (24): 2486-2496.

[23] XU J, KIM T W, SHEN L, et al. Results of a randomized, double-blind, placebo-controlled, phase Ⅲ trial of trifluridine/tipiracil (TAS-102) monotherapy in Asian patients with previously treated metastatic colorectal cancer: the TERRA study [J]. J Clin Oncol, 2018, 36 (4): 350-358.

[24] TOURNIGAND C, CERVANTES A, FIGER A, et al. OPTIMOX1: a randomized study of FOLFOX4 or FOLFOX7 with oxaliplatin in a stop-and-Go fashion in advanced colorectal cancer--a GERCOR study [J]. J Clin Oncol, 2006, 24 (3): 394-400.

[25] YALCIN S, USLU R, DANE F, et al. Bevacizumab + capecitabine as maintenance therapy after initial bevacizumab + XELOX treatment in previously untreated patients with metastatic colorectal cancer: phase Ⅲ 'Stop and Go' study results--a Turkish Oncology Group Trial [J]. Oncology, 2013, 85 (6): 328-335.

[26] CHIBAUDEL B, MAINDRAULT-GOEBEL F, LLEDO G, et al. Can chemotherapy be discontinued in unresectable metastatic colorectal cancer？ The GERCOR OPTIMOX2 Study [J]. J Clin Oncol, 2009, 27 (34): 5727-5733.

[27] SIMKENS L H, VAN TINTEREN H, MAY A, et al. Maintenance treatment with capecitabine and bevacizumab in metastatic colorectal cancer (CAIRO3): a phase 3 randomised controlled trial of the Dutch Colorectal Cancer Group [J]. Lancet, 2015, 385 (9980): 1843-1852.

[28] DIAZ-RUBIO E, GOMEZ-ESPANA A, MASSUTI B, et

al. First-line XELOX plus bevacizumab followed by XELOX plus bevacizumab or single-agent bevacizumab as maintenance therapy in patients with metastatic colorectal cancer: the phase Ⅲ MACRO TTD study [J]. Oncologist, 2012, 17 (1): 15-25.

[29] ARANDA E, GARCÍA-ALFONSO P, BENAVIDES M, et al. First-line mFOLFOX plus cetuximab followed by mFOLFOX plus cetuximab or single-agent cetuximab as maintenance therapy in patients with metastatic colorectal cancer: Phase Ⅱ randomised MACRO₂ TTD study [J]. Eur J Cancer, 2018, 101: 263-272.

[30] TOURNIGAND C, CHIBAUDEL B, SAMSON B, et al. Bevacizumab with or without erlotinib as maintenance therapy in patients with metastatic colorectal cancer (GERCOR DREAM; OPTIMOX3): a randomised, open-label, phase 3 trial [J]. Lancet Oncol, 2015, 16 (15): 1493-1505.

[31] JOHNSSON A, HAGMAN H, FRODIN J E, et al. A randomized phase Ⅲ trial on maintenance treatment with bevacizumab alone or in combination with erlo-tinib after chemotherapy and bevacizumab in metastatic colorectal cancer: the nordic ACT trial [J]. Ann Oncol, 2013, 24 (9): 2335-2341.

[32] HAGMAN H, FRODIN J E, BERGLUND A, et al. A randomized study of KRAS-guided maintenance therapy with bevacizumab, erlotinib or metronomic capecitabine after first-line induction treatment of metastatic colorectal cancer: the nordic ACT2 trial [J]. Ann Oncol, 2016, 27 (1): 140-147.

[33] HEGEWISCHBECKER S, GRAEVEN U, LERCHEN-MULLER C, et al. Maintenance strategies after first-line oxaliplatin plus fluoropyrimidine plus bevacizumab for patients with metastatic colorectal cancer (AIO 0207): a randomised, non-inferiority, open-label, phase 3 trial [J]. Lancet Oncology, 2015, 16 (13): 1355-1369.

[34] STEIN A, ATANACKOVIC D, HILDEBRANDT B, et al. Upfront FOLFOXIRI+bevacizumab followed by fluoropyrimidin and bevacizumab maintenance in patients with molecularly unselected metastatic colorectal cancer [J]. Br J Cancer, 2015, 113 (6): 872-877.

第三十一章

结直肠癌肝转移的消融治疗

第一节　概述

　　肿瘤消融治疗是将化学药物或能量(包括热、冷或电能)等导入肿瘤组织内部,通过诱导肿瘤细胞的不可逆损伤而实现肿瘤局部灭活。消融治疗无放、化疗的毒副作用,现代医学影像学的发展为早期发现并定位肿瘤及精准引导治疗和准确评估疗效奠定基础[1-4]。20世纪90年代,随着影像医学的进步与消融技术的进展,以射频消融为主流的肿瘤消融治疗得以迅速发展[2],我国自1996年开始应用超声引导下肿瘤消融技术,以微波消融肝癌最先报道[5]。目前,影像引导下的消融术已发展为一种被广泛认可的肿瘤治疗手段。肿瘤消融技术主要有微波消融(microwave ablation,MWA)、射频消融(RFA)、激光消融(laser ablation,LA)、高强度聚集超声治疗(high intensity focused ultrasound therapy,HIFU therapy)、不可逆电穿孔(irreversible electroporation,IRE)、冷冻消融(cryoablation)及化学消融等。影像引导方式主要有超声、CT及MRI等。治疗途径主要有经皮、腔/内镜和术中等方式。经皮消融必须在影像引导下完成,适用范围广;腔镜或内镜下消融是在腔镜或内镜的直视下完成,适用于脏器表面的肿瘤;术中消融是在术中进行,对位置较深的病灶需要影像引导下完成。

　　多种肿瘤消融技术得到快速应用和推广,已经成功应用于肝脏、肾脏、肾上腺、乳腺、甲状(旁)腺、淋巴结、肺、骨、子宫等多脏器实体肿瘤的治疗。我国已成为肿瘤消融治疗大国,并且多项技术居于国际领先地位。消融治疗具有创伤小、疗效好、费用低、可重复、适用广等优势,尤其适合由于身体状况或心理因素无法耐受或不愿接受其他治疗的肿瘤患者,为大量患者提供了新的生机。结直肠癌肝转移(CRLM)常为多发病灶,给手术根治带来困难,其大多为乏血供的特点使栓塞治疗效果不理想,因而消融治疗在CRLM中的地位凸显,发挥着越来越重要的作用。

第二节　基本原理

一、射频消融的生物物理学原理

　　射频消融是常用的热消融治疗方法之一,指射频发射器产生<30MHz的电磁波(通常为375~500kHz),使组织内的离子在电磁波作用下频繁振荡,产生摩擦作用,将电能转化为热能,使组织的温度升高,从而使肿瘤细胞发生热凝固性坏死和变性。热能的积累超过细胞的耐受而引起细胞死亡称热凝固坏死[6]。射频消融对生物组织加热的效应机制主要是离子加热,离子主要是在生物组织的细胞内、体液中含有大量的带电粒子,如钾离子、钠离子和氯离子等。产热后的

温度和治疗组织内的热量分布模式决定了肿瘤破坏的程度。细胞自我平衡的机制能适应轻度增高的温度(40℃)。通常，46℃ 60 分钟才能导致细胞不可逆转的损伤，温度越高所需时间越短[7]。由于 105℃以上的高温能导致组织汽化，总射频能量电阻升高，热效率降低，因此射频消融的适宜温度为 60~100℃[8]。细胞死亡的确切温度由组织的特异性和多种其他因素决定。致细胞死亡的温度不同，杀死细胞所需要的总能量也有很大的不同[9]。影响射频消融的因素还包括血流灌注程度、组织的导热性及肿瘤包膜特征等。

二、微波消融的生物物理学原理

微波消融也是常用的热消融治疗方法之一，指微波发射器产生频率范围在 300MHz~300GHz 的电磁波(目前常用频率为 915MHz 和 2 450MHz 两种)，使组织内的离子和极性分子在电磁波作用下频繁振荡，产生摩擦作用，将电能转化为热能，使组织的温度升高，使肿瘤细胞发生热凝固性坏死和变性，从而达到治疗疾病的目的。微波消融对生物组织加热的效应机制除了离子加热方式外，另一种方式是偶极子加热，偶极子是在生物组织中存在着大量的水分子和蛋白质分子等极性分子。在微波场的作用下，介质中的离子和极性分子从原来杂乱无序的热运动改变为按电场方向取向的规则运动，而热运动及分子间相互作用力的干扰和阻碍则起着类似于内摩擦的作用，将所吸收的能量转化为热能，使介质的温度随之升高。微波消融形态的大小受多方面因素的影响，包括微波电极的特性、微波的穿透深度和组织的热特性等。与射频相比，微波具有制热效率高、升温速度快、消融范围大和凝血管能力强等特点。主要是因为：第一，微波频率较射频频率高，可以引起人体内水分子的剧烈运动、摩擦生热，所以，致热速度快，消融范围扩大的速度相对较快。因此微波消融技术可达到更大的消融范围[10]，并且瘤内温度可达到足够高的温度，这可保证足够大的消融范围，更少的消融时间[11]。第二，微波消融受热沉降效应影响较小。血流的冷却可显著影响有效加热区的热传导，但微波消融技术因为

较高的致热效率，较少受灌注介导的热沉降效应影响[10-12]。第三，凝血管能力强。由于微波消融升温速度较快，受血流散热因素影响相对小，因而凝固血管的能力在热消融技术中显示其优势[13]。

三、激光消融的生物物理学原理

激光消融是一种热消融治疗方法，激光是更高频率的电磁波，其频率范围为 $(3.9~7.9) \times 10^{14}$Hz，其中波长为 1 064nm 的 Nd∶YAG 激光最常用，是将激光辐射到生物组织内，对其加热并通过热损伤、气化、高温分解等作用，达到凝固或切割组织的目的[14]。其原理是将激光辐射生物组织，光子能量入射到组织内后光能转化为组织分子动能振动摩擦，从而使被照射组织温度升高而导致局部生物组织凝固坏死、炭化、气化，甚至蒸发。激光消融具有波长最短和穿刺针最细的特点。射频、微波和激光都属于电磁波，是目前热消融波长中最短的，而波长越长，穿透深度越深，波长越短，穿透深度越浅；所以，激光消融的范围相对较小。另外，Nd∶YAG 激光穿刺针为 21G，外径 0.8mm，光纤直径仅 0.3mm[15,16]。因此，光纤在穿刺路径上对正常组织损伤小，是非常微创的治疗手段，甚至可以穿过一些不可避免的血管、胃肠道等组织结构。

四、高强度聚集超声治疗的生物物理学原理

高强度聚集超声(HIFU)是一种热消融治疗方法，消融治疗肿瘤的原理主要是利用高频机械振动的超声波具有可聚焦性、组织穿透性和能量沉积性的特点，机械能转化为热能，于焦点部位能够形成一定的高温(65~100℃)，对组织和细胞产生杀伤作用，此外，超声波的机械效应、空化效应和声化学效应，也能使靶区组织和细胞发生结构或功能的改变，对组织和细胞的杀伤也起着一定的作用[17-19]。

HIFU 治疗肿瘤最大的优势在于其独特的非侵入操作性，因此，该方法治疗肿瘤对肿瘤位置的依赖性相对较小，转移和出血风险降低。另外，由于其主要通过焦点的叠加和组合达到适形的热消融，因此，具有剂量均匀分布及立体适形的优点。但是，由于受限

于超声波本身的物理特点,HIFU 也有着明显的技术局限性,即高反射界面严重影响超声波的穿透性,组织不均匀性可能会影响聚焦准确性,经体表聚焦的方式致使其热效率比较低[20-26]。

五、冷冻消融的生物物理学原理

冷冻消融是一种超低温消融治疗方法,是基于焦耳 - 汤姆孙效应的气体膨胀致冷和致热效应将超低温靶向冷冻和介入热疗有机地结合在一起,工作原理基于气体节流效应(焦耳 - 汤姆孙效应),即高压气体流经小孔进入一个较大的低压空间,产生急剧膨胀,吸收周围的热量,使其周围温度发生显著降低的效应。冷冻消融针对肿瘤组织灭活的主要机制包括以下四个方面:①冷冻对靶区细胞的物理性杀灭。当温度急剧降低至<−15℃时,可导致细胞外冰晶形成,细胞膜脂质及膜蛋白受到损伤,造成细胞损伤或死亡。随着冷冻的继续加深,细胞内冰晶形成,细胞器如线粒体和内质网发生不可逆性损伤,最终导致细胞死亡。除冷冻直接物理杀灭肿瘤细胞外,冷冻温度未降至足以杀灭靶细胞的情况下,还可通过受体介导和线粒体介导两种信号转导途径,引发肿瘤细胞凋亡[27-29]。②冷冻引起的微血管栓塞作用[30]。冷冻导致微血管收缩,血流减缓,血小板凝集,微血栓形成,造成组织缺血缺氧,导致靶细胞、组织缺血坏死。③冷冻后加热性损伤。冷冻结束后组织升温解冻,造成靶区微血管膨胀,血管壁断裂,血浆外渗,血管内血细胞淤积,加重了微血管血栓形成的过程,不可逆的永久性栓塞将加重组织细胞的死亡。④冷冻免疫作用[31,32]。肿瘤细胞反复冻融后,细胞破裂、细胞膜溶解,促使细胞内和处于遮蔽状态的抗原释放,其诱发的特异性或非特异性抗肿瘤反应,可能通过体液免疫和细胞免疫的途径实现肿瘤免疫应答,尤其是细胞毒性细胞免疫,可能起重要作用,发挥抗肿瘤作用[29]。

六、不可逆电穿孔的生物物理学原理

不可逆电穿孔(IRE)是一种新型的非致热消融治疗方法[33,34],也称为纳米刀,是通过精细的探针将超短高压电脉冲传送到目标区域,以产生的强大外部电场,导致细胞膜发生电穿孔(即在细胞膜中形成可渗透离子的纳米大小的孔道)[35-38]。所造成的电穿孔可以是可逆的或不可逆的,取决于施加的电压和脉冲长度[39]。由于细胞膜的双层脂质构造是调节细胞内外溶质运输的重要细胞结构,当感应电场的强度(由电脉冲的电压和持续时间决定)超过特定的阈值时,细胞膜上的可渗透孔被永久打开,导致细胞膜失去生理功能而引起细胞凋亡,最后人体再通过免疫系统清除细胞碎片[34]。由于 IRE 技术可避免身体组织暴露于极端的高低温,因此对周围组织的潜在伤害可降至最低[40]。

七、化学消融的生物学原理

影像引导肿瘤化学消融的基本原理是在影像设备引导下,经皮 / 阴道穿刺肿瘤组织,将化学药物直接注射到肿瘤内部,使局部组织脱水、固定、蛋白变性,而使肿瘤组织产生凝固性坏死,达到原位灭活肿瘤组织的目的。另外,化学硬化剂还能够破坏血管内皮细胞,引起血栓形成及血管闭塞,使肿瘤组织缺血坏死。化学消融疗法虽然创伤小,但存在着弥散范围小、药物分布不均匀、肿瘤坏死不彻底等不足,对于 2cm 以上的肿瘤需给予多次、反复注射治疗[41,42]。

第三节　适应证和禁忌证

一、适应证

目前,NCCN 及 ESMO 等权威指南均认为局部肝切除是结直肠癌肝转移的首选治疗方法,但只有 20%~30% 的患者适合手术治疗,对于不适合手术治疗的患者,均认为局部消融治疗技术是推荐的有效治疗方法。局部消融治疗亦有相应的适应证,推荐的根治性治疗适应证[43]如下。

1. 肝内转移灶最大直径 ≤3cm;肿瘤最大直径 ≤5cm,如果所在位置安全可行根治性完全消融。

2. 肿瘤数目 ≤5 枚。

3. 肿瘤与高风险部位(如胃肠道、二级以上胆管等)的距离>1cm。

4. 肝功能 Child 分级 A 级或 B 级。

5. 无严重的凝血功能障碍,血小板>50×10^9/L,白细胞>2.5×10^9/L,凝血酶原时间<18s,凝血酶原活动度>60%。

6. 无肝外转移灶或肝外转移灶少可行有效治疗。

综合多个指南,还推荐相对根治性治疗适应证[43]如下:

1. 对于机体耐受性好的患者,肿瘤治疗数目可以≤9枚。

2. 对于肿瘤邻近心、膈、胆囊、胆管、胃肠管等危险或易损伤结构≤1cm的患者,可在消融过程中结合温度监测、无水乙醇注射、人工注水技术及粒子置入技术等,既保证安全又能达到完全消融。

3. 对于病灶多、体积大的晚期肝转移癌患者,可行姑息减瘤消融治疗,治疗的目的主要是降低肿瘤负荷,以缓解病情,减轻痛苦并延长生命。

特别需要强调的是,肝转移癌的消融治疗有别于原发性肝癌,对于结直肠癌肝转移患者术前2周以内的增强影像学是强烈推荐的,因为结直肠癌肝转移的平均体积倍增时间是100天,而且,增强影像学更有利于明确转移癌的确切边缘,这对完全消融非常重要[43]。另外,与原发性肝癌消融不同的是,结直肠癌肝转移消融的安全边界强烈推荐在各个方向超出肿瘤边界至少1cm,特别是对化疗后的患者尤其重要,达到超过1cm的消融安全边界可有效降低局部复发率[43,44]。

二、禁忌证

1. 肝功能 Child-Pugh C 级或明显的肝功能衰竭,如大量腹水、肝性脑病或神志恍惚者。

2. 有严重的凝血功能障碍,血小板<30×10^9/L,白细胞<2.5×10^9/L,凝血酶原时间>30s,凝血酶原活动度<40%,经输血、给予止血药等治疗仍无改善。

3. 肝内肿瘤负荷高(肿瘤总体积>肝脏体积的70%)。

4. 有全身任何部位的急性或活动性感染者。

5. 肺功能不全或心脏功能不全,不能耐受麻醉者(可为相对禁忌证)。

第四节　术前准备

CRLM 患者均需要系统的全身治疗,而全身治疗联合局部治疗是控制肿瘤的重要策略,但是,全身治疗无论是化疗还分子靶向治疗均会对机体产生一定的影响,除对心肺肾等脏器的影响外,最重要的是对患者体力的影响和对造血系统的影响,为了减少全身治疗对消融治疗的影响,均需要在停止全身治疗一段时间后才能接受局部消融治疗,根据药物的半衰期和临床经验,建议在停止全身治疗4周后对患者进行全面评估,再接受局部消融治疗。

1. **消融前常规检查**　血尿粪常规、凝血功能、血型、血糖、传染病指标(乙肝五项、丙肝抗体、艾滋病抗体、梅毒抗体)、血生化(肝肾功能及电解质等)、肿瘤标志物、血气分析等,心电图及胸部 X 线片。如患者经麻醉评估存在心肺疾病风险,需完善超声心动图、冠状动脉 CT、平板运动试验、肺 CT、肺功能等检查项目。

2. **消融前检查**　原则上消融治疗前至少有两项增强影像学检查,包括肝脏的超声造影、增强 MRI 或增强 CT,必要时应行全身 PET/CT 检查。如果病灶较大(≥4cm)或位于胃肠道、胆道等高危部位,可加做医学影像三维可视化精准规划消融方案。

3. **综合评估制定消融方案**　①查看患者各项检查结果,评估异常结果是否可以纠正,是否影响消融治疗。②常规超声或超声造影检查评估拟治疗病灶是否有合理安全的进针路径及消融治疗的必要性。③评估患者合并症是否影响消融治疗,并请相关科室会诊、调整方案。④评估患者全身情况是否耐受消融治疗,可依据美国东部肿瘤协作组(Eastern Cooperative Oncology Group ECOG)分级或美国麻醉医师协会(American Society of Anesthesiologists,ASA)分级。

4. **在完善各种检查及全面评估的基础上制定治疗方案**　包括是否进行肠道准备、药物(保肝、抑酸、降压、降糖、抗炎等)使用、其他相关学科会诊、明确消融预期目标(一次根治性、分次根治性或姑息性),采用的消融方式(微波、射频、激光、冷冻、HIFU、IRE)、布针方式、消融次数、消融肿瘤数目、辅助措施的应用(超声造影引导、人工腹水/胸水/胆道注水、温度监测、粒子置入、乙醇注射、三维消融规划、融合影像导航等)、采用的麻醉方式(静脉全身麻醉、局部浸润麻醉)、消融后血红蛋白尿的预估及水化、碱化尿液的处理。

5. 签署知情同意书及术前医嘱　消融前需与患者家属充分沟通,了解患者家属及患者对病情的认知程度、对拟进行治疗结果的心理预期、对治疗存在风险的认知及接受程度。需向患者家属及患者充分交代患者病情、病灶情况、存在的其他治疗方式、治疗费用、治疗存在风险、可能发生的意外及对风险意外采取的防治措施等。在患者家属充分了解上述情况后签署治疗知情同意书。

消融前一日需下达术前医嘱,包括拟行手术名称、术前禁食水、静脉通道的建立、肠的准备、消融进针部位皮肤的准备。

第五节　操作方法

本节所述操作方法仅以影像引导经皮消融治疗为例[45]。影像学确定肿瘤大小、形态、边界、部位、肿瘤血供和周边毗邻情况。行超声造影并结合增强MRI/CT再次评估肿瘤大小、形态和周边卫星灶情况,选择最佳穿刺途径,避开大血管、神经、胃肠、胆囊等重要结构进针,必要时训练患者呼吸屏气配合穿刺操作,依据病灶情况予以采用水隔离、测温、导航等辅助技术。

1. 根据病灶位置,穿刺可在屏气状态或平静呼吸时进行,须在穿刺前对患者呼吸配合进行指导训练。肝左叶肿瘤麻醉后常受胃肠遮挡显示不清,必要时可在患者清醒状态下穿刺进针镇痛下消融,如仍然难以显示病灶,推荐在消化内镜下清晰显示肿瘤穿刺进针。

2. 患者体位对清晰显示病灶很关键,一般常规用手臂架将右上肢固定,使腹部尤其肋间充分展开。肝左叶肿瘤多采用仰卧位,右叶肿瘤多采用左侧卧位或右前斜位,近膈肌顶部病灶可适当抬高上身,采用头高足低位。

3. 穿刺及布针过程中务必清晰显示消融针尖位置,建议进针前根据影像测量进针深度,在微波针上做好标记,穿刺到位后,短暂启动能量再次确认针尖位置,消融针裂隙处为最先辐射产生强回声处,前向热场范围为裂隙距针尖长度再加3~5mm,合理规划穿刺深度,防止深部脏器损伤。

4. 穿刺过程中需缓慢均匀用力,遇到阻力勿强行突破,可能为肝内管道结构,需上下层面微调越过管道再进针,以防出血。天线进入肿瘤区后,如果位置不合适,需先启动辐射凝固组织再调整穿刺针位置,防止肿瘤细胞种植。

5. 消融范围需根据患者综合情况确定。恶性肿瘤,患者身体能够耐受,病灶数量和体积允许,尽量做到扩大根治性消融;如果化疗后身体虚弱,以肿瘤适形消融为原则;如果病灶数量多,体积大,可行分次消融或减瘤治疗。

6. 如果病灶靠近胆管、胆囊、胃肠道等特殊部位,一方面可在病灶与要保护的器官结构间放置测温针行保护性测温,在病灶内靠近重要结构处辅以少量无水乙醇热增敏以保证凝固效果;另一方面也可辅以人工腹水或胆管内人工注水方式来降低或避免热损伤的发生。对于靠近膈顶的肿瘤,如果体位调整后仍然不能显示,可以辅以右侧人工胸水或膈下注水的方法,来避开肺气遮挡以使病灶清晰显示。

7. 邻近大血管的肿瘤,可加大功率或多点补足能量或辅以少量无水乙醇热增敏以提高热凝固疗效。

8. 消融过程中实时观察肝脏周围影像学变化,如果发现液性暗区,高度怀疑出血所致时,及时予以止血药处理,退针时注意烧灼针道。

9. 较大肿瘤、邻近重要结构的肿瘤可借助三维可视化软件规划消融,能够减少二维影像引导下肿瘤消融对空间信息直观显示的缺乏和精确量化不足,也能减少对治疗中热场估计的经验依赖,增加消融前治疗方案规划的科学性,超声显示不清的肿瘤可借助导航技术进行消融。

10. 消融结束拔出消融针具时应停止水冷凝固针

道至肝被膜处。拔针后若发现彩色多普勒血流信号沿针道溢至肝表面，可以立即沿彩色信号置入消融针具至肝被膜下并启动微波辐射1~2分钟，至血流信号消失拔针。

11. 治疗前、中、后信息应完整记录，疗效评判及随访结果应参照国际消融规范化术语标准[46]。

第六节　术后处理

消融后即刻下达术后医嘱，血常规是必查项目，以排除出血可能，还需根据常规和生化检验及临床检查指导临床用药和对症处理措施。

第一，消融治疗后最常出现局部疼痛和发热。消融治疗后当日患者会出现程度不等的腹痛，以治疗区附近为主，肝脏消融后经常出现中上腹疼痛，多考虑为反射性或长时间空腹导致，术后第二日疼痛会明显减轻，如果出现长时间剧痛，需警惕出血、胃肠穿孔、胆瘘等并发症发生。发热是常见副作用，主要是坏死物引起的吸收热，一般无须特殊处理。但如果消融后长期高热不退，需警惕治疗区感染的可能，应及时行实验室检查和超声检查来明确，抗生素的使用应该依据是否存在感染来决定。

第二，消融术后均应予保肝治疗。由于消融治疗会导致肿瘤周围正常肝组织的破坏，所以术后患者肝功能均会出现变化，因此，均需要保肝治疗。如消融体积较大，不仅会产生大量坏死物，还破坏大量红细胞，个别敏感性体质患者术后当日可能会排茶色、酱油色尿液，需及时予以水化、碱化尿液，并密切观察肾功能改变。

第三，病灶邻近膈肌的患者，消融后如果出现胸闷、憋气症状，需及时行超声检查明确胸、腹腔及心包腔积液情况，必要时可予以引流。

针对病变局部消融效果的评价及随访，主要应用影像学检查进行评估。超声影像局部观察效果好，可以多角度、多次观察消融区，超声造影检查对肝肾功能无影响。增强CT/MRI检查整体观好，可以观察消融治疗区、全肝及肝周情况，其中MRI还常常可以看到肿瘤消融后的残骸，可客观评判空间覆盖效果，判断是否有残癌，决定是否需要再次行消融治疗。PET/CT、MRI检查全身效果好，可判断是否存在转移。肿瘤消融疗效评判标准参照国际消融规范化术语[47]总结如下。①技术成功：指肿瘤按照预定消融方案完成治疗并实现完全灭活。②技术有效：指消融后1个月增强影像学评价肿瘤完全灭活。③肿瘤残存：消融后1个月内的1~2种增强影像学评判消融区边缘仍有肿瘤样增强，定义为肿瘤残存，需进行补充治疗。④局部肿瘤进展：消融后1个月增强影像学评判肿瘤完全坏死，患者进入随访期，在随访过程中如果消融区边缘出现肿瘤样增强，定义为局部肿瘤进展。

准确评估消融的边界对提高无进展生存(PFS)至关重要。医学影像三维可视化技术能够在三维空间判断是否在各个方向均到达安全边界，能够更准确地评估疗效。研究表明[47]，三维评估CRLM热消融的安全边界评估具有更高的消融边缘评估能力，明显优于二维评估，并能够提高消融后2年的局部肿瘤进展(local tumor progression，LTP)的预测能力。

消融后1个月进行首次复查，之后12个月内每3个月复查1次，消融12个月以后视病情每3~6个月进行1次复查，以超声及相关检验为基础检查，根据复查结果，必要时结合超声造影、增强MRI/CT或PET/CT、MR检查，目的是了解消融靶区的转归、有无残癌、局部肿瘤进展和远处转移，以及生存质量和生存时间。

第七节　疗效

肝脏是结直肠癌最常见的转移器官[43]。目前，NCCN及ESMO等权威指南均认为局部根治性肝切除是结直肠癌肝转移的首选治疗方法，其5年总生存率为38%~71%[48-51]，但是，仅有20%~30%的患者适合手术治疗[52]。对于不适合手术治疗的患者，局部消融治疗技术已经被多种国际指南推荐为有效治疗方法。但是，目前还没有大规模的随机对照试验比较热消融技术和其他可用的局部治疗方案治疗不可切除

CRLM 的临床疗效。由于不可切除结直肠癌肝转移患者病情复杂、全身及局部情况差异非常大，文献报道消融治疗 5 年患者生存率（14%~55%）和局部肿瘤复发率（3.6%~60%），疗效差异较大[53]。

一、射频消融

射频消融是目前最常用的消融技术。对肿瘤直径<3cm 的单发肿瘤的开放手术或腹腔镜手术，RFA 在复发率和 5 年总生存率（OS）方面都不如切除术。约有 2% 患者的局部复发发生在消融治疗过的肝段或手术边缘[54-61]。准确评估治疗反应对于 RFA 治疗的成功非常重要，因为足够的安全边界（至少 0.5cm，一般认为>1cm）可防止局部肿瘤进展[43,60]。另外，Calandri[62] 的研究表明，CRLM 热消融后局部肿瘤复发还与肿瘤的生物学行为有着密切的关系，RAS 基因突变的患者热消融后肿瘤局部复发率明显高于没有突变的患者。随着多极系统射频的应用，一些直径>3cm 或毗邻大的肝血管的肿瘤也可以通过射频消融。在一项研究中，100 例不能切除的 CRLM 患者（肿瘤直径范围 0.2~8.3cm；平均 2.4cm）接受了射频消融治疗。RFA 的平均生存时间为 56 个月（95% 置信区间 45~67 个月）。RFA 的 1 年、3 年、5 年和 8 年总生存率分别为 93%、77%、36% 和 24%。长期结果与以往采用手术切除的研究结果相当。决定成功的因素是病变的大小、数量和位置[63]。另一项研究表明，当使用多极系统射频时，与任何大的肝血管相邻的 CRLM 患者都可以安全有效地接受 RFA 治疗。肿瘤大小（>3.5cm）是与局部肿瘤进展和局部肿瘤进展时间相关的唯一危险因素，而血管周围位置不是局部肿瘤进展或局部肿瘤进展时间的危险因素[64]。

肿瘤的数量和直径是射频消融治疗 CRLM 患者生存率最关键的预后影响因素。在多个研究中心，热消融的最佳适应证是病灶直径<3cm、数量<5 枚的患者[65]。有研究结果表明，病灶直径<3cm 是左半结肠癌患者 RFA 治疗取得良好结果的独立因素[66]。但对于肿瘤直径>3cm，如果是可切除的 CRLM 患者，手术切除的治疗效果会更好[67]。CRLM 消融后局部复发率也与病变大小和数量密切相关。射频消融后局部

复发率为 18%，切除后局部复发率为 4%，这一差异具有显著统计学意义。RFA 组的 5 年生存率为 47%，而切除组为 57%，中位无瘤生存期 RFA 组为 25 个月，切除组为 22 个月[68]。消融治疗后复发的患者可以再次接受消融治疗，其中一些患者仍然能够达到无瘤状态[69]。对于肿瘤数目为 1~4 枚的患者，中位生存期为 37 个月，1 年、3 年、5 年、10 年、15 年生存率分别为 88%、52%、36%、22% 和 17%。按手术类型分层，单独切除患者的 5 年生存率为 41%，切除联合消融患者的 5 年生存率为 35%，单独消融患者的 5 年生存率为 13%。对于肿瘤数目 5 个以上的患者，中位生存期为 28 个月，1 年、3 年、5 年、10 年生存率分别为 78%、41%、23% 和 14%。按手术类型分层，单独切除患者的 5 年生存率为 36%，切除联合消融患者的 5 年生存率为 25%，单独消融患者的 5 年生存率为 12%[70]。

除了肿瘤的大小和数目，原发疾病淋巴结是否有转移、原发疾病到肝转移的时间间隔也与总生存率和局部肿瘤进展相关。改良临床风险评分（CRS）是选择 RFA 患者的综合标准。对 CRS 为 0~2 分的 CRLM 患者进行消融治疗被认为是低风险的，而 CRS 为 3~4 分的患者被认为是高风险的。CRS 的标准为：原发肿瘤淋巴结转移阳性为 1 分；原发肿瘤到发生肝转移<12 个月为 2 分；肝转移病灶数目>1 枚为 3 分；任何一个肝转移病灶直径>3cm 为 4 分[60,69,71]。Sofocleous[71] 报道 CRS 是影响总生存率（CRS 0~2 分的 2 年 OS 为 74%，CRS 3~4 分的 2 年 OS 为 42%，P=0.03）和局部无进展生存率（单次消融后 1 年 CRS 0~2 分为 66%，CRS 3~4 分为 22%，P<0.01）的独立危险因素。这些数据表明，低 CRS 与较好的临床结果相关。

尽管 NCCN 指南不推荐对任何部位的肝内转移肿瘤进行不完全消融治疗，但选择性使用射频消融可比单纯化疗提供适度的生存效益。Abdalla 的研究数据提供了证据，当不能完成完全消融时，CRLM 患者也能比单纯化疗获得适度的生存效益，仅接受 RFA 或切除治疗的"不可切除"患者的生存率高于仅接受化疗的患者。但与单纯切除术相比，接受 RFA 治疗的患者局部复发率较高、无复发率和总生存率较低[60]。

二、微波消融

与射频消融相比,微波消融具有多种优势,包括更宽的消融直径、更高的消融率、避免热沉效应和更短的消融持续时间[69,70]。在相匹配的配对分析中,与射频消融相比,微波消融治疗 CRLM 组的局部复发率较低[72]。但是,微波消融治疗 CRLM 的临床数据仍然有限。在一项对 30 例多发性 CRLM 患者进行的小规模随机对照试验中,微波消融术似乎显示了与手术相似的结果(3 年 OS 率为 14%,而肝切除术为 23%)[73]。肝切除术后,切除组 1 年、3 年和 4 年无复发生存率分别为 55%、42% 和 35%,而联合切除/消融组分别为 56%、39% 和 39%(P=0.86)。单次切除患者 1 年、3 年和 5 年的无病生存率分别为 26%、11% 和 8%。在联合切除/消融术患者中,1 年和 3 年无病生存率分别为 33% 和 17%(P=0.54),研究表明微波消融术加肝切除术能够将肝手术指征扩大到肝转移灶 5 枚或更多的全肝转移患者[74]。共有 43 例技术上不可肝切除 CRLM 患者接受了微波消融治疗,28 例患者接受了微波消融联合切除术,15 例患者仅接受了微波消融治疗,术后 30 天病死率为 2%。在 15 个月的中位随访中,4% 的消融病灶出现局部治疗失败。MWA 组 3 年生存率为 36%,而联合消融/切除组为 45%,3 年生存率分别为 32% 和 8%。结论是微波消融术加或不加切除是一种安全有效的局部疾病控制方法。有或无切除的消融与良好的长期结局相关,可能是小的不可切除的 CRLM 的合适治疗选择[75]。经皮消融治疗肿瘤直径>3cm 的 CRLM、肿瘤邻近较大(>3mm)血管附近和多发性病变可同时治疗的患者时,微波消融能够显著提高肿瘤局部控制率并能够明显缩短治疗时间,是高效和安全的选择,比射频消融更可取[76,77]。如果肿瘤直径<3cm,且离血管较远,微波消融后经多周期(6 个周期以上)药物治疗能够获得更低局部复发率和更长的 OS[78,79]。与 RFA 一样,MWA 消融治疗 CRLM 也发现左右结肠发生的肿瘤肝转移治疗效果不同,左半结肠癌患者的 PFS 优于右半结肠癌患者[80]。

因此,MWA 是一种安全有效的治疗 CRLM 的方法,它进一步扩展了局部消融治疗的选择。如果在经验丰富的中心,微波消融拓宽了适应证,可能成为能够手术切除的患者的一种可替代治疗方法[75,81]。

三、激光消融

间质激光是另一种热消融技术,文献报道较少。Vogl 报道激光治疗 CRLM 的 5 年生存率为 33%,中位生存期为 2.9 年,总并发症发生率为 1.5%[82]。然而,一项同期研究报道 5 年生存率为 3.8%,中位无病生存期为 24.6 个月,而且,并发症发生率为 16%,6 个月的不完全消融率为 33%[83]。激光热消融治疗的回顾性研究表明,1 年、3 年和 5 年的平均生存率分别为 94.2%、61.5% 和 29.2%,平均生存时间为 33.7 个月[84,85]。

评估 PFS 的预后因素的结果显示,转移病灶的直径和初始数目是重要的预后影响因素,而首次诊断结直肠癌的 TNM 分期、出现肝转移的时间(同时和异时),以及转移病灶在肝脏中的位置对预后没有影响[86]。但是,由于单根光纤的消融范围非常小,因此,LA 在肝脏应用的报道已经越来越少。

四、高强度聚集超声治疗

HIFU 治疗最大的优点是非侵入性操作,但其热效率低、治疗时间长,有关 CRLM 的文献报道较少。由于肝脏前方有肋骨遮挡,近膈顶处有肺气遮挡,因此,仅有大约 30% 的肝脏实质可接受 HIFU 治疗,加之肝脏运动的原因,经皮 HIFU 治疗肝脏的应用受到很大限制[87]。Orsi[88]曾经报道 13 例结直肠癌肝转移患者的经皮 HIFU 治疗,病灶直径(2.7±1.4)cm,91% 的病灶能够完全消融。虽然高强度聚集超声治疗原发性肝癌的完全坏死率超过 80%,但明显低于射频消融治疗的肿瘤完全坏死率[89],因此,明显限制了其在肝脏的广泛应用。

五、冷冻消融

冷冻消融治疗 CRLM 的文献相对较少。Mala[90]曾经报道 19 例 25 枚病灶冷冻消融的完全消融率为 72%,有 44% 发生局部复发,2 年 PFS 为 48%。

Bageacu[91]报道53例CRLM患者接受冷冻消融治疗,其中31例为可手术切除,22例为不能手术切除,病灶平均直径2.7cm(0.5~10cm),中位随访时间24.8个月,12个月OS率为86.1%,48个月时为27%,可手术和不能手术的患者没有统计学差异,31例可手术患者有7例原位复发。最大宗的报道是326例患者中280例接受CT随访,完全反应(complete response,CR)为14.6%,部分反应(partial response,PR)为41.1%,疾病稳定(stable disease,SD)为24.3%,疾病进展(progressive disease,PD)为20%,在32个月(7~61个月)的随访期内复发率为47.2%,中位生存期为29个月,1年、2年、3年、4年及5年OS分别为78%、62%、41%、34%和23%。肿瘤直径≤3cm、肿瘤位于右半肝、CEA<1ng/ml和术后TACE的患者能够获得更高的生存率。该结果与另一项135例患者的研究基本一致,肿瘤直径≤3cm的患者能够获得更高的生存率,同时,手术联合冷冻消融及肿瘤<7枚也是提高生存率的重要因素[92]。总之,目前有关冷冻消融治疗CRLM的报道还不多,该技术的完全消融率还有待提高。

六、不可逆电穿孔消融

IRE是一项新兴的技术,消融在治疗的同时不破坏组织结构及脉管组织,尤其适用于邻近肝门、重要胆管、神经和血管等部位肿瘤的消融。但据现有文献报道,有关治疗CRLM的文献量和治疗患者的例数都还很少。Scheffer[93]报道了平均直径2.4cm的10枚结直肠癌转移病灶,其完全消融率为80%。Frühling[94]报道了23例不适合外科手术和RFA及MWA的CRLM患者,肿瘤直径<3cm、病灶数1~2枚,3个月和6个月的完全消融率为78.9%和65.8%,严重并发症发生率为3.3%,分别是胆管扩张和狭窄及门静脉狭窄。Schicho[95]报道了24例不适合手术患者的长期效果,IRE治疗后的平均OS为26.5个月,1年、3年和5年生存率分别为79.1%、25.0%和8.3%。

总之,目前有关IRE治疗CRLM的报道和治疗病例数都很少,其结果与其他热消融技术相当,也可以造成胆管和血管的损伤。

七、化学消融

化学消融治疗CRLM的效果不佳。与肝细胞癌患者不同的是,肝硬化为乙醇留在肿瘤血管内提供了一个纤维化屏障,大多数转移癌比正常肝实质具有更牢固的一致性和更高的间质内压力,因此注射的液体沿着阻力最小的路径进入周围肝脏。而且,随着消融技术的普及和应用,单独应用化学消融治疗肝脏肿瘤越来越少,更多是作为消融治疗的一种辅助技术联合应用[42]。有报道,经皮乙醇注射(percutaneous ethanol injection,PEI)能够明显提高经动脉化疗栓塞(TACE)治疗结直肠癌肝转移的生存率,TACE+PEI治疗CRLM患者1年、2年、3年的生存率分别为92%、80%、64%,局部复发率为16%,而单纯TACE治疗1年、2年、3年的生存率分别为78.3%、65.2%、47.8%,局部复发率为39.1%[96]。目前,PEI更多用于热消融治疗的协同补充治疗。

八、消融联合手术切除及全身治疗

系统治疗是CRLM的必要手段。目前,评价射频消融不能切除的CRLM加全身治疗或单独全身治疗的唯一前瞻性随机试验是CLOCC试验。在这项随机Ⅱ期试验中,119例病灶数<10枚、最大病灶直径<4cm的不可切除肝转移患者被随机分为两组:一组是全身治疗,另一组是射频消融联合全身治疗。单独化疗组30个月的OS为57.6%,而RFA联合化疗组为61.7%。然而,这一差异没有达到统计学意义,部分原因可能是单独接受化疗的患者的存活率远远高于预期。然而,两个研究组的平均肿瘤无进展生存(PFS)显著不同。RFA联合治疗组的中位PFS为16.8个月,而单独化疗组仅为9.9个月。目前的结论是RFA加全身治疗可显著改善PFS,30个月后OS无显著改善,应等待更长的随访时间。同时,不能忽视30个月61.7%的OS也是一个很好的结果,到目前为止,在其他研究中还没有得到证实[97,98]。

以射频消融和微波消融为替代或补充的新技术为实现肿瘤局部控制提供了更多的工具。CRLM消融治疗的结果一直受到局部复发率高的困扰,但在经适当选择的患者中,仍然是非常有用的技术[99]。热消融也是外科切除和全身治疗相结合的辅助方式。对于不可切除的转移瘤,RFA可作为外科手术的一种补充技术。这两种技术的结合可以增加手术切除患者的数量,从而提高无进展生存率和总生存率[100]。当前的研究支持,当不能完全切除CRLM时,选择性使用RFA结合肝切除术的复发率和生存率,与单独切除术相当[101]。射频或微波消融单独或联合切除术(COM)与双侧肝切除术(RES)比较,在研究期间,141例患者接受了RES治疗,95例患者接受了COM治疗,两组间的长期预后无显著差异(5年总生存率,COM组56%,RES组49%,P=0.16)。与双侧肝切除术相比,联合切除和消融术治疗双侧、多发性肝转移与改善围手术期结局相关,且不损害长期生存率。消融治疗扩大了肝切除术治疗CRLM的能力[102]。HR组的3年总生存率为70.4%,HR+RFA组为77.1%(P=0.627)。结果表明,有效化疗后HR+RFA是一种安全的手术,在RFA部位复发率较低,对于最初不能切除的CRLM患者是一种潜在的有效治疗选择[103]。RFA和切除术应相互辅助,而不是相互替代[104,105]。肝切除联合多发性双叶肝转移瘤的手术适应证扩大,这一改进有望取得良好的长期效果[106]。最近,进展期CRLM的治疗策略包括非解剖切除、门静脉诱导的残余肝脏肥大和积极的术前治疗。联合消融和切除能够在保持患者良好耐受性的前提下有效地清除肿瘤[107]。

总的来说,患者5年生存率(14%~55%)和局部肿瘤复发率(3.6%~60%)的变异很大,部分可以通过技术经验不足、肿瘤生物学差异和肿瘤适应证选择标准的不同来解释。系统综述中的所有文献都以需要更多前瞻性研究的声明结尾[53]。由于CRLM病灶<3cm的开放性RFA消融术后局部复发率似乎等同于切除术,因此在严格条件下对这一亚组患者进行随机试验是合理的[109]。由于较大肿瘤组和经皮或腹腔镜RFA组的局部复发率太高,对可切除肿瘤是不能被接受的[109],因此设计一项旨在比较可切除CRLM中手术切除与RFA的随机试验可能难以通过机构审查委员会[108]。

总之,对于不可切除CRLM患者,消融治疗成为局部治疗的重要手段,对于不能切除的CRLM或高危患者是一种安全有效的治疗方法,对于位于肝实质内较深的单发肿瘤有望成为首选治疗手段。

附　临床实际病例

病例1　大肿瘤消融

1. **基本信息**　男性患者,结肠癌术后1年,复查发现肝脏占位性病变入院治疗。病灶位于肝脏S_6、S_7段交界处,大小约7.4cm×5.6cm,形态欠规则。腹部增强MRI显示动脉期病变周围轻度强化,门脉期和延迟期持续周边强化,肝内外胆管、胰管未见异常狭窄或扩张(图31-1)。结合病史考虑肝脏恶性转移癌。

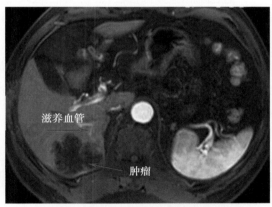

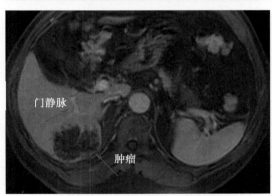

图31-1　病例1术前MRI影像

2. **三维重建结果**　将患者DICOM影像导入三维软件,重建肝脏、肿瘤、周围血管。

重建后参数:肝脏体积1 702ml,肿瘤体积151ml,肿瘤下缘可见明显滋养动脉(图31-2)。

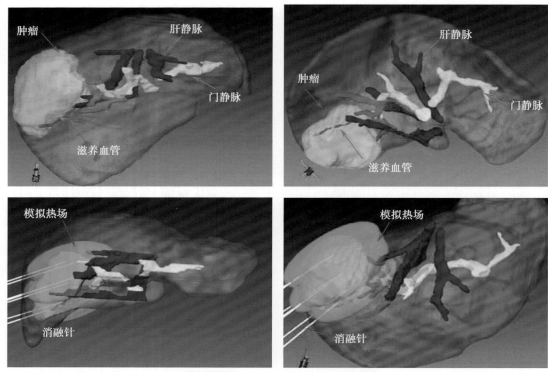

图 31-2 病例 1 三维重建及规划结果

消融参数与规划:首先阻断滋养动脉,选择最短进针路径,沿肿瘤长轴平行进针,规划 7 针消融,微波频率 915MHz,预计消融体积 290.7ml(表 31-1)。

表 31-1 病例 1 大肿瘤消融参数表

针位置	消融参数	针距 /cm
针 1 位置:病灶中部	70W×600s	1.7
针 2 位置:病灶中部偏右	70W×600s	
针 3 位置:病灶右下	60W×480s	1.8
针 4 位置:病灶左下	60W×480s	
针 5 位置:病灶右上	60W×480s	1.6
针 6 位置:病灶左上	60W×480s	
针 7 位置:病灶中部偏左	60W×540s	—

3. **活检及消融** 消融前行彩超引导下穿刺活检,送病理检查。活检后,按照三维规划路径及两针间距依次进针消融。

4. **消融结果** 消融 3 天后行腹部增强 MRI 检查,影像显示肿瘤区域无增强,肿瘤实现完全消融。实际消融区域体积 247ml,灭活的肿瘤体积 113ml,肿瘤体积缩小率 25.2%(图 31-3)。病理诊断结果:结肠癌肝转移。

病例 2 肝脏多发转移

1. **基本信息** 男性患者,75 岁,前列腺癌肝转移,超声检查见肝内多发不均质回声结节,大者约 6.0cm×5.5cm,边界清晰,余肝实质回声均匀,门静脉主干不宽,肝内外胆管不扩张(图 31-4)。

2. **三维重建结果** 将患者 DICOM 影像导入三维软件,重建肝脏、肿瘤、周围血管。

重建后参数:肝脏体积 1 412.8ml,肿瘤体积分别为 97.99ml、1.07ml、1.02ml、0.64ml,生成 10mm 安全边界体积 165.36ml,肿瘤下缘可见明显滋养动脉(图 31-5)。

消融参数与规划:首先阻断滋养动脉,沿肿瘤长轴平行进针,大者规划 6 针消融,其余规划 1 针消融,微波频率 2 450MHz,预计消融总体积 191.3ml(表 31-2)。

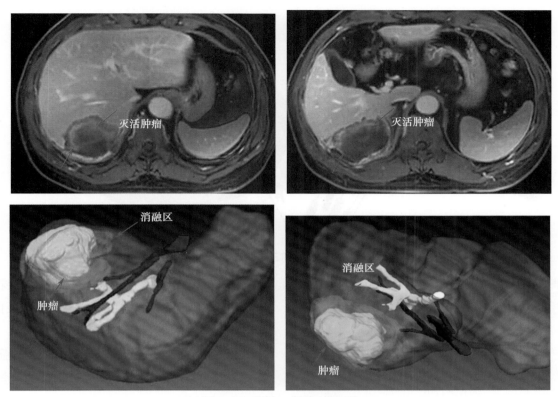

图 31-3　病例 1 术后三维评估

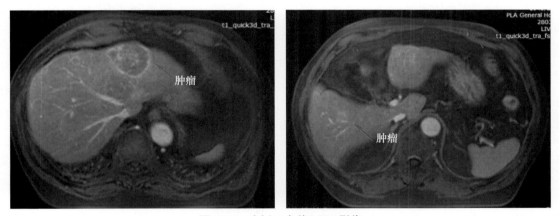

图 31-4　病例 2 术前 MRI 影像

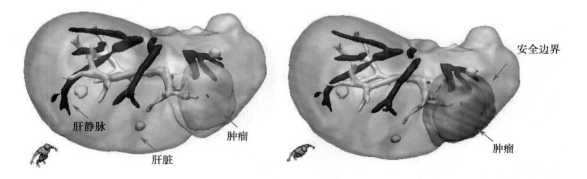

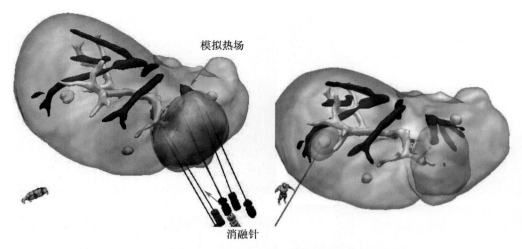

模拟热场

消融针

图 31-5　病例 2 术前三维重建及规划结果

表 31-2　病例 2 肝脏多发转移消融参数表

针位置	消融参数	针距 /cm
针 1 位置：病灶 1 中部 左下（滋养动脉）	70W×300s；退针 1cm：60W×120s	1.1
针 2 位置：病灶 1 中部 右上（滋养动脉）	70W×300s；退针 1cm：60W×120s	
针 3 位置：病灶 1 上部 左侧	60W×300s；退针 1cm：60W×120s	1.7
针 4 位置：病灶 1 上部 右侧	60W×300s；退针 1cm：60W×120s	
针 5 位置：病灶 1 下部 左侧	60W×300s；退针 1cm：60W×120s	1.7
针 6 位置：病灶 1 下部 右侧	60W×300s；退针 1cm：60W×120s	
针 7 位置：病灶 2	60W×300s	—
针 8 位置：病灶 3	60W×300s	—
针 9 位置：病灶 4	60W×300s	—

3. **活检及消融**　消融前行彩超引导下穿刺活检，送病理检查。活检后，按照三维规划路径及两针间距依次进针消融。

4. **消融结果**　消融 3 天后行腹部增强 MRI 检查，影像显示肿瘤区域无增强，肿瘤实现完全消融，实际消融区域体积 175.4ml（图 31-6）。病理诊断结果：前列腺癌肝转移。

病例 3　肝左外叶近心包

1. **基本信息**　女性患者，74 岁，增强 MRI 检查可见肝左外叶异常信号影，动脉期不均匀强化，边缘强化为主，门脉期及延迟期呈持续强化，大小约 5.9cm×5.1cm×4.9cm，邻近胃与膈肌。结合病史考虑乳腺癌肝转移（图 31-7）。

2. **三维重建结果**　将患者 DICOM 影像导入三维软件，重建肝脏、肿瘤、周围血管及邻近脏器（图 31-8）。

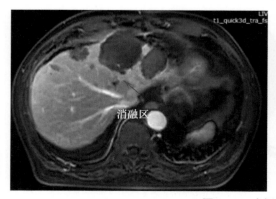

消融区

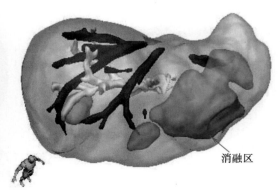

消融区

图 31-6　病例 2 术后三维评估

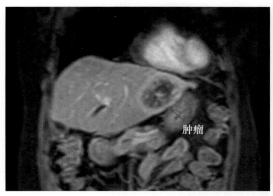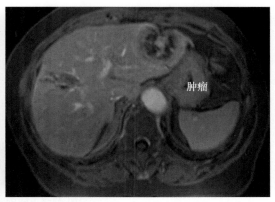

图 31-7　病例 3 术前增强 MRI 影像

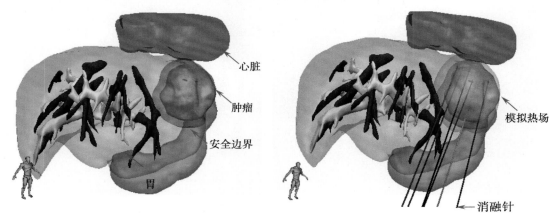

图 31-8　病例 3 三维重建及规划结果

重建后参数：肝脏体积 1 245.66ml，肿瘤体积为 80.9ml，生成 10mm 安全边界体积 122.8ml，肿瘤与胃壁最短距离 0mm，肿瘤与膈肌最短距离 0mm。消融参数与规划：规划 6 针消融，微波频率 2 450MHz，预计消融总体积 156.9ml（表 31-3）。

表 31-3　病例 3 肝左外叶近心包消融参数表

针位置	消融参数	针距 /cm
针 1 位置：病灶上部左侧	60W×360s；退针 1.8cm：60W×360s	2.0
针 2 位置：病灶上部右侧	60W×360s；退针 1.5cm：60W×360s	
针 3 位置：病灶中部左侧	50W×240s；退针 1cm：50W×120s	1.8
针 4 位置：病灶中部右侧	60W×240s；退针 1cm：60W×120s	
针 5 位置：病灶下部左侧	50W×180s；退针 0.5cm：60W×240s	1.9
针 6 位置：病灶下部右侧	50W×180s；退针 0.5cm：60W×240s	

3. 消融过程　首先行人工腹水隔离胃，患者平卧位，局部麻醉后，18G 穿刺针置入肝脏左外叶病灶与胃壁间腹腔内，缓慢注入 0.9% 氯化钠注射液 40ml 分离肝脏与胃，超声观察见两者分离后，接输液器，滴入 0.9% 氯化钠注射液 1 000ml。然后按照三维规划路径及两针间距依次进针消融。

4. 消融结果　消融 3 天后行腹部增强 MRI 检查，影像显示肿瘤区域无增强，肿瘤实现完全消融，实际消融区域体积 165.2ml（图 31-9）。

病例 4　尾状叶肿瘤

1. 基本信息　男性患者，62 岁，结肠癌根治术后 8 个月，超声检查见肝 S_1 段低回声结节，结合病史考虑转移，病灶大小约 2.2cm×1.9cm，边界清晰（图 31-10）。

2. 三维重建结果　将患者 DICOM 影像导入三维软件，重建肝脏、血管及肿瘤。

重建参数：肝脏体积 1 241.95ml，肿瘤体积 5.27ml，

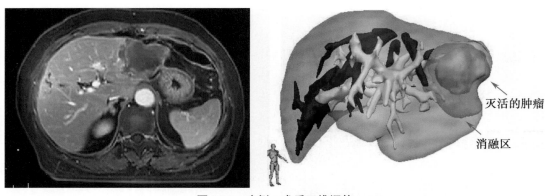

图 31-9 病例 3 术后三维评估

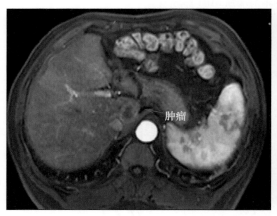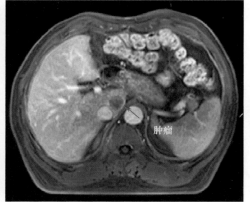

图 31-10 病例 4 术前增强 MRI 影像

肿瘤距下腔静脉最短距离 1.8mm,生成 10mm 安全边界体积 15.6ml。

对于尾状叶肿瘤,传统经验热消融通过二维影像评估,只能经由左叶进针消融,但经三维可视化评估后发现,从右侧肋间经肝右和肝中静脉之间进针更具优势。消融计划:规划 2 针消融,50W×480s,微波频率 2 450MHz,预计消融体积 18.5ml(图 31-11)。

3. 消融过程 患者左侧卧位,静脉麻醉后按规划

避开彩色多普勒血流处,2 根消融针在超声探头支架引导下,依次穿刺进入病灶预定部位,针距 0.7cm,双针同时消融。消融后,病灶内缓慢注入无水乙醇注射液 3ml。超声动态观察强回声完全覆盖肿瘤后,退针凝固针道。

4. 消融结果 消融 3 天后行腹部增强 MRI 检查,影像显示肿瘤区域无增强,肿瘤实现完全消融(图 31-12)。三维评估消融区完全覆盖肿瘤,实际消融体积 16.46ml。

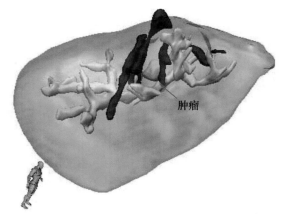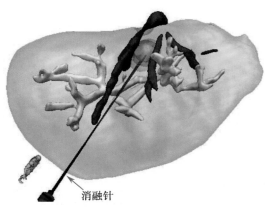

图 31-11 病例 4 三维重建路径规划,改变传统经验进针入径,规划 2 针

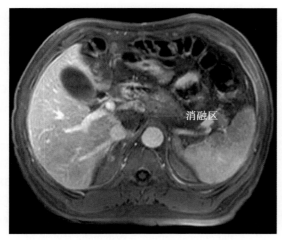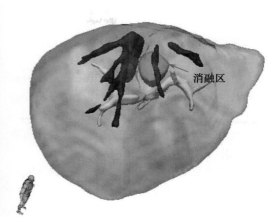

消融区

消融区

图 31-12　病例 4 消融后三维评估

（梁萍　韩治宇　董立男）

参考文献

[1] ZERVAS N T, KUWAYAMA A. Pathological characteristics of experimental thermal lesions. Comparison of induction heating and radiofrequency electrocoagulation [J]. J Neurosurg, 1972, 37 (4): 418-422.

[2] TREMBLEY B, RYAN T, STROHBEHN J. Interstitial hyperthermia: physics, biology, and clinical aspects [J]. Hyperthermia and Oncology, 1992, 3: 11-98.

[3] GAZELLE G S, GOLDBERG S N, SOLBIATI L, et al. Tumor ablation with radio-frequency energy [J]. Radiology, 2000, 217 (3): 633-646.

[4] MERTYNA P, HINES-PERALTA A, LIU Z J, et al. Radiofrequency ablation: variability in heat sensitivity in tumors and tissues [J]. J Vasc Interv Radiol, 2007, 18 (5): 647-654.

[5] GOLDBERG S N, GAZELLE G S, COMPTON C C, et al. Treatment of intrahepatic malignancy with radiofrequency ablation: radiologic-pathologic correlation [J]. Cancer, 2000, 88 (11): 2452-2463.

[6] LIVRAGHI T, MELONI F, DI STASI M, et al. Sustained complete response and complications rates after radiofrequency ablation of very early hepatocellular carcinoma in cirrhosis: Is resection still the treatment of choice？[J]. Hepatology, 2008, 47 (1): 82-89.

[7] N'KONTCHOU G, MAHAMOUDI A, AOUT M, et al. Radiofrequency ablation of hepatocellular carcinoma: long-term results and prognostic factors in 235 Western patients with cirrhosis [J]. Hepatology, 2009, 50 (5): 1475-1483.

[8] CHEN M H, YANG W, YAN K, et al. Large liver tumors: protocol for radiofrequency ablation and its clinical application in 110 patients--mathematic model, overlapping mode, and electrode placement process [J]. Radiology, 2004, 232 (1): 260-271.

[9] YANG W, YAN K, GOLDBERG S N, et al. Ten-year survival of hepatocellular carcinoma patients undergoing radiofrequency ablation as a first-line treatment [J]. World J Gastroenterol, 2016, 22 (10): 2993-3005.

[10] ROSSI S, BUSCARINI E, GARBAGNATI F, et al. Percutaneous treatment of small hepatic tumors by an expandable RF needle electrode [J]. AJR Am J Roentgenol, 1998, 170 (4): 1015-1022.

[11] GAO J, FAN R F, YANG J Y, et al. Radiofrequency ablation for hepatic hemangiomas: a consensus from a Chinese panel of experts [J]. World J Gastroenterol, 2017, 23 (39): 7077-7086.

[12] HAEMMERICH D G, LEE F T, MAHVI D M, et al. Multiple probe radiofrequency ablation: Rapid switching versus simultaneous power application in a computer model [J]. Radiology, 2002, 225: 639.

[13] SKINNER M G, IIZUKA M N, KOLIOS M C, et al. A theoretical comparison of energy sources--microwave, ultrasound and laser--for interstitial thermal therapy [J]. Phys Med Biol, 1998, 43 (12): 3535-3547.

[14] BOWN S G. Phototherapy in tumors [J]. World J Surg, 1983, 7 (6): 700-709.

[15] PACELLA C, ROSSI Z, BIZZARRI G, et al. Ultrasound-guided percutaneous laser ablation of liver tissue in a rabbit model [J]. Eur Radiol, 1993, 3 (1): 26-32.

[16] PACELLA C M, BIZZARRI G, SPIEZIA S, et al. Thyroid tissue: US-guided percutaneous laser thermal ablation [J]. Radiology, 2004, 232 (1): 272-280.

[17] TER HAAR G. High intensity ultrasound [J]. Semin Laparosc Surg, 2001, 8 (1): 77-89.

［18］潘春华, 罗荣城. 高强度聚焦超声治疗肿瘤原理及应用原则 [J]. 中国肿瘤, 2003 (9): 36-39.

［19］冯若. 高强聚焦超声 "切除" 肿瘤的机理 [J]. 中国超声医学杂志, 2000, 16 (12): 881-884.

［20］TER HAAR G R. High intensity focused ultrasound for the treatment of tumors [J]. Echocardiography, 2001, 18 (4): 317-322.

［21］李传行, 徐国良, 黎建军, 等. 高强度聚焦超声在肿瘤治疗中的应用 [J]. 癌症, 2002 (3): 333-335.

［22］王琳. 高强度聚焦超声治疗肿瘤的临床研究进展 [J]. 临床肿瘤学杂志, 2002 (2): 155-157.

［23］WU F, WANG Z B, CHEN W Z, et al. Extracorporeal high intensity focused ultrasound ablation in the treatment of 1038 patients with solid carcinomas in China: an overview [J]. Ultrason Sonochem, 2004, 11 (3/4): 149-154.

［24］王琳, 秦叔逵. 高强度超声聚焦在肝癌治疗中的应用 [J]. 实用临床医药杂志, 2006 (11): 9-12.

［25］CHEN H, LI X, WAN M, et al. High-speed observation of cavitation bubble clouds near a tissue boundary in high-intensity focused ultrasound fields [J]. Ultrasonics, 2009, 49 (3): 289-292.

［26］ZHANG L, ZHU H, JIN C, et al. High-intensity focused ultrasound (HIFU): effective and safe therapy for hepatocellular carcinoma adjacent to major hepatic veins [J]. Eur Radiol, 2009, 19 (2): 437-445.

［27］肖越勇, 田锦林. 氩氦刀肿瘤消融治疗技术 [M]. 北京: 人民军医出版社, 2010.

［28］JIANG J, GOEL R, IFTEKHAR M A, et al. Tumor necrosis factor-alpha-induced accentuation in cryoinjury: mechanisms in vitro and in vivo [J]. Mol Cancer Ther, 2008, 7 (8): 2547-2555.

［29］KORPAN N N. Cryosurgery: early ultrastructural changes in liver tissue in vivo [J]. J Surg Res, 2009, 153 (1): 54-65.

［30］BALASUBRAMANIAN S K, VENKATASUBRAMANIAN R T, MENON A, et al. Thermal injury prediction during cryoplasty through in vitro characterization of smooth muscle cell biophysics and viability [J]. Ann Biomed Eng, 2008, 36 (1): 86-101.

［31］KORPAN N N. Cryosurgery: ultrastructural changes in pancreas tissue after low temperature exposure [J]. Technol Cancer Res Treat, 2007, 6 (2): 59-67.

［32］HAN B, GRASSL E D, BAROCAS V H, et al. A cryoinjury model using engineered tissue equivalents for cryosurgical applications [J]. Ann Biomed Eng, 2005, 33 (7): 972-982.

［33］DAVALOS R V, MIR I L, RUBINSKY B. Tissue ablation with irreversible electroporation [J]. Ann Biomed Eng, 2005, 33 (2): 223-231.

［34］WAGSTAFF P G, BUIJS M, VAN DEN BOS W, et al. Irreversible electroporation: state of the art [J]. Onco Targets Ther, 2016, 9: 2437-2446.

［35］LEE E W, TOTONCHY M, KEE S T. Irreversible electroporation ablation: mechanism of action and devices [M]// HISCOCK T Y, HONG K, GEORGIADES C S. Percutaneous tumor ablation: strategies and techniques. New York: Thieme, 2011: 45-50.

［36］PAVSELJ N, PR AT V, MIKLAVCIC D. A numerical model of skin electropermeabilization based on in vivo experiments [J]. Ann Biomed Eng, 2007, 35 (12): 2138-2144.

［37］SCHEFFER H J, NIELSEN K, DE JONG M C, et al. Irreversible electroporation for nonthermal tumor ablation in the clinical setting: a systematic review of safety and efficacy [J]. J Vasc Interv Radiol, 2014, 25 (7): 997-1011.

［38］JIANG C, DAVALOS R V, BISCHOF J C. A review of basic to clinical studies of irreversible electroporation therapy [J]. IEEE Trans Biomed Eng, 2015, 62 (1): 4-20.

［39］NARAYANAN G, FROUD T, SUTHAR R, et al. Irreversible electroporation of hepatic malignancy [J]. Semin Intervent Radiol, 2013, 30 (1): 67-73.

［40］NARAYANAN G. Irreversible Electroporation [J]. Semin Intervent Radiol, 2015, 32 (4): 349-355.

［41］BRUIX J, SHERMAN M, LLOVET J M, et al. Clinical management of hepatocellular carcinoma. Conclusions of the Barcelona-2000 EASL conference. European Association for the Study of the Liver [J]. J Hepatol, 2001, 35 (3): 421-430.

［42］RIEMSMA R P, BALA M M, WOLFF R, et al. Percutaneous ethanol injection for liver metastases [J]. Cochrane Database Syst Rev, 2013 (5): CD008717.

［43］GILLAMS A, GOLDBERG N, AHMED M, et al. Thermal ablation of colorectal liver metastases: a position paper by an international panel of ablation experts, The Interventional Oncology Sans Frontières meeting 2013 [J]. Eur Radiol, 2015, 25 (12): 3438-3454.

［44］WANG X, SOFOCLEOUS C T, ERINJERI J P, et al. Margin size is an independent predictor of local tumor progression after ablation of colon cancer liver metastases [J]. Cardiovasc Intervent Radiol, 2013, 36 (1): 166-175.

［45］梁萍, 于晓玲, 张晶. 介入超声学科建设与规范 [M]. 北京: 人民卫生出版社, 2018.

［46］AHMED M, SOLBIATI L, BRACE C L, et al. Image-guided tumor ablation: standardization of terminology and reporting criteria--a 10-year update [J]. Radiology, 2014, 273 (1): 241-260.

［47］KAYE E A, CORNELIS F H, PETRE E N, et al. Volumetric 3D assessment of ablation zones after thermal ablation of colorectal liver metastases to improve prediction of local tumor progression [J]. Eur Radiol, 2019, 29 (5): 2698-2705.

［48］ KANAS G P, TAYLOR A, PRIMROSE J N, et al. Survival after liver resection in metastatic colorectal cancer: review and meta-analysis of prognostic factors [J]. Clin Epidemiol, 2012, 4: 283-301.

［49］ ALOIA T A, VAUTHEY J N, LOYER E M, et al. Solitary colorectal liver metastasis: resection determines outcome [J]. Arch Surg, 2006, 141 (5): 460-467.

［50］ HUR H, KO Y T, MIN B S, et al. Comparative study of resection and radiofrequency ablation in the treatment of solitary colorectal liver metastases [J]. Am J Surg, 2009, 197 (6): 728-736.

［51］ LEE W S, YUN S H, CHUN H K, et al. Clinical outcomes of hepatic resection and radiofrequency ablation in patients with solitary colorectal liver metastasis [J]. J Clin Gastroenterol, 2008, 42 (8): 945-949.

［52］ KONOPKE R, ROTH J, VOLK A, et al. Colorectal liver metastases: an update on palliative treatment options [J]. J Gastrointestin Liver Dis, 2012, 21 (1): 83-91.

［53］ WONG S L, MANGU P B, CHOTI M A, et al. American Society of Clinical Oncology 2009 clinical evidence review on radiofrequency ablation of hepatic metastases from colorectal cancer [J]. J Clin Oncol, 2010, 28 (3): 493-508.

［54］ GRAVANTE G, OVERTON J, SORGE R, et al. Radiofrequency ablation versus resection for liver tumours: an evidence-based approach to retrospective comparative studies [J]. J Gastrointest Surg, 2011, 15 (2): 378-387.

［55］ KHAJANCHEE Y S, HAMMILL C W, CASSERA M A, et al. Hepatic resection vs minimally invasive radiofrequency ablation for the treatment of colorectal liver metastases: a Markov analysis [J]. Arch Surg, 2011, 146 (12): 1416-1423.

［56］ PATHAK S, JONES R, TANG J M, et al. Ablative therapies for colorectal liver metastases: a systematic review [J]. Colorectal Dis, 2011, 13 (9): e252-265.

［57］ WENG M, ZHANG Y, ZHOU D, et al. Radiofrequency ablation versus resection for colorectal cancer liver metastases: a meta-analysis [J]. PLoS ONE, 2012, 7 (9): e45493.

［58］ MINAMI Y, KUDO M. Radiofrequency ablation of liver metastases from colorectal cancer: a literature review [J]. Gut Liver, 2013, 7 (1): 1-6.

［59］ WU Y Z, LI B, WANG T, et al. Radiofrequency ablation vs hepatic resection for solitary colorectal liver metastasis: a meta-analysis [J]. World J Gastroenterol, 2011, 17 (36): 4143-4148.

［60］ ABDALLA E K, VAUTHEY J N, ELLIS L M, et al. Recurrence and outcomes following hepatic resection, radiofrequency ablation, and combined resection/ablation for colorectal liver metastases [J]. Ann Surg, 2004, 239 (6): 818-825.

［61］ MCKAY A, FRADETTE K, LIPSCHITZ J. Long-term outcomes following hepatic resection and radiofrequency ablation of colorectal liver metastases [J]. HPB Surg, 2009, 2009: 346863.

［62］ CALANDRI M, YAMASHITA S, GAZZERA C, et al. Ablation of colorectal liver metastasis: Interaction of ablation margins and RAS mutation profiling on local tumour progression-free survival [J]. Eur Radiol, 2018, 28 (7): 2727-2734.

［63］ VAN TILBORG A A, MEIJERINK M R, SIETSES C, et al. Long-term results of radiofrequency ablation for unresectable colorectal liver metastases: a potentially curative intervention [J]. Br J Radiol, 2011, 84 (1002): 556-565.

［64］ SNOEREN N, NIJKAMP M W, BERENDSEN T, et al. Multipolar radiofrequency ablation for colorectal liver metastases close to major hepatic vessels [J]. Surgeon, 2015, 13 (2): 7 7-82.

［65］ MAHNKEN A H, PEREIRA P L, DE BA RE T. Interventional oncologic approaches to liver metastases [J]. Radiology, 2013, 266 (2): 407-430.

［66］ GU Y, HUANG Z, GU H, et al. Does the Site of the Primary Affect Outcomes When Ablating Colorectal Liver Metastases with Radiofrequency Ablation ？ [J]. Cardiovasc Intervent Radiol, 2018, 41 (6): 912-919.

［67］ KO S, JO H, YUN S, et al. Comparative analysis of radiofrequency ablation and resection for resectable colorectal liver metastases [J]. World J Gastroenterol, 2014, 20 (2): 525-531.

［68］ SAXENA A, CHUA T C, CHU F C, et al. Impact of treatment modality and number of lesions on recurrence and survival outcomes after treatment of colorectal cancer liver metastases [J]. J Gastrointest Oncol, 2014, 5 (1): 46-56.

［69］ TAKAHASHI H, KAHRAMANGIL B, KOSE E, et al. A comparison of microwave thermosphere versus radiofrequency thermal ablation in the treatment of colorectal liver metastases [J]. HPB, 2018, 20 (12): 1157-1162.

［70］ WRIGHT A S, SAMPSON L A, WARNER T F, et al. Radiofrequency versus microwave ablation in a hepatic porcine model [J]. Radiology, 2005, 236 (1): 132-139.

［71］ SOFOCLEOUS C T, PETRE E N, GONEN M, et al. CT-guided radiofrequency ablation as a salvage treatment of colorectal cancer hepatic metastases developing after hepatectomy [J]. J Vasc Interv Radiol, 2011, 22 (6): 755-761.

［72］ GARREAN S, HERING J, SAIED A, et al. Ultrasound monitoring of a novel microwave ablation (MWA) device in porcine liver: lessons learned and phenomena observed on ablative effects near major intrahepatic vessels [J]. J Gastrointest Surg, 2009, 13 (2): 334-340.

［73］CORREA-GALLEGO C, FONG Y, GONEN M, et al. A retrospective comparison of microwave ablation vs. radiofrequency ablation for colorectal cancer hepatic metastases [J]. Ann Surg Oncol, 2014, 21 (13): 4278-4283.

［74］SHIBATA T, NIINOBU T, OGATA N, et al. Microwave coagulation therapy for multiple hepatic metastases from colorectal carcinoma [J]. Cancer, 2000, 89 (2): 276-284.

［75］TANAKA K, SHIMADA H, NAGANO Y, et al. Outcome after hepatic resection versus combined resection and microwave ablation for multiple bilobar colorectal metastases to the liver [J]. Surgery, 2006, 139 (2): 263-273.

［76］ST TTNER S, JONES R P, YIP V S, et al. Microwave ablation with or without resection for colorectal liver metastases [J]. Eur J Surg Oncol, 2013, 39 (8): 844-849.

［77］IERARDI A M, FLORIDI C, FONTANA F, et al. Microwave ablation of liver metastases to overcome the limitations of radiofrequency ablation [J]. Radiol Med, 2013, 118 (6): 949-961.

［78］ST TTNER S, PRIMAVESI F, YIP V S, et al. Evolution of surgical microwave ablation for the treatment of colorectal cancer liver metastasis: review of the literature and a single centre experience [J]. Surg Today, 2015, 45 (4): 407-415.

［79］ZHANG K, YU J, ZHOU F, et al. Impact of timing and cycles of systemic chemotherapy on survival outcome of colorectal liver metastases patients treated by percutaneous microwave ablation [J]. Int J Hyperthermia, 2016, 32 (5): 531-538.

［80］ZHOU F, YU X, LIANG P, et al. Does primary tumor location impact the prognosis of colorectal liver metastases patients after microwave ablation？-Lessons from 10 years' experience [J]. Oncotarget, 2017, 8 (59): 100791-100800.

［81］LEUNG U, KUK D, D'ANGELICA M I, et al. Long-term outcomes following microwave ablation for liver malignancies [J]. Br J Surg, 2015, 102 (1): 85-91.

［82］VOGL T J, STRAUB R, EICHLER K, et al. Colorectal carcinoma metastases in liver: laser-induced interstitial thermotherapy--local tumor control rate and survival data [J]. Radiology, 2004, 230 (2): 450-458.

［83］CHRISTOPHI C, NIKFARJAM M, MALCONTENTI-WILSON C, et al. Long-term survival of patients with unresectable colorectal liver metastases treated by percutaneous interstitial laser thermotherapy [J]. World J Surg, 2004, 28 (10): 987-994.

［84］VOGL T, MACK M, STRAUB R, et al. Thermal ablation of liver metastases. Current status and prospects [J]. Radiologe, 2001, 41 (1): 49-55.

［85］VOGL T J, STRAUB R, ZANGOS S, et al. MR-guided laser-induced thermotherapy (LITT) of liver tumours: experimental and clinical data [J]. Int J Hyperthermia, 2004, 20 (7): 713-724.

［86］VOGL T J, DOMMERMUTH A, HEINLE B, et al. Colorectal cancer liver metastases: long-term survival and progression-free survival after thermal ablation using magnetic resonance-guided laser-induced interstitial thermotherapy in 594 patients: analysis of prognostic factors [J]. Invest Radiol, 2014, 49 (1): 48-56.

［87］DUPR A, P ROL D, BLANC E, et al. Efficacy of high-intensity focused ultrasound-assisted hepatic resection (HIFU-AR) on blood loss reduction in patients with liver metastases requiring hepatectomy: study protocol for a randomized controlled trial [J]. Trials, 2017, 18 (1): 57.

［88］ORSI F, ZHANG L, ARNONE P, et al. High-intensity focused ultrasound ablation: effective and safe therapy for solid tumors in difficult locations [J]. AJR Am J Roentgenol, 2010, 195 (3): W245-252.

［89］NISHIKAWA H, OSAKI Y. Comparison of high-intensity focused ultrasound therapy and radiofrequency ablation for recurrent hepatocellular carcinoma [J]. Hepatobiliary Surg Nutr, 2013, 2 (3): 168-170.

［90］MALA T, EDWIN B, MATHISEN Ø, et al. Cryoablation of colorectal liver metastases: minimally invasive tumour control [J]. Scand J Gastroenterol, 2004, 39 (6): 571-578.

［91］BAGEACU S, KACZMAREK D, LACROIX M, et al. Cryosurgery for resectable and unresectable hepatic metastases from colorectal cancer [J]. Eur J Surg Oncol, 2007, 33 (5): 590-596.

［92］NIU L, ZHOU L, XU K, et al. Cryosurgery for colorectal liver metastases [J]. Ann Palliat Med, 2013, 2 (3): 130-140.

［93］SCHEFFER H J, NIELSEN K, VAN TILBORG A A, et al. Ablation of colorectal liver metastases by irreversible electroporation: results of the COLDFIRE-Ⅰ ablate-and-resect study [J]. Eur Radiol, 2014, 24 (10): 2467-2475.

［94］FRÜHLING P, NILSSON A, DURAJ F, et al. Single-center nonrandomized clinical trial to assess the safety and efficacy of irreversible electroporation (IRE) ablation of liver tumors in humans: Short to mid-term results [J]. Eur J Surg Oncol, 2017, 43 (4): 751-757.

［95］SCHICHO A, NIESSEN C, HAIMERL M, et al. Long-term survival after percutaneous irreversible electroporation of inoperable colorectal liver metastases [J]. Cancer Manag Res, 2019, 11: 317-322.

［96］MCCARLEY J R, SOULEN M C. Percutaneous ablation of hepatic tumors [J]. Semin Intervent Radiol, 2010, 27 (3): 255-260.

［97］ RUERS T, VAN COEVORDEN F, PUNT C J, et al. Local treatment of unresectable colorectal liver metastases: results of a randomized phase Ⅱ Trial [J]. J Natl Cancer Inst, 2017, 109 (9): djx015.

［98］ TANIS E, NORDLINGER B, MAUER M, et al. Local recurrence rates after radiofrequency ablation or resection of colorectal liver metastases. Analysis of the European Organisation for Research and Treatment of Cancer #40004 and #40983 [J]. Eur J Cancer, 2014, 50 (5): 912-919.

［99］ ROCHA F G, D'ANGELICA M. Treatment of liver colorectal metastases: role of laparoscopy, radiofrequency ablation, and microwave coagulation [J]. J Surg Oncol, 2010, 102 (8): 968-974.

［100］ STOLTZ A, GAGNIÈRE J, DUPRÉ A, et al. Radiofrequency ablation for colorectal liver metastases [J]. J Visc Surg, 2014, 151 Suppl 1: S33-S44.

［101］ ELTAWIL K M, BOAME N, MIMEAULT R, et al. Patterns of recurrence following selective intraoperative radiofrequency ablation as an adjunct to hepatic resection for colorectal liver metastases [J]. J Surg Oncol, 2014, 110 (6): 734-738.

［102］ KARANICOLAS P J, JARNAGIN W R, GONEN M, et al. Long-term outcomes following tumor ablation for treatment of bilateral colorectal liver metastases [J]. JAMA Surg, 2013, 148 (7): 597-601.

［103］ MIMA K, BEPPU T, CHIKAMOTO A, et al. Hepatic resection combined with radiofrequency ablation for initially unresectable colorectal liver metastases after effective chemotherapy is a safe procedure with a low incidence of local recurrence [J]. Int J Clin Oncol, 2013, 18 (5): 847-855.

［104］ AGCAOGLU O, ALIYEV S, KARABULUT K, et al. Complementary use of resection and radiofrequency ablation for the treatment of colorectal liver metastases: an analysis of 395 patients [J]. World J Surg, 2013, 37 (6): 1333-1339.

［105］ BOAME N, GRESHAM G, JONKER D, et al. Use of chemotherapy and radiofrequency ablation to treat colorectal cancer metastases: a retrospective review of The Ottawa Hospital Cancer Centre over 7 years [J]. Curr Oncol, 2014, 21 (4): e557-563.

［106］ TROPEA A, BIONDI A, CORSARO A, et al. Combined microwave thermal ablation and liver resection for single step treatment of otherwise unresectable colorectal liver metastases; a monoistitutional experiences [J]. Eur Rev Med Pharmacol Sci, 2014, 18 (2 Suppl): 6-10.

［107］ EVRARD S, POSTON G, KISSMEYER-NIELSEN P, et al. Combined ablation and resection (CARe) as an effective parenchymal sparing treatment for extensive colorectal liver metastases [J]. PLoS ONE, 2014, 9 (12): e114404.

［108］ MULIER S, RUERS T, JAMART J, et al. Radiofrequency ablation versus resection for resectable colorectal liver metastases: time for a randomized trial ？ An update [J]. Dig Surg, 2008, 25 (6): 445-460.

［109］ JULIANOV A. Radiofrequency ablation or resection for small colorectal liver metastases-a plea for caution [J]. Quant Imaging Med Surg, 2013, 3 (2): 63-66.

第三十二章

结直肠癌肝转移的免疫治疗

第一节　概述

基于癌细胞和/或癌前细胞表达肿瘤特异性抗原或细胞应激诱导的分子,免疫系统能够特异性地识别这些细胞,并在它们造成伤害之前消灭它们,这一过程称为肿瘤免疫监视。尽管存在肿瘤免疫监视,但肿瘤却能在正常免疫系统存在的情况下发生,因此,对于肿瘤发生中免疫系统的作用,有学者构想出了完整的理论来解释,从而形成了"肿瘤免疫编辑"理论。肿瘤免疫编辑分为三个阶段,分别称为清除、平衡和逃逸[1]。

在肿瘤免疫编辑的清除阶段,对应于肿瘤免疫监视功能,免疫系统检测并清除已经发生的肿瘤细胞(这是细胞内在的抑癌机制失败的结果)。清除阶段可以是完全的,结果是所有的肿瘤细胞都会被清除干净;或是不完全的,仅有一部分肿瘤细胞被清除。在部分肿瘤被清除的情况下,宿主免疫系统与清除过程中幸存下来的肿瘤细胞变体进入一种动态平衡。在平衡阶段,免疫系统对肿瘤细胞施加一种强有力的选择性压力,足以抑制但不能完全杀灭包含有许多遗传不稳定且快速变异的癌细胞的肿瘤。免疫系统未能完全清除肿瘤,却筛选出了能够抵抗、躲避或抑制肿瘤免疫应答的肿瘤细胞,导致了逃逸阶段的出现。免疫逃逸的机制,一方面是在肿瘤水平被激活,可能归

因于干扰素(IFN)-γ受体信号途径[2],Ⅰ类主要组织相容性复合物(MHC)的表达,Ⅰ类MHC限制性抗原的加工,以及抗原呈递机制等方面的缺陷。另一方面,肿瘤免疫逃逸机制源自进展中的肿瘤具备干扰宿主免疫系统功能的能力,肿瘤能够获得一种强有力的武器来阻碍肿瘤免疫活性的诱导和发展。

存在于肿瘤微环境中的炎性细胞包括巨噬细胞亚型、肥大细胞、嗜中性粒细胞,以及T淋巴细胞和B淋巴细胞[3-6]。正常情况下,T细胞应该起到杀死肿瘤细胞的作用,但是肿瘤微环境中的T细胞通常活性较低,无法控制肿瘤的生长[7]。引起肿瘤微环境中的T细胞功能失调的原因是T细胞无能、衰竭和衰老。在肿瘤内,衰竭的T细胞表现为IL-2、IFN-γ和TNFα的表达明显降低,并且细胞周期停滞,这种效应确定为T细胞衰竭。衰竭的T细胞高水平表达多种抑制性表面分子,有效防止T细胞活化。这些抑制性受体包括B7-H1、程序性细胞死亡蛋白1(PD-1)、2B4(CD244)、B和T细胞淋巴细胞弱化因子(BTLA)、细胞毒性T淋巴相关抗原(CTLA-4)、CD160、淋巴细胞激活基因(LAG)3,以及T细胞免疫球蛋白及黏蛋白结构域分子3(Tim-3)[8-13]。

错配修复基因缺陷(dMMR)的肿瘤基因突变频率高,可编码容易被免疫系统识别的突变蛋白。肿瘤细胞上PD-L1和PD-L2可以通过与效应性T细胞上的PD-1受体结合,进而抑制效应性T细胞杀伤肿

瘤细胞的免疫反应,保护肿瘤不受免疫系统的监视和清除[14]。由此,提出了 dMMR 的肿瘤可能对 PD-1/PD-L1 抑制剂敏感的假设,接下来,这种假设在临床研究中得到了验证。

第二节 MSI-H/dMMR 的转移性结直肠癌

从既往的临床试验中筛查发现 MSI-H(微卫星高度不稳定)/dMMR 的转移性结直肠癌(mCRC)患者占比仅 3.5%~5%[15]。2015 年 ASCO 年会上公布了评估 MSI 在肠癌中作为 PD-1 单抗(帕博利珠单抗,10mg/kg,每 14 天用药一次)疗效预测指标的一项 Ⅱ 期临床试验数据,结果表明:MSI-H 的转移性结直肠癌对 PD-1 抑制剂治疗表现出高缓解率(irORR=40%,DCR=90%),而非 MSI-H 的 mCRC 对 PD-1 抑制剂治疗没有表现出疗效(irORR=0,DCR=11%)。随即,此研究结果发表于 *The New England Journal of Medicine*[16],也奠定了 MSI-H/dMMR 作为结直肠癌免疫治疗的唯一正向标志物。

CheckMate142 研究是一项单药治疗和联合治疗的两阶段设计、多队列非随机化的 Ⅱ 期临床研究,主要纳入 MSI-H/dMMR 的转移性结直肠癌患者。2017 年公布了队列一,即纳武利尤单抗单药的疗效和安全性,在既往治疗失败的 74 例 mCRC 患者中,接受纳武利尤单抗 3mg/kg,每 2 周用药一次,主要研究终点是研究者评估的客观缓解率(ORR)。中位随访 12 个月,ORR 为 31%,纳武利尤单抗的持续疾病控制率 DCR(≥12 周)为 69%;9 个月和 12 个月的 PFS 率分别为 54% 和 50%;9 个月和 12 个月的 OS 率分别为 78% 和 73%[17]。基于这些研究数据,纳武利尤单抗获批用于标准化疗进展后的 dMMR/MSI-H 型 mCRC 患者。

因此,至 2017 年抗 PD-1 单抗药物帕博利珠单抗和纳武利尤单抗相继获批用于 dMMR/MSI-H 的转移性结直肠癌患者,开启了 mCRC 患者免疫治疗的新时代。

CheckMate 142 研究中队列二是伊匹木单抗联合纳武利尤单抗在全球 8 个国家、28 个研究中心招募的后线治疗患者。入组 119 例患者接受纳武利尤单抗 3mg/kg+ 伊匹木单抗 1mg/kg,每 3 周用药一次,4 个周期治疗后序贯纳武利尤单抗 3mg/kg,每 2 周用药一次。主要研究终点为研究者评估的 ORR(CR+PR,RECIST 1.1 标准评价)。次要研究终点为独立评估委员会评估的 ORR 和 DCR。119 例患者中,研究者评估的 ORR 为 55%(95% 置信区间为 45.2%~63.8%),DCR(≥12 周)的患者比例为 80%(95% 置信区间为 71.5%~86.6%)。研究者评估的疗效和独立评估委员会评估的疗效一致性为 91%。无论患者的 *BRAF*、*KRAS* 突变状态,*PD-L1* 表达状态,或是否为林奇综合征,均观察到患者治疗有效。其中 *BRAF* 突变的患者,ORR 和 DCR 分别为 55% 和 79%[18]。2020 年 ASCO GI 公布了 CheckMate 142 研究队列三的研究结果,针对 dMMR/MSI-H 的转移性结直肠癌患者,一线应用"纳武利尤单抗 3mg/kg,每 2 周用药 + 低剂量伊匹木单抗 1mg/kg,每 6 周用药"的方案,中位随访 19.9 个月,研究者评估的 ORR 为 64%,独立伦理委员会评估的 ORR 为 58%,而且应答持久。

各大指南随时更新数据,帕博利珠单抗或纳武利尤单抗 ± 伊匹木单抗适用于 dMMR/MSI-H 的转移性结直肠癌治疗,但目前指南推荐一线治疗仅适用于不适合强烈治疗方案的患者。

第三节 Non-MSI-H/dMMR 的转移性结直肠癌

(一)抗血管生成类药物联合免疫治疗的理论基础和研究依据

1. **理论基础** 与正常组织的血管不同,肿瘤血管是高度异常的。异常的肿瘤血管通过减少免疫细胞的浸润产生免疫抑制。肿瘤组织中足够的 T 细胞浸润是免疫治疗的先决条件[19],而异常的肿瘤血管通过多种机制减少免疫细胞的浸润,从而限制免疫治疗的有效性[20]。近年来,通过增加肿瘤的 T 淋巴细胞浸润,将缺乏免疫效应细胞的"冷"肿瘤转化为"热"肿瘤一直都是研究的热点。异常的肿瘤血管有利于营造免疫抑制的肿瘤微环境,因此促使肿瘤血管正常化显得格外重要。但是,传统的高剂量抗血管生成治疗破坏肿瘤血管,导致进一步缺氧,并抑制免疫细胞聚集[21]。有研究发现[22],适当的低剂量抗血管生成治疗不仅可以诱导肿瘤血管正常化,减轻缺氧程度,还可以促进肿瘤微环境中 CD8$^+$T 淋巴细胞的浸润并促进免疫反应。反之,阻断 PD-1/PD-L1 通路治疗可以使肿瘤对抗血管生成治疗敏感并延长其疗效,肿瘤内效应 T 细胞的增加和激活不仅可以使肿瘤微环境重塑,还可以使血管趋向正常化[23]。因此,肿瘤血管正常化可以促进免疫细胞聚集及增强免疫活性,而免疫细胞的激活又能反过来促进血管正常化,因此两者形成良好的正反馈循环,这一机制为抗血管生成治疗联合免疫检查点抑制剂治疗恶性肿瘤提供了理论依据。

2. 研究依据 尽管 MSI-H/dMMR 的转移性结直肠癌患者应用 PD-1 单抗疗效较好,但是转移性结直肠癌患者中 dMMR/MSI-H 的比例非常低,那么占90%~95% 的 MSS 患者能否从免疫治疗中获益呢?REGONIVO 研究[24]招募的是既往接受过标准治疗的晚期胃癌(GC,25 例)和结直肠癌(CRC,25 例)患者,既往中位治疗线数为 3。剂量爬坡阶段评估最大耐受剂量(MTD),队列扩展阶段以进一步确定疗效和安全性。瑞戈非尼为 80mg、120mg、160mg 三个剂量组,使用 3 周休 1 周,纳武利尤单抗 3mg/kg,每 2 周静脉注射。主要研究终点是第 1 周期(4 周)内的剂量限制毒性(DLT),以评估 MTD 和推荐使用剂量。

剂量爬坡队列中,观察到瑞戈非尼 160mg 时的 3个 DLT,包括 3 级皮疹、结肠穿孔和蛋白尿,80mg 或120mg 剂量未见到 DLT。瑞戈非尼 120mg 剂量扩展队列中,因频发 3 级皮肤毒性,剂量减少到 80mg,常见 ≥3 级治疗相关不良事件(>5%)为皮疹(12%)、手足皮肤反应(10%)、蛋白尿(12%)和高血压(4%)。因此,瑞戈非尼 80mg 联合纳武利尤单抗安全性可控。20 例(40%)患者观察到客观治疗反应,其中 11 例为MSS GC,8 例为 MSS CRC,1 例为 MSI-H CRC,GC的客观缓解率为 44%,MSS CRC 为 36%。所有患者

的中位无进展生存时间(PFS)为 6.3 个月,CRC 和GC 分别为 6.3 个月和 5.8 个月。

(二)西妥昔单抗联合免疫治疗的理论基础和研究依据

1. 理论基础 由于单用免疫疗法并未在 pMMR的 mCRC 中显示出可明显改变临床实践的进展,这提示未来的探索方向将继续以联合治疗为主。在临床前研究中发现,西妥昔单抗诱导 NK 细胞介导的抗体依赖细胞介导的细胞毒作用(antibody-dependent cell-mediated cytotoxicity,ADCC),导致免疫原性细胞死亡增加[25]。具有免疫原性的肿瘤细胞表面高表达钙网蛋白(calreticulin,CRT)、热激蛋白(heat shock protein,HSP)、高速泳动族蛋白 B_1(high mobility group protein B_1,HMG 蛋白 B_1)等特征性蛋白分子,诱发树突细胞(dendritic cell,DC)成熟,从而激活机体免疫细胞(Th1和细胞毒性 T 细胞)对肿瘤细胞的识别与攻击,杀伤肿瘤细胞,有研究表明西妥昔单抗可以促进此过程[26,27]。因此,西妥昔单抗已知具有激活免疫反应的作用机制,理论上推测,西妥昔单抗可能通过进一步联合免疫检查点抑制剂来增强抗肿瘤免疫反应。

2. 研究依据 2020 年 ASCO GI 年会报道了一项 Ⅱ 期临床研究,AVETUX(AIO-KRK-0216)研究主要入组了 RAS/BRAF 野生型转移性结直肠癌(n=43),一线应用"阿维鲁单抗(avelumab)(PD-L1)联合西妥昔单抗和 FOLFOX"方案,主要研究终点是 12 个月的 PFS 率。结果表明,阿维鲁单抗联合西妥昔单抗和 FOLFOX 治疗初治 mCRC 患者起效快,缓解率高,ORR 达 81%,DCR 为 92%,早期肿瘤退缩(early tumor shrinkage,ETS,8 周时肿瘤缩小 ≥20%)为 81%。中位随访 16.2 个月,12 个月的 PFS 率为 40%,中位 OS未达到。发生率较高的毒副反应有中性粒细胞下降、皮疹、感染和腹泻。可见,西妥昔单抗联合阿维鲁单抗与化疗一线治疗 RAS/BRAF wt 的 mCRC(不论 MSI状态)具有较高的缓解率(ETS)及较佳的 PFS(OS),但是更加期待设计随机、对照、双盲的临床研究予以验证。

目前多项西妥昔单抗联合免疫检查点抑制剂治疗 mCRC 的 临床 研究(如 CAVE Colon、FIRE-6 和

AVETUXIRI 研究)正在进行中,将为西妥昔单抗联合免疫治疗提供更多证据支持。

第四节 小结

目前结直肠癌的免疫治疗或免疫联合其他方式的治疗,还缺乏大规模、随机、对照临床试验的结果,但是随着研究机制的不断深入探讨,免疫治疗的适应人群、免疫治疗的疗效预测标志物及不同的联合治疗模式,终将为延长结直肠癌患者的生存时间发挥其所长。

(崔越宏 刘天舒)

参考文献

[1] DUNN G P, OLD L J, SCHREIBER R D. The three Es of cancer immunoediting [J]. Annu Rev Immunol, 2004, 22: 329-360.

[2] KAPLAN D H, SHANKARAN V, DIGHE A S, et al. Demonstration of an interferon gamma-dependent tumor surveillance system in immunocompetent mice [J]. Proc Natl Acad Sci U S A, 1998, 95 (13): 7556-7561.

[3] EGEBLAD M, NAKASONE E S, WERB Z. Tumors as organs: complex tissues that interface with the entire organism [J]. Dev Cell, 2010, 18 (6): 884-901.

[4] COFFELT S B, LEWIS C E, NALDINI L, et al. Elusive identities and overlapping phenotypes of proangiogenic myeloid cells in tumors [J]. Am J Pathol, 2010, 176 (4): 1564-1576.

[5] DENARDO D G, ANDREU P, COUSSENS L M. Interactions between lymphocytes and myeloid cells regulate pro-versus anti-tumor immunity [J]. Cancer Metastasis Rev, 2010, 29 (2): 309-316.

[6] MURDOCH C, MUTHANA M, COFFELT S B, et al. The role of myeloid cells in the promotion of tumour angiogenesis [J]. Nat Rev Cancer, 2008, 8 (8): 618-631.

[7] GERVOIS N, GUILLOUX Y, DIEZ E, et al. Suboptimal activation of melanoma infiltrating lymphocytes (TIL) due to low avidity of TCR/MHC-tumor peptide interactions [J]. J Exp Med, 1996, 183 (5): 2403-2407.

[8] RAZIORROUH B, HEEG M, KURKTSCHIEV P, et al. Inhibitory phenotype of HBV-specific CD4+ T-cells is characterized by high PD-1 expression but absent

[9] SAKUISHI K, APETOH L, SULLIVAN J M, et al. Targeting Tim-3 and PD-1 pathways to reverse T cell exhaustion and restore anti-tumor immunity [J]. J Exp Med, 2010, 207 (10): 2187-2194.

coregulation of multiple inhibitory molecules [J]. PLoS One, 2014, 9 (8): e105703.

[10] LI H, WU K, TAO K, et al. Tim-3/galectin-9 signaling pathway mediates T-cell dysfunction and predicts poor prognosis in patients with hepatitis B virus-associated hepatocellular carcinoma [J]. Hepatology, 2012, 56 (4): 1342-1351.

[11] ZHOU Q, MUNGER M E, VEENSTRA R G, et al. Coexpression of Tim-3 and PD-1 identifies a CD8+ T-cell exhaustion phenotype in mice with disseminated acute myelogenous leukemia [J]. Blood, 2011, 117 (17): 4501-4510.

[12] FOURCADE J, SUN Z, PAGLIANO O, et al. CD8 (+) T cells specific for tumor antigens can be rendered dysfunctional by the tumor microenvironment through upregulation of the inhibitory receptors BTLA and PD-1 [J]. Cancer Res, 2012, 72 (4): 887-896.

[13] WOO S R, TURNIS M E, GOLDBERG M V, et al. Immune inhibitory molecules LAG-3 and PD-1 synergistically regulate T-cell function to promote tumoral immune escape [J]. Cancer Res, 2012, 72 (4): 917-927.

[14] TOPALIAN S L, HODI F S, BRAHMER J R, et al. Safety, activity, and immune correlates of anti-PD-1 antibody in cancer [J]. N Engl J Med, 2012, 366 (26): 2443-2454.

[15] KOOPMAN M, KORTMAN G A, MEKENKAMP L, et al. Deficient mismatch repair system in patients with sporadic advanced colorectal cancer [J]. Br J Cancer, 2009, 100 (2): 266-273.

[16] LE D T, URAM J N, WANG H, et al. PD-1 blockade in tumors with mismatch-repair deficiency [J]. N Engl J Med, 2015, 372 (26): 2509-2520.

[17] OVERMAN M J, MCDERMOTT R, LEACH J L, et al. Nivolumab in patients with metastatic DNA mismatch repair-deficient or microsatellite instability-high colorectal cancer (CheckMate 142): an open-label, multicentre, phase 2 study [J]. Lancet Oncol, 2017, 18 (9): 1182-1191.

[18] OVERMAN M J, LONARDI S, WONG K Y M, et al. Durable clinical benefit with Nivolumab plus Ipilimumab in DNA mismatch repair-deficient/microsatellite instability-high metastatic colorectal cancer [J]. J Clin Oncol, 2018, 36 (8): 773-779.

[19] TANG H, WANG Y, CHLEWICKI L K, et al. Facilitating T cell infiltration in tumor microenvironment overcomes resistance to PD-L1 blockade [J]. Cancer Cell, 2016, 30 (3): 500.

[20] HENDRY S A, FARNSWORTH R H, SOLOMON

B, et al. The role of the tumor vasculature in the host immune response: implications for therapeutic strategies targeting the tumor microenvironment [J]. Front Immunol, 2016, 7: 621.

[21] HUANG Y, YUAN J, RIGHI E, et al. Vascular normalizing doses of antiangiogenic treatment reprogram the immunosuppressive tumor microenvironment and enhance immunotherapy [J]. Proc Natl Acad Sci U S A, 2012, 109 (43): 17561-17566.

[22] HUANG Y, STYLIANOPOULOS T, DUDA D G, et al. Benefits of vascular normalization are dose and time dependent--letter [J]. Cancer Res, 2013, 73 (23): 7144-7146.

[23] TIAN L, GOLDSTEIN A, WANG H, et al. Mutual regulation of tumour vessel normalization and immunostimulatory reprogramming [J]. Nature, 2017, 544 (7649): 250-254.

[24] FUKUOKA S, HARA H, TAKAHASHI N, et al. Rego-rafenib plus nivolumab in patients with advanced gastric or colorectal cancer: an open-label, dose-escalation, and dose-expansion phase I b trial (REGONIVO, EPOC1603)[J]. J Clin Oncol, 2020, 38 (18): 2053-2061.

[25] KUBACH J, HUBO M, AMENDT C, et al. IgG1 anti-epidermal growth factor receptor antibodies induce CD8-dependent antitumor activity [J]. Int J Cancer, 2015, 136 (4): 821-830.

[26] GREEN D R, FERGUSON T, ZITVOGEL L, et al. Immunogenic and tolerogenic cell death [J]. Nat Rev Immunol, 2009, 9 (5): 353-363.

[27] POZZI C, CUOMO A, SPADONI I, et al. The EGFR-specific antibody cetuximab combined with chemotherapy triggers immunogenic cell death [J]. Nature medicine, 2016, 22 (6): 624-631.

第三十三章

结直肠癌术中预防肝转移

第一节　预防结直肠癌肝转移的意义

结直肠癌在全球范围内发病率逐年升高,全球每年约有 120 万新发病例,死亡患者超过 60 万[1]。虽然手术切除是公认的根治结直肠癌最直接的治疗方法,但结直肠癌易于出现远处转移,极大地限制了结直肠癌患者的预后。15%~25% 结直肠癌患者在确诊时即合并有肝转移,另有 15%~25% 的患者在结直肠癌原发灶根治术后发生肝转移,其中绝大多数(80%~90%)的肝转移灶初始无法获得根治性切除[2,3]。结直肠癌肝转移也是结直肠癌患者最主要的死亡原因[4],未经治疗的肝转移患者的中位生存期仅6.9 个月,肝转移灶无法切除患者的 5 年生存率低于5%[5-7],而肝转移灶能完全切除或可以达到"无疾病证据(no evidence of disease,NED)"状态患者的中位生存期为 35 个月,5 年生存率可达 30%~57%[8-10]。

近年来,随着对结直肠癌生物学行为的研究深入,通过对外科手术、抗肿瘤药物、介入治疗、射频消融治疗等治疗方案的持续改进及推广,结直肠癌肝转移患者的预后得到很大改善[11,12]。但与结直肠癌肝转移在治疗领域取得一系列突破相比[13],结直肠癌肝转移的预防还有待进一步加强。预防肝转移,将能极大提高 CRC 患者的生存率、生存质量,延长生存时间,尤其是降低结直肠癌术后肝转移的发生率对提高结直肠癌患者的长期生存意义重大。

第二节　预防结直肠癌肝转移的途径及原理

当前结直肠癌肝转移的预防措施包括以下 4 个方面[14]:①结直肠癌原发灶根治性切除术。根治性手术是迄今为止结直肠癌最有效的治愈方法[15],也是预防肝转移发生的重要环节。②结直肠癌确诊时无肝转移(及其他远处转移)的新辅助治疗,术前通过新辅助治疗杀灭未被影像学检测到的微小转移灶,可以最大限度地减少根治性手术后的远处转移[16-18]。③非转移性结直肠癌患者根治术后的辅助治疗。④无转移结直肠癌患者术中门静脉化疗、腹腔化疗。对于该治疗方案的探讨目前有了一些令人鼓舞的数据[19]。无论何种预防方法,其根本在于清除具有转移潜能的癌细胞,预防肝转移,尤其是降低结直肠癌术后肝转移的发生率。本节主要探讨结直肠癌术中预防肝转移的进展。

学界对于 CRC 肝转移有两种普遍被接受的假说:① Paget[20] 提出的"种子与土壤"学说,认为CRC 的肝转移需要 CRC 中有转移潜能的肿瘤细胞这一"种子"与转移靶器官肝脏内的微环境这一"土壤"相适应。② Ewing 提出的机械捕获学说[21],认为

CRC 肝转移需原发灶癌和转移靶器官肝脏解剖结构相契合，从而有利于 CRC 原发灶转移肿瘤细胞被靶器官肝脏捕获并在肝脏中定植生存。

不论何种假说，CRC 肝转移都是涉及多种分子标志物及其信号转导通路相互调节、诱导的多步骤、复杂关联的过程[22]。第一，需要具有转移潜能的癌细胞完成许多连续且受限的关键步骤脱离原发灶；第二，癌细胞能在血液循环中存活；第三，癌细胞最终随血液循环播散到肝脏后在肝脏形成适合转移肿瘤细胞增殖生长的局部环境，进一步增殖生长形成肝内转移肿瘤病灶[23,24]。因此，基于对肿瘤生物学行为的认识，要预防结直肠癌肝转移的发生，关键在于控制癌细胞经血流播散，以及消灭可能已经存在的微转移灶。

第三节　结直肠癌术中预防肝转移

（一）门静脉化疗

门静脉化疗是控制结直肠癌肝转移的重要技术手段。

1. 原理及机制　肝脏的血供包括门静脉系统和肝动脉系统，癌细胞进入血流播散入肝的主要途径是经门静脉进入血液循环：原发灶中具有转移、侵袭能力和亲器官特性的癌细胞及其亚群突破结缔组织屏障，脱离原发部位并不断向周围组织间质内侵犯，黏附渗入血液循环并经门静脉进入肝脏，与肝间质重新附着，刺激新生血管形成，获得血液供应后，生长和发展成为微转移，从隐性变为显性[22,25]。Groot 等[26]对纳入了 1 491 例患者的 16 项研究进行系统分析，证实静脉血中存在循环肿瘤细胞可提示疾病进展，也是预后不良因素。Connor 等[27]的研究也进一步证实，血液循环中的癌细胞数量是肝转移的不良预后因素。因此，尽可能减少肿瘤经门静脉播散并杀灭已经播散在门静脉系统内的癌细胞，是预防结直肠癌肝转移的关键。

此外，大量研究及临床实践证实，存在于门静脉血中的癌细胞，在原发肿瘤切除后对化疗较敏感[28]。

因此，术中放置门静脉化疗泵经门静脉化疗可使药物高浓度地集中于肝脏，可预防肿瘤细胞在门静脉系统内着床及抑制肿瘤初期的增殖，也杀灭进入肝脏的肿瘤细胞，对预防因手术造成的肝转移及治疗术前未能发现的微小肝转移灶均起到积极有效的治疗作用，既可预防肝转移的发生，也可消除已有的肝微小转移灶，达到根治肿瘤、防止肝转移、提高长期生存率的目的[29,30]。

2. 门静脉插管化疗方法　门静脉灌注化疗插管方法有两种，一是经肠系膜静脉插管，多选择胃网膜右静脉或肠系膜下静脉，二是经脐静脉插管。具体方法如下：术中切除原发病灶后，选择胃网膜右静脉插管，分离出胃网膜右静脉后用 1 号丝线将静脉的近心端和远心端牵出，并用眼科剪剪一小口，从静脉壁的小切口处将导管向门静脉方向插入 15~20cm，于小网膜孔处用手指触摸门静脉，证实导管位于门静脉内，回抽有暗红色静脉血，管内灌注肝素生理盐水（肝素 5 000U+ 生理盐水 40ml）。以 1 号丝线结扎静脉切口远心端，近心端以 1 号丝线结扎固定导管，导管从腹壁引出。在操作时要注意经胃网膜右静脉置管时应慢慢进入，用力适当，以防穿破静脉，插管深度应适中，过浅容易脱落。导管插入静脉后固定要确切，松紧要适宜，以免脱落致内出血，过紧时管道不通致注药困难。随着结直肠癌微创外科的进展，也有很多研究者采用腹腔镜下经脐静脉置管化疗[31]。门静脉化疗一般插管后立即开始给药，给药浓度不能太高，速度不能快，应用微量泵缓慢泵入。给药过程若出现腹痛应立即停止给药，以防药物漏入腹腔。

3. 门静脉化疗药物　虽然目前在实验室水平对于转移灶癌细胞的基因特性与原发灶是否完全一致尚有争议[32,33]，但临床上暂考虑肝转移瘤的细胞特性与原发灶基本一致，因此采用的化疗药物也是针对结直肠癌有效的化疗药物，最常用的门静脉化疗药物为氟尿嘧啶[34,35]。氟尿嘧啶本身并无抗癌作用，在体内需转变为 5- 氟 -2- 脱氧尿苷单磷酸（FGUMP）而起作用，FGUMP 抑制胸腺嘧啶核苷酸合成酶，从而阻止尿嘧啶脱氧核苷酸转变为胸腺嘧啶脱氧核苷酸，影响细胞内 DNA 的生物合成，导致细胞损伤和死亡。由于肿瘤组织利用嘧啶能力较正常组织强,因而可杀伤肿瘤细胞,5-FU 为细胞周期特异性药物,对各期增生细胞都有杀伤作用,其不良反应为骨髓抑制、食欲缺乏、恶心、呕吐等[36,37]。经门静脉插管化疗为一种局部集中化给予化疗药物的化疗方式,可显著提高病灶部位的药物浓度,进而可在一定程度加大药物用量以更好地防止出现肝转移,同时,通过门静脉术中插管持续静脉滴注化疗可以使更多肿瘤细胞进入对 5-FU 敏感的 S 期,使化疗效果更佳。随着围手术期化疗方案的更新及药物的研发,门静脉化疗也有了更多的药物选择。目前多采用以氟尿嘧啶为基础的联合化疗方案,如铂类、丝裂霉素、多柔比星等药物[38,39]。

(二)肝动脉、门静脉双重插管化疗

值得注意的是,肝转移性肿瘤的血供较其他器官的转移性肿瘤复杂[40,41]。多项研究表明,较大的结直肠癌肝转移灶主要由肝动脉供血,而肝脏的微小转移灶由门静脉供血至直径达 0.5mm,当肿块直径超过 0.5mm 时,其血供以肝动脉为主[42]。Ishlda 等[43]在门静脉接种腹水肝细胞癌 AH60c 的大鼠模型上测定了门静脉灌注 5-FU 的时间与转移灶生长之间的关系,分别在接种后第 0 天、3 天、6 天给 3 组大鼠经门静脉灌注 5-FU,并持续 5 天。结果发现,第 0 天及第 3 天肿瘤生长受到明显抑制而生存期延长,第 6 天肿瘤直径已达(0.51+0.10)mm,治疗对肿瘤无效。临床上,部分结直肠癌患者术前肝内已有癌细胞存在,亚临床癌灶已经形成,而 B 超、CT、MR 等检测手段尚不能检出,术中亦难发现,单纯的门静脉化疗并不能完全清除此类靠肝动脉供血的亚临床癌灶。

在原发性肝癌的治疗中发现,肝动脉灌注化疗是有效治疗较大肝肿瘤及肝内转移瘤的方法[44]。研究发现,将该方法用于结直肠癌肝转移中也比全身化疗或门静脉灌注化疗有更高的治疗有效率[42,45,46]。许剑民等发现,采用术前肝动脉联合区域动脉灌注化疗(preoperative hepatic and regional arterial infusion chemotherapy,PHRAIC)可使术后肝转移的风险降低 55%,该研究证实了肝动脉灌注化疗的有效性。有鉴于此,有研究提出了在术中施行肝动脉及门静脉双重插管灌注高浓度的抗癌药物的预防方法[47],发现肝动脉加门静脉灌注化疗可使局部药物达较高浓度,分布更均匀,是治疗和预防结直肠癌肝转移的有效方法,其疗效明显优于单纯肝动脉灌注化疗或门静脉灌注化疗。

值得注意的是,术中是否行门静脉化疗、肝动脉化疗应根据患者的具体病情,综合评估患者肝转移的风险而决定。如何平衡其临床效益和潜在风险,仍有待进一步研究[48]。

(三)术中腹腔热灌注化疗

外科手术根治性切除肿瘤仍是结直肠癌的首选治疗方式[49],并根据患者个体情况结合相应的辅助治疗。治疗肿瘤的目标不仅是切除肿瘤,提高患者生存率,还需保全功能以改善患者生存质量。除原发灶癌细胞进入门静脉,造成结直肠癌肝转移的主要原因还包括:①手术时对肿瘤的挤压、血管断口的出现为肿瘤细胞入肝提供了机会。②腹腔内残存肉眼不可见的游离癌细胞(free cancer cells,FCC)及微小癌灶(microscopic cancer,MC),在术后因机体免疫功能下降及创面渗出纤维蛋白对残留癌细胞的保护,使癌细胞得以生存扩增,并侵入门静脉造成肝转移。因此,严格遵守无瘤原则,减少癌细胞的机械性脱落,并有效地清除结直肠癌术后腹腔内残存的 FCC 及 MC,也是术中预防结直肠癌肝转移的关键。

腹腔热灌注化疗(hyperthermic intraperitoneal chemotherapy,HIPEC)是近年来新兴的一种腹腔恶性肿瘤辅助治疗手段,在预防与治疗胃癌、结直肠癌、卵巢癌、腹膜假性黏液瘤、腹膜恶性间皮瘤、肝癌、胆管癌和胰腺癌等腹腔恶性肿瘤的腹膜种植转移及其并发的恶性腹水方面具有独特的疗效。HIPEC 技术可以最大限度地杀灭脱落的游离癌细胞,避免了癌细胞残留,降低了癌细胞增殖并播散入血形成肝转移的机会。同时,抗癌药物大部分经门静脉吸入肝脏,也在一定程度上起到了门静脉化疗的作用,且药物经腹膜吸收相对缓慢而持久,更有利于肝转移的防治。因其具有药代动力学及流体动力学优势,充分利用热疗和化疗的协同作用,能清除腹腔内 FCC 及 MC,属于高选择性的局部化疗,已经成为控制结直肠癌腹腔种植

并继发肝转移的重要技术[50-52]。

1. 原理和机制 腹腔热灌注化疗的作用机制包括如下3个方面[53,54]。

(1)高温对肿瘤细胞的杀伤作用：正常细胞对热的耐受性较肿瘤细胞好，在高温条件下能耐受45~47℃而不受损[55]，与肿瘤组织对温度的敏感性不同，多数肿瘤细胞加温到40~43℃时即开始死亡，是恶性肿瘤细胞不可逆损害的临界温度。其作用机制主要有以下方面[56]：①肿瘤组织多为新生血管，其血管缺乏平滑肌、外膜及神经调节，动静脉吻合支较多，持续长时间的高温导致肿瘤组织血流量减少，可对肿瘤组织造成不可逆损伤，而正常腹膜组织能维持良好的血液循环，可充分散热，正常组织热损伤小。②肿瘤组织中乏氧细胞比例较高，而乏氧细胞热敏感性高。③加热可使肿瘤细胞染色体破坏、溶菌酶释放而直接破坏肿瘤细胞，还可使肿瘤细胞膜上的蛋白质变性，细胞膜的稳定状态被破坏，增加了细胞膜的通透性，使进入细胞内的药物浓度升高，同时增加化疗药物与DNA的作用及抑制DNA的修复和肿瘤细胞的增殖。④热疗可导致肿瘤组织血管扩张，加剧组织氧耗，导致无氧酵解增加，pH值下降，使肿瘤细胞处于营养不良状态，同时抑制肿瘤新生血管的形成，从而抑制肿瘤细胞的增殖。⑤肿瘤细胞加热后可以合成热激蛋白，刺激机体的免疫系统，增强机体免疫功能，产生特异性免疫反应[57,58]，引起自身抗肿瘤作用，并抑制肿瘤细胞的转移。热疗无论对原发病灶还是对转移病灶均能产生免疫刺激，导致局部及远处转移病灶的消亡，即使是局部热疗，也有这样的作用[59]。庞黎明等[59]研究显示，腹腔内温热灌注化疗可促进Th1型免疫漂移，增强机体的抗肿瘤免疫功能，对预防和治疗结直肠癌腹腔内复发与肝转移有一定作用。

(2)热疗与化疗的协同作用：大量基础实验和临床研究均已证明高温可增加多种化疗药物的细胞毒性，如顺铂(cisplatin，DDP)、博来霉素(bleomycin，BLM)、环磷酰胺(cyclophosphamide，CTX)、异环磷酰胺(ifosfamide，IFO)、丝裂霉素(mitomycin，MMC)与热疗有协同作用；长春新碱(vincristine，VCR)、氟尿嘧啶(fluorouracil，5-FU)、甲氨蝶呤(methotrexate，MTX)、依托泊苷(etoposide，VP-16)、紫杉醇(paclitaxel，PTX)、多柔比星(adriamycin，ADM)与热疗具有相加作用[60]。其机制可能有：①高温使肿瘤组织血管扩张并增加血管通透性[61,62]，增强药物与靶分子的反应率，抑制肿瘤细胞损伤的修复，甚至穿透至腹膜浆膜下层的肿瘤细胞也会受到其影响。②高温增加了细胞膜的通透性，使药物进入细胞内的浓度升高。研究表明，常温下，药物在组织内的渗透只达到1~3mm[63]，HIPEC使药物在腹膜种植转移瘤中渗透深度可达3~6mm[64]。③高温使组织氧耗加剧，导致无氧酵解增加，pH值下降，酸性环境加强了药物的活性，导致DNA、RNA和蛋白的合成受抑制，使骨架散乱，细胞膜破裂，细胞功能受损，最后致使肿瘤细胞死亡。④在有效温度下，对药物产生耐受的细胞，敏感性随之提高，并可抑制热激蛋白的合成，阻止耐受性的发生。

(3)药代动力学和流体动力学的作用：由于"腹膜-血浆屏障"的存在，大大减少腹腔内化疗药物进入血液循环，从而降低全身毒副作用，可为病灶局部提供高浓度、大面积的药物效应[51]。研究表明[55]，常用化疗药物在腹腔内浓度是血液中浓度的10~1 000倍。大容量的化疗药物在腹腔持续循环灌注，使腹腔灌注化疗药物的高浓度状态得以维持较长时间，通过机械的灌洗作用可直接清除术后腹腔内残留的FCC，并使术野内渗出的纤维蛋白难以形成保护癌细胞的纤维素样凝固物隔离层，有利于机体免疫活性细胞吞噬及消灭癌细胞。灌注液同时可以冲刷腹腔内血小板和单核细胞，从而降低了伤口愈合过程中产生的生长因子对残余肿瘤细胞的促生长作用，因此，能有效抑制肿瘤增殖。灌注结束后，腹腔内残存的化疗药物被毛细血管和淋巴管吸收后经门静脉入肝，从而能够作用于门脉系统及肝实质中的微小转移灶[56]。

2. 操作方法 如前所述，HIPEC已经成为清除结直肠癌术后腹腔内残存的游离癌细胞及微小癌灶的有效临床应用技术。近年来，国内外学者对其技术方法进行了不断探索，从简单的灌注液加热后直接灌入法，逐渐演变为目前术中施行的精准腹腔热灌注治疗技术方法。常用的腹腔热灌注化疗方案为：用HIPEC

仪器将灌注化疗液(化疗药物完全溶解于3 000ml生理盐水)加热至40℃时,以200~400ml/min的流速将化疗液注入腹腔,待患者适应该温度后,继续加热,通过控温系统使腹腔内的温度稳定在(43±0.5)℃,继续循环灌注90min。

HIPEC的药物选择除了与原发疾病种类有关外,还需兼顾药物本身的特性,如药物对腹腔肿瘤的穿透力较强、腹膜吸收率较低、43℃热疗有协同作用且腹膜刺激性小等。使用过化疗药物的患者也可以根据以往对化疗药物的敏感性进行选择。对于结直肠癌,HIPEC药物选择以奥沙利铂、顺铂和丝裂霉素、氟尿嘧啶为主,需要注意的是,奥沙利铂和国产的卡铂与生理盐水稀释溶解在一起会引起药效不稳定,这两种药物的灌注溶液需用5%葡萄糖溶液,术中可引起血糖升高,需做相应处理,对于合并糖尿病的患者应尤其注意。实施HIPEC时,既可选择单一给药,也可联合序贯给药。化疗药物的剂量目前暂未有统一的标准,原则上以静脉用量为标准。如联合静脉应用,则剂量酌减。对腹膜通透性不高的药物,可适当提高剂量,增加局部药物的浓度,提高肿瘤细胞减灭效果。

原发肿瘤切除后,24小时残留癌细胞增殖动力学发生变化,残留G_0期癌细胞进入增殖期,残留癌细胞3天后增殖速度减缓,1周后恢复到术前水平[65]。因此,根治术后HIPEC要尽早开始,尽量在1周内完成。

随着国际肿瘤学界的探索,HIPEC在理论研究和技术层面上不断突破,充分发挥了多种治疗模式的协同效应,已成为目前预防和治疗腹膜转移的最优选择。对于部分腹膜癌(PC)患者,采用包括HIPEC的积极综合治疗措施不但能有效控制病情进展,而且还有希望达到临床治愈。刘松龄等[66]证实,将126例中晚期胃肠恶性肿瘤患者术后随机分为腹腔热灌注化疗组和静脉化疗组,结果发现热灌注化疗组Ⅲa期以上患者生存率显著高于对照组($P<0.05$),腹腔内复发、肝转移率显著低于对照组($P<0.05$)。HIPEC可能将成为治疗和预防结直肠肿瘤肝转移不可或缺的方法之一。

（熊斌 彭春伟）

参考文献

[1] BRAY F, FERLAY J, SOERJOMATARAM I, et al. Global cancer statistics 2018: GLOBOCAN estimates of incidence and mortality worldwide for 36 cancers in 185 countries [J]. CA Cancer J Clin, 2018, 68 (6): 394-424.
[2] VIBERT E, CANEDO L, ADAM R. Strategies to treat primary unresectable colorectal liver metastases [J]. Semin Oncol, 2005, 32 (6 Suppl 8): 33-39.
[3] ARRU M, ALDRIGHETTI L, CASTOLDI R, et al. Analysis of prognostic factors influencing long-term survival after hepatic resection for metastatic colorectal cancer [J]. World J Surg, 2008, 32 (1): 93-103.
[4] FOSTER J H. Treatment of metastatic disease of the liver: a skeptic's view [J]. Semin Liver Dis, 1984, 4 (2): 170-179.
[5] SHARMA S, CAMCI C, JABBOUR N. Management of hepatic metastasis from colorectal cancers: an update [J]. J Hepatobiliary Pancreat Surg, 2008, 15 (6): 570-580.
[6] NORÉN A,, ERIKSSON H G, OLSSON L I. Selection for surgery and survival of synchronous colorectal liver metastases; a nationwide study [J]. Eur J Cancer, 2016, 53: 105-114.
[7] BENGTSSON G, CARLSSON G, HAFSTROM L, et al. Natural history of patients with untreated liver metastases from colorectal cancer [J]. Am J Surg, 1981, 141 (5): 586-589.
[8] TJANDRA J J, CHAN M K. Follow-up after curative resection of colorectal cancer: a meta-analysis [J]. Dis Colon Rectum, 2007, 50 (11): 1783-1799.
[9] YANG A D, BROUQUET A, VAUTHEY J N. Extending limits of resection for metastatic colorectal cancer: risk benefit ratio [J]. J Surg Oncol, 2010, 102 (8): 996-1001.
[10] NOREN A, SANDSTROM P, GUNNARSDOTTIR K, et al. Identification of inequalities in the selection of liver surgery for colorectal liver metastases in Sweden [J]. Scand J Surg, 2018, 107 (4): 294-301.
[11] FAHY B N, D'ANGELICA M, DEMATTEO R P, et al. Synchronous hepatic metastases from colon cancer: changing treatment strategies and results of surgical intervention [J]. Ann Surg Oncol, 2009, 16 (2): 361-370.
[12] TIMMERMAN R D, BIZEKIS C S, PASS H I, et al. Local surgical, ablative, and radiation treatment of metastases [J]. CA Cancer J Clin, 2009, 59 (3): 145-170.
[13] 赵一鸣, 贺西淦, 王鲁. 结直肠癌肝转移外科治疗进展 [J]. 肝胆外科杂志, 2018, 26 (2): 84-85.
[14] 许剑民, 任黎. 结直肠癌肝转移诊断和综合治疗指南 (V2018)[J]. 中华胃肠外科杂志, 2018, 21 (6): 601-626.

［15］OKUNO K. Surgical treatment for digestive cancer. Current issues-colon cancer [J]. Dig Surg, 2007, 24 (2): 108-114.

［16］BORSCHITZ T, WACHTLIN D, MOHLER M, et al. Neoadjuvant chemoradiation and local excision for T2-3 rectal cancer [J]. Ann Surg Oncol, 2008, 15 (3): 712-720.

［17］PEETERS K C, MARIJNEN C A, NAGTEGAAL I D, et al. The TME trial after a median follow-up of 6 years: increased local control but no survival benefit in irradiated patients with resectable rectal carcinoma [J]. Ann Surg, 2007, 246 (5): 693-701.

［18］CHAU I, CHAN S, CUNNINGHAM D. Overview of preoperative and postoperative therapy for colorectal cancer: the European and United States perspectives [J]. Clin Colorectal Cancer, 2003, 3 (1): 19-33.

［19］CHANG W, WEI Y, REN L, et al. Randomized controlled trial of intraportal chemotherapy combined with adjuvant chemotherapy (mFOLFOX6) for stage Ⅱ and Ⅲ colon cancer [J]. Ann Surg, 2016, 263 (3): 434-439.

［20］PAGET S. The distribution of secondary growths in cancer of the breast. 1889 [J]. Cancer Metastasis Rev, 1989, 8 (2): 98-101.

［21］MAREEL M, LEROY A. Clinical, cellular, and molecular aspects of cancer invasion [J]. Physiol Rev, 2003, 83 (2): 337-376.

［22］LAMBERT A W, PATTABIRAMAN D R, WEINBERG R A. Emerging biological principles of metastasis [J]. Cell, 2017, 168 (4): 670-691.

［23］MANFREDI S, LEPAGE C, HATEM C, et al. Epidemiology and management of liver metastases from colorectal cancer [J]. Ann Surg, 2006, 244 (2): 254-259.

［24］KITAMURA T, QIAN B Z, POLLARD J W. Immune cell promotion of metastasis [J]. Nat Rev Immunol, 2015, 15 (2): 73-86.

［25］李金平, 王彦民, 李大庆, 等. 不同部位结直肠癌肝转移瘤肝内分布规律分析 [J]. 中华结直肠疾病电子杂志, 2015, 4 (3): 296-301.

［26］GROOT KOERKAMP B, RAHBARI N N, BUCHLER M W, et al. Circulating tumor cells and prognosis of patients with resectable colorectal liver metastases or widespread metastatic colorectal cancer: a meta-analysis [J]. Ann Surg Oncol, 2013, 20 (7): 2156-2165.

［27］CONNOR A A, MCNAMARA K, AL-SUKHNI E, et al. Central, but not peripheral, circulating tumor cells are prognostic in patients undergoing resection of colorectal cancer liver metastases [J]. Ann Surg Oncol, 2016, 23 (7): 2168-2175.

［28］YU D S, LI Y, HUANG X E, et al. Effect of portal vein chemotherapy on liver metastasis after surgical resection of colorectal cancer [J]. Asian Pac J Cancer Prev, 2012, 13 (9): 4699-4701.

［29］LAFFER U T, METZGER U. Intraportal chemotherapy for colorectal hepatic metastases [J]. World J Surg, 1995, 19 (2): 246-251.

［30］KEMENY N. Management of liver metastases from colorectal cancer [J]. Oncology, 2006, 20 (10): 1161-1176.

［31］黄世锋, 刘斌, 陈德伦. 腹腔镜结直肠癌根治术并脐静脉置泵化疗预防术后肝转移的临床研究 [J]. 腹腔镜外科杂志, 2011, 16 (5): 365-367.

［32］PLAKS V, KONG N, WERB Z. The cancer stem cell niche: how essential is the niche in regulating stemness of tumor cells？[J]. Cell Stem Cell, 2015, 16 (3): 225-238.

［33］ONSTENK W, SIEUWERTS A M, MOSTERT B, et al. Molecular characteristics of circulating tumor cells resemble the liver metastasis more closely than the primary tumor in metastatic colorectal cancer [J]. Oncotarget, 2016, 7 (37): 59058-59069.

［34］QUASAR COLLABORATIVE G, GRAY R, BARNWELL J, et al. Adjuvant chemotherapy versus observation in patients with colorectal cancer: a randomised study [J]. Lancet, 2007, 370 (9604): 2020-2029.

［35］KOPETZ S, CHANG G J, OVERMAN M J, et al. Improved survival in metastatic colorectal cancer is associated with adoption of hepatic resection and improved chemotherapy [J]. J Clin Oncol, 2009, 27 (22): 3677-3683.

［36］RODEL C, GRAEVEN U, FIETKAU R, et al. Oxaliplatin added to fluorouracil-based preoperative chemoradiotherapy and postoperative chemotherapy of locally advanced rectal cancer (the German CAO/ARO/AIO-04 study): final results of the multicentre, open-label, randomised, phase 3 trial [J]. Lancet Oncol, 2015, 16 (8): 979-989.

［37］MATSUSAKA S, LENZ H J. Pharmacogenomics of fluorouracil-based chemotherapy toxicity [J]. Expert Opin Drug Metab Toxicol, 2015, 11 (5): 811-821.

［38］明凤. 肝癌术后门静脉植入泵化疗的临床效果 [J]. 实用癌症杂志, 2018, 33 (5): 784-786.

［39］何明刚. 门静脉插管化疗对结直肠癌肝转移的影响 [J]. 中国医药导刊, 2009, 11 (2): 184-185.

［40］DOUSSOT A, KEMENY N E, D'ANGELICA M I. Hepatic arterial infusional chemotherapy in the management of colorectal cancer liver metastases [J]. Hepat Oncol, 2015, 2 (3): 275-290.

［41］BREEDIS C, YOUNG G. The blood supply of neoplasms in the liver [J]. Am J Pathol, 1954, 30 (5): 969-977.

［42］ARCHER S G, GRAY B N. Vascularization of small liver metastases [J]. Br J Surg, 1989, 76 (6): 545-548.

［43］ISHIDA H, IWAMA T, MISHIMA Y. The significance of portal vein chemotherapy for liver micrometastases: an experimental study of a rat model [J]. Surg Today, 1994, 24 (10): 900-905.

［44］MORIGUCHI M, ARAMAKI T, TANAKA T, et al. Hepatic arterial infusion chemotherapy: a potential therapeutic option for hepatocellular carcinoma with portal vein tumor thrombus [J]. Liver Cancer, 2018, 7 (2): 209-210.

［45］朱芳芳, 唐成武. 术后预防性肝动脉灌注化疗对 Ⅲ 期结直肠癌长期生存的影响 [J]. 中国现代医师, 2018, 56 (24): 75-78.

［46］DZODIC R, GOMEZ-ABUIN G, ROUGIER P, et al. Pharmacokinetic advantage of intra-arterial hepatic oxaliplatin administration: comparative results with cisplatin using a rabbit VX2 tumor model [J]. Anticancer Drugs, 2004, 15 (6): 647-650.

［47］何建苗, 蒲永东, 曹志宇, 等. 肝动脉加门静脉灌注化疗在结直肠癌肝转移中的应用 [J]. 解放军医学杂志, 2003, 28 (12): 1119-1120.

［48］KEMENY N, FATA F. Arterial, portal, or systemic chemotherapy for patients with hepatic metastasis of colorectal carcinoma [J]. J Hepatobiliary Pancreat Surg, 1999, 6 (1): 39-49.

［49］陈功. 2017 版美国国立综合癌症网络结直肠癌指南更新解读 [J]. 中华胃肠外科杂志, 2017, 20 (1): 28-33.

［50］RAZENBERG L G, 袁凯涛, 马晋平. 结直肠癌腹膜转移的治疗概况: 一项以人群为基础的研究 [J]. 中华胃肠外科杂志, 2016, 19 (9): 1080.

［51］腹腔热灌注化疗技术临床应用专家协作组. 腹腔热灌注化疗技术临床应用专家共识 (2016 版)[J]. 消化肿瘤杂志 (电子版), 2016, 8 (3): 125-129.

［52］黄思瀚, 杨朝纲, 姜军, 等. 腹腔热灌注化疗治疗结直肠癌腹膜转移癌临床疗效的 meta 分析 [J]. 实用肿瘤杂志, 2018, 33 (6): 524-528.

［53］DIETZEL F. Basic principles in hyperthermic tumor therapy [J]. Recent Results Cancer Res, 1983, 86: 177-190.

［54］KAMPINGA H H. Cell biological effects of hyperthermia alone or combined with radiation or drugs: a short introduction to newcomers in the field [J]. Int J Hyperthermia, 2006, 22 (3): 191-196.

［55］AHMED K, ZAIDI S F. Treating cancer with heat: hyperthermia as promising strategy to enhance apoptosis [J]. J Pak Med Assoc, 2013, 63 (4): 504-508.

［56］KAMPINGA H H, DIKOMEY E. Hyperthermic radiosensitization: mode of action and clinical relevance [J]. Int J Radiat Biol, 2001, 77 (4): 399-408.

［57］蒙艳凤, 徐学新, 杨国稳. 铂类药物腹腔热灌注化疗治疗恶性腹腔积液的现状与进展 [J]. 中国综合临床, 2013, 29 (12): 1341-1343.

［58］PELZ J O, VETTERLEIN M, GRIMMIG T, et al. Hyperthermic intraperitoneal chemotherapy in patients with peritoneal carcinomatosis: role of heat shock proteins and dissecting effects of hyperthermia [J]. Ann Surg Oncol, 2013, 20 (4): 1105-1113.

［59］庞黎明, 李德钢, 吴卫. 温热灌注化疗对结直肠癌患者免疫指标的影响 [J]. 中国临床新医学, 2014, 7 (11): 1003-1006.

［60］DE BREE E, WITKAMP A J, ZOETMULDER F A. Hyperthermic intraperitoneal chemoperfusion in the treatment of locally advanced intra-abdominal cancer [J]. Br J Surg, 2001, 88 (1): 152.

［61］SUGARBAKER P H. Intraperitoneal chemotherapy and cytoreductive surgery for the prevention and treatment of peritoneal carcinomatosis and sarcomatosis [J]. Semin Surg Oncol, 1998, 14 (3): 254-261.

［62］VAN DER SPEETEN K, STUART O A, SUGARBAKER P H. Pharmacokinetics and pharmacodynamics of perioperative cancer chemotherapy in peritoneal surface malignancy [J]. Cancer J, 2009, 15 (3): 216-224.

［63］KOGA S, HAMAZOE R, MAETA M, et al. Treatment of implanted peritoneal cancer in rats by continuous hyperthermic peritoneal perfusion in combination with an anticancer drug [J]. Cancer Res, 1984, 44 (5): 1840-1842.

［64］GLEHEN O, MOHAMED F, GILLY F N. Peritoneal carcinomatosis from digestive tract cancer: new management by cytoreductive surgery and intraperitoneal chemohyperthermia [J]. Lancet Oncol, 2004, 5 (4): 219-228.

［65］FISHER B, GUNDUZ N, SAFFER E A. Influence of the interval between primary tumor removal and chemotherapy on kinetics and growth of metastases [J]. Cancer Res, 1983, 43 (4): 1488-1492.

［66］刘松岭, 张宁, 宋启明, 等. 中晚期胃肠恶性肿瘤术后腹腔温热灌注化疗的临床研究 [J]. 中国综合临床, 2001, 17 (8): 616-617.

第三十四章

结直肠癌术后的随访和数据库的建立

结直肠癌是最有可能预防和最有可能治愈的消化道肿瘤。但是，全球而言，结直肠癌的发病率和死亡率仍不断飙升。2018 年全球结直肠癌新病例达 180.4 万，死亡 86.2 万，分别比 2012 年增加 32.5% 和 24.2%，平均年增加 5.4% 和 4.0%[1,2]。治疗上，近三四十年来治愈率未见显著提高，预后改善亦不够理想。不同国家或地区，甚至同一国家不同单位，术后生存率也有很大差异。原因很多，但是随访是否到位是一个重要原因。

第一节　术后随访的意义和目的

20 世纪 60 年代，肿瘤学界前辈谢志光教授在筹建华南肿瘤医院（现中山大学附属肿瘤医院）时明确指出，必须设立专门的随访组，否则医院不开张。20 世纪 50 年代早期，德国学者就提出应对肿瘤患者进行随访，目的是监控术后情况，早期发现复发、转移和多原发肿瘤，以便争取提高再行根治性手术的机会。

一、术后随访的重要意义和必要性

（一）早期发现结直肠癌根治性切除后复发与转移

结直肠癌术后有 30%~50% 患者出现复发或转移，肝转移尤为突出，在结直肠癌疾病过程中约有一半以上发生肝转移。直肠癌术后局部复发相当多见，McCall 等[3]（1997 年）分析 52 篇文献共计 10 640 例直肠癌病例得出，术后局部复发率为 3%~50%（中位数为 18.5%）。结肠癌与直肠癌复发转移的形式亦有所不同，直肠癌常以盆腔复发为第一部位，其危险性为结肠癌两倍（30% vs. 15%）；而结肠癌常以肝转移为首发部位，其危险性与直肠癌相比为 36% 比 25%。此外，许多临床资料总结表明，结直肠癌根治性切除术后复发患者 80%~90% 发生在术后第 2~3 年，5 年后发生者不足 5%，而且复发早期常常是孤立的，如能再完全切除，仍有 35% 可以治愈（包括肝转移等）[4]。中山大学附属肿瘤医院[5] 总结 1999—2016 年共 307 例结直肠癌肝寡转移进行根治性切除后的 3 年无瘤生存率（DFS）和总生存率（OS）分别达 42.5% 和 68.7%，而统计 350 例单纯肝转移 R_0 切除后 5 年、10 年的 OS 分别为 52.8%、42.9%，效果显著。认识这一点十分重要，因为只有认识到结直肠癌术后复发转移率高且集中于术后第 2~3 年内，而且早期发现和治疗可获得较好的效果，才能重视密切随访观察术后患者。不少前瞻性随访研究结果表明，加强密切随访可以更早发现复发，再切除成功率更高、术后 5 年病死率较低而 5 年生存率较高。Andrew[6] 汇总分析 5 项临床试验，共计 1 342 例结直肠癌患者，加强随访组发现复发的时间比对照组早 8.5 个月，且孤立性局部复发比例较高。Goldberg 等[7] 报道 1 247 例 Ⅱ 期或 Ⅲ 期结肠癌术后复发 548 例，其中

109 例进行第二次治愈性切除术,术后 5 年生存率为 23%。此 109 例中 77% 是通过定期检测血清 CEA 或 CT 扫描发现的。Castells 等[8] 又报道加强随访的 56 例复发中能切除的有 18 例(32.1%),而有症状就诊的 28 例复发者能切除的仅 3 例(10.7%),另外,有定期随访者 5 年内死亡占 31%,无随访者 5 年内死亡占 51%。

由此可见,加强随访可以早期发现复发和转移,争取早期再切除和其他治疗,可获得良好效果。

(二)更多发现多原发结直肠癌

自从 Czerny(1880 年)首先报道多原发结直肠癌以来,不断有相关报道,综合文献,多原发结直肠癌占结直肠癌的 2%~10%,多原发结直肠癌又分同时性和异时性,同时性多原发结直肠癌主要依靠术前细致检查;异时性多原发结直肠癌者占结直肠癌的 1%~4%,主要靠术后随访发现。文献报道第一癌与第二癌之间相隔约为 8.7 年,随访时间越长发现多原发癌越多。笔者曾见先后出现异时性结直肠癌 4 次(均不同部位)且能治愈性切除。除注意结直肠多原发癌外,还要注意肠外的多原发癌。遗传性非息肉病性结直肠癌(hereditary nonpolyposis colorectal cancer,HNPCC),可分为林奇综合征 I 型(Lynch syndrome,又称遗传性部位特异性结直肠癌,无肠外肿瘤)和林奇综合征 II 型(又称癌症家族综合征,有肠外肿瘤)两大类。前者同时或异时性多结直肠癌发生率分别为 18.1% 和 24.2%,后者除结直肠癌外,还包括其他器官肿瘤,如子宫内膜癌、胃癌、小肠癌、输尿管和肾盂癌、卵巢癌、脑肿瘤等[9-11]。

(三)及时施行挽救性治疗

外科学家几乎一致认为结直肠癌复发应首先考虑再手术,且能切除者效果较好。结直肠癌肝转移切除术后 5 年生存率高达 25%~58%,10 年生存率为 22%~26%[12]。直肠癌术后局部复发能切除者 5 年生存率仍达 27% 左右,再手术不能切除时可以术中高剂量(20Gy)近距离放射治疗或标记后再加外照射,仍可获得缓解效果。Rodriguez-Moranta 等[13] 报道一项前瞻性多中心随机试验结果,加强随访对 II 期结直肠癌和所有直肠癌患者有好处,总生存率较对照组(一般性随访)为高,分析其原因主要是早期发现复发后有

更高的再切除率。

(四)改进治疗方法

直肠癌切除范围不足是局部复发的主要原因,以往只注重肠管切除是否足够,为了达到 3~5cm 的安全切缘,以致许多患者接受 Miles 手术,而实际上经随访发现 Miles 手术与保肛的 Dixon 手术术后复发率并无显著性差异。英国医师 Heald(1982)首先发现直肠系膜内微小转移远比肠壁扩散更甚,即使沿肠壁逆行扩散 0.5cm 以内,其系膜内的微小病灶向远侧转移仍可达到 4cm 以下部位,所以他提出中下段直肠癌手术应行全直肠系膜切除(TME)或至少切除距肿瘤下缘 5cm 的直肠系膜。随访结果表明,按 TME 原则切除的直肠癌局部复发率<10%,远低于不按 TME 原则手术者($P<0.000\,1$)且 5 年生存率较高(71% vs. 50%,$P<0.000\,1$)[3,14]。遵照 TME 原则的 Dixon 手术,既能保留肛门,局部复发又低,明显优于传统的 Miles 手术,这是通过大量随访资料而使中下段直肠癌治疗方法得到明显改进。

多学科综合治疗(MDT)在晚期结直肠癌患者中的应用和普及,让患者获益更多。Lordan 等[15] 和叶颖江等[16] 的研究认为,结直肠癌肝转移患者经过 MDT 后肝转移切除率提高(50% vs. 10%),3 年 OS(76.2% vs. 54.1%)和 5 年 OS(49.8% vs. 43.3%)都有显著改善。Alastair 等[17] 认为 MDT 能让晚期结直肠癌患者的 5 年生存率从 8.4% 提高到 18%。

(五)提高患者生活质量

1. 心理支持,为患者"减压" 患者从发现、诊断到接受治疗的过程中,愤怒、恐惧、担忧、悲伤、抑郁和痛苦如影相随,他们在抗癌斗争中承受着巨大的心理压力。随访使他们感到欣慰、感到温暖、感到有力支持,心理压力大减。以直肠癌根治术(Miles 手术)为例,患者终身带着人工肛门再加上排便不规则,性功能又受损,使许多患者不敢面对他人,甚至包括自己的亲属。早在 1985 年,心理学家 Nordstrom 认为造口手术对患者的心理影响远超越对患者的生理影响,25% 的造口患者患有持久的临床抑郁症,其中 5% 较为严重,甚至想自杀。有幸的是,造口患者已受到人们的关怀、重视,许多地方都组织了造口患者俱乐部

或联谊会,造口治疗师会给予帮助和疏导。自 1993 年开始,每 3 年 10 月的第一个星期六定为"世界造口日",唤起全社会对造口患者的关注,也使造口患者更能自尊自信地与他人交往[18,19]。

2. 发现治疗后的并发症并加以指导处理　随着随访的延长可以发现诸多治疗后的并发症,如结肠造口术后并发旁疝、脱垂、狭窄、皮炎等,发生率高达 21%~71%。术后 5 年内造口旁疝发生率几近 50%[19]。近 20 年来随着 MDT 和微创技术的广泛应用,虽然更多患者进行低位保肛术保留了肛门,但术后吻合口漏、出血等并发症和低位前切除综合征也较以前增多,这些并发症严重影响患者的生活质量,通过随访指导,可使患者得到及时处理。

(六)评价治疗效果和衡量医疗质量

评价某一癌症治疗方法的最强指标是无病生存率和总生存率,所以癌症治疗必须有计划加强随访。例如,结直肠癌肝转移何种治疗方法最好呢? 手术切除能否治愈呢? 最近,有大量文献报道能切除的结直肠癌肝转移切除术后 5 年生存率高达 30% 以上[12],Tomlinson 等[20]对 612 例结直肠癌肝转移患者长期连续随访,生存 5 年的患者中有 34% 出现肿瘤相关死亡,实际生存 10 年以后的 102 例中,只有 1 例出现疾病特异性死亡。因此,作者认为结直肠癌肝转移切除术后生存 10 年可视为治愈。

近年来对直肠癌疗效的分析,包括局部复发率,都注意到外科医师的技术水平,一般认为,结直肠外科医师施行结直肠癌手术比非专科医师好。Martling 等[21]报道,经过 TME 技术训练的结直肠外科医师,患者直肠癌术后复发率下降 50%。除了培训外科医师外,医院规模和手术量也影响医师的技术水平和直肠癌术后复发率[22,23]。曾经有过两份关于结直肠外科医师与一般普外科医师手术质量的比较报道。瑞典 Ersta 医院专业化前 18 名普外科医师为 72 例直肠癌患者施行根治术,需做人工肛门者占 52%,局部复发率为 18%,最低吻合水平 8cm;而专业化后,2 名结直肠外科医师为 180 例直肠癌患者施行根治术,需做人工肛门者占 33%,局部复发率为 3%,最低吻合水平 4cm。西班牙 Velencia 医院专业化前 14 名普外科医师为 94 例直肠

癌患者施行根治术,Miles 手术占 25.8%,局部复发率为 30%,5 年生存率为 61%,而专业化后 4 名结直肠外科医师为 108 例直肠癌患者手术,Miles 手术只占 16.7%,局部复发率为 9%,5 年生存率为 87%[24]。

可见,通过密切随访可以评价治疗方法的效果,为取舍治疗方法提供依据,又能评价医院和医师的医疗质量、技术水平。

二、术后随访的目的

如果认识到结直肠癌术后随访的重要意义和必要性,对其目的就不难理解,概括如下几点。

1. 早期发现复发和转移,争取早期再切除。

2. 发现异时性多原发癌,早期治疗。

3. 发现并处理治疗过程中各种并发症,如术后肠粘连性梗阻、化疗的毒副作用、放射性肠炎、手术切口疝、造口合并症等。

4. 给予患者关怀、心理支持治疗,更好保证患者的生活质量。

5. 评价治疗效果和医疗质量,总结经验和吸取教训。

6. 通过随访还可以追踪家族成员情况,发现家族性遗传性疾病。

第二节　结直肠癌术后随访的方法

术后随访的方式有 3 种:一是随诊,即患者定期到医院门诊复诊;二是信访,通过写信、电话、传真、电子邮件等方式;三是定期座谈会,由医师主持召集 10~20 位患者座谈,着重了解对治疗方法的感受和反应,还可以征求对医院和医护人员的意见等。

但是,不管何种方式,都应记录在病历本内,并且存入资料库中的随访栏内。

术后随访的方法包括病史和体检、实验室检查、纤维肠镜检查、影像学检查等。

一、病史和体检

结直肠癌术后复发和转移常伴有临床症状,可

能出现一些非特异性症状,如体重下降、周身不适、乏力、盗汗等,局部症状如右上腹疼痛(肝转移)、会阴部疼痛(盆腔复发)、便血(吻合口复发或多原发癌)等,或有其他症状如单侧下肢水肿(深静脉栓塞)、胸痛和咳嗽(肺转移)、跛行(骨转移)等。临床医师必须耐心听取患者的主诉,细心分析症状,并进行细致的全身检查,肛门直肠指检应列入常规检查项目。详细询问病史和细致体检是早期发现复发和转移的最基本方法。

二、实验室检查

(一)粪便隐血试验(FOBT)

FOBT 既方便又经济,对发现结直肠肿瘤很有价值,但对复发病例价值较小,其阳性率仅 10% 左右[25]。

(二)肝功能检查

肝脏是结直肠癌转移最常发生的部位。早在 1940 年 Gutman 报道碱性磷酸酶(ALP)是判断肝转移最佳的、无侵袭的指标,其灵敏度为 77%,但假阳性率高达 34%,假阴性率为 4%,ALP 联合血清癌胚抗原(CEA)检测可将灵敏度提高至 88%,假阳性率降至 12%。在随访中可以用作筛查指标[25]。

(三)肿瘤标志物(tumor marker)

癌胚抗原(carcinoembryonic antigen,CEA)可在人体多种上皮组织、内胚层来源的组织及相关疾病中表达,但在结直肠癌中的表达最高,具体阳性率报道不一(60%~90%)[26,27]。中山大学附属肿瘤医院 2002 年 245 例结直肠癌病例,血清 CEA 水平升高占 42%(≥5ng/ml),Dukes A、B、C、D 期分别为 27.9%、36.0%、39.3% 和 85%,由此可见,约半数以上患者,特别是疾病早期不出现血清 CEA 升高。早在 1977 年,国际 CEA 协会提出血清 CEA 不能作为肿瘤早期诊断指标,但是它对估计预后、监察疗效和术后复发转移都有相当价值。如治疗前 CEA 水平较高,治疗后下降,说明治疗有效,反之无效。文献报道,结肠癌手术后如 CEA 半衰期为(8.6±3.4)天,则术后少见复发转移;如 CEA 半衰期超过 23.7 天,则术后复发转移的概率很高,术后 CEA 水平升高,预示有复发或转移的

可能,应进一步检查。

其他肿瘤标志物,如组织多肽抗原(TPA)、糖类抗原 CA19-9、肿瘤相关糖蛋白 TAG-72、CA50、CA72-4、CA242 等,比起 CEA 并无优势,但 CEA 联合 CA19-9 及 TAG-72 检测,阳性率提高到 84%[28]。

(四)纤维肠镜检查

纤维肠镜检查在结直肠癌术后随访中的作用有二:①确认肿瘤复发(特别是吻合口复发)。②发现异时性结直肠新生物,包括良、恶性新生物。但由于多数复发从肠腔外层开始,内镜作为发现复发病灶的方法灵敏度并不高,多数报道通过肠镜得到复发第一证据的患者只占 3%~4%,而 Audisio[29] 报道认为不足 1%。另外,术后发生异时性结直肠癌为 0.6%~9%,肠镜检出率为 0.2%~3.1%。腺瘤到癌变的自然病程至少 5 年(一般 10~15 年)[30],已行根治性切除的患者在术后前 3 年内的肠镜检查不大可能得到肿瘤的病理资料,然而在超过 4 年的随访中,每年有 14% 以上的患者可发现腺瘤,所以多数医师偏爱肠镜检查。但是 Andrew 研究总结认为,不论肠镜检查频度如何,发现黏膜复发和异时性肿瘤毕竟占少数。

(五)影像学检查

结直肠癌术后复发转移多数在肠腔外,所以在随访中影像学检查显得特别重要。

1. X 线检查　胸部 X 线片可以发现无症状的肺部病灶,进一步切层摄 X 线片或胸部 CT 检查可以明确诊断或发现多发病灶。结直肠癌术后孤立性肺转移者,再切除术后 5 年生存率达 21%~64%[31,32]。

钡剂灌肠与肠镜一样,主要用于检测肠腔内的复发病灶和异时性结直肠新生物(多原发癌或腺瘤),主要起定位作用。气钡双重对比的钡剂灌肠检查可观察到直径 1cm 的病灶,对右半结肠及肠道外病灶的观察优于肠镜,但无法取得病理组织。

2. 扫描

(1)超声(US)、CT 和 MR:US、CT 和 MR 扫描技术用于随访可获得局部复发和远处转移的证据。US 能提供肠壁内、外及肝、盆腔、腹膜后淋巴结更多的信息,一半的患者可以仅通过超声检查发现复发和转移,应用专门的探头还可以直接引导穿刺获得病理学

资料,直肠超声对局部复发病变的范围也能准确测知。US、CT 和 MRI 对于检测复发病灶的灵敏度和准确度相差不大,但后二者对盆腔的病变更敏感,检测病灶的深度和长度则以 MRI 更优。

(2) 单克隆抗体成像或放免成像(radio immuno scintigraphy,RIS)、正电子发射体层成像(positron emission tomography,PET)和正电子发射计算机体层显像(positron emission tomography and computed tomography,PET/CT):US、CT 和 MRI 在诊断局部复发时最主要的难点是不能辨别术后改变(如纤维瘢痕形成)与肿瘤复发,而 RIS、PET、PET/CT 可以在功能或代谢上区别瘢痕组织和恶性组织,同时还可以全面了解全身转移情况。目前应用的单克隆抗体包括针对结肠、卵巢和乳腺细胞表面的 TAG-72 或 B72-3 抗原和直接针对肠癌表达的 CEA 抗原等,这些抗体通常用铟(^{111}In)、碘(^{125}I)或锝(^{99}Te)同位素标记,它们对小病灶更具有精确的定位作用,特别是对于隐匿性复发转移病灶的定位。

3. **新技术**　新近发展的 CT 仿真结肠镜检查(CT virtual colonoscopy,CTVC)和磁共振仿真结肠镜检查(magnetic resonance virtual colonoscopy,MRVC)是一种令人鼓舞的新技术,它将 CT、MR 技术和先进的影像软件相结合,产生结肠的 3D(三维)和 2D(二维)图像。重组形成肠腔内仿真内镜图像及肠管内到表的图像,结合横断面图像做出诊断。从多角度、整体观察病变,结合内外表面重建及横断面图像见到肠壁增厚、淋巴结肿大、肠旁脂肪或盆壁侵犯等外侵征象。

虽然有许多优点,但此类检查费用昂贵,目前尚难以在常规随访中推行。

第三节　结直肠癌术后随访的评价

一、随访计划的研究

20 世纪 90 年代以来,对结直肠癌根治术后加强随访策略是否有益仍存在较大的分歧。普遍认为积极的随访有助于早期确诊复发、转移或异时性肿瘤(第二原发癌),并提高切除率而改善生存。也有学者质疑随访究竟是否必要,认为随访对生存有益"没有证据",或者这样做"不值得"。从疗效和费用两者的角度考虑,随访的实施是否值得尚有疑问、争议。

(一) 随访与复发

大多数研究认为虽然复发率在有随访和无随访组间、加强随访和对照随访组间无差别,但在加强随访或有随访组,复发的肿瘤能在早期发现,通常是在无症状时期,并且多数患者能再次行根治性手术。

Andrew[6]汇总分析 1995—1998 年 5 组临床试验[33-37](表 34-1)共 1 342 例患者,发现所有部位的复发率在加强随访和对照随访组间没有差别:加强随访组为 212/666(32%),对照组为 224/676(33%)。然而复发时间在加强随访组要早 8.5 个月(表 34-2),加强随访与孤立性局部复发的发现显著相关。

表 34-1　结直肠癌根治术后加强随访的 5 项随机对照试验

作者	年份	病例数	加强随访组项目及频率	对照组项目及频率
Makela 等	1995	106	前 2 年每 3 个月就诊 1 次,以后每 6 个月 1 次:查体、血常规、粪便隐血试验、CEA 和胸部 X 线片。每年查结肠镜。乙状结肠癌和直肠癌每 3 个月查乙状结肠镜,每 6 个月查肝超声。所有患者随访 5 年	前 2 年每 3 个月就诊 1 次,以后每 6 个月 1 次:查体、血常规、粪便隐血试验、CEA 和胸部 X 线片。每年钡剂灌肠检查。直肠癌每 3 个月查硬式乙状结肠镜。所有患者随访 5 年
Ohlsson 等	1995	107	前 2 年每 3 个月就诊 1 次,以后每 6 个月 1 次:查体、硬式直乙状结肠镜、肝功能、粪便隐血试验、CEA 和胸部 X 线片。第 3、5、30 和 60 个月查结肠镜,Miles 术后第 3、6、12、18 和 24 个月查 CT。所有患者随访 5 年	无系统随访。指导患者前 2 年每 3 个月留标本查粪便隐血,每年一次。所有患者记录 5 年

作者	年份	病例数	加强随访组项目及频率	对照组项目及频率
Schoemaker 等	1998	325	前2年每3个月就诊1次,然后5年内每6个月1次:查体、血常规、肝功能、粪便隐血试验Ⅱ。每年查胸部X线片和肝CT。每年查结肠镜。进行CEA检测但不用于启动进一步检查。94%的患者随访5年	前2年每3个月就诊1次,然后5年内每6个月1次:查体、血常规、肝功能、粪便隐血试验。进行CEA检测但不用于启动进一步检查。94%的患者随访5年
Pietra 等	1998	207	前2年每3个月就诊1次,后3年每6个月1次,然后每年1次:查体、肝超声、CEA。每年查胸部X线片和CT、结肠镜。所有患者随访5年	第一年每6个月1次,然后每年1次:查体、肝超声、CEA。每年查胸部X线片和结肠镜。所有患者随访5年
Kjeldsen 等	1997	597	查体、直肠指检、妇科检查、隐血试验Ⅱ、血常规、血沉、肝功能、胸部X线片、结肠镜检查,前3年每6个月1次:以后2年每12个月1次,然后每年1次,5年。79%的患者随访5年	查体、直肠指检、妇科检查、隐血试验Ⅱ、血常规、血沉、肝功能、胸部X线片、结肠镜检查,在5年和10年时。73%的患者随访5年
WilleJørgensen 等	2018	2509	术后6个月、12个月、18个月、24个月和36个月多层面增强胸腹CT,所有患者随访5年	术后12个月和36个月多层面增强胸腹CT,所有患者随访5年
Primrose 等	2014	1202	术后2年内每3个月检测一次CEA,然后连续3年每6个月检测一次CEA,胸部、腹部和盆腔CT扫描术后2年内每6个月进行一次,后续3年每年一次。所有患者随访5年	除了医院临床医师在研究开始时提出要求在12~18个月时对胸部、腹部和盆腔进行一次CT扫描外,没有计划的随访

表34-2 结直肠癌加强随访组和对照组首次复发的平均时间

研究者	年份	加强随访组/月	对照组/月
Makela 等	1995	10.0	15.0
Ohlsson 等	1995	20.4	24.0
Schoemaker 等	1998	—	—
Pietra 等	1998	10.3	20.2
Kjeldsen 等	1997	17.7	26.5
WilleJørgensen 等	2018	—	—
Primrose 等	2014	—	—

由于各临床试验随访时采用的诊断性检查方法不同,即CT或经常检测血清CEA的方法或共用,早期发现黏膜外复发(即局部盆腔复发和孤立性肝转移)比仅仅直接检查黏膜内病变(如用结肠镜)的策略对改善结直肠癌患者的生存可能影响更大,而进行亚组分析时,结果一致。

(二)随访与生存率

加强随访是否能改善结直肠癌患者的生存率存在争议。Sugarbaker 等[38]、Safi 和 Beyer[39]强烈支持加强随访和早期干预能降低患者的死亡数,Cochrane 等[40]和 Ballantyne 等[41]则质疑随访的价值,这均未有随机临床试验证明。直到1994年,Bruinvels 等[42,43]通过对7项非随机研究(超过3 000例)进行 meta 分析提供了较合理的资料。研究认为,在加强随访组中有更多的无症状复发和再次手术切除病例,而生存率在两组无差异。但对限于包括癌胚抗原(CEA)检查的试验进行分析时,加强随访组的5年生存率提高了9%,作者在解释这一数据时较谨慎,认为是存在数字偏差。有研究[44,45]认为加强随访既无效又费用高。

Northover 等[46](1994年)将根治术后患者随机分为加强随访组和对照组,以一定频率检测CEA。在加强随访组中,如果CEA升高则进一步观察,适当时行二次探查术,初步分析两组间生存率无差异。

Makela 等[33]、Ohlsson 等[34]、Schoemaker 等[35]和 Kjeldsen 等[36]各自的研究(表34-1)显示两组间复发率相似,而加强随访组的肿瘤复发平均要早9

个月,更多的患者实施了再次根治术,但两组间总的生存率或肿瘤相关的生存率无差异。Wille-Jørgensen 等[47]研究发现,加强随访组比对照组能够增加 2.2% 的肿瘤术后复发发现率,Primrose 等[48]研究同样显示应用 CEA 或 CT 等强化随访检查也能够增加 4.3%~5.7% 的术后肿瘤复发发现率。但两个研究的生存分析均显示加强随访未能显著提高患者的总生存。

但 Andrew 等[6]对包括上述前 5 组随机临床试验的系统性综述和汇总分析,得出加强随访能改善 5 年生存率的结果。以前一些临床研究认为结果难以确定,可能是样本量过少。他们分析认为,用现代的随访方案(包括 CT 或经常检测血清 CEA 水平,或两者联合应用发现黏膜外复发,即局部盆腔复发和孤立性肝转移),比仅仅直接检查黏膜内病变(如用结肠镜)的策略,病死率绝对减少 9%~13%。相比之下,这种改善比 Dukes C 期的患者行辅助化疗降低 5% 的病死率的裨益更大,并且适用于结直肠癌各种病期。

早在 1999 年,Howell 等[49]也认为,Makela 等、Ohlsson 等、Schoemaker 等和 Kjeldsen 等的试验可能基于一种错误的前提,即加强随访能使复发的肿瘤在可再次根治的时期发现。但是,上述试验表明,尽管加强随访能观察到更多的无症状复发而有更高的手术切除机会,但生存率或肿瘤相关的生存率无差异。Howell 等建议,由于结直肠癌最常见的复发、转移部位是肝,应在制定随访计划的时候,除观察局部、区域的复发,还应在前 3 年内加强肝脏的影像学随访,以便发现能有效进行手术和化疗的肝转移,从而真正改善生存率。

所以,目前强调多学科综合治疗结直肠癌,也包括肝转移切除术的广泛应用、盆腔复发行盆腔脏器切除术,以及对晚期病变采用联合治疗。这些方法影响生存,并且在此基础上加强随访的潜在益处也应更大。

二、制定随访方案

结直肠癌患者术后随访方案的拟定需参考患者的分期、各项预后因素及是否接受术后辅助治疗,过于频繁的随访不仅浪费医疗资源,也加重患者的心理负担。那么什么样的随访是有益的呢?

(一)制定随访计划的基础

对结直肠癌患者制定一个理想的随访计划,首先应了解:①哪一类结直肠癌患者最有可能出现复发和转移。②这些患者在什么时期最易复发和转移。③最有可能出现复发和转移的部位。

其次,还要确定:①局部复发和转移的早期发现确实能增加治愈性治疗的概率吗?这从上述"随访计划的研究"已得到肯定的结果。②随访后的治疗能降低结直肠癌的病死率或总体死亡率吗?③需要什么样的检查方法达到上述目的?费用和效率比合理吗?④为了回答上述问题,在设计对照组时的道德基线如何确定?特别在目前研究结果倾向于加强随访有利于改善生存的情况下。

(二)怎样制定随访计划

制定随访计划容易受医师个人的主观思维影响。Kievet 和 Bruinvels[4]针对评估常规随访的实用性提出 4 点有益条件。

1. 至少一些病灶应该是局限而且能实施治愈性治疗。复发过程的构成包括:观察不到病灶—可观察的亚临床灶—可治愈的症状—可姑息切除—不可切除。但是可治愈的复发结直肠癌并不常具时间依赖过程。

2. 随访应能发现可治愈的复发,理想的情况是不等到不可治愈阶段。

3. 随访应有助于改善预期寿命、获得更多可治愈性切除机会。随访的益处应不是无价值的发现,尽管不可治愈、再手术不能改善病死率和假阳性结果。

4. 费用-效率比应对调整常规随访方法的应用有足够帮助。

制定最有效的随访计划需要参阅大量文献和进行多中心随机临床对照试验指导。必须包括对随访内容、强度、费用等有详尽的描述,收集不同的结果比较,得到最佳的随访计划。但同时也不能为了结果而剥夺一部分患者应受的随访益处或承担过多不必要的经济负担。

（三）随访频度与制度的建立

结直肠癌首次治疗后,对于随访中发现可能复发的价值还没有足够的、理想的证据。要得到有效的计划、不同方法和强度的随访效率结果,应进行多中心随机临床试验研究。

结直肠癌术后前期的随访,应注重术后的恢复问题、进一步的治疗计划(包括可能应用的辅助治疗和造口的治疗),此时患者应得到精神安慰和实际的医疗支持。对于结直肠癌患者,心理因素的重要性仍不清楚。但行 Miles 术和全盆腔切除术的患者,对于人工肛门或尿道造口的接受程度影响患者的进一步治疗效果,这时心理支持绝对重要。同时应对患者进行肿瘤复发相关症状的信息知识教育,以便在自觉有相关症状时及时得到诊治。患者也应了解在治疗满 2 年后复发的危险性迅速下降,5 年后则非常小,患者在精神上得到了安慰,心理负担减至最少。

随访工作的实施需要医师与患者共同配合完成,医师有义务提醒患者复查,患者的依从性也相当重要。术后早期患者因为还要进一步治疗,绝大部分能遵嘱随访,但时间一长会有所懈怠,也不重视了,认为不会有事了,这时就要有机制提醒和督促患者及时就诊,随访制度的建立就至关重要。目前已进入信息时代,各省市的大医院已开始对病例进行信息化管理,这为随访制度的建立提供了基础。专门负责的随访小组根据病例库记载的手术时间和最后一次就诊时间来判断是否需要提醒该患者就诊,邮件和电话是两种最有效的方法。

尽管最有效的随访计划尚未确定或不统一,但笔者还是建议对行根治性手术的结直肠癌患者实行定期随访。参考美国 NCCN《结直肠癌临床实践指南(2009 年第 1 版)》和中国抗癌协会大肠癌专业委员会制定的《大肠癌诊治指南》,建议采用的随访方案是:①术后 2 年内每 3~6 个月随访 1 次,然后每 6 个月 1 次,5 年后每年 1 次。特别是第一次随访应在术后 3 个月进行,以便以后随访有对比资料。每次随访应包括病史和详细体检、血 CEA、血常规、肝功能测定、粪便隐血检查、胸部 X 线检查及肝脏、腹膜后淋巴结、盆腔 B 超扫描。②术后 1 年内需行 1 次纤维肠镜检查以发现异时性多原发新生物和吻合口复发。如果术前未行纤维肠镜和钡剂灌肠检查,术后 6 个月应择其一检查。如果有异常 1 年内复查;如果未见异常 3 年内复查,然后 5 年 1 次。③每年 1 次 CT 检查,共 5 年。④对于术后接受辅助化疗的患者,CEA 及肝、肾功能可增加至每 1~2 个月 1 次。⑤对于遗传性肠癌(如林奇综合征)建议术后每年行 1 次肠镜检查,除上述常规复查外,还应增加对胃、泌尿系统、生殖系统和乳腺的检查。随访中发现异常需给予详细检查以早期发现复发、转移病灶。血细胞计数的检查则更应更常规,如果是 DPD 酶缺乏的患者或应用骨髓抑制药物者,则至少每周 1 次。

第四节　结直肠癌电脑数据库的建立

目前我国尚未建立起一个健全统一的癌症统计体系,对于结直肠癌发病与死亡、诊治与转归难以获得较新的准确的数据,建立、健全国家结直肠癌登记体系,进一步可以监测结直肠癌流行趋势,动态观察防治效果,为结直肠癌的预防、筛查和诊治提供及时反馈,为我国结直肠癌防治策略的制定提供依据。

建立结直肠癌电脑数据库最重要的两个元素是内容和依托的软件,两项都很重要,软件是"骨架",内容是"血肉",缺少哪一项数据库均不能应用。当然,内容要准确、翔实,软件要通俗易学、易操作,满足异地远程录入的要求。同时,数据库导出后能直接转化到 SPSS、SAS 等统计软件中进行统计。由于专业原因,本节仅就结直肠癌电脑数据库的内容进行简单概述,包括基本信息数据和随访信息数据。

一、基本信息数据

基本数据应是第一次诊断治疗时的信息,常规包括患者基本信息、症状体征、实验室检查、影像学检查、伴发疾病、合并症、治疗方案、术中情况和病理分期等。

（一）患者基本信息

姓名、性别、年龄、出生日期(或身份证号)、住址、邮编、联系电话、住院号、病理号、入院日期、出院日期、住院天数和手术日期是最基本的信息,便于资料归类、查询,也能为随访提供联系方式。

血型、住院输血量和手术输血量也是影响预后的因素。家族史对遗传性结直肠癌的统计至关重要。

（二）症状体征信息

病程的长短、首发症状、肿瘤部位,如果是直肠,应有直肠肿瘤下极与肛缘的距离、直肠肿瘤位置、直肠肿瘤占肠腔周径、肿瘤最大径。是否有肠梗阻、肠穿孔、严重贫血($Hb<90g/L$)等其他合并症。

（三）实验室检查信息

术前、术后肿瘤标记物 CEA、CA19-9 等的检测是最主要的,关系到术后疗效、复发转移的监测。有条件的,术前十二指肠镜留胆汁或术中穿刺胆总管抽胆汁查 CEA 对患者肝转移的判断也有好处。免疫系统包括细胞和体液免疫功能,一般查 T 淋巴细胞亚群和 IgA、IgG、IgM。DPD 酶和 TP 酶的检测有助于提醒化疗用药期间的用药剂量及严密观察副作用。

（四）影像学检查

实际上,影像学检查主要是术前定位、分期的依据,特别是以内镜超声、腔内超声、CT、MRI 判断直肠肿瘤的层次、浸润范围。建议特别是治疗前、后,主要是放化疗前、后,最好统一检查项目,以便对比疗效。

（五）伴发疾病

糖尿病、心脏病、高血压是结直肠癌患者的常见伴发疾病,对其的处理直接关系到治疗方式的选择、手术成功与否。多原发癌的发病率也在逐渐增加。

（六）治疗方案

结直肠癌以手术为主要治疗手段,手术者的登记对预后有意义,要统计具体术前、术后放化疗方案,生物治疗是三大治疗方案的补充。手术登记的具体项目应有手术性质、术中肿瘤情况、有无转移、手术方式、手术死亡、是否运用吻合器、阻黏剂及术中化疗方式。其中,直肠肿瘤位于腹膜反折上下的位置与 T 分期关系密切。

（七）病理组织分期

通常记录肿瘤大体类型、组织类型、病理分级、肠壁浸润、淋巴结转移(送检/转移个数)、Dukes 分期、TNM 分期。肿瘤下极距远切缘(Miles 术为距齿状线)的距离一定要登记,尤其是腹膜反折以下的直肠癌。组织 MLH1、MSH2、MSH6、PMS2、ER、PR、CEA、p53、PCNA、c-erbB2/neu、K-ras、maspin、Ck19、Ck20、osteopontin、PRL3、SNC、nm23 等,其中 MLH1、MSH2、MSH6 和 PMS2 为错配修复蛋白,其缺失提示有遗传性肠癌的可能,并可指导治疗,提示预后。

（八）基因信息

基因突变信息能够预测预后,*KRAS*、*BRAF* 突变的患者预后较差。基因突变信息能够明确遗传性肠癌的诊断,为患者本人及亲属做相适应的随访、体检推荐,也能为新药物的临床研究提供依据。

二、随访信息数据

随访信息数据主要为统计生存率、无病生存率、复发转移后的治疗方案和疗效提供数据,最好按前述的随访时间间隔登记,应包括随访时间、症状体征、检查项目、是否复发转移、复发转移日期、术后复发转移根据、复发转移部位及其处理方法、结局如何(死亡原因)。注意术后并发症的登记,造口并发症也较常见,直接影响患者生存质量。

（万德森　伍小军）

附 结直肠癌数据库信息登记表

一、基本信息数据

姓名：_____ H：住院号_____ P：病理号_____

住址：_____ 邮编：_____ 联系电话：_____

家族史：_____ HNPCC：_____ FAP：_____

（ ）Nx：性别 男 =0，女 =1　　　（ ）Nx：年龄____（岁）

（ ）Nx：出生日期____年____月____日　　身份证号：_____

（ ）BG：血型 A=1，B=2，AB=3，O=4

　　Nx：住院输血量____ml　　　　　　Nx：手术输血量____ml

　　Nx：入院日期____年____月____日　　Nx：出院日期____年____月____日

　　Nx：住院天数____天　　　　　　　Nx：手术日期____年____月____日

（ ）Nx：大肠肿瘤切除次数____次

（ ）Nx：病程____个月，1 个月以内 =1，不详 =0

（ ）Nx：首发症状 黏液血便 =1，腹痛 =2，排便习惯改变（便频、便秘、腹泻、便秘腹泻交替）=3，便条变细 =4，
　　　腹部包块 =5，贫血 =6，其他 =7，无症状（体检发现）=0

（ ）Nx：肿瘤部位 回盲部 =1，阑尾 =2，升结肠 =3，结肠肝曲 =4，横结肠 =5，结肠脾曲 =6，降结肠 =7，
　　　乙状结肠 =8，直肠 =9，肛管 =10，全结肠 =11，全结直肠 =12

（ ）Nx：直肠肿瘤下极距离肛缘____cm，结肠 =0，不详 =99

（ ）Nx：直肠肿瘤位置 前壁 =1，后壁 =2，左壁 =3，右壁 =4，全周 =5，不详 =9，结肠 =0

（ ）Nx：直肠肿瘤占肠腔周径 1/4=1，1/2=2，3/4=3，环状 =4，不详 =9，结肠 =0

（ ）Nx：肿瘤最大径____cm，不详 =99

（ ）Nx：术前 / 术中转移 无 =0，肝转移 =1，局部浸润 =2，腹 / 盆腔种植 =3，肺转移 =4，骨转移 =5，
　　　其他远处转移 =6

（ ）Nx：术前合并症 无 =0，肠梗阻 =1，肠穿孔 =2，严重贫血（Hb<90g/L）=3，其他 =4

（ ）Nx：伴发疾病 无 =0，糖尿病 =1，心脏病 =2，高血压 =3，其他 =4

（ ）Nx：合并多原发癌 无 =0，多原发大肠癌 =1，肠外癌 =2，多发肠息肉 =3，肠息肉病 =4

（ ）Nx：术前处理 无 =0，手术 =1，化疗 =2，放疗 =3，中医中药 =4，其他 =5

　　Nx：化疗方案 无 =0，5-FU/CF=1，草酸铂 =2，CPT-11=3，羟喜树碱 =4，卡培他滨 =5，S1=6，托瑞米芬 =7，
　　　腹腔化疗 =8，其他 =9

Nx：术前化疗疗程_____

Nx：放疗方案_____

　　　　O：手术者_____（填第一术者）

（ ）Nx：手术性质 根治性 =1，姑息性切除术 =2，减瘤术 =3，探查术 =4

（ ）Nx：术中所见 腹水 =1，肠梗阻 =2，肿瘤活动受限 =3，肿瘤活动 =4，肿瘤固定 =5

（ ）Nx：手术类型 开腹 =1，单纯腹腔镜 =2，手辅助腹腔镜 =3，机器人腹腔镜 =4

（ ）Nx：手术方式 右半结肠切除 =1，横结肠切除 =2，左半结肠切除 =3，乙状结肠切除 =4，全结肠切除 =5，
　　　Miles 术 =6，Dixon 术 =7，Noses=8，taTME=9，Bacon 术 =10，Park 术 =11，后盆腔清扫 =12，全盆腔清

扫 =13,经肛门局部切除 =14,Hartmann=15,肠造瘘 =16,肠段切除 =17,其他 =18

（　　）Nx:肿瘤下极距远切缘（Miles 术为距齿状线）____cm（以术后标本解剖测量为准）

（　　）Nx:联合脏器切除　无 =0,肝 =1,膀胱 =2,阴道 =3,卵巢 =4,肺 =5,其他 =6

（　　）Nx:手术死亡　无 =0,有 =1

（　　）Nx:吻合器　无 =0,单吻合器 =1,双吻合器 =2

（　　）Nx:阻黏剂　无 =0,低分子右旋糖酐 =1,透明质酸钠 =2,其他 =3

（　　）Nx:术中化疗　无 =0,肠腔 =1（　），腹腔 =2（　），门静脉 =3（　　）

（　　）Nx:肿瘤大体　增殖型 =1,溃疡型 =2,浸润型 =3,不详 =9

（　　）Nx:组织类型　腺癌 =1,黏液腺癌（含印戒细胞癌）=2,未分化癌 =3,腺瘤恶性变 =4,鳞癌 =5,其他 =6

（　　）Nx:病理分级　Ⅰ级 =1,Ⅱ级 =2,Ⅲ级 =3

（　　）Nx:肠壁浸润　黏膜 =1,浅肌层 =2,深肌层 =3,浆膜 =4,浆膜外浸润 =5

（　　）Nx:淋巴结转移　无 =0,肠旁 =1,中间 =2,中央 =3,

（　　）Nx:送检 LNM____个

（　　）Nx:LN 转移数目____个

（　　）Nx:Dukes 分期　A=1,B=2,C=3,D=4

（　　）Nx:T 分期　T____(1~4)　　　　（　　）Nx:术前 T 分期　T____(1~4)

（　　）Nx:N 分期　N____(0~2)　　　　（　　）Nx:术前 N 分期　N____(0~2)

（　　）Nx:M 分期　M____(0~1)　　　　（　　）Nx:术前 M 分期　M____(0~1)
　　　　=0,+=1,++=2,+++=3,++++=4

（　　）Nx:组织 MLH1　　　　（　　）Nx:组织 MSH2　　　　（　　）Nx:组织 MSH6

（　　）Nx:组织 PMS2　　　　（　　）Nx:组织 PD-1　　　　（　　）Nx:组织 PD-L1

（　　）Nx:组织 ER　　　　（　　）Nx:组织 PR　　　　（　　）Nx:组织 CEA

（　　）Nx:组织 p53　　　　（　　）Nx:组织 PCNA　　　　（　　）Nx:组织 c-erbB2/neu

（　　）Nx:组织 K-ras　　　　（　　）Nx:组织 maspin　　　　（　　）Nx:组织 Ck19

（　　）Nx:组织 Ck20　　　　（　　）Nx:组织 osteopontin　　　　（　　）Nx:组织 PRL3

（　　）Nx:组织 SNC　　　　（　　）Nx:组织 nm23　　　　（　　）Nx:组织 CDX2

（　　）Nx:直肠浸润层次判断方法　　CT=1,MRI=2,内镜超声 =3,腔内 B 超 =4

（　　）Nx:直肠手术 / 放疗前 / 浸润层次　黏膜 =1,黏膜下层 =2,黏膜肌层 =3,浅肌层 =4,深肌层 =5,
　　　　浆膜下层 =6,浆膜 =7,浆膜外 =8,淋巴结转移 =9

（　　）Nx:直肠手术 / 放疗后浸润层次　黏膜 =1,黏膜下层 =2,黏膜肌层 =3,浅肌层 =4,深肌层 =5,
　　　　浆膜下层 =6,浆膜 =7,浆膜外 =8,淋巴结转移 =9

（　　）Nx:术后处理　无 =0,化疗 =1,放疗 =2,生物治疗 =3,中医中药 =4,综合治疗 =5,不详 =9

（　　）Nx:术后并发症　无 =0,肠梗阻 =1,吻合口漏 =2,出血 =3,感染 =4,其他 =5

（　　）Nx:造口并发症　无 =0,水肿 =1,坏死 =2,出血 =3,周围皮炎 =4,感染 =5,脱垂 =6,退缩 =7,狭窄 =8,
　　　　旁疝 =9,周围瘘 =10,造口肠炎 =11,黏膜 - 皮肤分离 =12,缺血 =13,其他 =14

二、实验室数据

血 CEA　Nx:术前_____ng/ml　Nx:术后_____ng/ml　Nx:复发_____ng/ml

胆汁 CEA　Nx:术前_____ng/ml　Nx:术后_____ng/ml　Nx:复发_____ng/ml

血 CA19-9　Nx：术前_____U/ml　　Nx：术后_____U/ml　　Nx：复发_____U/ml

（　　）Nx：DPD 酶_____　　　　　　（　　）Nx：TP 酶_____

（　　）Nx：CD3_____　　　　　　　（　　）Nx：CD8_____　　　　　（　　）Nx：CD44_____

（　　）Nx：IgA_____　　　　　　　（　　）Nx：IgM_____　　　　　（　　）Nx：IgG_____

三、基因突变数据

（　　）Nx：组织 KRAS　　　（　　）Nx：组织 RAS　　　（　　）Nx：组织 NRAS　　　（　　）Nx：组织 BRAF

（　　）Nx：血 MLH1　　　　（　　）Nx：血 MLH3　　　（　　）Nx：血 MSH2　　　　（　　）Nx：血 MSH6

（　　）Nx：血 PMS1　　　　（　　）Nx：血 PMS2　　　（　　）Nx：血 APC　　　　　（　　）Nx：血 AXIN2

（　　）Nx：血 STK11　　　（　　）Nx：血 EPCAM　　（　　）Nx：血 PTEN　　　　（　　）Nx：血 SMAD4

（　　）Nx：血 MUTH　　　（　　）Nx：血 BMPR1A

四、随访信息数据

Nx：随访时间　____年____月____日

（　　）Nx：转移 / 复发　无 =0,有 =1,可疑 =2,不详 =3

Nx：转移 / 复发日期　____年____月____日

（　　）Nx：转移 / 复发根据　病理 =1,CT =2,US=3,X 线 =4,ECT=5,血清学 =6,临床 =7,PET=8,内镜 =9,其他 =10,不详 =99

（　　）Nx：复发 / 部位　吻合口 =1,切口 =2,会阴 =3,盆腔 =4,腹腔 =5,不详 =9

（　　）Nx：转移部位　肝 =1,肺 =2,骨 =3,腹腔 =4,盆腔 =5,锁骨上 LN=6,腹股沟 LN=7,其他 =8,不详 =9

（　　）Nx：复发 / 转移的处理　无 =0,化疗 =1,手术 =2,放疗 =3,生物治疗 =4,中医中药 =5,综合治疗 =6,其他 =7,不详 =9

Nx：末次随访日期　____年____月____日

（　　）Nx：结局　生存 =0,肿瘤死亡 =1,非瘤死亡 =2,死因不明 =3

Memo：_____

_____

_____

_____

N=A~Z,x=1~n;*Memo：要求容量为可输入最多 50 个说明汉字。

参考文献

[1] STEWARD B W, WILD C P. World Cancer Report [M]. Lyon: IARC WHO, 2014.

[2] SIEGEL R L, MILLER K D, JEMAL A. Cancer statistics, 2018 [J]. CA Cancer J Clin, 2018, 68 (1): 7-30.

[3] SØREIDE O, NORSTEIN J. Rectal Cancer Surgery [M]. Berlin: Springer, 1997.

[4] ABELOFT M D, ARMITAGE J D, LICHTER A S, et al. Clinical Oncology [M]. 2nd ed. London: Harcourt Publishers Limited, 2001: 1611-1660.

[5] LIN J, PENG J, ZHAO Y, et al. Early recurrence in patients undergoing curative resection of colorectal liver oligometastases: identification of its clinical characteristics, risk factors, and prognosis [J]. J Cancer Res Clin Oncol, 2018, 144 (2): 359-369.

[6] RENEHAN A G, EGGER M, SAUNDERS M P, et al. Impact on survival of intensive follow up after curative resection for colorectal cancer: systematic review and meta-analysis of

randomised trials [J]. BMJ, 2002, 324 (7341): 813-816.

［7］ GOLDBERG R M, FLEMING T R, TANGEN C M, et al. Surgery for recurrent colon cancer: strategies for identifying resectable recurrence and success rates after resection. Eastern Cooperative Oncology Group, the North Central Cancer Treatment Group, and the Southwest Oncology Group [J]. Ann Intern Med, 1998, 129 (1): 27-35.

［8］ CASTELLS A, BESSA X, DANIELS M, et al. Value of postoperative surveillance after radical surgery for colorectal cancer: results of a cohort study [J]. Dis Colon Rectum, 1998, 41 (6): 714-723.

［9］ FITZGIBBONS R J JR, LYNCH H T, STANISLAV G V, et al. Recognition and treatment of patients with hereditary nonpolyposis colon cancer (Lynch syndromes Ⅰ and Ⅱ) [J]. Ann Surg, 1987, 206 (3): 289-295.

［10］李晓芬, 袁瑛, 张苏展. 中国人遗传性大肠癌综合征的特征及诊疗规范 [J]. 中国癌症杂志, 2015, 25 (11): 841-848.

［11］徐烨, 蔡三军, 莫善兢, 等. 遗传性非息肉病性结直肠癌的临床特征与诊断原则 [J]. 中华消化杂志, 2002 (3): 167.

［12］ LUPINACCI R, PENNA C, NORDLINGER B. Hepatectomy for resectable colorectal cancer metastases--indicators of prognosis, definition of resectability, techniques and outcomes [J]. Surg Oncol Clin N Am, 2007, 16 (3): 493-506.

［13］ RODRIGUEZ-MORANTA F, SALO J, ARCUSA A, et al. Postoperative surveillance in patients with colorectal cancer who have undergone curative resection: a prospective, multicenter, randomized, controlled trial [J]. J Clin Oncol, 2006, 24 (3): 386-393.

［14］ BARABOUTI D G, WONG W D. Current management of rectal cancer: total mesorectal excision (nerve sparing) technique and clinical outcome [J]. Surg Oncol Clin N Am, 2005, 14 (2): 137-155.

［15］ LORDAN J T, KARANJIA N D, QUINEY N, et al. A 10-year study of outcome following hepatic resection for colorectal liver metastases-The effect of evaluation in a multidisciplinary team setting [J]. Eur J Surg Oncol, 2009, 35 (3): 302-306.

［16］ YE Y J, SHEN Z L, SUN X T, et al. Impact of multidisciplinary team working on the management of colorectal cancer [J]. Chin Med J (Engl), 2012, 125 (2): 172-177.

［17］ MUNRO A, BROWN M, NIBLOCK P, et al. Do multidisciplinary team (MDT) processes influence survival in patients with colorectal cancer？ A population-based experience [J]. BMC Cancer, 2015, 15: 686).

［18］ HOFFMAN K E, MCCARTHY E P, RECKLITIS C J, et al. Psychological distress in long-term survivors of adult-onset cancer: results from a national survey [J]. Arch Intern Med, 2009, 169 (14): 1274-1281.

［19］万德森. 应该重视造口康复治疗 [J]. 广东医学, 2009, 30 (8): 1025-1026.

［20］ TOMLINSON J S, JARNAGIN W R, DEMATTEO R P, et al. Actual 10-year survival after resection of colorectal liver metastases defines cure [J]. J Clin Oncol, 2007, 25 (29): 4575-4580.

［21］ MARTLING A L, HOLM T, RUTQVIST L E, et al. Effect of a surgical training programme on outcome of rectal cancer in the County of Stockholm. Stockholm Colorectal Cancer Study Group, Basingstoke Bowel Cancer Research Project [J]. Lancet, 2000, 356 (9224): 93-96.

［22］ MEYERHARDT J A, TEPPER J E, NIEDZWIECKI D, et al. Impact of hospital procedure volume on surgical operation and long-term outcomes in high-risk curatively resected rectal cancer: findings from the Intergroup 0114 Study [J]. J Clin Oncol, 2004, 22 (1): 166-174.

［23］ HARLING H, BULOW S, MOLLER L N, et al. Hospital volume and outcome of rectal cancer surgery in Denmark 1994-99 [J]. Colorectal Dis, 2005, 7 (1): 90-95.

［24］ RENZULLI P, LAFFER U T. Learning curve: the surgeon as a prognostic factor in colorectal cancer surgery [J]. Recent Results Cancer Res, 2005, 165: 86-104.

［25］ KELLY C J, DALY J M. Colorectal cancer. Principles of postoperative follow-up [J]. Cancer, 1992, 70 (5 Suppl): 1397-1408.

［26］江希明, 郑树. 肿瘤生物学 [M]. 杭州: 浙江科技出版社, 1990.

［27］ GOLD P, FREEDMAN S O. Demonstration of tumor-specific antigens in human colonic carcinomata by immunological tolerance and absorption techniques [J]. J Exp Med, 1965, 121 (3): 439-462.

［28］ OHUCHI N, TAKAHASHI K, MATOBA N, et al. Comparison of serum assays for TAG-72, CA19-9 and CEA in gastrointestinal carcinoma patients [J]. Jpn J Clin Oncol, 1989, 19 (3): 242-248.

［29］ AUDISIO R A, SETTI-CARRARO P, SEGALA M, et al. Follow-up in colorectal cancer patients: a cost-benefit analysis [J]. Ann Surg Oncol, 1996, 3 (4): 349-357.

［30］王吉甫. 胃肠外科学 [M]. 北京: 人民卫生出版社, 2000.

［31］ OGATA Y, MATONO K, HAYASHI A, et al. Repeat pulmonary resection for isolated recurrent lung metastases yields results comparable to those after first pulmonary resection in colorectal cancer [J]. World J Surg, 2005, 29 (3): 363-368.

［32］ IKE H, SHIMADA H, OHKI S, et al. Results of aggressive resection of lung metastases from colorectal carcinoma detected by intensive follow-up [J]. Dis Colon

Rectum, 2002, 45 (4): 468-473.

[33] MAKELA J T, LAITINEN S O, KAIRALUOMA M I. Five-year follow-up after radical surgery for colorectal cancer. Results of a prospective randomized trial [J]. Arch Surg, 1995, 130 (10): 1062-1067.

[34] OHLSSON B, BRELAND U, EKBERG H, et al. Follow-up after curative surgery for colorectal carcinoma. Randomized comparison with no follow-up [J]. Dis Colon Rectum, 1995, 38 (6): 619-626.

[35] SCHOEMAKER D, BLACK R, GILES L, et al. Yearly colonoscopy, liver CT, and chest radiography do not influence 5-year survival of colorectal cancer patients [J]. Gastroenterology, 1998, 114 (1): 7-14.

[36] PIETRA N, SARLI L, COSTI R, et al. Role of follow-up in management of local recurrences of colorectal cancer: a prospective, randomized study [J]. Dis Colon Rectum, 1998, 41 (9): 1127-1133.

[37] KJELDSEN B J, KRONBORG O, FENGER C, et al. A prospective randomized study of follow-up after radical surgery for colorectal cancer [J]. Br J Surg, 1997, 84 (5): 666-669.

[38] SUGARBAKER P H, GIANOLA F J, DWYER A, et al. A simplified plan for follow-up of patients with colon and rectal cancer supported by prospective studies of laboratory and radiologic test results [J]. Surgery, 1987, 102 (1): 79-87.

[39] SAFI F, BEYER H G. The value of follow-up after curative surgery of colorectal carcinoma [J]. Cancer Detect Prev, 1993, 17 (3): 417-424.

[40] COCHRANE J P, WILLIAMS J T, FABER R G, et al. Value of outpatient follow-up after curative surgery for carcinoma of the large bowel [J]. Br Med J, 1980, 280 (6214): 593-595.

[41] BALLANTYNE G H, MODLIN I M. Postoperative follow-up for colorectal cancer: who are we kidding？ [J]. J Clin Gastroenterol, 1988, 10 (4): 359-364.

[42] BRUINVELS D J, STIGGELBOUT A M, KIEVIT J, et al. Follow-up of patients with colorectal cancer. A meta-analysis [J]. Ann Surg, 1994, 219 (2): 174-182.

[43] BRUINVELS D J, STIGGELBOUT A M, KLAASSEN M P, et al. Follow-up after colorectal cancer: current practice in The Netherlands [J]. Eur J Surg, 1995, 161 (11): 827-831.

[44] BIGGS C G, BALLANTYNE G H. Sensitivity versus cost effectiveness in postoperative follow-up for colorectal cancer [J]. Curr Opin Gen Surg, 1994: 94-102.

[45] VIRGO K S, WADE T P, LONGO W E, et al. Surveillance after curative colon cancer resection: practice patterns of surgical subspecialists [J]. Ann Surg Oncol, 1995, 2 (6): 472-482.

[46] NORTHOVER J, HOUGHTON J, LENNON T. CEA to detect recurrence of colon cancer [J]. JAMA, 1994, 272 (1): 31.

[47] WILLE-JORGENSEN P, SYK I, SMEDH K, et al. Effect of more vs less frequent follow-up testing on overall and colorectal cancer-specific mortality in patients with stage II or III colorectal cancer: the COLOFOL randomized clinical trial [J]. JAMA, 2018, 319 (20): 2095-2103.

[48] PRIMROSE J N, PERERA R, GRAY A, et al. Effect of 3 to 5 years of scheduled CEA and CT follow-up to detect recurrence of colorectal cancer: the FACS randomized clinical trial [J]. JAMA, 2014, 311 (3): 263-270.

[49] HOWELL J D, WOTHERSPOON H, LEEN E, et al. Evaluation of a follow-up programme after curative resection for colorectal cancer [J]. Br J Cancer, 1999, 79 (2): 308-310.

第三十五章

结直肠癌专病队列大数据库

第一节　概述

20世纪下半叶以来，全球结直肠癌发病率与死亡率均呈上升趋势。2018年全球结直肠癌新病例达180万，死亡88万，发病率（23.7/10万）和死亡率（9.9/10万）在恶性肿瘤中分别排第三位和第二位[1]。我国人口基数大，结直肠癌患者数量极其庞大且持续增加，给社会和家庭带来沉重负担。治疗上，尽管近些年结直肠癌生存率有所提高，但我国结直肠癌患者的5年总生存率仍低于欧美、日、韩等国家[2]，有待进一步提高。

近年来，随着分子生物学和高通量基因测序技术、信息技术的飞速发展，医学大数据在肿瘤研究中的作用愈发凸显出来，建立高质量、大规模、大样本的肿瘤数据库已成为全球趋势。目前，国外已有比较成熟的大型肿瘤数据库，如TCGA（the cancer genome atlas）、GEO（gene expression omnibus）等。尽管我国结直肠癌患者数量极其庞大，具有丰富的临床和科研资源，但由于资源分散，未能有效整合，目前国内缺乏大型的、规范的结直肠癌生物样本库和数据库，造成我国与国外在结直肠癌临床研究方面存在一定差距。因此，在我国搭建涵盖全疾病自然史信息的结直肠癌大数据库平台，实现样本、数据资源充分利用，是开展高水平临床医学研究的重要方式与内容。

一、专病队列大数据库的概念

专病队列大数据库，顾名思义，即在专病队列研究基础上建立的大数据库平台。队列研究是一种特殊类型的流行病学研究，是在较大人群中进行长时间随访观察，评估所研究的多个暴露因素与多个结局的关系，在揭示疾病病因、发病趋势、评价疗效、寻找预后指标等方面有独特优势。队列研究作为循证医学的重要研究手段，适合发病率较高的复杂型慢性病，如结直肠癌等肿瘤疾病的研究。随着研究者对大型队列资源利用方式的不断探索，目前大型队列的功能已不仅局限于一般人群疾病的病因研究，而是为医学各领域、各类型研究提供丰富研究资源的宝库。依托队列研究设计，建立针对危害较大、发病机制复杂的恶性肿瘤专病队列生物样本库和数据库，已成为目前全球趋势。自2016年来，我国重点研发计划"精准医学研究"重点专项队列已完成多项重大疾病专病队列研究的立项，开启了全面建设专病队列大数据库的时代，其中"结直肠癌专病队列研究"也于2017年正式启动。

结直肠癌专病队列是一类以结直肠癌患者为研究对象并对其进行长期随访观察，以评估环境、遗传、治疗等因素与疾病进展及预后的因果关联的一种前瞻性观察性研究，是评估和预测、个体化预防、精准化诊疗及疗效监测等多层次研究的重要平台。这种研究设计具有明确的先因后果时间顺序,因果关系的证据强度高,结论更为可靠,且可以同时评估多种因素对多种结局风险的影响,因此是一种高效的关联研究策略。结直肠癌专病队列大数据库即基于结直肠癌专病队列建立起来的,集流行病学资料、临床病历资料、随访资料、生物样本等信息于一体的数据库平台,具有数据分析、数据查询和数据存储等众多功能,是结直肠癌临床研究的资源宝库。结直肠癌专病队列大数据库具有以下特点:①前瞻性,研究因素信息的收集在结局出现之前,具有因果论证的时间顺序。②大样本,具有足够大的人群规模,甚至联合全国各地多家医疗单位共同招募研究对象,具有较好的代表性。③多样性,数据来源多样,包括流行病学资料、临床诊疗信息、类型丰富的生物样本及多组学数据、长期随访资料等,全面反映疾病自然史的情况。

二、专病队列大数据库建设的意义

近年来,我国医学界一直呼吁和推动专病队列大数据库的建设,国外的经验也表明,建设结直肠癌专病队列大数据库的意义是多方面的。

(一)加强结直肠癌基础科学研究

探明结直肠癌发病及进展机制是降低结直肠癌发生率和提高生存率的重要研究内容。通过获得完整、高质量的患者信息和生物样本,建立结直肠癌专病队列数据库,可为结直肠癌病因学及预后的研究创建科学技术平台,对开展结直肠癌相关分子生物学的研究具有重要意义。在结直肠癌基础研究中,新的肿瘤标志物和治疗靶点可以直接通过专病队列大数据库平台中的大量病例资源加以验证。同时,基于大数据库开展的流行病学研究发现也可以为基础研究提供思路,缩短科研周期。

(二)提高结直肠癌临床诊疗水平

影响结直肠癌发生发展及预后的因素众多,往往需要长时间的全面观察才能探知其相关机制及发展规律。传统的临床研究多为回顾性研究,或观察时间较短,且往往只关注与结直肠癌相关的一个或几个因素,难以反映结直肠癌发生和进展的全貌。利用专病队列大数据库开展的临床研究,多维度分析结直肠

癌患者信息及生命组学数据,有利于对结直肠癌进行全面、准确的认识,得出的研究结论也更为准确。此外,多中心专病队列研究的目标人群范围较广,具有良好的外推性,研究环境及干预措施与实际情况极其相近,具有其他研究设计所不具有的"真实性",所得出的研究结果可以更好地应用于临床诊疗,改善临床实践。

(三)搭建结直肠癌转化医学平台

多年来,各国在结直肠癌基础研究领域投入巨额经费,人类对结直肠癌的认识有了极大提高,然而结直肠癌患者的生存预后没有得到显著改善。转化医学是将基础研究与临床需求紧密结合起来,实现从基础研究成果向临床实践转化的全新研究模式。大型结直肠癌专病队列在足够时间跨度内对足够数量的人群进行跟踪随访,可以获得全面、系统的临床诊疗信息、生物样本和流行病学数据。基于此类队列数据库进行的验证具有临床转化价值,对结直肠癌诊断、治疗方案的选择、预后相关生物标志物等方面的研究具有重要作用。目前,我国转化医学研究水平与欧美发达国家仍存在差距,需加快建设专病队列大数据库的步伐,提升基础研究成果向临床实践转化的效率。

(四)促进结直肠癌精准医疗的发展

由于每个个体受基因、环境等因素的影响不同,症状相同的结直肠癌患者对同一干预措施的反应也不完全相同。以结直肠癌肝转移为例,因肿瘤转移程度和范围、突变类型不同,其预后、治疗目标和方案选择也不同。因此,需根据患者的特征"量体裁衣",制定个性化治疗方案,即精准医疗。精准医学可以通过基因组测序技术及生物信息大数据分析,快速全面地获取结直肠癌患者的分子特征,帮助研究者更好地了解结直肠癌的复杂成因,从而更准确地找出最有效的治疗方案。精准医学研究涉及多个层面的组学信息,小样本的多组学研究方法,难以涵盖这个复杂的疾病群体。大型多中心专病队列由于研究对象人数众多、收集信息较为全面,可以反映人群多样性和个体差异,可以为疾病的精准预防、分类、诊断和治疗提供大量样本和数据资源。因此,大型队列所建立的生物样本库是精准医学研究的重要基础平台。同时,大数据

导向的专病队列研究,能为精准医学实践提供循证医学的最佳证据。

三、专病队列大数据库建设的要求

(一)多学科人才培养

专病队列大数据库的建设是一个多学科工作的系统工程,其建设过程涉及流行病学、遗传学、肿瘤学、病理学、医学生物信息学及大数据科学等 10 多个专业,学科交叉明显。因此,有计划、有步骤地对专病队列大数据专业技术和管理人才进行培养,确保各类人才持续供给,建立合理的人才梯队非常必要,尤其需要注意具有多学科研究背景和国际化视野的医学科研人才的培养。

(二)多中心、多部门协作

专病队列数据的收集涉及基本信息、病史记录、病理检查、实验室检查、影像学检查及随访等信息,需要结直肠癌外科中心、手术室、放射科、病理科、超声科、内镜中心、麻醉科及病案室、护理部等多部门和科室的合作完成。同时,研究者对于样本的需求量和时效性已经超过了单一医院的能力,大型队列的建设需要多中心、多个医院的合作。此外,国家战略层面需要积极引导,加强基础设施的建设,提供持续稳定的经费支持,鼓励专业化商业公司积极介入,从而促进专病队列大数据库的建设。

(三)制定统一数据库字段标准

目前,我国医疗系统统一采用国际疾病编码和国际手术编码,但这两大术语不能覆盖医疗记录中所有的临床信息,不同医院信息系统的数据结构和标准有所差异。专病队列大数据库需要整合不同来源、不同医院的多种类型数据,数据格式和语义的不一致,会导致数据难以有效整合或整合结果错误。此外,专病队列除了收集临床信息,还涉及流行病学调查因素、生命组学等几百甚至上千个字段信息的收集,因此,制定统一的数据库字段标准是专病队列大数据库建设的首要任务。

(四)建立资源共享体系

从肿瘤研究的现状来讲,很多大型队列研究需要大量病例资源才能实现,因此,有必要通过信息共享实现资源的优化利用,将沉淀在各个医院的大量信息资源挖掘出来并开发利用,这也是国际上的肿瘤大数据库合作和发展的趋势。开发通用的医院信息和样本信息管理系统,制定统一的信息交换标准,对解决我国长期以来信息交换和共享不足的问题具有重要的现实意义。

四、国内外队列大数据库的建设情况

近年来,大型队列数据库的建立及管理方法日渐成熟,国际上较早建立的几个大型队列已取得不错的研究成果,国内也有数个大型队列逐渐建立起来。但国际上高水平的结直肠癌专病队列并不多见。

(一)国外专病队列建设情况

自 1984 年美国弗明翰心脏队列研究率先建立以来,国际上先后建立了许多大型疾病队列研究,如美国护士队列研究(nurses' health study,NHS)、欧洲癌症和营养前瞻性队列(the European prospective investigation into cancer and nutrition,EPIC)等。1976 年,美国 NHS 开启了当时全球最大规模的护士人群队列研究,随着研究的进展,样本量不断扩大,目前已有 NHS、NHS-Ⅱ、NHS-Ⅲ 3 个队列,研究对象人数多达 28 万人,在结直肠癌研究领域取得了一系列重大的研究成果[3-5]。1992 年 EPIC 研究启动,至 2000 年共计纳入研究对象 521 468 例,涉及欧洲 10 个国家 23 个研究中心,作为欧盟抗癌规划的一部分,其研究内容涉及营养与癌症的关系,是全球少有的几个超过 50 万人的大规模队列研究之一[6,7]。这些大型队列研究的出现,产出了大量高质量的研究成果,为人群病因学研究奠定了坚实的基础。

大型肿瘤数据库主要包括美国国家癌症数据库(National Cancer Database,NCDB)、TCGA 数据库等。美国国家癌症研究所于 1987 年建立了国家癌症中心生物资源库,由 6 所分散的大型教学医院采用统一规范的标准进行患者临床信息、生物标本的采集,目前已建成拥有 70 万个肿瘤病例的大型数据库。TCGA 数据库涵盖了 33 种不同的癌症类型和超过 10 000 个癌症病例,每种 TCGA 癌症类型包含多种类型的组学数据,包括基因组学、表观遗传学、转录组学、蛋白组学等,是癌症信息学研究人员及实验性癌症研究人员和肿瘤学家的必备数据资源。

结直肠癌数据库有美国的 ColoCare 结直肠癌队列、欧洲的 ACCENT(adjuvant colon cancer end points)结直肠癌数据中心等。ColoCare 队列是 2007 年建立的多中心结直肠癌专病队列,收集患者详细的流行病学调查因素(包括社会人口学特征、生活方式、饮食、睡眠、药物服用情况等)、完整的临床病历资料及种类丰富的生物样本(肿瘤组织、血液、尿液、粪便、唾液、腹部脂肪、皮下脂肪等),并对患者进行长期、多时点的跟踪随访[8]。该队列目前已收集两千余例结直肠癌患者,主要用于结直肠癌的预后生物标志物和风险预测模型研究。ACCENT 数据库涵盖了 1977—2008 年欧洲的 25 项结直肠癌辅助化疗临床试验,收集约 4 万例结直肠癌患者的临床数据和样本,为其他类型癌症的多试验数据库的创建开创了先例[9]。

(二)我国专病队列建设的现状和存在的问题

尽管我国具有丰富的病例资源,但我国肿瘤数据库的建设尚处于起步阶段。自 1996 年,北京大学、中山大学、广州医学院第一附属医院、天津医科大学附属肿瘤医院和河南省肿瘤医院等相继建立了肿瘤样本库和相应数据库。近年来国内队列研究发展迅速,如中国慢性病前瞻性研究项目(China Kadoorie Biobank,CKB)、结直肠癌及其癌前病变前瞻性队列等,但总体来说国内队列研究起步晚,缺乏统筹、样本量小、关注疾病类型窄、项目执行期短。近年来,随着精准医学、转化医学等概念的普及和重视,国内开启了专病队列数据库建设的一股浪潮。2016 年初,国家科技重大专项“十三五”发展规划“精准医学研究”重点专项计划正式启动,全国各地的医疗和研究单位纷纷酝酿和开展各类疾病的专病队列研究。但我国的专病队列数据库建设还存在以下问题。

1. 缺乏统一的标准规范　我国专病队列数据库建设没有统一标准,主要体现在数据收集、样本采集、随访等多个环节缺乏标准化操作流程。然而,专病队列的建设需要整合多个医院的资源,缺乏统一的标准和规范给专病队列建设的质量控制带来巨大挑战。目前国外一些著名的研究机构编写了队列研究的最

佳实践,提出队列数据库建设和管理过程中的宝贵经验和关键要点。国内各单位可根据这些最佳实践的要求,建立符合自己实际情况的标准规范操作流程,保证队列数据库的建设质量。

2. 信息共享不足　大数据库的建设是一个多学科合作的系统工程,其信息收集涉及病史记录、实验室检查、影像学检查等多个系统的数据,且需要通过多家医院之间的合作。我国在医疗信息化建设之初未能考虑统一的规范和标准建设,每家医院都有一套自己开发的医疗信息系统,数据结构和标准各有差异,因此不同医疗系统之间信息不能互联互通,形成了一个个“信息孤岛”,导致这些宝贵的医学资料无法有效整合利用。信息化、合作化是大数据库建设的大势所趋,因此建立统一的数据库语言、结构的标准,开发不同信息系统和信息数据的转换软件,将各医院中的大量信息资源挖掘出来利用,是我国专病队列建设需要解决的关键问题。

3. 缺乏持续的经费支持　建设生物样本库的是一个长期系统的工程,需要在建设、运维、人员投入、质量控制等多方面投入资源和精力,而我国生物样本库的建设经费主要来自政府拨款和科研经费,经费使用周期往往较短,很难支撑周期较长的生物样本库的建设,导致高质量、国际知名的生物样本库的建设举步维艰。

第二节　专病队列大数据库的建设内容及方法

一、成立数据库建设工作组

为了更好地进行专病队列大数据库建设,需要成立数据库建设工作小组,成员应包括临床科研人员、流行病学专家、统计学家、数据库管理人员、样本库管理人员、数据采集人员和 IT 人员等。临床科研人员、流行病学和统计学家负责整体数据库建设中各个环节的技术支撑和标准规范的制定,如研究设计、数据和样本采集、数据储存与管理等。数据库和样本库管

理人员负责数据库和样本库的日常维护、管理、备份等。IT 技术人员主要负责数据库和生物样本库的硬件和软件设备的正常、平稳运行，保证数据中心及其他各部门的仪器设备、软硬件系统的维护和安全。

二、数据库的建设内容

专病队列数据库的建设和运作主要包括：系统收集结直肠癌患者基本信息及流行学调查资料；收集和整理临床病历、实验室及影像检查结果等资料；采集和存储手术切除的肿瘤组织、血样、粪便、唾液等生物样本；随访资料的获得；以管理样本库信息、整理和储存临床病理资料、整合数据存储、数据查询和数据分析等功能为主的数据管理及质量控制。为保障专病队列数据的真实性、完整性和安全性，以及后续科研工作的可靠性，一切数据产生、流转、储存等过程相关的行为都应遵循具体的原则与规范。

（一）基本资料收集

在队列基线调查阶段，通常会基于调查问卷、医疗档案等途径获取队列成员多种类型的数据。这些数据的获取主要有以下几种方式：纸质问卷、无纸化问卷、网络调查等，在具体设计与实施过程中应根据不同的方式有针对性地做好统筹管理。

问卷调查是流行病学研究获取数据的最经典方法，需要调查员对被调查对象进行面对面访谈，由调查员询问来完成问卷，或者由调查员指导被调查者独立完成问卷。传统的问卷调查均采用纸质化问卷，并由人工或扫描录入。随着网络信息时代的高速发展，越来越多的队列倾向于使用移动终端开展无纸化问卷调查，如调查员携平板电子设备进行问卷调查。无纸化问卷具有实时上传、安全、质控、便于图像和文本等多种形式的数据采集等众多优点，是队列建设中数据采集方式的一个新的发展趋势。网络调查可以基于网页版和手机端 APP 等途径进行电子问卷调查，如目前使用较多的微信版问卷调查，被调查者可以在任何地点完成电子问卷。网络调查具有便利性，但由于缺乏面对面指导，增加了调查过程的不可控性，如答卷过程中的不规范性、语义理解的差异等，均可导致数据的完整性和准确性大打折扣。因此在问卷设计

时需设置特定的质控机制，在信息收集阶段开展及时核查和反馈机制，以便对不合格数据进行补充调查。

结直肠专病队列成员的流行病学调查数据在其首次确诊为结直肠癌时收集。流行病学调查数据主要包括社会人口学信息、暴露/危险因素、既往史/现病史等。社会人口学信息包括：姓名、出生日期、身份证号、民族、婚姻状况、联系方式、户口与居住地址、文化程度、职业、医疗保险情况、血型、家庭人均月收入等。社会人口学信息在队列建设中通常只需要在基线采集一次，而在后续随访中不再重复采集。暴露/危险因素包括：生活行为方式信息，如吸烟、饮酒、饮食、体育锻炼、工作类型及工作强度、睡眠、营养补充剂服用等；环境暴露信息，如空气污染、水污染、有毒有害化学物质、病毒感染暴露等。既往史/现病史包括：体格检查、既往疾病史、家族史、手术史、输血史、过敏史、既往用药情况、月经史、孕产史等。除了以上内容外，专病队列研究还应根据实际研究目的和特色，增加相应的调查内容或针对某一方面的内容进行着重细化，以实现更加全面的调查。

（二）电子病历资料

随着我国医院信息化程度不断提高，结直肠癌患者的电子病历档案已经相对完善，涵盖了临床检查、实验室检查、影像学检查、病理诊断、药物使用、治疗方案等多种数据，具有极其重要的科研价值。因此，在数据库建设过程中，获取队列成员医院诊疗数据是一项具有重要意义的工作。此外，还有医保系统数据、死亡登记系统数据等。

但由于临床诊疗信息具有结构化和非结构化并存、疾病表型多样等特点，电子病历数据的获取具有一定的挑战性。目前上述各类数据的获取有几种途径：①通过人工摘录，该方法效率低，出错率高。②利用系统接口直接导出或对接数据库。③利用软件工具抓取队列所需数据，整合成固定格式后再导入至队列数据库。以上这两种方法是更加高效的方案，但需要考虑不同医院信息系统中数据库字段的一致性。因此，队列建设中应加强不同机构间的合作，建立规范统一的标准术语体系。目前由 CSCO 结直肠癌专家委员会组织编写的《结直肠癌标准数据集（2018

版）》已出版,可依据该标准建立专病队列的数据库字段标准。④利用自然语言处理、结构化等机器学习和人工智能技术,对结直肠癌的医疗数据进行规范集成和深度挖掘。这种方法可以实现对临床诊疗过程中产生的数据实时监控获取,并将图像信息、视频录像信息等自动转化为数据参数进行记录。由于不同医院使用的商业化医院信息系统种类繁杂,数据结构和标准各有差异,使得这种相对快捷的数据提取方案未能普及,但已经有一些机构能够提供这类服务。队列建设中应加强与第三方技术团队的合作交流,以技术进步推动临床诊疗数据的收集,以实现队列建设的高效推进。

（三）生物标本的采集、存储

大型专病队列研究往往需要采集多种类型、时点频密的生物样本,常见的生物样本有肿瘤及正常组织、血液、尿液、粪便、唾液等。这些生物样本的采集完整度是反映队列建设质量的重要指标,因此在队列建设过程中每个队列成员都应该包括不同治疗阶段的血样、肿瘤组织、正常组织等,以及随访时收集的生物样本,并定期对样本完整率进行统计,保证完整率保持在合理水平。鉴于生物样本的不可再生性,在符合伦理及样本库存储空间足够的前提下,尽可能多地采集生物样本,保证不同阶段每种类型的生物样本不少于 2 份。

生物样本的质量是队列建设质量的关键,生物样本的采集、存储等环节应遵循统一的标准化操作流程,尤其需要注意涉及高通量基因组、蛋白质组等组学研究的样本采集和存储。应尽量避免样本基因组DNA、RNA 和蛋白质的降解,特别是注意在取材、冻存和复苏过程中,尽量避免 RNA 酶的污染及温度变化引起的细胞损伤破裂释放内源性 RNA 酶,可以考虑将部分需要进行 RNA 提取的样本放入 RNA 保存液中保存。此外,需定期对长期保存的生物样本进行质量抽检。

多中心大型专病队列的建设过程中,生物样本库的信息化和网络化是大势所趋。采集和处理过程中与样本相关的所有信息都应该准确记录,并全部录入信息系统,进行统一的信息化管理。此外,制定一个共同的生物样本库标准和规范,将分散的样本实体库统一起来,促进多机构资源共享,高效高质量地保存珍贵的生物样本。

（四）生命组学数据库

随着高通量测序、云计算等技术的不断成熟,基因数据的产生和获取变得越来越容易。目前国际上已有多个大型开放数据库,用于储存、分析和分享肿瘤基因组数据及相关临床数据,如较为熟悉的TCGA、GEO 等数据库。在我国,生命组学数据多分散在各个小样本研究中,需对其进行有效整合并加以利用。队列建设过程中需建立多组学数据共享标准、临床表型与组学数据关联的结构标准,依托队列中的各项子研究反馈相应的生命组学数据,循序渐进地建立整个队列的生命组学数据库。

（五）随访

队列研究中随访内容和结局数据的获取是整个队列数据库建设中最为关键的环节之一。随着科学技术的进步,队列随访的手段在不断发展。20 世纪90 年代,随访主要依靠信件,美国护士队列在建立之初就是采用信件进行两年一次大规模的随访,并持续至今。目前普遍采用的随访方式以电话为主,随访的时效性和准确性方面也有了很大的提高。电话随访需设立专人专职的随访员制度,随访员经过系统、规范的培训和考核合格后上岗,定期与患者及家属联系,建立良好的、长期稳定的关系。近些年,微信、电子邮件也逐渐被用于随访,但是在问卷设计时,应充分考虑问卷题目的设置要遵循"重要的在前、不重要的在后"的原则,确保在第一时间获得最关键的数据。此外,结直肠癌专病队列由于其研究对象的特殊性,使得门诊复查也成为随访资料获得的重要途径。但定期进行门诊复查的患者可能对健康具有更高的关注度或疾病程度更重,与未能定期复查的患者群体具有某些特征的差异,通过这样的随访途径存在较大偏倚。因此,在队列随访中应结合多种形式的随访,降低失访率,确保随访数据的无偏性和完整性。此外,基于肿瘤登记和死亡登记系统或户籍系统获取死亡结局也是重要补充形式。

队列随访的结局可以是一个或多个,随访内容一般与获取的基线资料内容一致,包括患者术后的吸烟、饮酒、饮食、营养、体育锻炼等暴露因素及患者的心理状态、抑郁、焦虑等心理学资料。但在专病队列中收集的重点信息是结局变量,包括复发、转移、死亡及生活质量评价等结局资料,对结局变量的定义需要进行统一标准化。专病队列随访是一项长期、复杂的工作,需依托信息化技术,在随访系统中设置智能提醒功能,确保随访资料能及时、准确地获取。

(六)数据管理与质量控制

大型专病队列的研究对象可达数千甚至数万人,收集每个个体全疾病自然史中几乎所有的信息。数据的类型多种多样,如问卷调查、临床诊疗、生物样本库、随访等数据。此外,各项子研究也需要向队列反馈多种多样的生命组学数据,如基因组学、表观遗传组学、转录组学、蛋白组学等。以上这些数据形成了极其庞大的数据集合,需建立一套完备、高效的数据库系统进行严格科学的管理。

1. **数据存储** 专病队列建设中伴随着海量数据的产生,因此对数据存储设备具有较高的要求。同时存储设备也应尽量避免多个项目交叉使用,实现专门化。在互联网应用高速发展、云计算、云存储技术逐步普及的今天,云端存储引擎分布式的构架和更加专业的数据保障能力为队列数据提供更加专业、高效的数据存储服务,能够避免因存储设备故障等带来的数据丢失风险,但同时由于互联网相对开放的环境,网络攻击风险则是必然要面对的挑战。因此,在选择云端存储数据的情况下,应尽力做好数据加密、隐私数据剥离等工作。

数据在生成、传输、存储、分析应用过程中面临着遭受损坏、丢失或泄露的各种风险,如人为误操作、设备故障、存储介质丢失、网络攻击等,因此数据备份至关重要。海量数据的备份不能完全依靠人工操作,自动实时执行备份更加可靠。目前各类网络存储服务器均能支持实时自动备份的功能,能够实时将网络服务器上产生的数据同步至存储硬盘。此外,安排专人使用移动硬盘定期对数据进行多个拷贝的备份,这样能较好地保证数据安全可靠。有条件的情况下还可以设立异地备份,以防极端情况发生。

2. **数据传输** 目前的专病队列普遍由多中心合作建设,数据交流较为频繁,接触到数据的工作人员众多,因此需要制定相关的数据流通标准化操作流程,设立管理人员层级权限和数据层级文件。原则上,数据使用者只能够获取其研究涉及的必要数据,所有涉及隐私信息的数据和所有原始数据仅有最高权限数据管理者能够涉及。此外,所有数据在传输前均经脱敏处理,且全程有记录、有监管,确保数据安全。

3. **数据安全** 大型专病队列数据库作为重要信息的承载主体,存储着各种隐私数据、业务数据,其安全性关系队列工作的正常运行和患者的隐私保护,因此保证数据库的安全是十分重要的。通常对数据安全性采取以下措施:参考国际通用的健康保险携带和责任(HIPAA)法案对患者数据进行脱敏,保证患者数据隐私;采用授权机制,如账户、权限控制等方法控制访问;采用加密强度较高的算法,确保数据存储与传输的安全;参照国家信息安全等级保护,引进吸收国外医疗行业先进数据安全管理理念,实现传统网络安全与数据安全的融合。

4. **数据质量控制** 数据质控贯穿于整个队列研究过程中,是确保数据库本身真实性和价值的关键所在。队列建设过程中,需建立严格的数据质量控制标准和规范,主要包括制定一系列技术标准规范操作流程,如基线信息收集标准规范、危险因素调查标准规范、家族遗传信息调查标准规范、内镜检查标准规范、病理诊断标准规范、癌前病变随诊标准规范、结直肠癌临床诊治标准规范、数据编码上传标准规范、生物样本库标准规范(收集、分装、使用、运输等)和队列随访标准规范等,以及制定、实施一系列管理标准和规范。对于多中心大型专病队列的建设尤其需要重视数据质量控制问题,各中心严格按照统一的标准规范执行,确保数据的一致性和准确性。此外,参与队列建设相关环节的工作人员需进行规范化培训。特别需要注意的是,队列建设的关键是长期随访工作质量的同一性,应对队列数据进行长期动态监测与审核。

三、数据共享

生物样本和数据库共享平台的建立,按照统一标准规范、统一资源规划和统一技术构架,实行"逻辑上高度统一,开放共享;物理上分散存储,分工合作"的运行服务机制。共建共享数据平台要求能实现资源和信息的对外交互,提高平台内部资源信息利用的同时,也不断从外部获取反馈信息以扩展大数据平台。在数据共享方面,首先应遵循对项目成员和其他研究人员开放的原则,建立网站和发表文章介绍队列的相关内容。建立学术审理委员会,对专病队列大数据库所有数据和样本的使用进行监督和审理,使用数据和样本进行科学研究需要提出申请。生物样本具有不可再生性,属于非常珍贵的资源,需对生物样本的共享建立更为严格的监督管理和审批流程。

第三节　中国结直肠癌专病队列研究项目

一、背景

国家癌症中心发布的《2018 年中国癌症统计数据》显示,我国结直肠癌发病率和死亡率均居恶性肿瘤前 5 位,2015 年我国直肠癌的发病率为 376.3/10 万,死亡率为 191/10 万。无论是早期筛查还是中晚期治疗,结直肠癌的个体化预防和精准化诊治已成共识。队列研究是流行病学基本的观察性研究方法之一,在揭示疾病病因、发病趋势、评价疗效、寻找预后指标等方面有独特优势。在精准医学和大数据时代,结直肠癌大型人群队列及各种生物组学样本库的建立,已成为目前全球趋势,是结直肠癌精准预防、诊断和治疗研究的重要平台。基于此,2017 年国家重点研发计划批复了"精准医学研究"专项——结直肠癌专病队列研究(项目编号:2017YFC0908200)。该项目充分发挥我国结直肠癌资源优势,系统整合临床和人群资源,收集结直肠癌全疾病谱生物样本库,构建我国首个大规模结直肠癌专病队列——中国结直肠癌专病队列(national colorectal cancer cohort, NCRCC),进而建立国家层面的结直肠癌专病风险评估和预测、个体化预防、精准化诊疗及疗效监测等多层次共享平台。

二、目的

NCRCC 项目通过整合高危人群和临床队列,收集结直肠癌及其癌前病变全疾病谱生物样本库,构建与之匹配的包括流行病学、临床诊治及结局随访等综合信息的数据库,并搭建互联互通生物样本和大数据共享平台,为开展结直肠癌精准化防诊治研究提供临床科研资源。

三、内容与方法

本项目围绕结直肠癌专病队列标准和规范制定、生物样本库和信息库建立、队列人群终点结局动态随访、队列资源共享使用等 4 个关键科学问题,主要开展以下研究:①依托早诊早治示范基地及城市社区早诊早治项目,开展高危人群筛查,采集人群生物标本及危险因素等基线信息,建立高发现场及城市社区结直肠癌及癌前病变人群队列,入组癌前病变及结直肠癌病例不少于 2 万人。②以遗传家系为重点,基于家系诊断标准,收集家族史等基线信息及至少两代家系成员生物样本,建立结直肠癌遗传家系队列,不少于 400 个遗传家系。③以早中期结直肠癌及进展期腺瘤为重点,基于分期标准及手术或内镜治疗规范,采集治疗前后生物标本及随访信息建立结直肠癌内镜及外科治疗临床队列,不少于 1 万人。④以中晚期结直肠癌为研究重点,基于规范化综合治疗方案,依托现有的综合治疗协作平台,采集生物标本、临床诊疗及随访信息,建立结直肠癌规范化诊疗临床队列,不少于 2 万人。⑤以晚期肝转移为研究重点,基于肝转移癌预后评价标准及诊疗规范,采集治疗前后生物标本及随访信息,建立结直肠癌肝转移诊疗临床队列,不少于 5 千人。

(一)基线调查和病历资料输入

基线调查的内容包括社会人口学信息、生活方式、饮食(红肉、蔬菜水果等)、药物(抗生素、阿司匹林、他汀类、降糖药、降压药等)及营养补充剂(钙、复合维生素、鱼油等)服用情况、既往史和家族史等。签署知情同意书后,在高危人群筛查或患者入院时,基线调查员携带平板电脑进行面对面访问。

电子病历资料包括症状与体征、临床诊断、病理诊断、基因诊断、实验室检查、影像学检查、手术及放化疗等信息。NCRCC项目综合了16家参与单位的医院信息系统,制定了适合本项目的数据编码上传标准规范,形成了统一的成员管理系统模块,所有病历资料均输入该模块。队列成员的病历资料输入有数据导入和人工录入两种方式。姓名、性别、身份证号、病案号、病理报告等关键数据由病历系统导出后直接导入队列信息系统。其余病历数据由不同的工作人员进行双录入,对不一致的记录用手工核查并改正。

（二）生物样本的采集、处理和存储

对签署了知情同意书的患者采集血液和组织样本。高危人群筛查队列在筛查和随访时收集血液样本,结直肠癌患者队列在术前、术后及随访时收集血液样本,包括8ml抗凝血和8ml非抗凝血,分装处理成血浆、白细胞、血清保存。组织标本为手术/内镜下切除的肠道病变,包括癌、癌旁、正常黏膜,对肝转移患者还要收集手术切除/穿刺获得的肝脏病变（癌、癌旁、正常肝脏）。组织样本分为蜡块和冷冻新鲜组织储存,新鲜组织尽量多分装。样本采集后放置于盛有冰袋的冰盒中（0~4℃）,并在6小时内进行分装处理,-80℃长期保存。生物样本库采用信息化管理系统,给每份生物样本分配一个唯一的二维码或条形码标识,所有样本扫码入库。根据唯一标识,通过信息管理系统可快速找到每个生物样本的储存位置,便于生物样本的入库和出库管理,也可与队列成员的其他信息进行链接。

（三）随访

通过主动随访和被动随访相结合对队列成员进行随访。主动随访主要为电话随访,每位患者进入队列时需提供2个及以上的联系电话,以保障随访的顺利进行。依托中国结直肠癌专病队列信息系统随访模块,由电话随访专员定期（前3年每6个月一次,之后每年一次）对队列成员或其家属进行询问,详细记录期间的健康状况,包括门诊复查、复发/转移、生存与死亡、生活质量评价等信息。除此之外,随访调查还包括生活行为方式、心理状态等方面的内容。随访

时发现有搬迁或更改电话号码的,则记录新的住址和联系电话,继续追踪调查。

被动随访主要包括门诊复查随访和死亡登记系统。按照CSCO结直肠癌诊疗规范要求,结直肠癌患者术后需定期进行门诊复查,复查内容包括体格检查、肿瘤标志物检测、影像学检查、结肠镜检查等。依托门诊复查随访收集队列成员的多种实验室、影像学检查数据,同时收集有关的生物样本,如血液、尿液、唾液等。通过院内宣传教育、队列成员绿色通道等多种措施,提高队列成员术后门诊复查随访率。死亡登记系统也是获取死亡结局的重要随访方式,将队列成员个人资料和死亡登记系统的资料进行匹配,查出队列中的死亡成员及相应的死因和死亡日期。

（四）队列信息系统

NCRCC项目与慧医科技共同合作开发了中国结直肠癌专病队列信息系统,该系统是集成员管理、随访管理、生物样本管理、数据统计分析等多重功能为一体的信息化管理系统。基于该系统,各参与单位间的成员基线、临床诊疗及生物样本库信息可实时提交和互联互通,实现样本实体分散存在、信息高度统一管理的模式,为精准医学重大专项搭建共享平台。该队列信息系统中嵌入基线问卷模块,现场通过平板电脑直接输入后可实时同步至信息系统。随访管理模块设置一键拨号和逾期提醒功能,方便随访专员定期进行电话随访。

（五）质量控制

NCRCC项目采用统一的研究方案和调查、随访问卷,各个环节均采用统一的标准操作规范,以减少系统误差,确保研究结果准确性、稳定性及可比性。目前项目制定的标准和规范包括基线信息收集标准规范、结直肠癌癌前病变危险因素调查标准规范、病理诊断标准规范、家族遗传信息调查标准规范、生物标本及数据共享使用标准规范、病理诊断标准规范、结直肠癌临床诊治标准规范（早期癌、中晚期癌）、数据编码上传标准规范、血液样本库标准规范、组织样本库标准规范、队列随访标准规范、生物标本及数据共享使用标准规范等。

项目全程采用信息化管理,从现场基线数据采集

到生物样本的登记入库,从病历资料的输入到有效随访的实施等各个环节,通过专用软件系统进行规范化管理,为保证工作质量及同步和动态化的现场质控提供条件。基线调查员和随访员选自近期退休的护士和具有一定医学知识的其他人员,且均需进行专门的培训,经考核合格后再开始现场调查和随访。基线调查和随访均采用电子问卷,当场直接录入。电子问卷软件系统设置有逻辑错误检查和质控功能,实时提示及时纠正。基线问卷和电话随访系统均全程录音,质控人员每天抽取10%进行质量控制,及时纠正。病历资料录入采用双录入,生物样本的出入库采用双人核对制,确保信息的准确性。在队列建设期间,项目办公室定期到现场督导和召开电话会议,对存在的问题和需要改进的方面及时传达到位,确保各单位按照统一要求和规范进行。

四、进展

截至2019年3月30日,高发现场及城市社区结直肠癌及癌前病变人群队列入组高危人群及癌前病变病例12 329人;结直肠癌遗传家系队列入组246个遗传家系;结直肠癌内镜及外科治疗临床队列入组5 465人;结直肠癌规范化诊疗临床队列入组11 651人;结直肠癌肝转移诊疗临床队列入组2 313人。

截至2019年3月30日,NCRCC项目共发表文献16篇,其中英文SCI文献14篇,中文文献2篇。此外,还发布了《遗传性结直肠癌临床诊治和家系管理中国专家共识》《中国结直肠肿瘤早诊筛查策略专家共识》。

近年来,依托NCRCC项目研究人员开展了若干项临床研究,如结肠癌第二站淋巴结(D_2)根治术与全结肠系膜切除术(CME/D_3)根治术的前瞻性随机队列研究、手术联合选择性放化疗对比术前放化疗序贯手术模式治疗阴性环周切缘的局部进展期直肠癌的随机对照队列研究、腹膜转移高风险结肠癌患者手术加腹腔热灌注化疗与单纯手术治疗后的局部复发和预后比较的随机对照队列研究、中低风险Ⅱ/Ⅲ期直肠癌新辅助放化疗模式选择的前瞻性非随机队列研究等。这些临床研究多涉及结直肠癌的临床治疗,为提高结直肠癌治疗水平、改善预后,提供科学依据。随着随访时间的不断延长及高通量测序技术的广泛应用,本项目将在结直肠癌精准防诊治方面做出更多贡献。

五、管理

NCRCC项目是由浙江大学牵头,中山大学、中国医学科学院肿瘤医院、四川大学华西医院及复旦大学附属中山医院作为子课题负责单位,另有15家单位共同参与实施建设。项目整体由浙江大学丁克峰教授负责统筹实施。在浙江大学医学院附属第二医院设立项目办公室,丁克峰教授任办公室主任,负责各参与单位现场调查、生物样本收集及长期随访等工作的协调、监督检查及技术指导。

成立项目执行委员会,丁克峰教授任主席,负责统筹管理及政策性文件的审核和批准;成立学术委员会,浙江大学郑树教授任名誉主席,空军军医大学樊代明院士、南京医科大学沈洪兵教授担任共同主席,为项目长期的战略发展提供建议。

NCRCC项目遵循对项目成员开放、共享的原则,可由各单位的有关研究人员提出书面申请,提交研究方案,经由项目管理委员会成员审核,决定是否同意申请。此外,项目也计划与其他对NCRCC项目感兴趣的科学家开展深入合作,共享研究数据资源和成果。

第四节　应用前景与展望

当前,我国正处于大型人群队列建设的黄金期,各类专病队列数据库建设蓬勃发展。结直肠癌专病队列大数据库对基础研究及临床转化研究影响巨大,尤其在精准医学时代,建立结直肠癌专病队列数据库并进行医学大数据集成分析,有助于未来实现结直肠癌的精准预防与诊疗。现阶段我国在高通量测序技术、信息技术及生物大数据方面已经奠定了良好的研究基础,且丰富的临床资源使得我国建设结直肠癌专病队列大数据库具有得天独厚的优势。应结合国外经验,尽早建立和完善符合我国国情的结直肠癌专病大数据库共享平台,在精准医学和大数据时代在全球占据一席之地。然而,由于我国专病队列研究起步晚,各医院样本和数据资源独立分散,缺乏有效集成、整合的统一标准,资源共享困难,在队列大数据库建设方面还面临一定的挑战。针对这些问题,国家战略层面需要积极引导,加强基础设施建设,积极推动并协调多部门合作;政府需提供稳定长期的经费支持,联合社会各方增加大数据库建设方面的投入,引导专业化商业公司积极介入并为其提供切实可持续发展的政策环境;进一步加强人才队伍建设,确保各类专业人员的持续供给。

近年来,结直肠癌肝转移研究领域虽然已取得一定进展,但仍存在一些亟待解决的难题,如目前缺乏可靠、精准的生物标志物用于肝转移的预测和早期诊断。结直肠癌肝转移是由于分子水平驱动基因的改变而导致,仅依赖于临床上的影像学诊断和病理分析等难以对其做出准确的预测和诊断。在基因或分子水平进行研究,能够对肝转移有一定的预测作用。然而,小样本的基因测序或蛋白质组学研究方法,难以涵盖这个复杂的肝转移群体,也无法将肝转移特征与遗传学改变紧密地联系起来,并从本质上认识肝转移的发生发展。利用专病队列大数据库,结合完整的病例数据资料、生命组学数据及随访数据,能够从微观层面观察肝转移的发生发展过程,为肝转移的预测和早期诊断提供更多分子水平的证据。

(丁克峰)

参考文献

[1] BRAY F, FERLAY J, SOERJOMATARAM I, et al. Global cancer statistics 2018: GLOBOCAN estimates of incidence and mortality worldwide for 36 cancers in 185 countries [J]. CA Cancer J Clin, 2018, 68 (6): 394-424.

[2] ALLEMANI C, MATSUDA T, DI CARLO V, et al. Global surveillance of trends in cancer survival 2000-14 (CONCORD-3): analysis of individual records for 37513025 patients diagnosed with one of 18 cancers from 322 population-based registries in 71 countries [J]. Lancet, 2018, 391 (10125): 1023-1075.

[3] NISHIHARA R, WU K, LOCHHEAD P, et al. Long-term colorectal-cancer incidence and mortality after lower endoscopy [J]. N Engl J Med, 2013, 369 (12): 1095-1105.

[4] MEHTA R S, NISHIHARA R, CAO Y, et al. Association of dietary patterns with risk of colorectal cancer subtypes classified by Fusobacterium nucleatum in tumor tissue [J]. JAMA Oncol, 2017, 3 (7): 921-927.

[5] LIU L, NISHIHARA R, QIAN Z R, et al. Association between inflammatory diet pattern and risk of colorectal carcinoma subtypes classified by immune responses to tumor [J]. Gastroenterology, 2017, 153 (6): 1517-1530.

[6] GONZALEZ C A. The European prospective investigation into cancer and nutrition (EPIC)[J]. Public Health Nutr, 2006, 9 (1A): 124-126.

[7] RIBOLI E. Nutrition and cancer: background and rationale of the European Prospective Investigation into Cancer and Nutrition (EPIC)[J]. Ann Oncol, 1992, 3 (10): 783-791.

[8] ULRICH C M, GIGIC B, BÖHM J, et al. The ColoCare study-a paradigm of transdisciplinary science in colorectal cancer outcomes [J]. Cancer Epidemiol Biomarkers Prev, 2019, 28 (3): 591-601.

[9] RENFRO L A, SHI Q, SARGENT D J. Mining the ACCENT database: a review and update [J]. Chin Clin Oncol, 2013, 2 (2): 18.

65检